主编简介

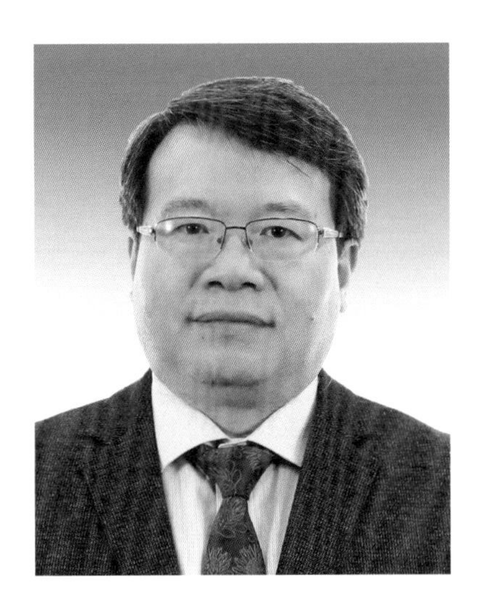

温成平，医学博士，二级教授，主任中医师，博士生导师，岐黄学者，获人事部“国家百千万人才工程”“有突出贡献中青年专家”，科技部“中青年科技创新领军人才”，中组部“国家‘万人计划’科技创新领军人才”称号，国务院政府特殊津贴专家。现任浙江中医药大学副校长，国家重点学科中医临床基础与免疫研究院院长，国家教育部自身免疫性疾病医药基础研究创新中心主任，国家中医药管理局高水平重点学科(《金匮要略》)带头人，国家中医药优势特色专科(风湿免疫病)带头人，国家中医药管理局重大疑难病(类风湿关节炎)中西医临床协作项目牵头人，全省中药数智化全链条质量控制与新药研发重点实验室主任，中国数智中药产学研协同创新平台主席。兼任中华中医药学会风湿病分会副主委、浙江省医师协会副会长及中医师分会会长。牵头承担了国家重点研发计划项目等多项国家重大项目；获发明专利 10 余项；牵头制定了国内国际中医药诊疗标准 7 项；获省部级一等奖 4 项、国家科技进步奖二等奖和国家教学成果奖二等奖各 1 项。全球学者库公布 2012～2022 年风湿免疫病领域学术影响力居中医院校第一位；入选 2024 年全球前 2%顶尖科学家榜单。

中医经典治法学

主编　温成平

科学出版社
北京

内 容 简 介

本书以中医治法为纲，统御经典精要，彰示医道玄微。援引古籍原文，以“治法”串联理、法、方、药之辨治脉络，演绎医道精蕴。是书八章，首起导论，次章述中医经典治则之要；第三章详论治疗大法，于八法中补充利法，阐明九法运用奥义；继而论及五脏治法、气血津液治法；第六章将息法别具一格，第七章广纳他法，如试探、外治、急救诸法，咸备于册；终章深探治法体系奥义。此著籍《伤寒论》《金匮要略》及温病学名典等为舟楫，上溯《内经》《难经》之源，下启后世医思，博采众长，融会贯通。“法”为中医思维要核，承理论而启方药，机变灵活。本书由经典治法切入，开创新意，启智导行，裨益临床。经典常读常新，潜心研习可精医术、悟医道。置此书于枕畔，常阅常思，翼更贤良。

此著契合中医药高层次人才培育之需求，尤宜具备中医经典学识根基兼具临床经验之士研读。

图书在版编目（CIP）数据

中医经典治法学 / 温成平主编. -- 北京 ：科学出版社，2025. 2. -- ISBN 978-7-03-081135-6

Ⅰ. R242

中国国家版本馆 CIP 数据核字第 202561YA79 号

责任编辑：刘　亚 / 责任校对：刘　芳
责任印制：徐晓晨 / 封面设计：陈　敬

科学出版社 出版
北京东黄城根北街 16 号
邮政编码：100717
http://www.sciencep.com
北京厚诚则铭印刷科技有限公司印刷
科学出版社发行　各地新华书店经销
*
2025 年 2 月第　一　版　开本：787×1092　1/16
2025 年 2 月第一次印刷　印张：18 1/2　插页：1
字数：436 000
定价：118.00 元
（如有印装质量问题，我社负责调换）

编委会

主　编　温成平

副主编　张丹丹　谢志军

编　委　（以姓氏笔画为序）

王　俏　司鹏飞　李海昌　李彩云

杨　辉　张　祎　张红梅　赵　婷

黄　琳

序

中医经典是中医临床必读之书，《黄帝内经》《伤寒论》《金匮要略》及温病学经典著作等更是被奉为经典中的代表作。中医的生命在于疗效，疗效之根基在于中医思维，而思维之源则在于中医经典。

中医的辨治思维包括理、法、方、药四个环节，据理辨证（病），法随证立，方随法出，随方选药，“法”上承理论，下引方药，是四个环节的核心。“法”包括治则与治法，治则是治疗疾病的基本原则，治法是在治则指导下的具体治疗方法。“法”作为辨治思维的核心，具有不同的层次。法的第一个层次是治疗原则，它是治疗一切疾病时所必须遵循的法则，又称“治之大则”。法的第二个层次是治疗大法，它具有一定概括性，是针对某一类病机共性所确立的治法，治疗大法首推中医“八法”。法的第三个层次是针对具体证候所确立的治疗方法，即具体治法。如汗法包含辛温解表、辛凉解表等具体方法。法的第四个层次是在“法随证立，方从法出”的指导下，针对病证所确立的直接指导方剂的具体治法，“方即是法，法即是方”，一方体现一法。治则引领治法，从“法”的第一个层次到第四个层次，体现了中医临床思维从整体到局部、从抽象到具体的全过程。

“法”作为辨治体系中病证和方药的中介，起着承上启下的作用，上承中医辨证理论以加深对病因病机的认识，下统方药指导中医临床的遣方用药，决定了临床疗效高低。中医先辈们通过人才成长规律领悟出一个基本道理——“读经典，做临床”。经典即是理论的源头，通过学习中医经典的疾病治法规律，指导处方用药，从而贯通理、法、方、药辨治的一体性。

中医经典，是中医药宝库中的精髓，蕴藏着中医药理论与实践精华。习近平总书记曾说过：“要系统梳理传统文化资源，让收藏在禁宫里的文物、陈列在广阔大地上的遗产、书写在古籍里的文字都活起来。”中医经典是书写在古籍中的文字，更是千百年来中医医疗实践的根本依循。

该书是我的爱徒、岐黄学者温成平教授近年来的研究与教学的感悟总结，通读全书，可以看出《中医经典治法学》扎根于中医经典，从经典原文出发，细读深研，追本溯源。以治法为抓手，串联起经典条文相关的辨证和方药，培养融理、法、方、药于一体的中医辨治思维。中医经典，常读常新，建立思维，学以致用，这是一部枕边书，随手翻阅，皆有所得。受成平邀请，欣然作序，也勉励成平今后在中医经典与临床研究道路上不断精进，争取更大成绩。

王琦

中国工程院院士　国医大师

2024年7月9日

前言

夫中医之存续，系乎临床之疗效，而疗效之根本，在乎中医思维。中医临床辨治之思维，涵盖理、法、方、药四端，依理辨证（病），法因证立，方从法出，药随方选，“法”居核心，上承理论，下引方药。“法”含治则与治法，治则乃疗疾之基本准则，具原则性、规范性，于中医理论及临床皆有不可撼之地位。治法为治则所统摄之具体方法，较治则之原则性、恒定性，其更具灵活性、机动性，此即“圆机活法”之谓也。

“法”为中医辨治思维之核心，乃理论入临床之津梁，于中医治疗学中具承上启下之功。其既为中医经典理论之升华，亦能有效指引临床遣方用药，乃经典方剂之灵魂所在。临床之方剂众多，如繁星浩渺，难以尽悉，然“法”为中医制方之指导思想，所谓“师其法而不泥其方”。

近年，中医治法学域成果斐然，《中医治则治法理论研究进展》《中医治法与方剂》《中医治法辑要》等诸多论著，皆从各自视角梳理总结中医治则治法。然当下之研究，多囿于单纯方法学范畴，或以八法统括张仲景之治法，或以方剂分类归纳，或以疾病为纲，或以辨证为目。迄今尚无专门基于中医经典著作之治法学专论。

《伤寒杂病论》等中医临床经典，其内容体系理、法、方、药皆备，所蕴方法学、治疗学及辨治思维，极具中医特色，殊值系统整理、深入挖掘。且伤寒与温病治法之演变、外感与内伤治法之关联，常被割裂，亟待完善。

《中医经典治法学》一书，以治法学为纲，阐释“法”之内涵、层次与体系。治则研究体例为：定义→经典原文→临床辨治；治法研究体例为：定义→经典原文→临床辨治→医案举例→治法使用注意事项。定义者，以简赅之语概括治则、治法之概念、特征与内涵。原文整理，皆以经典为据，以《伤寒论》《金匮要略》及温病学等经典著作为主，兼参《黄帝内经》《难经》等，力求全面。临床辨治，乃理论践于实际之关键，从概念内涵、临床证候、疾病辨证、治法思路、方药分析、临床应用诸方面阐述，冀启治疗思路，提升临床辨治及遣药组方之能。医案举例，多采国医大师、名老中医之验案，体现治法、方证对应之思路，具典型性，可启临床应用之悟。治法使用注意事项，为治疗大法而设，明适应证与运用法度，增治法应用之规范。

党的二十大报告着重"促进中医药传承创新发展"。中医药学为传承有续之古代科技，启中华文明之钥，堪称瑰宝。中医药之精华存于典籍，梳理经典文字，使治法之源明晰，治法之用有据。《中医经典治法学》以《伤寒论》《金匮要略》及温病学经典著作为载体，上承《黄帝内经》《难经》之旨，下启后世医学之思，旁参诸家之理法，沟通理论与临床，指导临床制方用药，授人以活法之妙。传承精华，守正创新，推动中医药事业之永续发展。

本书之成，凝先哲之智，除古籍外，兼参当代文献，敬谢历代先贤及所引文献之作者。然因内容繁复，原文众多，兼编者学识所限，疏误难免，望读者赐正，以臻中医经典治法体系之善。

温成平

2024 年 7 月

目录

第一章

导　论

一、中医经典的内涵与范畴

中医经典是经过历史长期验证并公认的中医学标准和基本规范，具有引领和示范作用，是在中医学发生发展进程中具有重大权威性、典范性的著作，为经久不衰的万世之作。

中医古籍浩如烟海，学界对于中医经典所涵盖的范畴历来有不同的见解，但《黄帝内经》、《难经》、《神农本草经》、《伤寒论》、《金匮要略》及温病学经典著作（如《温热论》《温病条辨》）等却是公认的中医经典中的代表作。这些经典著作集中反映了我国古代的医学成就，为中医理、法、方、药的发展奠定了坚实的基础，为中华民族繁衍不息做出了不可磨灭的贡献，被奉为历代医家必读之书。

以《伤寒论》《金匮要略》为代表的中医经典具有“理、法、方、药”俱全的学术范式，这种范式是中医最具原创性及代表性的思维方法，指导中医几千年的临床实践，也是中医独有价值的体现。“法”包括治则和治法两个方面，上承理论，下引方药，是基础到临床的引路者。许多中医前辈通过临床实践领悟出一个朴素的道理：“读经典，做临床”，经典即是临床的引路者，通过学习中医经典，探析疾病治法规律，可以升华基础理论，指导处方用药，从而贯通理、法、方、药辨治的一体性，提高临床疗效。

二、中医经典的地位与价值

中医经典是中医之魂、理论之源、实践之根，具有典范性、权威性、学术传承性和思想创新性的特征。中医经典集中反映了古人关于生命观、疾病观、健康观的认识，提供了一套完整的关于疾病辨治的思维范式，是凝聚先贤智慧与实践经验的结晶。

纵观历代名医先哲，凡成大医者，无一不是熟读经典，勤于临证，在前人的基础上不断发皇古义、融会新知。医圣张仲景勤求古训、博采众方，参考《素问》《灵枢》《难经》等中医典籍，结合临证实践，撰著《伤寒杂病论》，成为中医临床理、法、方、药辨治一体化的典范。孙思邈亦指出：“凡欲为大医，必须谙素问、甲乙、黄帝针经……张仲景、王叔和……等诸部经方，如目无夜游，动致颠殒。”在先贤经典的指引下，孙思邈终成一代大医，其代表作《备急千金要方》亦作为一部中医典籍流芳后世。金元四大家的学术争鸣亦离不开对中医经典的传承与创新，刘完素精研《黄帝内经》，提出“法之与术，悉出《内经》之玄机”，他的核心观点“六气皆从火化”就是基于《素问》“病机十九条”对于热性病机的感悟。脾胃学派的奠基人李东垣，在《黄帝内经》脾胃思想的基础上，提出“内伤脾胃，百病由生”的观点，治疗疾病善于辨外感内伤，所著《内外伤辨惑论》《脾胃论》成为内伤杂病尤其是脾胃病辨治的典范。迨至明清，温病从伤寒体系中分离出来，以温病四大家为代表的温病学派，传承仲景之学，结合热病的发病特点，创立了卫气营血辨证及三焦辨证等特色辨治体系，完善了外感病的辨治体系，其学说体系自成一派，成为中医历史长河中又一颗璀璨明珠。

中医学的发展，薪火相传，名医辈出，都是在传承中医经典的基础上，不断与时俱进，开拓创新。王冰在《黄帝内经素问注》序言中指出“将升岱岳，非径奚为，欲诣扶桑，无舟莫适”，中医经典正是攀登中医高峰的路径和徜徉中医海洋的扁舟，有了这样的径和舟，我们可以少走很多弯路，抵御前行中的风浪。只有回归经典，才能把握中医精髓，传承精华，有效地联通理论与实践，在守正中创新。

三、“法”的内涵、层次与体系

（一）“法”的内涵

“法”包括治则与治法。要理解治则、治法的内涵，当先识文达意。

“法”，在金文中从“水”、从“廌”、从“去”，“廌”是传说中的一种神兽，能够明辨曲直，恢复法律法度的公平公正。法是一种标准，一种法度。治则、治法皆统称为“法”，但两者又有层次上的不同。“则”在金文中从“鼎”、从“刀”，原意为刻铸在鼎上的法律条文，是一种人们必须遵守的规则、准则。治则即治疗疾病的总则，具有原则性、规范性的特点，奠定了其在中医理论和临床中不可撼动的地位。治法，是在治则的指导下，制订的治疗疾病的具体方法，从属于治则，相对“治则”的原则性、不可变性而言，“治法”具有灵活性、机动性的特点，即所谓“圆机活法”。

治则是在中医理论指导下制订的对疾病立法、处方、用药具有普遍性指导意义的治疗规律，是治疗疾病的准绳。治法是治则指导下的，根据病、证、症设立的治疗方法与措施，是中医独特思维方法与临床经验密切结合的产物。两者虽统称为“法”，但前者为原则性，后者为具体体现。正如侯树平所言“治则以其原则性、规范性表述的是治疗疾病决策中的战略；治法以其艺术性、灵活性表述的是治疗决策中的战术和具体步骤”。治则治法体现了原则性和灵活性的结合、理论与实践的结合。

（二）“法”的层次

中医治法的内容，根据其指导的范围及在临床中的作用、地位，可分为以下四个层次。

第一个层次：即最高层次，是治疗一切疾病所必须遵循的法则，又称“治之大则”，属治则范畴，如调和阴阳、扶正祛邪、标本缓急、治病求本等治则。

第二个层次：是具有一定概括性，针对某一类病机共性所确立的治法，称为治疗大法。治疗大法首推中医“八法”，本研究根据中医经典著作的治疗特点，在八法基础上加“利法”，凑成“九法”，即汗法、吐法、下法、和法、温法、清法、消法、补法、利法。

第三个层次：是针对具体证候所确立的治疗方法，即具体治法，为治疗大法下分出的具体治法。如汗法，根据不同的病机可分为辛温解表法、发汗解肌法、辛凉清解法、微汗祛风湿法等具体治法。

第四个层次：在“法随证立，方从法出”的指导下，针对病证所确立的直接指导方剂的具体治法，体现“方即是法，法即是方”，一方体现一法。如大承气汤、小承气汤、调胃承气汤均属于第三个层次“寒下法”的范畴，具体到第四个层次，一方体现一法，大承气汤为攻下热实法，小承气汤为泻下导滞法，调胃承气汤为泻下和胃法。

从治则到治法，从第一个层次到第四个层次，体现了中医临床思维从大到小、从整体到局部、从抽象到具体的全过程。

（三）“法”的体系

中医治法不仅具有多层次的特点，还具有多体系的特点。中医临床基础的核心课程《伤寒论》、《金匮要略》及温病学经典著作以六经辨证、脏腑经络辨证、卫气营血辨证、三焦辨证等为辨证体系，由此衍生出不同的治法体系，如六经治法体系、脏腑治法体系、卫气营血治法体系、三焦治法体系等，各种治法体系体现在不同的治法层次中。由于临床疾病的辨治以脏腑辨治为核心，以气血津液辨治为特色，脏腑功能改变及气、血、津液盈虚通滞是疾病发生的共同病理基础及病机特点，故本研究的治法体系以五脏治法及气血津液治法体系为例进行梳理总结。

五脏治法体系：是以五脏为核心，关联相应六腑，以五大系统的生理、病理为依据，针对脏腑病机拟定的治法，是综合各种辨证方法的产物。以肝的生理功能为例，肝主疏泄，能够条畅气机、调节情志；肝主藏血，能够储藏和调节全身血量。在病理上，肝气、肝阳常有余，肝阴、肝血常不足，是其发病特点。故治肝法的治法体系中，肝实证常表现为肝气郁结、肝经火热、肝阳上亢等，以疏肝、清肝、平肝等泻肝法为主；而肝虚证常表现为肝阴亏虚、肝血不足，则以养肝阴、补肝血等补肝法为主。

气血津液治法体系：气、血、津液是构成人体和维持人体生命活动的基本物质，与脏腑经络的生理功能活动密切相关。无论何种内、外因素引起的脏腑功能失调，都会引起气血津液的生成、运行、疏泄发生改变，反映出盈虚通滞的不同证象。而气血、津液的盈虚通滞，同样影响脏腑功能活动的正常发挥，两者互为因果。根据气血津液的不同病理改变，采取理血、理气、祛湿、祛痰等具体治法。如理气法中，气机失调，常表现为气滞、气逆、气陷、气脱、气闭五种形式。气滞宜行，气逆宜降，行气、降气属理气法范畴；气陷宜升、气脱宜固，益气升陷、益气固脱属补法范畴。气与五脏的关系中，气滞主要与肝、脾胃密切相关，以肝气郁滞、脾胃气滞为主，治宜疏肝行气，理气消胀；气逆主要与肺、胃密切相关，以胃气上逆及肺气上逆为主，治以和胃降逆，降气止咳。肺为气之主，肾为气之根，脾胃为气血生化之源，气虚则以肺脾肾三脏虚损为主，治以补肺健脾益肾等补气法。

四、"法"与辨证、处方的关系

中医治疗疾病的思路包括理、法、方、药四个环节，据理辨证（病）、法随证立、方随法出、随方选药，理、法、方、药四个环节，环环相扣，一线贯通，密不可分。"法"包括治则与治法，上承中医辨证，下连处方用药，是连接理论与临床实践的桥梁。"法"作为辨治体系中病证和方药的中介，起着承上启下的作用，上承中医辨证理论以加深对病因病机的认识，下统方药指导中医临床的遣方用药，决定临床疗效高低。

（一）"法"与辨证的关系

"法"与辨证的关系，充分体现了证治的一体性。辨证属理、法、方、药中"理"的范畴，"理"即疾病的发病机理，病机是中医临证思维的焦点，辨证是寻求疾病病机的过程。"辨证立法，法随证立"，辨证是立法的指导和依据。准确的辨证，明确病机，是正确立法的前提。治病必须以理定则，以则制法。临床运用各种诊断方法，明确疾病的性质、致病因素、病变部位及体质的强弱、气血津液的荣枯、正邪的消长等，通过辨证分析确立病机，从而制订相应的治则治法，指导遣药组方。

（二）"法"与处方的关系

治法与处方相互依存，密不可分。治法是处方的理论依据，方剂是治法的具体体现。治法是从一定数量有关联的方剂中总结、提炼出来的共性规律，是在方的基础上发展而来的理论。反过来，治法理论形成之后，又能够指导遣方用药，是经典方剂的制方灵魂。

历代医家致力于研究制方理论，力求掌握临证立法、遣药组方的客观规律，古人有"方从法出，以法统方"之说。方剂的组成不是简单的药物堆砌，而是以治法理论为依据，选择适当的药物配伍组合而成，即所谓的"依法立方"。研究方剂的相互关系，也是以治法为依据，把具有相似功效的方剂归为一类，被称为"依法统方"。方剂组成后，其功用、主治必须与治法相一致，可以用治法理论去解释方剂之间的配伍关系，可概括为"依法释方"。以上几个方面共同诠释了中医"方从法出，以法统方"的内涵。

治则治法下统方药，并不局限于现成的方剂，应该是治法统领之下的真正的圆机活法，即古人常言"师其法而不泥其方"，方是法的形体，法是方的神髓。法与处方的关系，是理论与实践的关系，理论来源于实践，实践反过来检验理论的正确性，故辨证立法又反过来接受方剂的检验。

五、文献版本来源及治则治法研究体例

（一）文献版本来源

主要古籍文献版本来源如下。

《素问》原文以明代顾从德本为底本。

《灵枢》原文以南宋史崧本为底本。

《伤寒论》原文以明代赵开美《伤寒杂病论》复刻本为底本。

《金匮要略》原文以元代仿宋刻本《新编金匮要略方论》，即“邓珍本”为底本。

温病学经典著作，主要以《温热论》《温病条辨》《温热经纬》《湿热病篇》温病四大经典著作及吴又可《温疫论》为代表。

《温疫论》以清康熙四十八年（1709年）积秀堂刻本为底本。

《温热论》以清乾隆四十二年（1777年）华岫云整理并收载于《临证指南医案》版本（华本）为底本。

《温病条辨》以清嘉庆十八年（1813年）问心堂刻本为底本。

《温热经纬》以清同治二年（1863年）《温热经纬》刻本为底本。

《湿热病篇》以清嘉庆十四年（1809年）徐行《医学蒙求》刻本为底本。

（二）治则治法研究体例

治则的研究体例为定义→经典原文→临床辨治。

治法的研究体例为定义→经典原文→临床辨治→医案举例→治法使用注意事项。

定义：用简洁的语言概括每一治则、治法的概念、特征及内涵。

经典原文：无论治则、治法，皆以经典原文为依据，进行系统全面的原文梳理。原文以《伤寒论》、《金匮要略》及温病学经典著作为主体，旁参《黄帝内经》、《难经》及后世经典著作中的原文，原文的梳理力求完整而全面，确保每一治则、治法都有经典原文作为支撑，论治有理有据。

临床辨治：从治则、治法到临床辨治，是从理论到实践的跨越，如何将治则治法与临床实践相结合，是本书阐述的重点。临床辨治栏目从治则治法内涵、临床证候、疾病辨证、治法思路、方药分析、临床应用等几个方面分别进行阐述，冀以开阔治疗思路，更好地指导临床实践，进一步提高临床辨治水平及遣药组方技艺。

医案举例：医案是对经典治法的运用及验证，书中选取的医案多为国医大师、名老中医的经典验案，体现治法、方证对应的辨治思路，具有典型代表性，能够启发和升华治法的临床应用。

治法使用注意事项：多为治疗大法而设，体现了临床治法的适应证及临床应用的法度，提高治法应用的规范性。

六、研究中医经典治法学的意义

习近平总书记指出“中医药学是中国古代科学的瑰宝，也是打开中华文明宝库的钥匙”。中医经典著作是中医药宝库中的精髓部分，是解锁中医药知识、传承中医药文化的密钥。

“读经典，做临床”。读经典，贵在学习中医经典的辨治思维，详其意趣，识其真要，用中医经典思维指导临床实践。做临床，重在通过临床实践的积累，升华对中医理论的认识，在实践中寻求创新与突破。

深入挖掘中医经典著作的内涵，探索其治则治法体系，系统梳理与总结中医辨治方法学，具有沟通理论与临床，指导临床制方用药的重大意义，更能以不变应万变，圆机活法，以治则治法理论为依据，指导临床复杂多变的疾病治疗。

对治法进行实用性、规范化研究，可更好地指导临床实践，解决临床各科的实际问题。系统梳理与研究中医经典著作中的治则治法理论，对其源流、概念、临床应用等进行整理与总结，厘清治法发展的层次脉络，探求治法学术演变的自身规律，找寻治法的内在联系，探索出各种治法在临床上的具体应用，冀以开阔治疗思路，更好地指导临床实践，进一步提高临床辨治水平及遣药组方技艺。治则治法研究在指导治疗目标、明确治疗方向、开拓治疗途径、指导临证遣药组方等方面，都具有极高的价值。

第二章

中医经典治则

第一节 治 未 病

“治未病”是防治疾病的指导原则，“治未病”包括多层含义，一是指尚未发病之时，是养生防病的阶段；二是疾病在萌芽阶段，早期进行干预，抓住疾病的治疗时期或采取预防性治疗；三是指已发病尚未发生传变，采取针对性的治疗，防止疾病进一步传变累及他脏。“治未病”主要包含以下三个方面。

一、未病先防

经典原文

《素问·四气调神大论》 是故圣人不治已病治未病，不治已乱治未乱，此之谓也。夫病已成而后药之，乱已成而后治之，譬犹渴而穿井，斗而铸锥，不亦晚乎?

《灵枢·逆顺》 黄帝曰：候其可刺奈何?伯高曰：上工，刺其未生者也；其次，刺其未盛者也；其次，刺其已衰者也。下工，刺其方袭者也；与其形之盛者也；与其病之与脉相逆者也。故曰：方其盛也，勿敢毁伤，刺其已衰，事必大昌。故曰：上工治未病，不治已病，此之谓也。

《素问遗篇·刺法论》 黄帝曰：余闻五疫之至，皆相染易，无问大小，病状相似，不施救疗，如何可得不相移易者?岐伯曰：不相染者，正气存内，邪不可干，避其毒气，天牝从来，复得其往，气出于脑，即不邪干。

《灵枢·本神》 故智者之养生也，必顺四时而适寒暑，和喜怒而安居处，节阴阳而调刚柔。如是，则僻邪不至，长生久视。

《素问·四气调神大论》 夫四时阴阳者，万物之根本也。所以圣人春夏养阳，秋冬养阴，以从其根；故与万物沉浮于生长之门，逆其根，则伐其本，坏其真矣。

《素问·生气通天论》 是故谨和五味，骨正筋柔，气血以流，腠理以密，如是则骨气以精。谨道如法，长有天命。

临床辨治

“圣人不治已病治未病”，从古至今，中医都重视“治未病”的治疗原则。“治未病”的第一个层次就是人体在未发病时通过各种手段进行预防。《黄帝内经》指出了预防的指导原则是“正气存内，邪不可干，避其毒气”，可概括为内养正气，外避邪气。除此之外，《黄帝内经》还列举了内调情志，恬淡虚无，精神内守；外健体格，从饮食、起居、顺应四时、强健筋骨等多方面入手，内外兼修，长养天命，防止各种疾病发生的具体养生防病措施。

二、已病早治

经典原文

《灵枢·官能》 是故上工之取气，乃救其萌芽；下工守其已成，因败其形。

《素问·八正神明论》 上工救其萌芽，必先见三部九候之气，尽调不败而救之，故曰上工。下工救其已成，救其已败。救其已成者，言不知三部九候之相失，因病而败之也。

《素问·刺热》 肝热病者，左颊先赤；心热病者，颜先赤；脾热病者，鼻先赤；肺热病者，右颊先赤；肾热病者，颐先赤。病虽未发，见赤色者刺之，名曰治未病。

《素问·阴阳应象大论》 故邪风之至，疾如风雨，故善治者治皮毛，其次治肌肤，其次治筋脉，其次治六腑，其次治五脏。治五脏者，半死半生也。

《金匮要略·脏腑经络先后病脉证第一》 若人能养慎，不令邪风干忤经络；适中经络，未流传脏腑，即医治之；四肢才觉重滞，即导引、吐纳、针灸、膏摩，勿令九窍闭塞；更能无犯王法、禽兽灾伤；房室勿令竭乏，服食节其冷热苦酸辛甘，不遗形体有衰，病则无由入其腠理。

《温疫论·上卷·注意逐邪勿拘结粪》 大凡客邪贵乎早治，乘人气血未乱，肌肉未消，津液未耗，病患不至危殆，投剂不至掣肘，愈后亦易平复。欲为万全之策者，不过知邪之所在，早拔去病根为要耳。

临床辨治

上工救其萌芽，客邪贵乎早治。“治未病”的第二个层次重在发现疾病的早期征兆，并且尽早进行干预及治疗。作为医生，临床上应见微知著，观察细微的变化，《黄帝内经》以五脏热病为例，“肝热病者，左颊先赤……肾热病者，颐先赤”，指出“病虽未发，见赤色者刺之”，通过观察颜面赤色，早期治疗。疾病始萌，病位较浅，正气未虚，治疗较易，故曰“善治者治皮毛，其次治肌肤，其次治筋脉，其次治六腑，其次治五脏”。若治不及时，疾病由浅入深，由肌表到脏腑，病情加重，治疗困难，故曰“治五脏者，半死半生也”。《金匮要略》以经络脏腑传变为例，指出了疾病适中经络，即医治之；四肢才觉重滞，即通过导引、吐纳、针灸、膏摩等方式进行早期治疗，以截断疾病的进一步深入。临床疾病贵乎早治，若延误了治疗时机，常会导致预后不良。

三、既病防变（传）

经典原文

《难经》 所谓治未病者，见肝之病，知肝当传之与脾，故先实其脾气，无令得受肝之邪，故曰：治未病。

《金匮要略·脏腑经络先后病脉证第一》 问曰：上工治未病，何也？师曰：夫治未病者，见肝之病，知肝传脾，当先实脾，四季脾王不受邪，即勿补之。中工不晓相传，见肝之病，不解实脾，惟治肝也。

《伤寒论》第8条 太阳病，头痛至七日以上自愈者，以行其经尽故也。若欲作再经者，针足阳明，使经不传则愈。

《温热论》 或其人肾水素亏，病虽未及下焦，每多先自彷徨，此必验之于舌。如甘寒之中加入咸寒，务在先安未受邪之地，恐其陷入耳。

临床辨治

当疾病已经发生，除积极治疗原发病外，还要注意兼顾疾病传变的倾向性，“治未病”的第三个层次在于积极防止疾病的传变，治尚未累及之脏腑，安未受邪之地。五行之间相生相克，《难经》《金匮要略》以肝病传脾为例，指出肝病实脾的治未病法则。肝脾不和的例子在临床上尤为常见，肝木过旺，易克脾土；肝实脾虚则治肝补脾，肝实脾不虚则治肝顾脾，张仲景的当归芍药散，后世的逍遥丸、痛泻要方皆是肝脾同治的代表方。温病治法虽与伤寒不同，但在“治未病”的原则上确是一脉相承，肾阴与胃阴存在着相互资助和相互为用的整体联系，胃津已亏，必耗肾液。叶天士根据脏腑整体观与温病发展变化的规律，在补胃阴的基础上率先加入咸寒之品，充实下焦真阴，既可资助胃津，又防止温邪的深入传变。除药物截断，临床上还可采取针刺等其他手段防止传变，如《伤寒论》指出的“针足阳明，使经不传则愈”。

第二节　随其所得而攻之

“随其所得而攻之”是张仲景治疗疾病审因论治的指导原则。“所得”乃所合、所依附之意。“随其所得而攻之”是指当无形邪气与体内痰、饮、水、湿、瘀血、宿食等有形之邪互相交织时，无形依附于有形，临床上治疗当审因论治，攻逐其有形实邪，使无形之邪失去依附，则疾病易愈。张仲景以水热互结伤阴为例，予猪苓汤利水，祛其有形，泻其热，则热除阴复。除水热互结外，其他类似病机也应参照这种治疗原则，故曰“余皆仿此”。

一、水热互结

经典原文

《金匮要略·脏腑经络先后病脉证第一》 夫诸病在藏，欲攻之，当随其所得而攻之，如渴者，与猪苓汤。余皆仿此。

《金匮要略·消渴小便不利淋病脉证并治第十三》 脉浮发热，渴欲饮水，小便不利者，猪苓汤主之。

《伤寒论》第223条 若脉浮发热，渴欲饮水，小便不利者，猪苓汤主之。

《伤寒论》第319条 少阴病，下利六七日，咳而呕渴，心烦不得眠者，猪苓汤主之。

临床辨治

阳明邪热内扰，伤及津液，或少阴下利日久伤阴，阴虚化热，与水饮互结于下焦。水热互结，水饮不化，在下表现为小便不利，水饮冲逆，在上可表现为咳嗽、呕吐、心悸等症，热邪伤津，渴欲饮水。水热互结临床广泛见于下焦泌尿系统病证，如急慢性尿路感染，表现为尿急、尿痛、尿涩等症。除此之外，猪苓汤还被广泛应用于急慢性肾炎、狼疮性肾病、肾病综合征等，尤其是服用激素早期，激素伤阴化火，出现阴虚水热互结的病机，皆可随证选用。

二、饮热互结

经典原文

《伤寒论》第134条 太阳病，脉浮而动数，浮则为风，数则为热，动则为痛，数则为虚，头痛发热，微盗汗出，而反恶寒者，表未解也。医反下之，动数变迟，膈内拒痛。胃中空虚，客气动膈，短气躁烦，心中懊憹，阳气内陷，心下因硬，则为结胸，大陷胸汤主之。若不结胸，但头汗出，余处无汗，剂颈而还，小便不利，身必发黄。

《伤寒论》第135条 伤寒六七日，结胸热实，脉沉而紧，心下痛，按之石硬者，大陷胸汤主之。

《伤寒论》第136条 伤寒十余日，热结在里，复往来寒热者，与大柴胡汤；但结胸，无大热者，此为水结在胸胁也，但头微汗出者，大陷胸汤主之。

《伤寒论》第137条 太阳病，重发汗而复下之，不大便五六日，舌上燥而渴，日晡所小有潮热，从心下至少腹硬满而痛不可近者，大陷胸汤主之。

《伤寒论》第149条 伤寒五六日，呕而发热者，柴胡汤证具，而以他药下之，柴胡证仍在者，复与柴胡汤。此虽已下之，不为逆，必蒸蒸而振，却发热汗出而解。若心下满而硬痛者，此为结胸也，大陷胸汤主之。但满而不痛者，此为痞，柴胡不中与之，宜半夏泻心汤。

《伤寒论》第131条 结胸者，项亦强，如柔痓状，下之则和，宜大陷胸丸。

临床辨治

饮热互结于胸胁是大结胸病的核心病机。大结胸病可因误治，也可原发，出现热邪与水饮互结于胸胁，气机不通，部位偏上，主要表现为胸胁心下硬满，疼痛拒按；当病情较重，病位可波及阳明，出现心下至少腹大范围的硬满疼痛，脉沉紧。大结胸病临床多为急重症，常见于急性胃肠穿孔、胆囊穿孔、急性胸膜炎等疾病，病势急迫，治疗以大陷胸汤攻逐水饮，泻热散结。《汤液本草》言甘遂可以通水，其气直透达所结处，善于攻逐水饮，配合芒硝散结软坚、大黄清热攻下。水饮去则热无所附，其热易除。大陷胸丸证的核心病机类似于大陷胸汤证，具有部位偏上，病势较缓的特性，故在大陷胸汤的基础上加葶苈子、杏仁等宣肺行水，白蜜缓和峻下之势，因此还可用于大结胸病而体质偏弱的患者。

三、痰热互结

经典原文

《伤寒论》第138条 小结胸病，正在心下，按之则痛，脉浮滑者，小陷胸汤主之。

临床辨治

痰热互结于胸、胃是小结胸病的核心病机。与大结胸病相比，小结胸病证轻而势缓，病变范围也较局限，主要表现为心下胃脘部疼痛不适，除此之外，还可见到胸膈满闷、恶心咳痰等症。小陷胸汤取黄连、瓜蒌、半夏重在化痰散结，辅以清热，有形之痰化解而无形之热亦随之清除，临床广泛应用于胃脘、肺部、心血管等疾病属痰热互结病机的治疗。

四、瘀热互结

经典原文

《伤寒论》第124条 太阳病六七日，表证仍在，脉微而沉，反不结胸，其人发狂者，以热在下焦，少腹当硬满。小便自利者，下血乃愈。所以然者，以太阳随经，瘀热在里故也，抵当汤主之。

《伤寒论》第125条 太阳病，身黄，脉沉结，少腹硬，小便不利者，为无血也；小便自利，其人如狂者，血证谛也，抵当汤主之。

《伤寒论》第237条 阳明证，其人喜忘者，必有蓄血。所以然者，本有久瘀血，故令喜忘。屎虽硬，大便反易，其色必黑者，宜抵当汤下之。

《伤寒论》第257条 病人无表里证，发热七八日，虽脉浮数者，可下之。假令已下，脉数不解，合热则消谷喜饥，至六七日不大便者，有瘀血，宜抵当汤。

《伤寒论》第126条 伤寒有热，少腹满，应小便不利，今反利者，为有血也。当下之，不可余药，宜抵当丸。

《金匮要略·妇人杂病脉证并治第二十二》 妇人经水不利下，抵当汤主之。

《伤寒论》第106条 太阳病不解，热结膀胱，其人如狂，血自下，下者愈。其外不解者，尚未可攻，当先解其外。外解已，但少腹急结者，乃可攻之，宜桃核承气汤。

临床辨治

瘀热互结于下焦是蓄血证的核心病机。其人素有瘀血与邪热互结，或邪热内攻血分，均可导致瘀热互结于下焦，出现少腹硬满疼痛，瘀热扰动心神，常出现神志异常，其人如狂或喜忘。病在血分未波及气分，故小便自利。张仲景攻逐瘀血善用虫药，水蛭、虻虫破血逐瘀，配合桃仁、大黄化瘀泻热。若病势较缓，或患者体弱，则峻药缓服，改用丸药。若瘀热初结，病情较轻，则轻病轻取，不用虫药，以桃核承气汤泻下瘀热。瘀热互结病机临床常见于神志病、妇人闭经、肾衰竭及其他慢性泌尿生殖系统疾病后期等病证。治疗上重在攻逐瘀血，瘀血得攻，热无所附，故曰“下血乃愈”。“下血乃愈”的临床途径有很多，可见阴道出血、便血、尿血等。

五、食热互结

经典原文

《金匮要略·腹满寒疝宿食病脉证治第十》 问曰：人病有宿食，何以别之？师曰：寸口脉浮而大，按之反涩，尺中亦微而涩，故知有宿食，大承气汤主之。

《金匮要略·腹满寒疝宿食病脉证治第十》 脉数而滑者，实也，此有宿食，下之愈，宜大承气汤。

《金匮要略·呕吐哕下利病脉证治第十七》 下利不饮食者，有宿食也，当下之，宜大承气汤。

临床辨治

食热互结是指宿食不化，内结肠腑，化燥化热。临床表现为腑气不通，腹部胀满疼痛、拒按，大便干结难解，或热结旁流，泻利臭秽。治疗上予大承气汤泻下通腑，推陈致新，宿食得化，糟粕得排，热随之而解。

第三节 治病求本

治病求本是中医治疗疾病的根本原则之一，即透过现象去探求疾病的本质，从根本上解决问题，而不仅仅停留于针对疾病表象的治疗方法。历代医家对治病求本的“本”看法不一，《黄帝内经》认为“本”为阴阳，阴阳是宇宙万物的共同规律，治疗疾病也必须遵循这个规律。后世或以病因为本，或以病性为本，或以病位为本，或以病机为本，或以人体正气为本，或以旧病、原发病为本等，但对“本”是疾病的根本、本质的认识是一致的。

经典原文

《素问·阴阳应象大论》 阴阳者，天地之道也，万物之纲纪，变化之父母，生杀之本始，神明之府也。治病必求于本。

临床辨治

治病求本是中医临床必须遵循的治疗原则。中医治病，重在寻求疾病的本质进行论治。以正邪为例，正气存内，邪不可干，正气亏虚，病邪侵犯人体，故治疗在祛邪的同时不要忘记顾护人体的正气，从本论治。许多疾病，尤其是慢性疑难病，在疾病发生发展的变化过程中，会出现很多与疾病本质无关的症状，这些特殊表现会掩盖疾病的本质，但当这些兼夹症状或特定表现解除时，往往就会暴露出疾病的本质，因此治疗慢性病在疾病阶段性的矛盾解除之后，必须回归到疾病的本质，谨守疾病的基本病机而采取相应的治法，方能取得长远的疗效。

第四节　平 调 阴 阳

平调阴阳是指通过各种手段使人体恢复阴平阳秘的状态。阴平阳秘是宇宙及一切事物所应遵循的规律，在人体这个规律一旦被打破，就会发生疾病，可以表现为疾病过程中人体脏腑、气血、经络、营卫等生理功能的失调，以及邪正盛衰、寒热、虚实、表里等诸多方面的病机，因此平调阴阳可视作所有疾病治疗的基本原则。

一、调和阴阳，以平为期

经典原文

《素问·至真要大论》　帝曰：善。平气何如？岐伯曰：谨察阴阳所在而调之，以平为期。正者正治，反者反治。

《素问·至真要大论》　夫阴阳之气，清净则生化治，动则苛疾起，此之谓也。

《素问·至真要大论》　帝曰：治之何如？岐伯曰：夫气之胜也，微者随之，甚者制之。气之复也，和者平之，暴者夺之。皆随胜气，安其屈伏，无问其数，以平为期，此其道也。

《素问·生气通天论》　凡阴阳之要，阳密乃固，两者不和，若春无秋，若冬无夏，因而和之，是谓圣度。

《素问·生气通天论》　阴平阳秘，精神乃治，阴阳离决，精气乃绝。

《素问·汤液醪醴论》　平治于权衡。

《素问·三部九候论》　帝曰：以候奈何？岐伯曰：必先度其形之肥瘦，以调其气之虚实，实则泻之，虚则补之。必先去其血脉而后调之，无问其病，以平为期。

《伤寒论》第58条　凡病，若发汗、若吐、若下，若亡血、亡津液，阴阳自和者，必自愈。

临床辨治

调和阴阳，以平为期适用于一切疾病的治疗，是中医治病的根本大法。阴阳之间，阳主升、主动、主热，阴主降、主静、主寒。阴阳维持动态平衡，则人体处于健康平和无病的状态，故曰“阴平阳秘，精神乃治”。故张仲景治疗疾病亦以调和阴阳为大法，无论何种疾病，经过各种误治，凡阴阳自和者，必自愈。

二、阳病治阴，阴病治阳

经典原文

《素问·阴阳应象大论》　阴胜则阳病，阳胜则阴病。阳胜则热，阴胜则寒。

《素问·阴阳应象大论》　审其阴阳，以别柔刚，阳病治阴，阴病治阳，定其血气，各守其乡，血实宜决之，气虚宜掣引之。

《素问·至真要大论》　帝曰：论言治寒以热，治热以寒，而方士不能废绳墨而更其道也。有病热者寒之而热，有病寒者热之而寒，二者皆在，新病复起，奈何治？岐伯曰：诸寒之而热者，取之阴；热之而寒者，取之阳。所谓求其属也。

《金匮要略·百合狐蜮阴阳毒病脉证治第三》 百合病见于阴者，以阳法救之；见于阳者，以阴法救之。见阳攻阴，复发其汗，此为逆；见阴攻阳，乃复下之，此亦为逆。

临床辨治

阴阳失和，阴胜则阳病，阳胜则阴病。阳病治阴，是指阴虚引起的阳热亢盛，用补阴的方法来治疗，不能用苦寒清热法，即“诸寒之而热者，取之阴”。阴病治阳，是指阳虚而致的阴寒内盛，用补阳的方法来治疗，不能用辛热散寒法，即“热之而寒者，取之阳”。张仲景遵《黄帝内经》之要旨，在治疗百合病时亦提出“百合病见于阴者，以阳法救之；见于阳者，以阴法救之”。百合病以阴虚内热为基本病机，治疗应当补其阴之不足，以调整阴阳之偏性。若见阴虚，不予养阴，反攻其阴，复发其汗，则阴更伤，则治之为逆。

三、阳中求阴，阴中求阳

经典原文

《素问·阴阳应象大论》 阴阳者，万物之能始也。故曰：阴在内，阳之守也，阳在外，阴之使也。

《景岳全书·新方八略引》 善补阳者，必于阴中求阳，则阳得阴助而生化无穷。善补阴者，必于阳中求阴，则阴得阳升而源泉不竭。

临床辨治

阴阳在生理上互根互用，根据阴阳互根原理，“阴在内，阳之守也，阳在外，阴之使也”，阴阳之间互相依存，无阳则阴无以生，无阴则阳无以化。故在病理上，阴损及阳，阳损及阴。张景岳在《黄帝内经》的基础上，提出了“阳中求阴”的补阴治则、“阴中求阳”的补阳治则。临床上，真阴亏虚的患者，在滋肾阴的同时，须辅以补肾阳之品，则阴得阳升而源泉不竭的同时又可平衡补阴药之滋腻，如左归丸、左归饮的组方思路。真阳不足的患者，在补肾阳的同时，须辅以滋肾阴之品，则阳得阴助而生化无穷的同时又可制约阳药之温燥，如右归丸、右归饮的使用。

第五节　标 本 治 则

标本缓急是中医治疗疾病的一个重要原则。标与本是一个相对的概念，以先后病而言，先病、旧病为本，后病、新病为标；以正邪而言，正气为本，邪气为标；以主次而言，本为主要矛盾，标为次要矛盾。治疗疾病时要灵活处理标本之间的关系，有病在标而治标，有病在本而治本，有病在标而治本，有病在本而治标，有治标而愈的，有治本而愈的，有病在标治本而愈的，有病在本治标而愈的。因此明辨疾病的标本之间的轻重缓急，或先标后本，或先本后标，或标本同治，则用之不殆。

一、急则治标

经典原文

《素问·标本病传论》 治反为逆，治得为从……先热而后生中满者治其标……先病而后生中满者治其标……小大不利治其标……病发而不足，标而本之，先治其标，后治其本。

《伤寒论》第 91 条 伤寒，医下之，续得下利清谷不止，身疼痛者，急当救里。后身疼痛，清便自调者，急当救表。救里，宜四逆汤；救表，宜桂枝汤。

《伤寒论》第 92 条 病发热头痛，脉反沉，若不差，身体疼痛，当救其里，四逆汤方。

《金匮要略·脏腑经络先后病脉证第一》 夫病痼疾，加以卒病，当先治其卒病，后乃治其痼疾也。

《金匮要略·脏腑经络先后病脉证第一》 问曰：病有急当救里救表者，何谓也？师曰：病，医下之，续得下利清谷不止，身体疼痛者，急当救里；后身体疼痛，清便自调者，急当救表也。

临床辨治

“急”为紧急、危急之意。一般情况下，强调治病求本，先治其本，再治其标，或标本兼治。当疾病发展过程中，出现“标证”紧急的情况下，病情危急，甚至威胁到患者生命，则应采取“急则治标”的治疗原则。如无论何种原因导致的出血不止的情况，当以止血治疗为急，血止之后再根据疾病的原因进行审因论治。中医妇科对于崩漏的论治以“塞流”为急，血止之后再进行“澄源”“复旧”等后续治疗。又如下利不止，即使兼夹表证，张仲景以急当救里为原则，温阳止利之后再进行解表治疗。此外，慢性病急性发作，如慢性支气管哮喘患者在急性发作期突发喘鸣不止，不能平卧，应平喘降逆为急，待病情进入缓解期后，再求本论治。急则治标是一种应急性的治则，待标急缓解之后，需回归到疾病的本质，求本论治。

二、缓则治本

经典原文

《素问·标本病传论》 先病而后逆者治其本，先逆而后病者治其本，先寒而后生病者治其本，先病而后生寒者治其本，先热而后生病者治其本……先泄而后生他病者治其本……先中满而后烦心者治其本……小大利治其本……病发而不足，标而本之，先治其标，后治其本。

临床辨治

“缓”为缓和、平缓之意。“缓则治本”与“急则治标”相对而言，当病势比较缓和，“标证”不急的情况下，应采取缓则治本的治疗措施，如更年期崩漏血止之后，应根据更年期患者肝肾不足、气血亏虚的病机特点，采取补益肝肾，益气养血等治法。其次慢性久病，病势较缓，病程较长，应抓住疾病的本质进行治疗，如肺阴虚引起的老年性慢性支气管炎咳嗽，阴虚为本，咳嗽为标，治疗上应采取滋养肺阴的扶正之法，求本论治，无须专门治咳，咳嗽自解。

三、标本兼治

经典原文

《素问·标本病传论》 谨察间甚，以意调之；间者并行，甚者独行。先以小大不利而后生病者，治其本。

《金匮要略·腹满寒疝宿食病脉证治第十》 寒疝腹中痛，逆冷，手足不仁，若身疼痛，灸刺诸药不能治，抵当乌头桂枝汤主之。

《金匮要略·腹满寒疝宿食病脉证治第十》 病腹满，发热十日，脉浮而数，饮食如故，厚朴七物汤主之。

临床辨治

标本兼治是本证与标证同时并重的情况下采取的标本兼顾的治法。标本兼治的临床应用广泛，从邪正角度而言，邪实正虚交织并重，临床上宜采取扶正祛邪的治疗措施，如慢性虚劳引起外邪侵袭，治疗以薯蓣丸作为主方，扶正为主，兼以祛邪，使益气而不敛邪，散邪而不伤正。又如内外寒邪交织引起的寒疝腹中疼痛，需采取表里双解的方法，以乌头温散里之沉寒，桂枝汤解肌和其外，表里兼顾，标本同治。

第六节 扶正祛邪

邪正之间的斗争贯穿疾病始终，邪正之间的变化影响疾病预后。扶正祛邪是治疗疾病的基本治则。《黄帝内经》认为“正气存内，邪不可干”，张仲景亦继承了这种思想，指出“若五脏元真通畅，人即安和”。因此正气在人体发病中占据主导作用，是疾病发生的主要原因。邪气是外来的致病因素，可以损伤人体的正气。邪正盛衰决定了疾病的治疗方向，若正虚邪不盛，则以扶正法为主；若邪盛正未虚，则以祛邪法为主；若正虚邪盛，则扶正与祛邪并用。

一、扶正法

经典原文

《灵枢·百病始生》 岐伯曰：风雨寒热，不得虚，邪不能独伤人。卒然逢疾风暴雨而不病者，盖无虚，故邪不能独伤人。此必因虚邪之风，与其身形，两虚相得，乃客其形。

《素问·至真要大论》 盛者泻之。

《素问·至真要大论》 衰者补之。

《素问·阴阳应象大论》 因其衰而彰之。形不足者，温之以气；精不足者，补之以味。

临床辨治

扶正法是指应用药物或其他方法来扶助人体正气，使机体恢复正常的机能状态以战胜病邪，促使疾病痊愈的方法。适用于正气亏虚，邪气不盛的虚损性病证。“虚者补之”是扶正法的指导原则。扶正法既包含可补气、血、阴、阳虚损等大层次，又包含可调脏腑、经络功能不足等小层次。临床使用注意辨别气血阴阳的虚候，结合脏腑进行辨证，又不可忽视气血亏虚、阴阳两虚等兼夹虚候。《金匮要略》关于虚劳的论治以脾肾为重心，重视补益脾肾二脏，并重点论述阴阳两虚的治疗，阴阳两虚重在补脾胃，建中气，调和阴阳平衡。在慢性难治病后期，如慢性肝病、慢性肾病、再生障碍性贫血等疾病，久治不愈，在中医补虚扶正的指导下，适当运用扶正法，常能收获良好疗效。扶正法在临床上应用广泛，但扶正法不能滥用，若邪气盛实或真实假虚，实以虚治会导致疾病进一步发展。

二、祛　邪　法

经典原文

《灵枢·根结》　形气不足，病气有余，是邪胜也，急泻之。

《伤寒论》第115条　脉浮热甚，而反灸之，此为实。实以虚治，因火而动，必咽燥吐血。

《伤寒论》第116条　微数之脉，慎不可灸，因火为邪，则为烦逆，追虚逐实，血散脉中，火气虽微，内攻有力，焦骨伤筋，血难复也。

临床辨治

邪，指病邪，包含各种致病因素，中医的病邪包括外感六淫、内生五邪、痰饮、瘀血、宿食、情志等。祛邪法是指运用药物或其他手段祛除致病邪气，使邪去而正安，疾病向愈的方法。适用于邪气盛实而正气未虚的病证。祛邪法多应用于外感病或突发新病，患者体质强盛，邪气亢盛。张仲景将汗、吐、下、清、消等祛邪方法广泛应用于疾病的治疗。金元时期张从正是攻邪派的创始人，主张汗、吐、下三法祛邪外出。温病学派吴鞠通认为“治外感如将”，祛邪贵在神速。临床上祛邪法的使用应注意把握时机，往往中病即止，不可太过，因攻邪容易伤正，尤其对体质虚弱的患者，应避免攻伐太过。

三、扶正祛邪并用

经典原文

《素问·汤液醪醴论》　治之奈何？岐伯曰：平治于权衡，去宛陈莝。

《灵枢·大惑论》　黄帝曰：善。治此诸邪，奈何？岐伯曰：先其脏腑，诛其小过，后调其气，盛者泻之，虚者补之，必先明知其形志之苦乐，定乃取之。

《难经·第八十一难》　故曰实实虚虚，损不足而益有余。

《金匮要略·血痹虚劳病脉证并治第六》　虚劳诸不足，风气百疾，薯蓣丸主之。

《金匮要略·脏腑经络先后病脉证第一》　经曰：虚虚实实，补不足，损有余，是其义也。余脏准此。

临床辨治

扶正祛邪并用，又称攻补兼施法，适用于正虚邪实的虚实错杂证。邪正斗争贯穿疾病发生、发展、变化的始终，尤其是慢性病，正虚致邪气留恋，或邪结日久，损伤正气，病机或以正虚为主，或以邪气为急，或邪实正虚相持，治疗上则应扶正祛邪并用，或以扶正为主，或以祛邪为急，但必须同时兼顾正邪两端。张仲景为这一治则树立了良好的典范，如薯蓣丸治疗虚劳风气百疾，在大剂量补益脾胃药物的基础上，加桂枝、防风、柴胡疏风散邪，扶正兼以祛邪；治虚劳干血用大黄䗪虫丸，在大剂量虫类药破血逐瘀的基础上，加入地黄、芍药养血润燥，炼蜜合丸，缓中补虚，缓攻瘀血，是祛邪兼以扶正的代表方。攻补兼施在临床上应用范围极其广泛，关键在于把握扶正不留邪，攻邪不伤正的法度。

第七节　表 里 治 则

表里治则适用于表里同病病证。从发病部位而言，病在表，病位较浅，其病易去；病在里，病位较深，相对难去。表里同病，一般情况，当先解表，然后治里；若里病为急，则先治里，其后解表；若表里俱盛，则表里同治。

一、先 表 后 里

经典原文

《伤寒论》第 93 条　太阳病，先下而不愈，因复发汗，以此表里俱虚，其人因致冒，冒家汗出自愈。所以然者，汗出表和故也，里未和，然后复下之。

《伤寒论》第 104 条　伤寒，十三日不解，胸胁满而呕，日晡所发潮热，已而微利，此本柴胡证，下之以不得利，今反利者，知医以丸药下之，此非其治也。潮热者，实也。先宜服小柴胡汤以解外，后以柴胡加芒硝汤主之。

《伤寒论》第 106 条　太阳病不解，热结膀胱，其人如狂，血自下，下者愈。其外不解者，尚未可攻，当先解其外。外解已，但少腹急结者，乃可攻之，宜桃核承气汤。

《伤寒论》第 164 条　伤寒大下后，复发汗，心下痞，恶寒者，表未解也，不可攻痞，当先解表，表解乃可攻痞。解表，宜桂枝汤，攻痞，宜大黄黄连泻心汤。

《广瘟疫论·卷之二·表证》　疫邪自内蒸出于表，初起作寒热时，多自汗，甚至淋漓不止，不可以表虚论，兼头痛身痛，仍以解表为主，羌，独，柴，葛之类，兼烦渴，直清阳明之热为主，白虎之类，有热有结，破结为主，陷胸，三承气之类，若屡经汗下，邪已全退，脉虚而舌无苔，二便清利如常，内外无热证，方可从虚敛汗，盖以时疫得汗，为邪有出路，而宜敛汗者，恒少也。

临床辨治

先表后里是表里同病的一般治则，适用于表里同病里病不急，表证未解的疾病。如太阳蓄血轻证，太阳表邪不解，深入血分，瘀热互结，由于蓄血较轻，里证不急，治疗应遵循先表后里的原则，先解表，后攻里，待表证解除后，再治里。又如伤寒表里汗下失序后出现热痞，表证未罢，当先解表，若先行攻痞，则易导致表邪内陷，发生变证。不仅伤寒如此，温病的治疗也应遵循表里先后治则。如时疫自内达表，见头痛身痛，仍先解表，表解之后，方可治里。

二、先里后表

经典原文

《伤寒论》第 372 条　下利腹胀满，身体疼痛者，先温其里，乃攻其表。温里，宜四逆汤；攻表，宜桂枝汤。

《金匮要略·脏腑经络先后病脉证第一》　问曰：病有急当救里救表者，何谓也？师曰：病，医下之，续得下利清谷不止，身体疼痛者，急当救里；后身体疼痛，清便自调者，急当救表也。

《金匮要略·呕吐哕下利病脉证治第十七》　下利，腹胀满，身体疼痛者，先温其里，乃攻其表。温里宜四逆汤，攻表宜桂枝汤。

临床辨治

表里同病，先治其里，多见于里证危急的情况，若不及时治疗，恐危及生命，或先治其表，会耽误里证的治疗，致使病情加重。如临床上出现虚寒下利不止兼夹表证，若不先温里，恐阳气津液随之外脱，危及生命，故以救里为先，其后治表。又如胃肠实热积滞，大便秘结不通，兼夹风寒外感，若以辛温发其汗，恐津液更伤，化燥伤津，加剧腑实之势，故临床治疗仍应以通腑为先，再行解表。

三、表里同治

经典原文

《伤寒论》第 163 条　太阳病，外证未除，而数下之，遂协热而利，利下不止，心下痞硬，表里不解者，桂枝人参汤主之。

《金匮要略·疟病脉证并治第四》　温疟者，其脉如平，身无寒但热，骨节疼烦，时呕，白虎加桂枝汤主之。

《金匮要略·腹满寒疝宿食病脉证治第十》　病腹满，发热十日，脉浮而数，饮食如故，厚朴七物汤主之。

《金匮要略·腹满寒疝宿食病脉证治第十》　寒疝腹中痛，逆冷，手足不仁，若身疼痛，灸刺诸药不能治，抵当乌头桂枝汤主之。

临床辨治

表里同治适用于表里同病，里证不急，表证不盛的病证。临床可见表证误治之后伤里导致中焦虚寒下利，而表证仍在，表里不解，病势不甚急迫，以桂枝人参汤温中散寒，兼以解表，表里同治。或表里俱寒，寒疝兼夹表证，腹中疼痛、身疼痛，以乌头、桂枝汤分煎合服，散表里之寒。若腹满兼夹表证，发热十日，病程较长，表证不剧，饮食如故，里证尚未成实，病势较缓，可予厚朴七物汤解表和营，行气除满。

第八节 子 母 治 则

子母治则是根据五行相生规律及五脏母子理论所确立的治则。《难经·七十五难》指出“母能令子虚”“子能令母实”，因此治疗五脏虚候，可以采取“虚则补其母”的方法；治疗五脏实证，可采取“实则泻其子”的方法。

一、虚则补其母

经典原文

《难经·六十九难》 虚则补其母。

临床辨治

“虚则补其母”适用于某脏虚证或子母两脏皆虚，除直接补益本脏，还可以通过补其母脏来实现。常用的补母治法包括滋水涵木、培土生金、金水相生等。张仲景深谙母子相生之道，治疗肺痿，无论虚寒、虚热，皆从脾胃论治，虚寒肺痿用甘草干姜汤辛甘化阳，温中焦以补上焦；虚热肺痿选方麦门冬汤，重用麦冬滋养肺胃之阴，少量半夏降逆下气，同时配伍人参、粳米、大枣、甘草等养脾胃、生津液，补土以生金；后世用六君子汤治疗肺脾气虚之喘咳亦属此例。肝阴不足导致的肝阳上亢，肾为肝之母，治疗上可以通过滋肾水来养肝阴，以平上亢之肝阳，如治疗肝阴不足之胁痛的一贯煎。又如支气管哮喘、肺结核、间质性肺病等慢性肺病后期，常导致肺病及肾，出现肺肾两虚，治疗上可通过补肺之气阴来滋养肺肾之气阴，如百合固金汤的使用体现了金水相生之道。

二、实则泻其子

经典原文

《难经·六十九难》 实则泻其子。

临床辨治

“实则泻其子”适用于某脏实证或子母两脏皆实，除直接泻本脏外，还可以通过泻其子脏来实现。如心火旺盛，火热上炎，出现吐血、衄血，张仲景用泻心汤来治疗，“泻心”实为“泻胃”，方中黄连、黄芩清上焦火热，此外黄连还可入胃经，配合大黄清泻胃火。又如胃肠痰饮上逆导致的心悸、眩晕等水饮凌心病证，临床常用茯苓、泽泻、白术等利水渗湿泄浊，泻其胃肠水饮，以安神定悸。临床上肝经实火亦常配合泻心火药，如肝经火旺，横逆犯胃，出现胁肋疼痛、口苦反酸等症，用左金丸治疗，《医方集解》认为，“肝实则作痛，心者肝之子，实则泻其子，故用黄连清心火为君”，亦是“实则泻其子”的典型。

第九节　三因制宜

因时、因地、因人制宜，简称三因制宜，是指预防、治疗疾病要根据时令气候、地域环境、个人体质等因素制订适宜的方法。人与天地相参，禀风气而生长，受一方水土滋养，除此之外，因个人体质、年龄、性别等差异，疾病在人身上会表现出个体差异性。因此防治疾病，必须综合考虑以上多方面因素的影响，因时、因地、因人制宜。

一、因时制宜

经典原文

《素问·岁露论》　人与天地相参也，与日月相应也。

《素问·脉要精微论》　从五行生，生之有度，四时为宜。补泻勿失，与天地如一，得一之情，以知死生。

《素问·移精变气论》　治不本四时，不知日月，不审逆从，病形已成，乃欲微针治其外，汤液治其内，粗工凶凶，以为可攻，故病未已，新病复起。

《素问·至真要大论》　帝曰：夫子言春秋气始于前，冬夏气始于后，余已知之矣。然六气往复，主岁不常也，其补泻奈何？岐伯曰：上下所主，随其攸利，正其味，则其要也，左右同法。大要曰：少阳之主，先甘后咸；阳明之主，先辛后酸；太阳之主，先咸后苦；厥阴之主，先酸后辛；少阴之主，先甘后咸；太阴之主，先苦后甘。佐以所利，资以所生，是谓得气。

《素问·六元正纪大论》　用寒远寒，用凉远凉，用温远温，用热远热，食宜同法。有假者反常，反是者病，所谓时也。

《素问·六元正纪大论》　岐伯曰：热无犯热，寒无犯寒，从者和，逆者病，不可不敬畏而远之，所谓时兴六位也。帝曰：温凉何如？岐伯曰：司气以热，用热无犯，司气以寒，用寒无犯，司气以凉，用凉无犯，司气以温，用温无犯，间气同其主无犯，异其主则小犯之，是谓四畏，必谨察之。帝曰：善。其犯者何如？岐伯曰：天气反时，则可依时，及胜其主则可犯，以平为期，而不可过，是谓邪气反胜者。故曰：无失天信，无逆气宜，无翼其胜，无赞其复，是谓至治。

《素问·八正神明论》　月始生，则血气始精，卫气始行；月廓满，则血气实，肌肉坚；月廓空，则肌肉减，经络虚，卫气去，形独居。是以因天时而调血气也。

《灵枢·顺气一日分为四时》　岐伯曰：顺天之时，而病可与期。顺者为工，逆者为麤。

《灵枢·卫气行》　谨候其时，病可与期，失时反候者，百病不治。

临床辨治

因时制宜是指预防、治疗疾病要根据不同年岁、时令气候、昼夜的变化采取适宜的方法。不同年岁，所主之气不同，如太阴湿土偏盛的年份，疾病多夹湿，治疗时要考虑配合健脾祛湿之品。《黄帝内经》中的"五运六气"学说，突出论述了因时制宜治则。同一年份，亦有春温、夏热、秋凉、冬寒不同的时令气候，《黄帝内经》在治疗疾病时强调"用寒远寒，用凉远凉，用温远温，用热远热"，是根据不同季节特点的四时用药法则。李东垣在此基础上有"冬不用白虎，夏不用青龙"的论述，体现了四时用药的重要性。除此之外，一日之间，昼夜变化，一月之间，月亮阴晴圆缺，亦体现了人体营卫阴阳的消长变化，某些疾病也会随之出现病情波动，治疗也应选择恰当的时机，如高血压患者多在清晨出现血压偏高，故降压药多在清晨服用。

二、因地制宜

经典原文

《素问·异法方宜论》 黄帝问曰：医之治病也，一病而治各不同，皆愈何也？岐伯对曰：地势使然也。

《素问·异法方宜论》 故东方之域，天地之所始生也。鱼盐之地，海滨傍水，其民食鱼而嗜咸，皆安其处，美其食。鱼者使人热中，盐者胜血，故其民皆黑色疏理，其病皆为痈疡，其治宜砭石，故砭石者，亦从东方来。

西方者，金玉之域，沙石之处，天地之所收引也，其民陵居而多风，水土刚强，其民不衣而褐荐，其民华食而脂肥，故邪不能伤其形体，其病生于内，其治宜毒药，故毒药者，亦从西方来。

北方者，天地所闭藏之域也。其地高陵居，风寒冰冽，其民乐野处而乳食，脏寒生满病，其治宜灸焫。故灸焫者，亦从北方来。

南方者，天地所长养，阳之所盛处也，其地下，水土弱，雾露之所聚也，其民嗜酸而食胕。故其民皆致理而赤色，其病挛痹，其治宜微针。故九针者，亦从南方来。

中央者，其地平以湿，天地所以生万物也众。其民食杂而不劳，故其病多痿厥寒热，其治宜导引按蹻，故导引按蹻者，亦从中央出也。

《素问·五常政大论》 西北之气，散而寒之，东南之气，收而温之，所谓同病异治也。故曰：气寒气凉，治以寒凉，行水渍之。气温气热，治以温热，强其内守。必同其气，可使平也，假者反之。

《素问·阴阳应象大论》 故治不法天之纪，不用地之理，则灾害至矣。

《温热论·论湿邪》 且吾吴湿邪害人最广。

临床辨治

因地制宜是指预防、治疗疾病要参考不同地域环境的特点而采取适宜的治法。不同的地域环境，包括水土、气候、地质、饮食习性等条件，都会影响人的体质，如《黄帝内经》指出"西北之气散而寒之，东南之气收而温之，所谓同病异治也"。西北地区气候寒凉，人们外而腠理致密，内而气郁蕴热，因此适合用发散之剂祛其外寒，寒凉之剂清其内热；东南地区气候温热，人们皮肤腠理较为疏松，内气易散，宜收而温之，不可过于宣散，在里则以温补之剂养之。因此相同的疾病，不同的地域，其治疗也应有所不同。《黄帝内经》同时还指出不同的地域因地理环境及饮食习惯不同，易患的疾病谱也不同，如东方易患痈疡，南方易患挛痹，西方病多生于内，北方脏寒生满病，中央病多痿厥寒热，故治法亦随之不同。后世温病大家叶天士亦指出“吾吴湿邪害人最广”，江南吴地多湿，民病易夹湿邪，治宜清化。因而在其《温热论》中大量论述了湿热邪气致病的相关证候和治疗。

三、因人制宜

经典原文

《素问·示从容论》　夫年长则求之于腑，年少则求之于经，年壮则求之于脏。

《灵枢·根结》　以此观之，刺布衣者，深以留之，刺大人者，微以徐之，此皆因气慓悍滑利也。

《灵枢·逆顺肥瘦》　年质壮大，血气充盈，肤革坚固，因加以邪，刺此者，深而留之，此肥人也。广肩，腋项，肉薄，厚皮而黑色，唇临临然，其血黑以浊，其气涩以迟，其为人也，贪于取与，刺此者，深而留之，多益其数也。

临床辨治

因人制宜是指预防、治疗疾病要根据个体年龄、性别、体质、生活习惯等因素的差异，采取适宜的治法。就年龄而言，年老者脏腑虚弱、气血亏虚，其病多虚或虚实夹杂，治疗上不可攻伐太过，以免损伤正气；小儿脏腑娇嫩，易虚易实，易寒易热，变化迅速，故治宜轻灵，用药较为平和。就性别而言，男子以气为主，女子以血为主，女子又有经、带、胎、产等特殊的生理状况，容易伤血耗气，故女子摄生防病应注意补血。就体质而言，不同体质在一定程度上决定了疾病的易感性和趋向性。张仲景指出“尊荣人”骨弱肌肤盛易患血痹，后世“肥人多痰”“瘦人多火”，亦是从临床实践中总结出的体质与发病的联系。张仲景在太阳病中明确指出了“疮家”“淋家”“衄家”“亡血家”等不可发汗，若辛温发汗则会产生一系列变证。

第十节　因势利导

因势利导的本义是顺应事物发展的自然趋势，而加以疏利引导之意。其作为临床指导疾病治疗的重要治则之一，即是根据疾病邪正性质、盛衰趋势及病邪所在部位的不同，采取有效的治疗措施，给邪气以出路的一种临床治则。

经典原文

《素问·阴阳应象大论》　其高者，因而越之；其下者，引而竭之；中满者泻之于内；其有邪者，渍形以为汗；其在皮者，汗而发之；其慓悍者，按而收之，其实者，散而泻之。

《金匮要略·呕吐哕下利病脉证治第十七》　病人欲吐者，不可下之。

《金匮要略·水气病脉证并治第十四》　师曰：诸有水者，腰以下肿，当利小便；腰以上肿，当发汗乃愈。

临床辨治

因势利导是指根据疾病所在部位不同，顺应疾病的趋势采取“就近祛邪”的治法。《黄帝内经》指出“其高者，因而越之；其下者，引而竭之；中满者泻之于内；其有邪者，渍形以为汗；其在皮者，汗而发之”，即根据疾病在上、在下、在里、在表等不同，分别采取涌吐、攻下、消导、发汗等治法。张仲景将“因势利导”的治则应用于临床实践，指出“病人欲吐者，不可下之”；水气病，水肿在腰以上，采取发汗之法；水肿在腰以下，采取利小便治法。其又指出若违反疾病的趋势，将会引起一系列变证，如“病在阳，应以汗解之，反以冷水潠之”，冷水灌之后引起饮热郁结等变证，治疗亦随之改变。临床上疾病的治疗，应审时度势，把握疾病的治疗时机，阻断病情传变，因势利导的最终目的是将病邪尽早地祛除体外，促进疾病痊愈。

第十一节　正 治 反 治

正治法又称逆治法，是指采用与疾病性质相反的药物，逆其证候性质而治的一种治疗法则，适用于疾病本质与现象一致的病证，如寒证用热药，热证用寒药。反治法又称从治法，是顺从疾病的假象而治的一种治疗法则，适用于疾病本质与表象相反的疾病，如用热药治疗真寒假热病证，用寒药治疗真热假寒病证，究其实质也是从疾病本质论治的一种治则。

一、正 治 法

经典原文

《素问·至真要大论》　治诸胜复，寒者热之，热者寒之，温者清之，清者温之，散者收之，抑者散之，燥者润之，急者缓之，坚者软之，脆者坚之，衰者补之，强者泻之，各安其气，必清必静，则病气衰去，归其所宗，此治之大体也。

《素问·至真要大论》　寒者热之，热者寒之，微者逆之，甚者从之，坚者削之，客者除之，劳者温之，结者散之，留者攻之，燥者濡之，急者缓之，散者收之，损者温之，逸者行之，惊者平之，上之下之，摩之浴之，薄之劫之，开之发之，适事为故。

《素问·至真要大论》　帝曰：善。治之奈何？岐伯曰：高者抑之，下者举之，有余折之，不足补之，佐以所利，和以所宜，必安其主客，适其寒温，同者逆之，异者从之。

（1）寒者热之

《素问·至真要大论》　寒淫所胜，平以辛热，佐以甘苦，以咸泻之。

《伤寒论》第 386 条　霍乱，头痛发热，身疼痛，热多欲饮水者，五苓散主之，寒多不用水者，理中丸主之。

《金匮要略·腹满寒疝宿食病脉证治第十》　胁下偏痛，发热，其脉紧弦，此寒也，以温药下之，宜大黄附子汤。

《金匮要略·妇人妊娠病脉证并治第二十》　妇人怀娠六七月，脉弦发热，其胎愈胀，腹痛恶寒者，少腹如扇，所以然者，子脏开故也，当以附子汤温其脏。

（2）热者寒之

《素问·至真要大论》　热淫所胜，平以咸寒，佐以苦甘，以酸收之。

（3）虚者补之

《素问·三部九候论》　岐伯曰：必先度其形之肥瘦，以调其气之虚实……虚则补之。

《素问·阴阳应象大论》　形不足者，温之以气；精不足者，补之以味。

《素问·至真要大论》　劳者温之。

《素问·至真要大论》　燥者润之。

《素问·至真要大论》　衰者补之。

（4）实者泻之

《素问·三部九候论》　岐伯曰：必先度其形之肥瘦，以调其气之虚实，实则泻之。

《素问·至真要大论》　强者泻之。

《素问·至真要大论》　坚者削之。

《素问·至真要大论》　结者散之，留者攻之。

临床辨治

正治法是疾病常规的治疗原则，利用与疾病性质完全相反的药物进行治疗。疾病在发生发展变化的过程中，表现为邪正虚实的变化、寒热性质的转化，因此针对寒、热、虚、实这一普遍规律提出了“寒者热之”“热者寒之”“虚者补之”“实者泻之”的治疗原则。

寒者热之：是以温热药治疗寒性病证的一种治则。如张仲景治疗伤寒表实采用辛温散寒的麻黄汤，治疗里虚寒腹痛腹泻采用温阳散寒的理中汤，治疗寒实内结引起的胁下偏痛采用大黄附子汤温药下之，治疗寒湿凝滞胞宫引起的妊娠腹痛采用附子汤温其脏。

热者寒之：是以寒凉药治疗温热性病证的一种治则。温热证有表、里、虚、实之不同，其治疗用寒凉药则异也。如温热表证采取辛凉解表的治法，代表方如桑菊饮、银翘散；阳明气分热盛证采用辛凉重剂白虎汤；火热炽盛引起的吐血衄血采用苦寒清热降火的泻心汤；虚火上炎引起的咳嗽上气则采用甘寒清热养阴的麦门冬汤。

虚者补之：虚弱病证见虚象则采用补益法治疗。《黄帝内经》提出的“形不足者，温之以气；精不足者，补之以味”“劳者温之”“燥者润之”“下者举之”等皆属于“虚者补之”的范畴。临床上常以气、血、阴、阳为纲论治脏腑、经络虚候。

实者泻之：邪气盛实见实象而采用攻逐邪气法治疗。邪气泛指一切致病因素，包括有形及无形邪气，六淫、内生五气、气滞、痰饮、瘀血、宿食等皆可包括。临床上因根据病邪性质的不同而采取相应的攻邪方法，如“强者泻之”“坚者削之”“结者散之，留者攻之”等均可相应采用。

二、反　治　法

经典原文

《素问·至真要大论》　帝曰：反治何谓？岐伯曰：热因寒用，寒因热用，塞因塞用，通因通用，必伏其所主，而先其所因，其始则同，其终则异，可使破积，可使溃坚，可使气和，可使必已。

（1）热因寒用，寒因热用

《素问·至真要大论》 热因寒用，寒因热用。

（2）塞因塞用，通因通用

《素问·至真要大论》 塞因塞用，通因通用。

《金匮要略·腹满寒疝宿食病脉证治第十》 心胸中大寒痛，呕不能饮食，腹中寒，上冲皮起，出见有头足，上下痛而不可触近，大建中汤主之。

《伤寒论》第105条 伤寒十三日，过经谵语者，以有热也，当以汤下之。若小便利者，大便当硬，而反下利，脉调和者，知医以丸药下之，非其治也。若自下利者，脉当微厥，今反和者，此为内实也，调胃承气汤主之。

《伤寒论》第321条 少阴病，自利清水，色纯青，心下必痛，口干燥者，可下之，宜大承气汤。

《金匮要略·呕吐哕下利病脉证治第十七》 下利不饮食者，有宿食也，当下之，宜大承气汤。

《金匮要略·呕吐哕下利病脉证治第十七》 下利，三部脉皆平，按之心下坚者，急下之，宜大承气汤。

《金匮要略·呕吐哕下利病脉证治第十七》 下利脉迟而滑者，实也，利未欲止，急下之，宜大承气汤。

《金匮要略·呕吐哕下利病脉证治第十七》 下利脉反滑者，当有所去，下乃愈，宜大承气汤。

《金匮要略·呕吐哕下利病脉证治第十七》 下利已差，至其年月日时复发者，以病不尽故也，当下之，宜大承气汤。

《金匮要略·呕吐哕下利病脉证治第十七》 下利谵语者，有燥屎也，小承气汤主之。

临床辨治

反治法是顺从疾病假象而采取的一种治疗法则，利用与疾病假象性质相同的药物进行治疗。根据疾病寒热虚实等性质的变化，分别采取热因热用、寒因寒用、通因通用、塞因塞用等法则。

热因热用：热因热用理论源于《黄帝内经》的“热因寒用”，原指在使用温热药治疗寒证时，为避免因阴寒过盛格拒热药而导致药效无法发挥，可在热药中佐以少量寒凉药或热药凉服作向导，以冲破格拒，引药直达病所。随着医家对疾病本质认识的深化，在某些真寒假热证中，虽然表现出假热的症状，但疾病的本质仍是寒证。因此，治疗时应针对疾病的本质，用温热药治其真寒，而不再强调在热药中佐以寒凉药。这一过程逐渐演变为“热因热用”，即直接使用温热药物治疗真寒假热病证的一种治则。真寒假热是由于阴寒内盛，损伤真阳，格阳于外，患者常见四肢厥冷、下利清谷、脉沉细，而在外表现为颧红，烦躁等假热证候，治疗上宜顺应疾病假象，外见热象而用热药，如四逆汤、通脉四逆汤的使用。

寒因寒用：寒因寒用理论源于《黄帝内经》的“寒因热用”，原指在使用寒凉药治疗热证时，为避免因邪热炽盛格拒寒药而导致药效无法发挥，可在寒药中佐以少量温热药或寒药热饮作向导，以冲破格拒，引药直达病所。同样的，随着医家对疾病本质认识的深化，在某些真热假寒证中，虽然表现出假寒的症状，但疾病的本质仍是热证。因此，治疗时应针对疾病的本质，用寒凉药物治其真热，而不再强调在寒药中佐以温热药。这一过程逐渐演变为“寒因寒用”，即直接使用寒凉药物治疗真热假寒病证的一种治则。真热假寒是由于阳热内生，损伤真阴，格阴于外，患者常见身热，口渴，大汗出，脉洪大，同时伴有四肢逆冷等假寒证候，治疗上宜顺应疾病假象，外见假寒而用寒药，可选用白虎汤等治疗。

塞因塞用：是用补益药物治疗闭塞不通病证的一种治则，适用于真虚假实证。闭塞不通多见于实证，一般采用通利治则。虚性病证出现的闭塞不通症状，需采取补益治法，如《金匮要略》中脾胃虚寒，寒气攻冲引起的腹中胀满疼痛，用大建中汤温中散寒止痛，以恢复脾胃的升降之机，腹痛随之而除。

通因通用：是用通利药物治疗因实邪阻滞引起通泄病证的一种治则，适用于真实假虚证。如张仲景论述的因实热积滞引起的热结旁流出现大便泻下不止，宜采用承气汤类方攻下积滞，下利得止。除下利外，湿热蕴结膀胱导致的小便频数，采取清热利湿治疗；瘀血内阻导致的崩漏下血不止，采用活血化瘀治疗，均属于通因通用的范畴。

第十二节　上病下取，下病上取

上病下取是指病变部位、病证表现偏上，从下部治之；下病上取是指病变部位、病证表现偏下，从上部治之。上病下取，下病上取治则是治病求本的体现，而不是单纯的“头痛医头，脚痛医脚”，之所以可以采取这种治则，是因为人体是一个有机的整体，脏腑、经络、表里、上下之间依靠气、血、津液相互沟通联系。除上病下取、下病上取外，左病右取、右病左取等均属于此治则范畴。

一、上 病 下 取

经典原文

《素问·五常政大论》　气反者，病在上，取之下。

《灵枢·终始》　病在上者下取之……病在头者取之足。

《伤寒论》第 123 条　太阳病，过经十余日，心下温温欲吐，而胸中痛，大便反溏，腹微满，郁郁微烦。先此时自极吐下者，与调胃承气汤。若不尔者，不可与。但欲呕，胸中痛，微溏者，此非柴胡汤证，以呕故知极吐下也。

《金匮要略·呕吐哕下利病脉证治第十七》　食已即吐者，大黄甘草汤主之。

临床辨治

上病下取是主要应用药物或其他疗法从下治疗上部疾病。如张仲景治疗呕吐常用下法，其病机属于胃肠实热积滞，导致腑气不通，胃气上逆，引起呕吐，治疗上不能见呕止呕，而是攻下胃肠积滞，通腑和胃，呕吐自止，调胃承气汤、大黄甘草汤均是呕用下法的代表方。又如肝肾阴虚阳亢引起的头目眩晕，其病在上，其本却在下，故治疗上常用滋肾养阴，平肝潜阳等治法从下论治。除内治外，外治法亦常用于上病下取的治疗，如临床常用吴茱萸研粉外敷涌泉穴治疗口疮溃疡、高血压等上部病证。

二、下病上取

经典原文

《素问·五常政大论》 气反者……病在下，取之上。

《灵枢·终始》 病在下者高取之……病在腰者取之腘。

《金匮要略·肺痿肺痈咳嗽上气病脉证并治第七》 肺痿吐涎沫而不咳者，其人不渴，必遗尿，小便数，所以然者，以上虚不能制下故也。此为肺中冷，必眩，多涎唾，甘草干姜汤以温之。若服汤已渴者，属消渴。

临床辨治

下病上取主要是指应用药物或其他治法从上治疗下部疾病。如张仲景治疗虚寒肺痿小便清长频数，其病机属于上虚不能制下，治疗从上着手，温上焦阳气，肺气通调水液复常，下焦小便频数得缓。又如朱丹溪创制的提壶揭盖之法，是“以升为降”之意，常用于气虚升降失司，小便不通之证，药用人参、白术补益中气，升麻升提气机；服后再取吐，使气机通畅，小便通利。后世进一步发扬了“提壶揭盖法”的应用范围，将其广泛应用于上焦肺气不宣，下焦气机不畅的病证，包括大便不通、肝硬化腹水等，取其宣肺通腑，通调水道之功，是下病上取的典型。

第十三节 同病异治

同病异治是指同一疾病，由于病因病机，患者个人体质差异，发病时间、地域的差异，疾病表现出的证候及属性不完全一致，可采取不同的治疗方法。同病异治可分为两种情况，一是疾病以外因素的不同，如发病时间、地域的差异，感受病邪不同，患者体质的强弱；二是疾病本身所处的阶段不同，尤其是慢性病，随着疾病进展，正邪虚实发生变化，其治疗也随之发生改变。

经典原文

《素问·病能论》 有病颈痈者，或石治之，或针灸治之，而皆已，其真安在？岐伯曰：此同名异等者也。夫痈气之息者，宜以针开除去之，夫气盛血聚者，宜石而泻之，此所谓同病异治也。

《素问·五常政大论》 西北之气，散而寒之，东南之气，收而温之，所谓同病异治也。

临床辨治

同病异治是中医学的特色治则之一，与中医辨证论治的诊疗思维密不可分。根据疾病阶段性的证候表现，综合分析疾病病因、病位、病性、病势等不同，得出相应的证型，并进行辨证论治。如张仲景论治肺痿，由于病机上有虚热与虚寒的区别，分别用甘草干姜汤温中焦补上焦论治虚寒肺痿；用麦门冬汤滋阴液降气逆论治虚热肺痿，尽管两种方药性质完全相反，但皆可获效。又如疾病病位的差异，同是水气病引起的水肿，腰以上肿，用发汗法，腰以下肿，用利小便法。即使是同一疾病，在不同阶段，其治疗也不同。如肺痈，临床分期有表证期、酿脓期、溃脓期的区别，治法上表证期重在宣肺化痰，酿脓期重在清热解毒、化痰散结，溃脓期重在清热排脓，每个阶段的治疗方药也相应不同。

第十四节　异 病 同 治

异病同治是指不同疾病在发展过程中，由于病因病机相同，出现了相同的证候特征，可以使用同样的方法进行治疗。异病同治也是中医辨证论治思维指导下的治则，是中医学治病的特色之一。同治包含两层含义，一是广义上的同治，主要在治法层面，指一法可以同治数病，方药是同一类型，但具体的方药不同；二是狭义的同治，主要在具体方药层面，指一方可以同治数病。

经典原文

《石室秘录·卷之三·同治法》　同治者，同是一方而同治数病也。如四物可治吐血，又可治下血；逍遥散可治木郁，又可治数郁；六君子汤，可治饮食之伤，又可治痰气之积。然而方虽同，而用之轻重有别，加减有殊，未可执之以治一病，又即以治彼病耳。如吐血宜加麦冬、甘草，便血宜加地榆、黄芩之类于四物汤中也。如丹皮、栀子，宜加于木郁之中，黄连宜加火郁之中，黄芩、苏叶宜加于金郁之中，石膏、知母宜加于土郁之中，泽泻、猪苓宜加于水郁之中也。伤肉食，宜加山楂；伤米食，宜加麦芽、枳壳；伤面食，宜加萝卜子之类于六君子汤内也。同治之法，可不审乎！

临床辨治

异病同治临床应用范围广泛。广义上，同一治法可以指导不同疾病的治疗，如《金匮要略》中风湿、风水、溢饮，其病位皆在皮肤体表，都表现为水肿，都可以遵循“其在皮者，汗而发之”治则，采取发汗消肿的治法进行治疗，其治疗大法都属于汗法范畴，具体治法都为发汗消肿法，但治疗方药可以不同。狭义上，同一方可治数病，如《金匮要略》一书中，使用频次最高的肾气丸，其基本病机是肾气不足，气化失常。脚气病、虚劳病、消渴病、痰饮病、妇人转胞，虽然这五种疾病症状表现不完全相同，其基本病机皆与肾气不足有关，故都能用肾气丸治疗。

第十五节　轻病轻治，重病重治

轻病轻治，是指病情较轻，病位较浅，或疾病初起，症状轻浅，治从轻取，药物上多采用轻扬宣散，气轻味薄之品，以达到轻病轻治的效果。重病重治，是指病情深重，病位在里，病势较为急迫，治当重取，中病即止，多采用气味厚重，峻猛攻逐，或辛温大热，回阳救逆，重病重治，以达到迅速缓解病情的效果。“轻病轻治，重病重治”是根据疾病病情所采取的相应治则，轻病不可用重药，轻病药重，恐攻伐太过，损伤正气，或致使邪气内陷，病情深入；重病不可用轻药，病重药轻，恐药力不及，缠绵难愈，或致错失救治良机，预后不良。

经典原文

《素问·至真要大论》 气有高下，病有远近，证有中外，治有轻重，适其至所为故也。

《金匮要略·痉湿暍病脉证治第二》 湿家病身疼发热，面黄而喘，头痛，鼻塞而烦，其脉大，自能饮食，腹中和无病，病在头中寒湿，故鼻塞，内药鼻中则愈。

临床辨治

（1）轻病轻治

轻病轻治多适用于疾病初起，病情轻浅，尚未内传脏腑，此时的治疗可采取一些简单的治疗方式促进病邪祛除，如《金匮要略》指出“四肢才觉重滞，即导引、吐纳、针灸、膏摩，勿令九窍闭塞”。又如治疗头中寒湿，表现为头痛鼻塞而烦，未传脏腑，故自能饮食，腹中和无病，治疗上采用中药外治，纳药鼻中。文中虽未列举具体方药，但参考后世治疗，多采用轻清宣散，除湿散寒的药物，如辛夷、细辛、白芷等，纳鼻而愈。后世温病大家叶天士，治疗疾病根据卫、气、营、血等不同阶段采取相应的治疗措施，“在卫汗之可也；到气才可清气”也体现了“病浅不必深求”的治则。

（2）重病重治

重病重治多适用于病情深重，病位在里，病势较为危急的疾病。重治在针灸等手法多表现为强刺激，如治疗昏厥患者的急救取穴，多强刺激。在药物选择上多选用气味厚重之品，如治疗阳虚厥逆的四逆汤、阴寒痼结导致胸痹的乌头赤石脂丸等选择大辛大热之附子、乌头等作用迅猛之药，回阳救逆，破阴寒；治疗饮热互结导致的结胸证，选用大陷胸汤，用大黄、芒硝、甘遂等峻猛之药，泻下逐水，起阳厥。除此之外，与草木药相比，虫类药具有更好的通络逐瘀之功，张仲景善用虫类药破血逐瘀，治疗瘀血内结引起的诸多病证，如治疗虚劳干血的大黄䗪虫丸、治疗下焦蓄血的抵当汤等。重病重治目的在于起沉疴，迅速缓解病情，多用于疑难病症的治疗，某些重治手段在攻逐邪气的同时，亦容易损伤正气，临床使用重治治则应注意把握时机，中病即止。

第十六节　卫气营血治则

卫气营血治则是温病大家叶天士根据卫气营血所属脏腑在不同病程阶段病理变化的证候特点确立的治疗原则，为温病的辨治提供了依据。卫气营血辨治理论，可以辨别病位，区分病程，推断病机，概括病性，制订治法，是温病学理论的核心内容。卫分证的基本病机是温邪袭表，肺卫失宣，表现为发热、微恶风寒、咳嗽、头胀、脉浮数、苔薄白、舌边尖红等。气分证的基本病机是邪入气分，热盛伤津；或胃热腑实，表现为壮热汗出，不恶寒反恶热，口渴喜饮，脉洪大等，或大便秘结，腹痛胀满，口舌干燥，舌苔黄腻，脉滑数。营分证的基本病机是热伤营阴，心神被扰，表现为身热夜甚，口干但不甚喜饮，斑疹隐隐，心烦，时有谵语，舌质红绛，脉细数等。血分证的基本病机是热入血分，迫血妄行；表现为身热，躁扰不安，或神昏谵狂，舌质深绛，伴随斑疹密布、吐血、衄血、便血、溺血等出血症状。

经典原文

《温热论》　大凡看法：卫之后方言气，营之后方言血。在卫汗之可也；到气才可清气；入营犹可透热转气，如犀角、元参、羚羊等物；入血就恐耗血动血，直须凉血散血，如生地、丹皮、阿胶、赤芍等物。否则前后不循缓急之法，虑其动手便错，反致慌张矣。

临床辨治

卫气营血治则广泛应用于外感温热类疾病、急性传染病及一些疑难病症的治疗。卫分证以表热证作为主要表现，叶天士指出“温邪上受，首先犯肺”，温热上犯，肺卫郁热，治以辛凉，辛可发散，凉能清热，使郁热得散、得清，温热之邪循其出路而解。叶天士《温热论》曰“在卫汗之可也”，通过选用辛凉轻清之品，开宣肺气，畅达气机，疏通皮毛，津液得以布散，邪随微汗出而病愈，方如《温病条辨》辛凉轻剂桑菊饮和辛凉平剂银翘散。

气分证以里热炽盛为主要表现，“到气才可清气”，以清解气热作为大法，治以辛寒清热，方用辛凉重剂白虎汤。但气分证病变波及脏腑较广，涉及肺、胸膈、肝胆、胃肠、膀胱、膜原等，又有胃热、腑实、湿热等分型，治疗上除白虎汤辛寒清气外，还有凉膈、利胆、泻火、导滞、通腑、祛湿等，但均以宣畅气机为本。

营分证主要是邪热入营，灼伤营阴，扰动心神，治疗营分证在清营热、养营阴的基础上，还要宣通气机，使营热外达，转出气分，邪从外解，即所谓的“透热转气”，方如清营汤。导致营分证的病因不同，用药亦须有别，如从风热陷入营分者，用犀角（以水角牛代替）、竹叶之属；从湿热陷入营分者，用犀角、花露之品。邪热入营，易夹痰湿、积滞、瘀血等，均可致气机不畅，故治疗在清营热，养营阴的同时，夹痰湿常加入陈皮、半夏、茯苓等理气化痰之品；夹积滞常加入神曲、麦芽、枳实等消积导滞之品；夹瘀血常加入赤芍、牡丹皮、川芎等凉血化瘀之品，皆是透热转气之意。

血分证是热邪深入血分，耗伤阴血；或灼伤血络，迫血妄行；或热伤营阴，阴虚风动；或热陷心包，出现一系列神志异常。治疗“直须凉血散血”，宜凉血解毒、活血散瘀，方如犀角地黄汤。寒凉药不可选用黄芩、黄连等苦寒之品，宜选用甘寒，如生地黄、知母等养阴清热之品；更不可徒用炭类药止血，使邪热内闭，否则血热未清，则出血不止。散瘀止血，宜选用三七、蒲黄之类，使活血不妄行，止血不留瘀；热伤营阴，阴虚风动，宜养阴息风，可选用三甲复脉汤、大定风珠、小定风珠等；热陷心包，神昏谵语，可选用安宫牛黄丸、至宝丹等开窍醒神之品。

第十七节　三焦治则

三焦治则是吴鞠通根据三焦所属脏腑病理变化的证候特点确立的治疗原则，对温病的治疗具有重要的指导意义。吴鞠通在《温病条辨》一书中，以三焦为纲，病证为目，以上、中、下三焦统五脏来阐明疾病的病变先后、病位浅深、邪正盛衰及传变规律，并据此确立治则治法和方药。《温病条辨》曰："凡病温者，始于上焦，在手太阴。"上焦病变脏腑主要以心肺为主，心肺病位居上，非清轻上浮而不达，故"治上焦如羽""上焦病不治，则传中焦，胃与脾也"；中焦病变脏腑以脾胃为主，脾胃居中焦，脾升胃降构成脏腑气机升降的枢纽，故"治中焦如衡""中焦病不治，即传下焦，肝与肾也"；下焦病变脏腑以肝肾为主，病入下焦，疾病深重，非重镇沉降无以下达，故"治下焦如权"。

经典原文

《温病条辨·上焦篇》第2条 凡病温者，始于上焦，在手太阴。

《温病条辨·中焦篇》第1条 温病由口鼻而入，鼻气通于肺，口气通于胃，肺病逆传，则为心包。上焦病不治，则传中焦，胃与脾也。中焦病不治，即传下焦，肝与肾也。始上焦，终下焦。

《温病条辨·卷四·杂说·治病法论》 治上焦如羽（非轻不举），治中焦如衡（非平不安），治下焦如权（非重不沉）。

临床辨治

（1）治上焦如羽，非轻不举

"凡病温者，始于上焦，在手太阴"，"治上焦如羽（非轻不举）"的治则主要针对上焦手太阴肺的病证。由于肺为华盖，肺叶娇嫩，温热病邪自口鼻、皮毛传入，首先犯肺，肺外合皮毛，与卫气相通，卫外失司，宣肃失常，则出现发热、微恶风寒、头痛、咳嗽、气喘等症。治疗宜选用轻清宣散透邪之品，以宣肺达邪，药物多选花、叶、茎等质地轻薄之品，性味多为辛凉透表宣散之品，以其质轻性薄，轻清透泄，可直达病所，方如桑菊饮、银翘散等。制剂多选用散剂、饮剂，"散"者散也，有疏散郁热，达邪外出之意；"饮"者清水也，煎出汁清而不浊谓"饮"，亦取其轻清之意。药物煎煮宜短煎，不宜久煮，武火轻煎取其"纯然清肃上焦"的作用。服药方法宜轻：少量频服，量少质轻则宣达，如银翘散"病重者，约二时一服，日三服，夜一服；轻者三时一服，日二服，夜一服"。

（2）治中焦如衡，非平不安

"上焦病不治，则传中焦，胃与脾也"，中焦病变脏腑主要在脾胃。脾胃居中焦，灌四旁，脾主升清，胃主降浊，一升一降，构成全身气机之枢纽。衡者，秤也、平也。治中焦贵在恢复脾胃的升降平衡之机。脾喜燥而恶湿，胃喜润而恶燥，两者燥湿相济，共同维持脾运胃纳的协调平衡。脾胃属湿土，同气相求，故"中焦湿证最多"，又常因素体中焦阳气的盛衰而呈现湿重热轻、热重湿轻、湿热并重等不同证候。故治疗中焦湿热证，"徒清热则湿不退，徒祛湿则热愈炽"，必须清热与祛湿兼顾以恢复脾运胃纳平衡。中焦阳明湿热证，吴鞠通多用半夏泻心汤加减，以枳实、半夏辛开散结，黄芩、黄连苦寒清热，辛开苦降合用以恢复脾胃升降、纳运平衡；阳明暑温，水结在胸的结胸证以小陷胸汤加枳实治之，其意相通。秽湿着里，郁遏脾阳的苔白滑、脉右缓之寒湿证用辛苦温合治，散寒燥湿，温运脾阳，恢复脾胃升降，如四加减正气散；湿热郁蒸于里的"脉缓身痛，舌淡黄而滑，渴不多饮，或竟不渴，汗出热解，继而复热"证，则以黄芩滑石汤清热祛湿兼顾以复平衡。

（3）治下焦如权，非重不沉

“中焦病不治，即传下焦，肝与肾也”，温病下焦病变主要涉及足厥阴肝及足少阴肾。温邪久居下焦或温病失治，病传下焦，均会导致竭灼肝肾阴液，甚则阴虚阳亢而风动。“治下焦如权”，权者，秤锤也。治疗下焦病证，宜选用质重味厚之品，直达病所以填补肝肾阴液或潜镇息风。如吴鞠通以咸寒重镇法治疗下焦肝肾阴亏引起的痉厥证：齿黑，手足蠕动的阴亏风欲动者用二甲复脉汤；属热深厥深，脉细促，心中憺憺大动，阴虚风动者可以用三甲复脉汤、大定风珠、小定风珠。用药取牡蛎、鳖甲等介壳类、化石类诸重镇潜降之品滋阴潜阳，合地黄、白芍、麦冬、阿胶等质重味厚之品滋补阴液。

第十八节　但见一证便是

“但见一证便是”是张仲景在少阳病辨治中提出的基本治则。此条原文中张仲景“一证”的本意是太阳病传变过程中所出现的各种各样的症状，只要符合少阳半表半里，枢机不利的病机皆可作为“一证”。在少阳病中，仲景还提出了提纲证，即“口苦、咽干、目眩”，此三证体现了病入少阳，枢机不利，内有郁热的病机，虽然不是从太阳传变而来，但切中病机，亦属“一证”范畴，自然可用小柴胡汤治疗。“但见一证便是”是少阳病应用小柴胡汤的指征，无论是从太阳或他经传变而来还是直入少阳，只要符合病机，“一证”可千变万化，皆可有是证即用是药。

经典原文

《伤寒论》第 101 条　伤寒中风，有柴胡证，但见一证便是，不必悉具。凡柴胡汤病证而下之，若柴胡证不罢者，复与柴胡汤，必蒸蒸而振，却复发热汗出而解。

临床辨治

“但见一证便是”说明少阳证的多样性及复杂性，临床上很难用统一的标准来判定，为了避免医者贻误病情，仲景特意提出“但见一证便是，不必悉具”的原则，不可谓不用心良苦。临床应用小柴胡汤时应牢牢把握少阳病的主症及病机本质。“一证”即为抓主症，“主症”可以是《伤寒论》中提及的少阳提纲证（口苦、咽干、目眩）、四大主症（往来寒热、胸胁苦满、嘿嘿不欲饮食、心烦喜呕）、或然证等，也可以是《伤寒论》中未提及的症状，但这个“主症”必须符合少阳枢机不利、郁热内结的病机本质。临床应用小柴胡汤时必须牢牢把握这个病机本质，若出现一两个可以反映少阳病机的主症，就可以用小柴胡汤清解郁热，畅达枢机，扶正祛邪来治疗。

第十九节　近其所喜，远其所恶

“近其所喜，远其所恶”是指临床应根据五脏病及患者的喜恶进行治疗和调护的原则。五脏具有不同的生理特性，各有所恶，各有所喜，疾病的预防、治疗和调护应该选择与患者病情相适应的饮食、居处、治疗方法；远离与患者病情相违背的饮食、居处、治疗方法，促进疾病痊愈。

经典原文

《金匮要略·脏腑经络先后病脉证第一》 师曰：五脏病各有所得者愈，五脏病各有所恶，各随其所不喜者为病。病者素不应食，而反暴思之，必发热也。

临床辨治

根据患者的喜好及五脏病相适宜的方法进行预防、治疗、调护。中医五行学说中，五味与五脏相对，五味对五脏具有滋养作用，如《素问·五脏生成》曰："心欲苦，肺欲辛，肝欲酸，脾欲甘，肾欲咸，此五味之合五脏之气也。"如临床肝阴虚患者，出现阴血亏虚，心烦躁扰失眠，仲景用酸枣仁汤，以酸枣仁为主药，味酸，入肝经，养肝血，与肝阴虚病机相适应，随其所喜论治。反之，当尽量远离与疾病相违背的治疗方法、饮食及居处环境。五脏各有所喜，亦各有所恶，如《素问·宣明五气》指出"心恶热，肺恶寒，肝恶风，脾恶湿，肾恶燥"，《素问·脏气法时论》中指出相应的治疗禁忌"病在肝……禁当风……病在心……禁温食热衣……病在脾……禁温食饱食，湿地濡衣……病在肺……禁寒饮食寒衣……病在肾……禁犯焠㶼热食，温炙衣"。除药物治疗外，应选择与患者病情相宜的饮食、居住环境。如风湿性关节炎患者，宜远离潮湿、阴冷的居处环境。

第二十节 有故无殒

有故无殒："故"乃缘故、缘由之意；"殒"为死亡，引申为损伤、损害之意。"有故无殒"原意是指妊娠妇女因为有"大积大聚"等危重疾病，治疗上可以用大寒大热或峻猛的攻邪药而不会造成损害，但要注意用药法度，"衰其大半而止"，否则会造成严重后果。现代《中医名词术语精华辞典》将其解释为："故，缘故。殒，死亡。指临床用药时，虽药性峻猛，只要有相应病证，药证相符，就不会出现危险。""有故无殒"是一种临床治疗法则，不囿于妊娠病，还可指导其他疾病的治疗。

经典原文

《素问·六元正纪大论》 黄帝问曰：妇人重身，毒之何如？岐伯曰：有故无殒，亦无殒也。帝曰：愿闻其故何谓也？岐伯曰：大积大聚，其可犯也，衰其大半而止，过者死。

《金匮要略·妇人妊娠病脉证并治第二十》 妊娠六月动者，前三月经水利时，胎也。下血者，后断三月，衃也。所以血不止者，其癥不去故也。当下其癥，桂枝茯苓丸主之。

《金匮要略·妇人妊娠病脉证并治第二十》 妇人怀娠六七月，脉弦发热，其胎愈胀，腹痛恶寒者，少腹如扇，所以然者，子脏开故也，当以附子汤温其脏。

《金匮要略·妇人妊娠病脉证并治第二十》 妇人伤胎，怀身腹满，不得小便，从腰以下重，如有水气状，怀身七月，太阴当养不养，此心气实，当刺泻劳宫及关元。小便微利则愈。

临床辨治

“有故无殒”的治则在临床上使用时应遵循一定的法则。首先，有是证即用是药，临床使用某些峻猛药物或妊娠禁忌药物治疗必须药证相应，病机相符，如仲景治疗妊娠腹痛的附子汤，其病机属于肾阳亏虚、阴寒内盛；以附子为主药，温元阳，散下焦之阴寒，附子乃大辛大热有毒之品，为妊娠禁忌药物，但与病机相符，方证相应，故用之无殒。其次，使用峻猛药物时，应注意合理配伍。附子汤除附子外，还配伍了人参、白术等益气健脾，扶正安胎之品来稳固胎元；又如治疗妊娠恶阻重证的干姜人参半夏丸，干姜具有辛燥之性，半夏具有毒性，均为妊娠慎用药，仲景在使用时除配伍人参益气扶正外，还以生姜汁糊丸，以减轻半夏的毒性。最后，注意制剂服法，中病即止。如治疗妊娠病的桂枝茯苓丸、干姜半夏人参丸均制成丸剂，丸者缓也，峻药缓投。在服用剂量上，应从小量开始服，逐渐加量，以不伤胎为度，如桂枝茯苓丸的服药方法为“每日食前服一丸。不知，加至三丸”。除药物外，使用针刺泻法，也应中病即止，如刺泻关元、劳宫治疗妇人伤胎，小便不利。刺泻关元乃妊娠禁忌，故在使用时应注意密切观察病情，小便微利则愈，中病即止，不可过用。

第二十一节　随证治之

“观其脉证，知犯何逆，随证治之”语出张仲景《伤寒杂病论》，高度概括了诊治疾病的基本原则。“观其脉证”，是指脉证并举，四诊合参，全面搜集患者的临床资料；“知犯何逆”，是系统分析患者的疾病表现，总结疾病的病因病机；“随证治之”，又可称为“以法治之”“按法治之”，根据临床脉证的变化，灵活机动地采取相应的治疗方法。“随证治之”体现了临床辨治疾病的灵活性和多变性，然这种变化并非随意为之，必须遵循一定的法则，谨守病机是“随证治之”的前提。

经典原文

《伤寒论》第16条　太阳病三日，已发汗，若吐、若下、若温针，仍不解者，此为坏病，桂枝不中与之也。观其脉证，知犯何逆，随证治之。

《伤寒论》第267条　若已吐、下、发汗、温针，谵语，柴胡汤证罢，此为坏病。知犯何逆，以法治之。

《金匮要略·百合狐惑阴阳毒病脉证治第三》　每溺时头痛者，六十日乃愈；若溺时头不痛，淅然者，四十日愈；若溺快然，但头眩者，二十日愈。其证或未病而预见，或病四五日而出，或病二十日，或一月微见者，各随证治之。

临床辨治

根据脉证，辨证论治，随证治之，是中医辨治疾病的基本思维，体现了诊治疾病过程的动态变化。“随证治之”，首先当重视诊脉，脉证是疾病在人身上的反应，诊其脉，观其证，可知疾病之表里、寒热、虚实，以法治之。如《伤寒论》第394条：“伤寒差以后，更发热，小柴胡汤主之。脉浮者，以汗解之；脉沉实者，以下解之。”伤寒瘥后又见发热，应分析其病因，当凭脉辨证，若病属郁热内结，治以小柴胡汤清解郁热；若脉浮，说明表邪未解，治宜发汗解表；若脉沉实，说明内有积滞，治当泻下热实。其次注意谨守病机，病机反映了疾病的本质。疾病的现象与本质有时会互相矛盾，治疗疾病若只停留于表面，往往会出现不良预后，如《伤寒论》第30条："问曰：证象阳旦，按法治之而增剧，厥逆，咽中干，两胫拘急而谵语。"患者临床表现像桂枝汤证，以桂枝汤法治之而增剧，出现厥逆、咽中干、两胫拘急、谵语等一系列变证，说明此时的疾病表现与疾病本质不符，停留于表象的"按法治之"自然会出现一系列问题。"随证治之"是治疗疾病的基本原则，临床上应仔细审查脉证，谨守疾病的基本病机，把握疾病的动态变化，若脉证病机变治亦变，若脉证病机不变则治不变。国医大师李士懋认为此即辨证论治的大法，是中医临床思维的灵魂和核心特色，是对《黄帝内经》提出的治病要"谨守病机"的完美发挥。

第三章

中医经典治疗大法

第一节 汗　　法

一、汗法的内涵及源流发展

汗法是指通过开泄腠理、调和气血、宣发肺气，促使发汗，以达到解表、解肌、调和营卫、宣散水湿、逐邪外出、开泄郁热等作用的一种治疗大法。

在医学形成系统理论之前，先民们在与自然的适应和生存中，逐渐认识到出汗这一生理现象。而发汗最早作为一种治病的方法，寓意解表散热，则见于东周时期，《史记·扁鹊仓公列传》曰："臣意即为之汤液火齐逐热，一饮汗尽，再饮热去。"《黄帝内经》确立了汗法应用的理论基础，如《素问·评热病论》曰："人所以汗出者，皆生于谷，谷生于精。今邪气交争于骨肉而得汗者，是邪却而精胜也。精胜，则当能食而不复热，复热者，邪气也，汗者，精气也；今汗出而辄复热者，是邪胜也。"指出汗出是正邪交争的结果，正胜邪退则汗出而热退；邪胜正虚则汗出复热也。同时《黄帝内经》还指出了汗法的应用原则及适应证，如《素问·阴阳应象大论》指出"其有邪者，渍形以为汗；其在皮者，汗而发之"。《素问·生气通天论》曰"体若燔炭，汗出而散"则明确指出了汗法具有解表退热的作用。除此之外，《黄帝内经》还提出了相应的制方理论及渍浸、热熨、温针等其他发汗方法。

张仲景的《伤寒杂病论》承续了《黄帝内经》的汗法理论，并将汗法理论与实践相结合，创制了丰富的汗法方剂，极大地发挥和扩充了汗法的应用范畴。《伤寒论》全书中涉及汗法的条文几乎接近半数，不仅将辛温发汗法用于太阳表证，还根据伤寒不同的发展时期出现的各种合病、并病，演化出不同的发汗方法，如辛寒宣透法、和解发汗法、助阳发汗法等。汗法不仅可以治疗伤寒，还能用于治疗杂病，在《金匮要略》中，张仲景把汗法应用于湿病、痰饮病、水气病、黄疸病、妇人产后病等的治疗，扩展了汗法在杂病领域的应用范围。

经方问世之后，汉代以降，伤寒学派人才辈出，经过唐、宋、金、元时期伤寒学派医家的不懈努力，通过对方、证、法的深入研究和阐发，使辛温发汗法的理论更加完善和完备，以至于在很长一段时间里，辛温发汗法在治疗外感病中都处于统治地位。直到明清时期，温病学派的问世，辛凉解表法得以完备、补充和发挥并渐至大成，让汗法趋于完整，逐渐成熟。以“温病四大家”为代表的温病学派，倡导辛凉解表法，用药上重视轻清宣透，研制出银翘散、桑菊饮等辛凉剂名方。除此之外，还创制芳香宣透化湿法，善用藿香、佩兰、豆蔻等芳香之品，治疗湿温初起，湿邪在表之证，丰富了表湿的治疗。

二、汗法的分类及临床辨治

（一）辛温解表法

经典原文

（1）发汗解表法

《素问·玉机真脏论》 今风寒客于人，使人毫毛毕直，皮肤闭而为热。当是之时，可汗而发也。

《素问·至真要大论》 寒淫于内，治以甘热，佐以苦辛，以咸泻之，以辛润之，以苦坚之。

《伤寒论》第 35 条 太阳病，头痛发热，身疼腰痛，骨节疼痛，恶风无汗而喘者，麻黄汤主之。

《伤寒论》第 37 条 太阳病，十日已去，脉浮细而嗜卧者，外已解也。设胸满胁痛者，与小柴胡汤，脉但浮者，与麻黄汤。

《伤寒论》第 46 条 太阳病，脉浮紧，无汗，发热，身疼痛，八九日不解，表证仍在，此当发其汗。服药已微除，其人发烦，目瞑，剧者必衄，衄乃解。所以然者，阳气重故也。麻黄汤主之。

《伤寒论》第 51 条 脉浮者，病在表，可发汗，宜麻黄汤。

《伤寒论》第 52 条 脉浮而数者，可发汗，宜麻黄汤。

《伤寒论》第 232 条 脉但浮，无余证者，与麻黄汤；若不尿，腹满加哕者，不治。

《伤寒论》第 31 条 太阳病，项背强几几，无汗恶风，葛根汤主之。

（2）发汗平喘法

《伤寒论》第 36 条 太阳与阳明合病，喘而胸满者，不可下，宜麻黄汤。

《伤寒论》第 235 条 阳明病，脉浮，无汗而喘者，发汗则愈，宜麻黄汤。

临床辨治

辛者散也，温可祛寒，辛温合用能起到发散风寒的作用。辛温解表法，是指主要应用辛温发散的药物，如麻黄、桂枝等，辛温发表，使在表之邪随汗而解，发挥发汗解表、宣肺平喘等作用；主要适用于风寒侵袭卫表，以恶寒、发热、身痛、无汗而喘、脉浮等为主要表现。麻黄汤、葛根汤是辛温解表法的代表方。辛温解表法临床应用广泛，凡感冒、流行性感冒、急慢性支气管炎、支气管哮喘等属于风寒表证者，皆可选用。除仲景方外，后世三拗汤、华盖散、香苏散等皆属于辛温解表法的范畴。

病案举例

刘渡舟医案：刘某，男，50岁。隆冬季节，因工作需要出差外行，途中不慎感受风寒之邪，当晚即发热，体温达38℃，恶寒甚重，虽覆两床棉被，仍洒淅恶寒，发抖，周身关节无一不痛，无汗，皮肤滚烫而咳嗽不止，视其舌苔薄白，切其脉浮紧有力，此乃伤寒表实之证，治宜辛温发汗，解表散寒。

处以麻黄汤：麻黄9g，桂枝6g，杏仁12g，炙甘草3g。1剂。服药后，温覆衣被，须臾，一身汗出而解。

按　风寒表实证，临床以发热、恶寒、无汗、脉浮紧为辨证要点，治以辛温发汗、解表散寒之法，用麻黄汤峻汗解表。药后风寒之邪随汗出而解，中病即止，不可过剂，恐汗出过多损伤人体阳气。

（二）发汗解肌法

经典原文

（1）解肌祛风法

《伤寒论》第16条　……桂枝本为解肌，若其人脉浮紧，发热汗不出者，不可与之也。常须识此，勿令误也。

《伤寒论》第12条　太阳中风，阳浮而阴弱。阳浮者，热自发；阴弱者，汗自出。啬啬恶寒，淅淅恶风，翕翕发热，鼻鸣干呕者，桂枝汤主之。

《伤寒论》第13条　太阳病，头痛发热，汗出恶风，桂枝汤主之。

《伤寒论》第24条　太阳病，初服桂枝汤，反烦不解者，先刺风池、风府，却与桂枝汤则愈。

《伤寒论》第42条　太阳病，外证未解，脉浮弱者，当以汗解，宜桂枝汤。

《伤寒论》第44条　太阳病，外证未解，不可下也，下之为逆。欲解外者，宜桂枝汤。

《伤寒论》第45条　太阳病，先发汗，不解，而复下之，脉浮者不愈，浮为在外，而反下之，故令不愈。今脉浮，故知在外，当须解外则愈，宜桂枝汤。

《伤寒论》第56条　伤寒，不大便六七日，头痛有热者，与承气汤，其小便清者，知不在里，仍在表也，当须发汗；若头痛者，必衄，宜桂枝汤。

《伤寒论》第57条　伤寒发汗，已解。半日许复烦，脉浮数者，可更发汗，宜桂枝汤。

《伤寒论》第91条　伤寒，医下之，续得下利清谷不止，身疼痛者，急当救里。后身疼痛，清便自调者，急当救表。救里，宜四逆汤；救表，宜桂枝汤。

《伤寒论》第164条　伤寒大下后，复发汗，心下痞，恶寒者，表未解也，不可攻痞，当先解表，表解乃可攻痞。解表，宜桂枝汤，攻痞，宜大黄黄连泻心汤。

《伤寒论》第234条　阳明病，脉迟，汗出多，微恶寒者，表未解也，可发汗，宜桂枝汤。

《伤寒论》第240条　病人烦热，汗出则解，又如疟状，日晡所发热者，属阳明也。脉实者，宜下之；脉浮虚者，宜发汗。下之，与大承气汤，发汗，宜桂枝汤。

《伤寒论》第372条　下利腹胀满，身体疼痛者，先温其里，乃攻其表。温里，宜四逆汤；攻表，宜桂枝汤。

《伤寒论》第 387 条　吐利止而身痛不休者，当消息和解其外，宜桂枝汤小和之。

《伤寒论》第 276 条　太阴病，脉浮者，可发汗，宜桂枝汤。

（2）调和营卫法

《伤寒论》第 53 条　病常自汗出者，此为荣气和。荣气和者，外不谐，以卫气不共荣气谐和故尔。以荣行脉中，卫行脉外，复发其汗，荣卫和则愈，宜桂枝汤。

《伤寒论》第 54 条　病人脏无他病，时发热自汗出而不愈者，此卫气不和也，先其时发汗则愈，宜桂枝汤。

《伤寒论》第 62 条　发汗后，身疼痛，脉沉迟者，桂枝加芍药生姜各一两人参三两新加汤主之。

《伤寒论》第 95 条　太阳病，发热汗出者，此为荣弱卫强，故使汗出，欲救邪风者，宜桂枝汤。

（3）解肌舒筋法

《伤寒论》第 14 条　太阳病，项背强几几，反汗出恶风者，桂枝加葛根汤主之。

《伤寒论》第 31 条　太阳病，项背强几几，无汗恶风，葛根汤主之。

《金匮要略·痉湿暍病脉证治第二》　太阳病，其证备，身体强，几几然，脉反沉迟，此为痉，栝楼桂枝汤主之。

《金匮要略·痉湿暍病脉证治第二》　太阳病，无汗而小便反少，气上冲胸，口噤不得语，欲作刚痉，葛根汤主之。

（4）调和阴阳法

《金匮要略·妇人妊娠病脉证并治第二十》　师曰：妇人得平脉，阴脉小弱，其人渴，不能食，无寒热，名妊娠，桂枝汤主之。于法六十日当有此证，设有医治逆者，却一月，加吐下者，则绝之。

（5）降气平喘法

《伤寒论》第 18 条　喘家，作桂枝汤，加厚朴、杏子佳。

《伤寒论》第 43 条　太阳病，下之微喘者，表未解故也，桂枝加厚朴杏子汤主之。

（6）解肌温阳法

《伤寒论》第 20 条　太阳病，发汗，遂漏不止，其人恶风，小便难，四肢微急，难以屈伸者，桂枝加附子汤主之。

《伤寒论》第 21 条　太阳病，下之后，脉促，胸满者，桂枝去芍药汤主之。

《伤寒论》第 22 条　若微寒者，桂枝去芍药加附子汤主之。

临床辨治

发汗解肌法以桂枝汤为代表方并在其基础上化裁出桂枝汤类方。桂枝汤及桂枝汤类方主要运用桂枝、芍药配伍，一辛一酸，一散一敛，一阴一阳，发散卫表，敛阴和营，调和阴阳，发表而不伤阳，敛阴而不敛邪。桂枝汤及以桂枝汤为基础化裁出的类方，其发汗力缓，常需借助外力（如啜热稀粥）发汗，以达到祛邪，疏通肌表，调和营卫的目的。主要适用于不能发汗太过，唯恐伤及卫阳营阴的太阳中风表虚证；营卫不和证；邪郁肌表，津液不足证；太阳病误治之后表证仍在；太阴表证；太阳与他经合病，先治其表证；表虚兼阳气不足证；杂病柔痉、刚痉；妊娠恶阻等诸多病证。

桂枝汤证的临床应用主要包括以下几个方面：一是发热、恶寒、汗出、气冲、脉浮缓的太阳中风表虚证；二是太阳病误治后表证仍在，或表里合病，表病未解；三是以自汗出，脏无病为辨证要点的营卫不和证；四是以不能食、阴脉小弱、无寒热为辨证要点的妇人妊娠恶阻阴阳不和证。在太阳中风证基础上兼见气喘，则加杏子、厚朴宣肺降气平喘；兼见项背强、汗出恶风，则加葛根生津舒筋；兼见项背强、恶寒恶风，或兼见阳明合病，下利、或呕，则加麻黄、葛根发表散寒，生津舒筋，升清止利；兼见汗出不止、四肢难以屈伸的表阳不足证，则加附子温经固表；兼见脉促、胸满等下之后胸阳不振，则去芍药，温通心阳，若进一步出现脉微、恶寒等阳损较甚之证，则在去芍药基础上加附子，温经复阳。在杂病的应用中，若感受风寒之邪，邪郁经络，出现身体强、脉沉迟、汗出的柔痉，则加瓜蒌根清热生津；若出现无汗、小便少、口噤、气上冲胸的欲作刚痉，则加麻黄发散风寒、葛根生津舒筋。

病案举例

刘渡舟医案：李某，女，53 岁。阵发性发热汗出 1 年余，每日发作 2~3 次。前医按阴虚发热治疗，服药 20 余剂无效。问其饮食、二便尚可，视其舌淡苔白，切其脉缓软无力。辨为营卫不和，卫不护营之证。当调和营卫阴阳，用发汗以止汗的方法。

处以桂枝汤：桂枝 9g，白芍 9g，生姜 9g，甘草 6g，大枣 12 枚。2 剂。服药后，喝热稀粥，覆被取微汗而愈。

按　患者阵发性发热、汗出，饮食、二便尚可，脉缓软无力，说明其脏无病，病在表，营卫不和，故以桂枝汤调和营卫。药后服热稀粥，以助药力，微微汗出，疏卫和营，营卫和调，则汗出自止。

（三）解表化饮法

经典原文

《伤寒论》第 40 条　伤寒表不解，心下有水气，干呕发热而咳，或渴，或利，或噎，或小便不利、少腹满，或喘者，小青龙汤主之。

《伤寒论》第 41 条　伤寒，心下有水气，咳而微喘，发热不渴，服汤已，渴者，此寒去欲解也，小青龙汤主之。

《金匮要略·肺痿肺痈咳嗽上气病脉证并治第七》　咳而上气，喉中水鸡声，射干麻黄汤主之。

《金匮要略·肺痿肺痈咳嗽上气病脉证并治第七》　咳而上气，此为肺胀，其人喘，目如脱状，脉浮大者，越婢加半夏汤主之。

《金匮要略·肺痿肺痈咳嗽上气病脉证并治第七》　肺胀，咳而上气，烦躁而喘，脉浮者，心下有水，小青龙加石膏汤主之。

《金匮要略·肺痿肺痈咳嗽上气病脉证并治第七》　咳而脉浮者，厚朴麻黄汤主之。

《金匮要略·痰饮咳嗽病脉证并治第十二》　病溢饮者，当发其汗，大青龙汤主之，小青龙汤亦主之。

《金匮要略·痰饮咳嗽病脉证并治第十二》 咳逆倚息不得卧，小青龙汤主之。

《金匮要略·妇人杂病脉证并治第二十二》 妇人吐涎沫，医反下之，心下即痞，当先治其吐涎沫，小青龙汤主之；涎沫止，乃治痞，泻心汤主之。

临床辨治

解表化饮法适用于表邪兼夹水饮，或水饮射肺，影响肺之宣降；或水饮停留于肌表等引起的以恶寒、发热、咳嗽、气喘、水肿等为主要表现的一系列证候。解表化饮法的代表方是小青龙汤、小青龙加石膏汤、射干麻黄汤、厚朴麻黄汤、越婢加半夏汤等；以麻黄为主药，辛温解表散寒；配合细辛、半夏、干姜等温肺化饮。太阳伤寒，外有风寒，心下有水饮，以小青龙汤解表化饮。杂病中，寒饮郁肺，咳嗽上气，喉中水鸡声，以射干麻黄汤宣肺利咽；咳而脉浮，胸满上气，则以厚朴麻黄汤宣肺除满。饮热迫肺，肺气胀满，目如脱状，以越婢加半夏汤宣肺化痰，清热除满；外寒内饮，咳嗽上气，烦躁而喘，则以小青龙加石膏汤解表化饮，清热除烦。溢饮为狭义痰饮的一种，以浮肿、身重、恶寒发热、脉浮为主症。支饮内停，外感风寒，以咳逆倚息、喘满、恶风寒为主症。溢饮、支饮，虽饮停部位不同，但外寒里饮的病机相似，异病同治，皆以小青龙汤宣肺解表，散寒化饮。解表化饮法临床应用广泛，凡急慢性支气管炎、支气管哮喘等以肺系症状为主要表现的，属风寒夹水饮者，皆可用之。

病案举例

刘渡舟医案：柴某，男，53岁，1994年12月就诊，患咳喘10余年，冬重夏轻，许多大医院均诊为“慢性支气管炎”，迭用中西药治疗而效果不显进而发展为“慢性阻塞性肺疾病”。就诊时，患者气喘憋闷，耸肩提肚，咳吐稀白之痰，每到夜晚则加重，不能平卧，晨起则吐痰盈杯盈碗，背部恶寒。视其面色黧黑，舌苔水滑，切其脉弦、寸有滑象。诊断为寒饮内伏，上射于肺之证。

处以小青龙汤：麻黄9g，桂枝10g，干姜9g，五味子9g，细辛6g，半夏14g，白芍9g，甘草10g。服7剂，咳喘大减，吐痰减少，夜能卧寐，胸中觉畅，后以《金匮要略》桂苓五味甘草汤加杏仁、半夏、干姜正邪并顾之法治疗而愈。

按 《金匮要略·痰饮咳嗽病脉证并治第十二》指出“夫心下有留饮，其人背寒冷如手大”。患者素有留饮，患咳喘10余年，发作时多为外感引动，表现为喘满咳痰，诊断为寒饮内伏，上射于肺。治宜解表散寒，温肺化饮。刘老先以小青龙汤原方散寒化饮，待表解后，以桂苓五味甘草汤温肺化饮降逆，以除留饮，求本论治，标本兼顾而愈。

（四）微汗祛湿法

经典原文

《金匮要略·痉湿暍病脉证治第二》 风湿相搏，一身尽疼痛，法当汗出而解，值天阴雨不止，医云此可发汗，汗之病不愈者，何也？盖发其汗，汗大出者，但风气去，湿气在，是故不愈也。若治风湿者，发其汗，但微微似欲出汗者，风湿俱去也。

《金匮要略·痉湿暍病脉证治第二》 湿家身烦疼，可与麻黄加术汤发其汗为宜，慎不可以火攻之。

《金匮要略·痉湿暍病脉证治第二》 病者一身尽疼，发热，日晡所剧者，名风湿。此病伤于汗出当风，或久伤取冷所致也，可与麻黄杏仁薏苡甘草汤。

《金匮要略·痉湿暍病脉证治第二》　风湿，脉浮，身重，汗出，恶风者，防已黄芪汤主之。

《金匮要略·痉湿暍病脉证治第二》　伤寒八九日，风湿相搏，身体疼烦，不能自转侧，不呕不渴，脉浮虚而涩者，桂枝附子汤主之。

《金匮要略·痉湿暍病脉证治第二》　风湿相搏，骨节疼烦，掣痛不得伸屈，近之则痛剧，汗出短气，小便不利，恶风不欲去衣，或身微肿者，甘草附子汤主之。

《伤寒论》第 174 条　伤寒八九日，风湿相搏，身体疼烦，不能自转侧，不呕不渴，脉浮虚而涩者，桂枝附子汤主之。

《伤寒论》第 175 条　风湿相搏，骨节疼烦，掣痛不得屈伸，近之则痛剧，汗出短气，小便不利，恶风不欲去衣，或身微肿者，甘草附子汤主之。

临床辨治

微汗祛湿法适用于感受湿邪为主，伤于汗出当风，兼夹风寒，侵犯肌表，流注关节，出现以恶寒、身重、骨节疼痛为主症的病证。风湿相合，侵犯卫表，当以发其汗为宜，一者辛温发散，风寒之邪可随汗而解；二者水湿之邪，可随汗由肌表排出体外。湿病发汗，但以微微似欲出汗者为宜，不可令大汗淋漓，因大汗出者，风气去，水湿仍在。除此之外，大汗出不仅不利于水湿排出，更易伤人体阳气及津液，故应微发其汗，以防止“伤阳耗阴”之变。

然湿病又有夹风、夹寒之别，表实与表虚之异，气虚与阳虚之不同，法随证立，方随法出，不可不辨。外感湿病，表者居多，故论治以汗法为大法。寒湿表实者，身烦疼，以麻黄加术汤散寒祛湿，覆取微似汗；风湿在表兼化热之势者，身疼、发热，以麻黄杏仁薏苡甘草汤发汗祛风湿，服后微汗，宜避风；若见风湿表虚，身重、脉浮、汗出者，以防己黄芪汤益气固表祛湿，令微汗则愈；风湿兼见表阳虚，则以附子温经助阳发汗。微汗祛湿法广泛应用于以关节疼痛为主症的临床病证，如病毒性感冒引起的全身关节疼痛，或风湿病、关节病等诸多病证。

病案举例

温成平医案：李某，女，28 岁，于 2004 年 3 月就诊。患者 1999 年出现关节疼痛、晨僵等症，于当地医院诊断为“类风湿关节炎”，经抗炎镇痛治疗后疼痛缓解，其间不规律用药治疗。2003 年病情复发并加重，多关节疼痛剧烈，经西医抗炎镇痛、免疫等治疗半年，效果不著，关节疼痛难忍。西医建议加服激素治疗，患者拒绝，遂寻求中医治疗，来我处就诊。刻诊：畏风寒，无汗，周身关节疼痛，呈游走性，掌指关节肿胀，晨僵超过 2 小时，腕、肩关节酸楚重着，难以握笔写字，纳少便溏，经行愆期，舌质红苔白腻，脉滑。辅助检查：血沉 99mm/h、类风湿因子（RF）223mg/L、C 反应蛋白（CRP）86mg/L。X 线提示：双掌指关节及腕关节间隙变窄，关节面凿样破坏性改变。诊断为痹证（寒湿痹阻证），治以解表散寒，祛风除湿为先。

处以麻黄加术汤加减治疗：生麻黄 10g，桂枝 10g，炒白术 20g，威灵仙 15g，葛根 18g，补骨脂 15g，蜈蚣 1 条，扁豆花 10g，北细辛 5g，炙甘草 6g。7 剂，水煎服。

二诊：患者自诉服用 3 剂后微有汗出，肩周酸痛渐除，胃纳明显改善，大便转佳，唯掌指、腕关节肿胀、酸楚，晨僵较前缓解，口微渴。患者疼痛减轻，虽然湿浊痹阻较重，但病久加新汗易伤及阴液，故发汗力量宜稍减，酌加养阴利湿之品。三诊：关节肿胀、酸楚明显减轻，晨僵近除，但觉神疲乏力，经行愆期。遂酌减祛风除湿之力，重健脾益肾法巩固治疗。其后守上方化裁治疗半年，关节症状稳定，复查血沉 19mm/h、RF23mg/L、CRP15mg/L。

按 本案初诊时症见畏风寒、无汗，关节疼痛重着，纳少便溏，苔白腻等一派寒湿痹阻之象，故予麻黄加术汤治疗，药后患者微微汗出，寒湿之邪随汗疏解，畏风寒消失，关节症状减轻。二诊有伤阴之象，减轻生麻黄、桂枝用量，减轻发汗力度，并酌加养阴利湿之品，其后以健脾益肾利湿治法巩固治疗半年，患者病情稳定。

（五）发汗消肿法

经典原文

《素问·阴阳应象大论》 其在皮者，汗而发之。

《金匮要略·痰饮咳嗽病脉证并治第十二》 病溢饮者，当发其汗，大青龙汤主之，小青龙汤亦主之。

《金匮要略·水气病脉证并治第十四》 风气相击，身体洪肿，汗出乃愈，恶风则虚，此为风水。

《金匮要略·水气病脉证并治第十四》 太阳病，脉浮而紧，法当骨节疼痛，反不疼，身体反重而酸，其人不渴，汗出即愈，此为风水。

《金匮要略·水气病脉证并治第十四》 问曰：病下利后，渴饮水，小便不利，腹满因肿者，何也？答曰：此法当病水，若小便自利及汗出者，自当愈。

《金匮要略·水气病脉证并治第十四》 师曰：诸有水者，腰以下肿，当利小便；腰以上肿，当发汗乃愈。

《金匮要略·水气病脉证并治第十四》 风水恶风，一身悉肿，脉浮不渴，续自汗出，无大热，越婢汤主之。

《金匮要略·水气病脉证并治第十四》 里水，越婢加术汤主之，甘草麻黄汤亦主之。

《金匮要略·水气病脉证并治第十四》 风水，脉浮身重，汗出恶风者，防己黄芪汤主之。

《金匮要略·水气病脉证并治第十四》 水之为病，其脉沉小，属少阴；浮者为风；无水虚胀者为气；水，发其汗即已。脉沉者，宜麻黄附子汤；浮者，宜杏子汤。

临床辨治

发汗消肿法适用于以肌肤浮肿为主症的一类病证，如水气病、痰饮病之溢饮等。水气病有风水、皮水、正水、石水之分，张仲景创造性地提出“若小便自利及汗出者，自当愈”“腰以下肿，当利小便；腰以上肿，当发汗乃愈”的治疗原则，并明确指出风水“汗出即愈”。风水、皮水以身肿为主症，风水兼见恶风、脉浮等症，病机属水气兼有风邪外袭；皮水身肿而不恶风，其水在肌肤分肉之间，病位在皮肤、肌表，故其脉亦浮，皆以发汗为治疗大法，既能发汗散水，又能祛风解表，以越婢汤、越婢加术汤等为主方；若表虚而兼有风水，则以防己黄芪汤益气固表，微汗散水。水气病属少阴者，其脉沉，水病仍需发汗，因其阳虚，故以麻黄附子汤温经助阳发汗；其脉浮者，宜杏子汤，方虽未见，但测其用意，仍以宣肺发汗利水为宜。溢饮多为饮溢四肢肌表，治疗当因势利导，在皮者，汗而发之，以大、小青龙汤发汗消肿。

临床上水肿除发汗外，利小便也是其主要治法，发汗、利小便不能截然分开，如皮水兼见小便不利、脉沉等症，可在越婢汤发汗的基础上加白术以健脾利水；如治疗水肿病位在下、在里，在利小便的同时适当加入宣肺发表药，有助于水道通调，津液输布，即《黄帝内经》所谓的“开鬼门，洁净府”之道，表里同治，使水肿尽快消退。

病案举例

刘渡舟医案：高某，女，37岁。患浮肿8年，每因遇寒冷而加剧，曾经西医诊断为黏液性水肿，多方求治无效。患者全身浮肿，以颜面部为甚，伴恶寒，肢体沉重疼痛，无汗，胸脘痞满，小便不利，大便常秘。舌苔白滑，脉浮紧。

处方：麻黄9g，桂枝6g，杏仁10g，炙甘草3g，苍术10g。3剂。

每次服药后，均有微汗出。3剂服尽，肿消，其他各症亦随之而愈。为巩固疗效，以苓桂术甘汤善后。

按 本案患者全身浮肿，但以颜面部为甚，张仲景在论治水气病时提出“诸有水者，腰以下肿，当利小便；腰以上肿，当发汗乃愈”。麻黄汤为发汗之剂，所以用来发汗以消肿，此其一；本案除了浮肿外，还见有明显的肢体沉重疼痛、恶寒无汗、舌苔白滑等寒湿在表的症状，符合麻黄加术汤所治寒湿郁遏卫阳这一病机，此其二；服用麻黄加术汤后，不但能够发散在外的寒邪湿气，而且可以宣畅肺气，恢复肺的治水功能，使其通调水道，下输膀胱，驱湿邪从小便而出，此其三。所以，临床审证施治，贵在证机相符，方证合拍，切不可拘泥而失其变通之义。

（六）辛凉清解法

经典原文

《素问·至真要大论》 诸气在泉，风淫于内，治以辛凉，佐以苦；以甘缓之，以辛散之。

《温病条辨·上焦》 太阴风温，但咳，身不甚热，微渴者，辛凉轻剂，桑菊饮主之。

《温病条辨·上焦》 太阴风温、温热、温疫、冬温，初起恶风寒者，桂枝汤主之，但热不恶寒而渴者，辛凉平剂，银翘散主之。温毒、暑温、湿温、温疟，不在此例。

临床辨治

风热之邪侵袭人体，出现一系列肺卫失常的表现，发热、微恶风寒或但热不恶寒、咳嗽、口渴等。风热之邪，其性属温，易伤津化燥，故治疗上宜取辛凉轻清之剂，清宣肺热，选用桑叶、菊花、连翘、金银花、升麻等辛凉药物，代表方如桑菊饮、银翘散。

辛凉清解法适用于外感温热初起的病证。温热初起，病情较轻者，发热恶寒不著，以咳嗽，干咳，咽痒，口微渴，鼻塞等肺气不宣为主要表现者，投以辛凉轻剂桑菊饮，清宣肺卫之邪；若以发热不恶寒，口渴，咽痛，咳嗽较剧，甚至痰黄等肺热为主要表现者，投以辛凉平剂银翘散，以金银花、连翘、竹叶、牛蒡子等辛凉解表，清热解毒。临床上，凡流行性感冒、上呼吸道感染、扁桃体炎等有风热初起表现者，皆可按照本法施治。

病案举例

蒲辅周医案：霍某，男，8个月。发热2日，咽喉红，无汗，四肢时凉时热。今日体温40.1℃，呛咳，口干欲饮，腹微满，大便2日未解，小便多。舌正红，苔薄白，脉浮数。诊为急性扁桃体炎，证属上焦风热闭结，治宜清宣法。

处方：金银花3g，连翘3g，僵蚕4.5g，升麻2.4g，荆芥2.4g，桔梗3g，香豆豉1.5g，射干2.4g，薄荷（后下）2.1g，竹叶3g，芦根12g，甘草2.4g，葱白（后下）3寸。1剂而愈。

按 本案患儿高热、咽红、呛咳、腹满、大便2日未行，又伴有无汗、舌红、脉浮数，说明表气郁闭较甚，闭不开则热不退，热不退则肺胃不和，因此治疗急当以宣肺开表气之郁闭，表郁开则热得以外越，其证可愈。蒲老以银翘散加减，加葱白等意在加强开郁之功。

（七）益气固表法

经典原文

（1）益气固表，除湿利水法

《金匮要略·痉湿暍病脉证治第二》 风湿，脉浮，身重，汗出，恶风者，防已黄芪汤主之。

《金匮要略·水气病脉证并治第十四》 风水，脉浮身重，汗出恶风者，防已黄芪汤主之。

（2）益气固表，调和营卫法

《金匮要略·水气病脉证并治第十四》 问曰：黄汗之为病，身体肿，发热汗出而渴，状如风水，汗沾衣，色正黄如药汁，脉自沉，何从得为之？师曰：以汗出入水中浴，水从汗孔入得之，宜芪芍桂酒汤主之。

《金匮要略·水气病脉证并治第十四》 黄汗之病，两胫自冷；假令发热，此属历节。食已汗出，又身常暮盗汗出者，此劳气也，若汗出已，反发热者，久久其身必甲错。发热不止者，必生恶疮。若身重，汗出已辄轻者，久久必身瞤。瞤即胸中痛，又从腰以上必汗出，下无汗，腰髋弛痛，如有物在皮中状，剧者不能食，身疼重，烦躁，小便不利，此为黄汗，桂枝加黄芪汤主之。

《金匮要略·黄疸病脉证并治第十五》 诸病黄家，但利其小便；假令脉浮，当以汗解之，宜桂枝加黄芪汤主之。

《金匮要略·血痹虚劳病脉证并治第六》 血痹，阴阳俱微，寸口关上微，尺中小紧，外证身体不仁，如风痹状，黄芪桂枝五物汤主之。

临床辨治

益气固表法是运用益气固表散邪的药物，补表气，散邪气，调和营卫，适用于表虚兼有外邪，营卫不和病证。表虚以卫表气虚为主，外邪可为风湿、风寒、湿热等邪气，表虚与外邪杂而为病，可致风湿、风水、黄汗、黄疸、血痹等诸多病证。

表虚兼有外邪，临床主要表现为汗出、畏风寒、脉浮等表虚证；兼夹风湿、风水可见身重、皮肤水肿等症；表湿郁而化热，营卫郁滞，可见黄汗、黄疸等症；卫表阳气不足，气血郁滞，可见肌肤麻木不仁等症。桂枝加黄芪汤、芪芍桂酒汤、黄芪桂枝五物汤、防己黄芪汤是其代表方。纵观诸方，皆以黄芪为主药，黄芪为治疗表虚之要药，益气固表；桂枝、白芍发汗解肌、调和营卫，宣泄营卫郁滞；兼风湿、风水则酌加防己、白术等利湿之品；兼湿郁化热，则加苦酒泄郁热。

病案举例

王付医案：郑某，女，58岁。既往肾病综合征病史9年，近来因加重到我处治疗。刻诊：眼睑及肢体浮肿，汗出，食后自觉腹胀，腰酸沉，乏力，面色萎黄，舌质淡，苔白腻水滑，脉浮弱。化验检查示：尿蛋白（++++）。辨证为风水表虚，脾肾阳虚，当益气行水，健脾渗湿，温阳消肿。

处以防己黄芪汤与茯苓泽泻汤合方加味：防己3g，白术12g，黄芪4g，茯苓24g，泽泻12g，桂枝6g，红参15g，桑寄生30g，生麦芽15g，炙甘草6g，生姜12g，大枣（擘）1枚。6剂，每日1剂，水煎两次合并分3次温服。

服后患者水肿、腰酸改善，续前方治疗，随后以本方陆续坚持治疗半年余，随访1年，患者形如常人，尿蛋白阴性。

按 肾病综合征患者多属脾肾两虚，水湿停聚。本案中患者自汗出，眼睑及肢体浮肿，舌质淡，苔白腻水滑，脉浮弱，属《金匮要略》水气病范畴，证属风水表虚，又兼见腹胀、腰酸、脉弱等脾肾气虚表现。治疗当以防己黄芪汤益气固表，健脾利水，益以茯苓泽泻汤增加利水健脾之功，辅以红参益正气、桑寄生补肝肾，表里兼治，脾肾共调。

（八）助阳发汗法

经典原文

（1）温阳祛湿法

《金匮要略·痉湿暍病脉证治第二》 伤寒八九日，风湿相搏，身体疼烦，不能自转侧，不呕不渴，脉浮虚而涩者，桂枝附子汤主之。

《金匮要略·痉湿暍病脉证治第二》 风湿相搏，骨节疼烦，掣痛不得伸屈，近之则痛剧，汗出短气，小便不利，恶风不欲去衣，或身微肿者，甘草附子汤主之。

（2）温经助阳发汗法

《金匮要略·水气病脉证并治第十四》 水之为病，其脉沉小，属少阴；浮者为风；无水虚胀者为气；水，发其汗即已。脉沉者，宜麻黄附子汤。

《金匮要略·水气病脉证并治第十四》 气分，心下坚大如盘，边如旋杯，水饮所作，桂枝去芍药加麻辛附子汤主之。

《伤寒论》第301条 少阴病，始得之，反发热脉沉者，麻黄细辛附子汤主之。

《伤寒论》第302条 少阴病，得之二三日，麻黄附子甘草汤微发汗。以二三日无证，故微发汗也。

（3）温阳解肌法

《伤寒论》第20条 太阳病，发汗，遂漏不止，其人恶风，小便难，四肢微急，难以屈伸者，桂枝加附子汤主之。

《伤寒论》第21条 太阳病，下之后，脉促，胸满者，桂枝去芍药汤主之。

《伤寒论》第22条 若微寒者，桂枝去芍药加附子汤主之。

临床辨治

素体阳虚，外感风、寒、湿等邪气，出现一系列外感表证兼阳气亏虚的证候，可用助阳发汗法治疗。在外散风、寒、湿等邪气的同时，适当加入温通阳气或温补阳气的药物，如附子、细辛等；使全身微微汗出，阳气得温，外邪得散，湿饮得去，适用于阳虚兼夹外感证，如湿病风湿兼表阳虚证、伤寒少阴表证、伤寒表证误治后阳虚兼表证、水气病阳虚水停证等。

阳虚或阳气被遏，临床可出现恶寒、胸满、自汗出、脉沉等症，兼见风湿可见肢体疼痛，脉浮虚；兼见水饮可见水肿、小便不利、心下坚；兼见表邪未解，可见恶风寒、发热等症。以麻黄附子细辛汤、麻黄附子甘草汤、桂枝加附子汤等为代表方。用药上，阳气不足，注重附子的使用，其性味大辛大热，大补阳气，温阳散寒；兼见表邪未解，可酌加麻黄、生姜、桂枝、芍药等辛温解肌，调和营卫；兼见水湿停聚，可酌加白术健脾利湿，兼见水饮内停，可酌加细辛温阳散饮。若临床表里同病，里阳衰微，症见下利清谷不止，此时虽见外感，不可先用麻黄、桂枝解表，宜先救其里，再行解表。

病案举例

胡美璋医案：患者，女，42岁，2003年6月18日初诊。患者自诉1周前因受凉后突发头部左侧疼痛伴面部肌肉抽搐，经市人民医院诊断为“三叉神经痛”，给予西药治疗后面肌抽搐稍止，但头痛仍在，且剧烈时有烧灼感，晨起恶心，面浮口淡，胃纳欠佳，舌淡苔少，脉沉细。

处以麻黄附子细辛汤加减：生麻黄、细辛、吴茱萸、川芎各3g，附子9g。

连服5剂，尽剂而愈。1年后随访未见复发。

按 本案患者因受凉后诱发，感受寒邪出现面部疼痛伴肌肉抽搐，伴见面浮口淡，脉沉细等阳虚之象，辨证属阳虚兼表证，故可参照少阴表证治疗，用麻黄附子细辛汤温阳散寒，解表发汗；辅以川芎行气止痛，患者兼见恶心、胃纳欠佳等中阳不足，阳虚饮停之证，予吴茱萸温阳散饮，降逆止呕。

（九）利水发汗法

经典原文

《伤寒论》第71条 太阳病，发汗后，大汗出，胃中干，烦躁不得眠，欲得饮水者，少少与饮之，令胃气和则愈。若脉浮，小便不利，微热消渴者，五苓散主之。

《伤寒论》第72条 发汗已，脉浮数，烦渴者，五苓散主之。

《伤寒论》第73条 伤寒，汗出而渴者，五苓散主之。不渴者，茯苓甘草汤主之。

《伤寒论》第71条 中风发热，六七日不解而烦，有表里证，渴欲饮水，水入则吐者，名曰水逆，五苓散主之。

《伤寒论》第141条 病在阳，应以汗解之，反以冷水潠之，若灌之，其热被劫不得去，弥更益烦，肉上粟起，意欲饮水，反不渴者，服文蛤散。若不差者，与五苓散。寒实结胸，无热证者，与三物小陷胸汤，白散亦可服。

《伤寒论》第386条 霍乱，头痛发热，身疼痛，热多欲饮水者，五苓散主之，寒多不用水者，理中丸主之。

《金匮要略·消渴小便不利淋病脉证并治第十三》　脉浮，小便不利，微热消渴者，宜利小便发汗，五苓散主之。

临床辨治

利水发汗法是指通过温阳化气行水的方法，使下焦蓄水证得以解除，同时药后多饮暖水，微微发汗，散水邪而行津液，适用于水蓄下焦，膀胱气化不利之证，或兼有表证、表里同病。张仲景常将此法用于治疗水停下焦之痰饮病、膀胱气化不利之小便不利病、太阳蓄水证。水蓄膀胱，气化不利，出现小便不利；津不上承，则出现口渴，但水饮内停，不喜多饮，甚至饮入则吐；兼有表邪未解，故可见发热、脉浮等症。治疗上予五苓散通阳化气行水，猪苓、茯苓、泽泻、白术，利水渗湿健脾，内通水腑，使水饮有下排之路；同时兼以桂枝外散风寒，服药时应注意药后多饮暖水以助药力，使水饮之邪随汗出外散。五苓散一方集“开鬼门，洁净府”于一身，在临床上广泛应用于各种水液代谢失常，水饮内停，凌心犯胃引起的诸多病证。

病案举例

患者，男，19岁。患肾病综合征4年，水肿时轻时重，曾用激素及利尿西药治疗，水肿不见好转。刻诊：全身水肿，按之没指，小便短少，身体困重，口干，大便溏不爽，舌淡红体胖，苔白腻，脉沉缓。尿蛋白（+++），管型2~3个。诊为肾病综合征。

处以五苓散加减：桂枝12g，茯苓30g，泽泻15g，生白术15g，猪苓12g，车前子30g（包煎），生姜皮10g，水煎，每日1剂，分2次服用。

3剂后小便明显增加，水肿好转，继以上方加减服用12剂，水肿完全消失。

按　五苓散病机属水蓄下焦，膀胱气化不利。本案患者水饮内停，故见小便短少；水泛肌肤而见全身水肿，身体困重；饮停于内，津不上承，故见口干，水饮下趋，可见大便溏滞，舌脉皆为水饮内停之象。治宜通阳化气行水，“通阳不在温，而在利小便”，故予五苓散加减治疗，使水饮得利，阳气得舒，水肿则消。

（十）和解发汗法

经典原文

《伤寒论》第146条　伤寒六七日，发热，微恶寒，支节烦疼，微呕，心下支结，外证未去者，柴胡桂枝汤主之。

《伤寒论》第147条　伤寒五六日，已发汗而复下之，胸胁满微结，小便不利，渴而不呕，但头汗出，往来寒热，心烦者，此为未解也，柴胡桂枝干姜汤主之。

临床辨治

和解发汗法是指采用和解少阳兼以解表，或温化水饮的方法，使全身微微汗出，少阳枢机得利，表证得除，水饮得散的方法，适用于邪犯少阳，表证未除或邪犯少阳，水饮内结之证。临床主症是心下支结、胸满、微呕、往来寒热等少阳枢机不利之证；兼太阳表证，则见发热、微恶风寒等症；兼水饮内停，则见小便不利、口渴等症。治疗上以柴胡、黄芩为主药，和解少阳，清里透达；兼太阳表邪未解，则加桂枝汤解肌疏风；兼水饮内停，则加桂枝、干姜温阳散饮，牡蛎等逐饮开结。服柴胡桂枝汤后，复服汗出便愈，是续服药后，气机得通，郁阳得伸，水饮得化，少阳得和，故见周身汗出，阳气畅达而愈。

病案举例

刘渡舟医案：刘某，男，54岁。患乙型肝炎，然其身体平稳而无所苦。最近突发腹胀，午后与夜晚必定发作，发时坐卧不安，痛苦万分。余会诊经其处，其家小恳请顺路一诊。患者一手指其腹曰：我无病可讲，就是夜晚腹胀，气聚于腹，不噫不出，憋人欲死。问其治疗，称中、西药服之无数，皆无效可言。问其大便则溏薄不成形，每日二三行。凡大便频数，则夜晚腹胀必然加剧。小便短少，右胁作痛，痛引肩背酸楚不堪。切其脉弦而缓，视其舌淡嫩而苔白滑。

处方选用《伤寒论》柴胡桂枝干姜汤：柴胡16g，桂枝10g，干姜12g，牡蛎（先煎）30g，天花粉10g，黄芩4g，炙甘草10g。

此方仅服1剂，则夜间腹胀满减半，3剂后腹胀全消，而下利亦止。

按 柴胡桂枝干姜汤的病机为少阳枢机不利，水饮内结。本案中患者素有慢性乙型肝炎病史，以腹胀满为主症，兼见右胁作痛，其病位在肝胆；又见下利，大便溏泄，乃脾虚饮停之证；切其脉弦而缓，视其舌淡嫩而苔白滑，乃肝脾不和之证。治宜疏利肝胆，和解少阳，同时建议健脾利湿，温化水饮，方用柴胡桂枝干姜汤。刘老审证，丝丝入扣，故仅以3剂便解顽疾。

（十一）发汗退黄法

经典原文

《伤寒论》第262条　伤寒瘀热在里，身必黄，麻黄连轺赤小豆汤主之。

《金匮要略·黄疸病脉证并治第十五》　诸病黄家，但利其小便；假令脉浮，当以汗解之，宜桂枝加黄芪汤主之。

《金匮要略·水气病脉证并治第十四》　黄汗之病，两胫自冷；假令发热，此属历节。食已汗出，又身常暮盗汗出者，此劳气也，若汗出已，反发热者，久久其身必甲错。发热不止者，必生恶疮。若身重，汗出已辄轻者，久久必身瞤。瞤即胸中痛，又从腰以上必汗出，下无汗，腰髋弛痛，如有物在皮中状，剧者不能食，身疼重，烦躁，小便不利，此为黄汗，桂枝加黄芪汤主之。

临床辨治

发汗退黄法，通过汗法，宣散外邪，开通腠理，调和营卫，邪去而肝胆疏泄正常，胆汁排泄通畅，而黄疸消退或营卫通调，阳气畅达，郁滞之湿得除，黄汗得解。发汗退黄法适用于黄疸兼有表证及黄汗。黄疸表证有表实、表虚之分，临床均可出现黄疸，身黄、目黄、小便黄；兼有表实，可见发热恶寒、无汗等症；兼有表虚则见发热、脉浮、汗出等症。治疗上表实处以麻黄连轺赤小豆汤外散风寒，内清湿热，表虚则处以桂枝加黄芪汤调和营卫，固表退黄。黄汗基本病机为湿热郁滞，汗法治疗黄汗多见腰以上汗出，腰以下无汗，腰髋部疼痛酸楚，治疗处以桂枝加黄芪汤固表祛湿，调和营卫，药后须臾饮热稀粥一升余，以助药力，温服取微汗，以达微微汗出而解的效果。

病案举例

史纪贤医案：朱某，男，25岁，1985年1月就诊。自诉身黄10余日，初觉全身不适，状如外感，数日后双目发黄色如鲜橘，小便短黄。继则全身发黄，纳呆腹胀，身困体乏，大便秘结。查体：肝脏右肋缘下2指，质软，边缘光滑，脾脏可触及。舌红苔黄腻，脉沉涩。辅助检查可见转氨酶迅速升高，黄疸指数升高。西医诊断为急性黄疸性肝炎，中医辨证为阳黄，湿热内蕴兼表邪未解，治以清热利湿退黄，兼以解表。

予麻黄连轺赤小豆汤合茵陈蒿汤加减治疗：麻黄6g，连翘15g，赤小豆20g，茵陈20g，山栀子10g，大黄5g，板蓝根15g，蒲公英15g，甘草10g。

服上方12剂，黄疸明显消退，二便调，纳增。后去麻黄，随症加减，连服1月余，化验检查正常。

按　本案中患者黄疸初起，状如外感，必有发热恶寒等症，继则全身发黄，色泽鲜明，便结，尿黄，舌红苔黄腻，脉沉涩，是一派实热内结之证，辨为阳黄，治宜清热利湿退黄，兼以解表，故以麻黄连轺赤小豆汤合茵陈蒿汤为主方，清热利湿为主，兼以解表。若患者黄疸初发即前来就诊，治宜外散风寒兼清利湿热，以麻黄连轺赤小豆汤为主方随症加减即可。

（十二）扶正解表法

经典原文

《金匮要略·妇人产后病脉证治第二十一》　产后，中风发热，面正赤，喘而头痛，竹叶汤主之。

临床辨治

对于素体虚弱正气不足，或病久正伤、产后、年老体弱等虚证兼有外邪的患者，常采用扶正解表法。张仲景将扶正解表法用于产后中风，由于妇人新产，气血亏虚，卫外不固，容易招致外邪，症见发热、恶寒、头痛等表证及面赤、虚喘等阳气虚浮之证，治宜扶正祛邪，温阳益气，疏风散邪，方用竹叶汤。以竹叶、葛根、桂枝、防风、生姜等疏风散邪的同时，加人参、附子、大枣、甘草等益气温阳，养血和营，共奏扶正祛邪之功。后世在张仲景扶正解表的基础上发展了一系列以阴、阳、气、血亏虚兼有表证外感的治疗方剂，如治疗气虚外感的人参败毒散、玉屏风散，治疗阳虚外感的再造散，治疗血虚外感的葱白七味饮，治疗阴虚外感的加减葳蕤汤。

病案举例

唐祖宣医案：张某，女，27岁，1974年12月18日就诊。产后5日，不慎感寒发热，头项强痛，大汗淋漓，医用荆防之品无效，急邀唐师诊治。症见发热面赤，气喘声促，大汗淋漓，头项强痛，食欲不振，舌体肥大，质淡苔薄黄，脉虚浮，体温39.2℃。此乃产后正虚，复感外邪，形成正虚邪实之证，治宜温阳益气，解表散寒。

处方：竹叶、甘草各9g，葛根24g，防风、桔梗各15g，桂枝、潞党参、炮附子各12g，生姜18g，大枣12枚。

2剂，病情告愈。

按 妇人新产，气血大虚，腠理不固，风寒外袭，故见发热面赤、头项强痛等表证，又因大汗淋漓，汗多而阳气随之外泄，故见气喘声促、脉虚浮。予竹叶汤温阳益气，解表散邪，加路党参健脾益气。方证相应，切中病机，故而2剂告愈。

（十三）平冲降逆法

经典原文

《伤寒论》第15条 太阳病，下之后，其气上冲者，可与桂枝汤，方用前法，若不上冲者，不得与之。

《伤寒论》第117条 烧针令其汗，针处被寒，核起而赤者，必发奔豚，气从少腹上冲心者，灸其核上各一壮，与桂枝加桂汤，更加桂二两也。

《金匮要略·奔豚气病脉证治第八》 发汗后，烧针令其汗，针处被寒，核起而赤者，必发奔豚，气从少腹上至心，灸其核上各一壮，与桂枝加桂汤主之。

《金匮要略·妇人妊娠病脉证并治第二十》 师曰：妇人得平脉，阴脉小弱，其人渴，不能食，无寒热，名妊娠，桂枝汤主之。于法六十日当有此证，设有医治逆者，却一月，加吐下者，则绝之。

临床辨治

平冲降逆是指通过调和营卫或调和阴阳等方法，微微汗出，止奔豚、降呕逆，适用于阳虚气逆之奔豚及阴阳不调之妊娠恶阻轻证。临床主症是气冲、呕逆，属阳虚者兼见恶寒、汗出等症；属阴阳不和者，兼见口渴、阴脉小弱等津液不足之证。治疗上以桂枝汤为主方，因桂枝汤能调和营卫，调和阴阳。《神农本草经》记载："牡桂，味辛，温。主上气逆，结气，喉痹，吐吸，利关节，补中益气。"桂枝具有很好的平冲降逆功能，其性辛温，若兼见发汗太过，阳虚气逆，则加大桂枝用量，配合甘药，取其辛甘化阳之功，平冲降逆的同时又能起到温通心阳的作用。汗法治疗的冲气上逆其基本病机属营卫阴阳失和，若因寒饮内停所致的奔豚，则重用茯苓，取其利水之性，与桂枝相伍，平冲降逆，如苓桂枣甘汤、苓桂味甘汤等；若因肝郁化热，少阳之气不和导致的奔豚，宜用奔豚汤平肝降逆。此两者皆不属汗法范畴，将在他法中论述。

病案举例

刘渡舟医案：崔某，女，50岁。其病颇奇，自觉有一股气从两足沿阴股一侧往上行，至小腹则胀，至心胸则闷、悸（气短心悸），头出冷汗。少顷气往下行，诸症亦随之而消。每次发作均有欲死的恐怖感，精神极为紧张。素患腰酸、腰冷、带下等症，面色青黄不泽，舌质淡嫩，苔白而润，脉弦数无力。刘渡舟先生认为：此证当属"奔豚"，然而气不从少腹却沿少阴经脉上窜，实为临床罕见。方以桂枝加桂汤降逆。另送黑锡丹6g（温阳镇冲）。每隔1日服1剂，服5剂而病愈。

按 本案中患者自觉气从少阴经脉上行，上冲小腹、心胸，病属"奔豚"。除奔豚表现外，患者平素可见腰酸、腰冷、带下、面色青黄不泽、舌质淡嫩、苔白而润、脉弦数无力等阳虚之象，证属阳虚寒逆，故以桂枝加桂汤温阳解肌，平冲降逆，另送服黑锡丹温阳镇冲。

本案中患者虽无明显表证，但其病机属阳虚寒逆，且阳虚表现更甚，故予桂枝加桂汤的同时送服黑锡丹治疗。

（十四）小汗轻解法

经典原文

《伤寒论》第48条　二阳并病，太阳初得病时，发其汗，汗先出不彻，因转属阳明，续自微汗出，不恶寒。若太阳病证不罢者，不可下，下之为逆，如此可小发汗。设面色缘缘正赤者，阳气怫郁在表，当解之熏之。若发汗不彻，不足言，阳气怫郁不得越，当汗不汗，其人躁烦，不知痛处，乍在腹中，乍在四肢，按之不可得，其人短气但坐，以汗出不彻故也，更发汗则愈。何以知汗出不彻？以脉涩故知也。

《伤寒论》第23条　太阳病，得之八九日，如疟状，发热恶寒，热多寒少，其人不呕，清便欲自可，一日二三度发。脉微缓者，为欲愈也，脉微而恶寒者，此阴阳俱虚，不可更发汗、更下、更吐也。面色反有热色者，未欲解也，以其不能得小汗出，身必痒，宜桂枝麻黄各半汤。

《伤寒论》第25条　服桂枝汤，大汗出，脉洪大者，与桂枝汤如前法。若形似疟，一日再发者，汗出必解，宜桂枝二麻黄一汤。

《伤寒论》第27条　太阳病，发热恶寒，热多寒少，脉微弱者，此无阳也，不可发汗，宜桂枝二越婢一汤。

临床辨治

小汗轻解法，顾名思义，小发其汗，是应用麻黄汤与桂枝汤的小剂量合方或桂枝汤与越婢汤的小剂量合方治疗疾病，药后“得小汗出”，使病邪随之而解，属于发汗轻剂，适用于表郁日久，邪轻证轻，或兼有化热之象。临床上常见发热恶寒如疟状，一日二三度发，或伴身痒；若兼有化热之象，可兼见口微渴、心微烦等外寒内热，表郁轻证之象。此类病证，由于表郁日久，邪轻证亦轻，邪微正亦微，故选用发汗轻剂，取小剂量的麻黄汤、桂枝汤、越婢汤进行组合，小发其汗，使表郁之邪随小汗外解。小汗轻解法临床广泛应用于各种表郁轻证的治疗，或邪气初结，病情轻浅；或失治误治，邪轻证轻，均可小发其汗。由于不能得小汗出，身必痒，此法还广泛应用于各种皮肤病的治疗，如过敏性荨麻疹、湿疹、神经性皮炎等属表郁轻证者，皆可应用。

病案举例

王玉玺医案：杨某，女，20岁，2007年12月15日初诊。自述昨天下午外出吃饭，食香菇、牛羊肉、炸黄花鱼等，于晚间6点多手足心处出现风团，发红，丘疹。现全身泛红，眼睑微肿，身畏寒，脉沉滑小数。诊为急性荨麻疹。

方用桂枝麻黄各半汤：桂枝15g，麻黄10g，杏仁10g，芍药15g，甘草10g，生姜6片，大枣6枚。

2剂后症状大减，斑退微痒，继服2剂痊愈，随访3个月未复发。

按　荨麻疹以皮肤瘙痒，突然出现疹块、风团，骤然发生，又迅速消退，愈后不留痕迹为特征。其病因病机多属体虚，风寒、风湿、风热等郁于肌肤皮腠，导致营卫不和而发，多与肺卫有关。本案患者突发皮疹，伴瘙痒、畏风寒，证属营卫不和，表郁轻证。桂枝麻黄各半汤应用麻黄汤与桂枝汤的配伍，小发其汗，能调和营卫，疏邪透表，使疹退痒止。

（十五）表里双解法

经典原文

（1）解表通里法

《金匮要略·腹满寒疝宿食病脉证治第十》 病腹满，发热十日，脉浮而数，饮食如故，厚朴七物汤主之。

（2）解表清里法

《金匮要略·水气病脉证并治第十四》 里水者，一身面目黄肿，其脉沉，小便不利，故令病水。假如小便自利，此亡津液，故令渴也，越婢加术汤主之。

《金匮要略·水气病脉证并治第十四》 风水恶风，一身悉肿，脉浮不渴，续自汗出，无大热，越婢汤主之。

《伤寒论》第 38 条 太阳中风，脉浮紧，发热恶寒，身疼痛，不汗出而烦躁者，大青龙汤主之。若脉微弱，汗出恶风者，不可服之，服之则厥逆，筋惕肉瞤，此为逆也。

《伤寒论》第 39 条 伤寒，脉浮缓，身不疼，但重，乍有轻时，无少阴证者，大青龙汤发之。

（3）解表温里法

《金匮要略·腹满寒疝宿食病脉证治第十》 寒疝腹中痛，逆冷，手足不仁，若身疼痛，灸刺诸药不能治，抵当乌头桂枝汤主之。

临床辨治

表里双解法是指采用表里同治的方法，解表同时兼以治里，根据表寒里实、表寒里热、表里俱寒分为解表通里法、解表清里法及解表温里法，适用于表里同病以表病为主或表里俱盛者。张仲景常将表里双解法用于治疗表寒兼里实的腹满病，表寒兼里热的水气病及太阳伤寒表实化热证；表里俱寒的寒疝病。其共同特点是表证未解，可见一系列发热、恶寒、脉浮等表证。兼内有积滞，可见腹满；兼里热，可见口渴、烦躁等症；兼里寒，可见腹中拘急疼痛、手足逆冷等。治疗上宜表里双解，治表多用麻黄汤或桂枝汤发汗解表，调和营卫；兼有里实积滞则加厚朴三物汤行气除满；兼有里热则加石膏内清郁热；兼有里寒，则加乌头，除痼冷、止疼痛。表里同治之法，一般发汗力较缓，以全身微微汗出为宜，伤寒表实化热之证以大青龙汤发之，由于发汗力量较强，若汗出过多，应及时以温粉扑之，防止过汗亡阳伤阴。

病案举例

黄某，女，62 岁，1988 年 10 月 27 日初诊，患者素有咳喘宿疾，感寒即发。此时值深秋，气温波动较大，感受外邪，复发咳喘。在某乡医院治疗 3 日，病无好转。症见恶寒，发热，无汗，背部酸胀，咳嗽气喘，痰黄稠，咽部紧束，痰鸣如水鸡声，倚息不能平卧，心烦口渴，纳减，大便数日未解，小便热。舌苔黄，脉浮数，体温 39℃。证属风寒外束，痰热内蕴，肺失宣降。治宜外散风寒，内清痰热。

方拟大青龙汤加减：麻黄 7g，桂枝 5g，生石膏（先煎）30g，杏仁 10g，鱼腥草 30g，苏子 10g，茯苓 10g，陈皮 10g，全瓜蒌 12g，甘草 5g。水煎服，日 1 剂。

服 3 剂，得汗热退，咳嗽气喘明显减轻，痰量渐少，大便亦通，守方加减。共服药 9 剂，诸症若失。

按　解表清里法适用于表证未除，又兼见里热证候。本案中患者由于感受风寒之邪，出现恶寒、发热、无汗等风寒表实之证，又因误治后，病程迁延，痰热内蕴，出现咳喘、痰黄稠、便结等化热之证，故予大青龙汤解表清里，外散风寒，内清郁热。由于本证痰热较甚，宜适当配伍瓜蒌、桑白皮、苏子等清热化痰、降气平喘之品。

（十六）汗法变法——自衄法

经典原文

《伤寒论》第 46 条　太阳病，脉浮紧，无汗，发热，身疼痛，八九日不解，表证仍在，此当发其汗。服药已微除，其人发烦，目瞑，剧者必衄，衄乃解。所以然者，阳气重故也。麻黄汤主之。

《伤寒论》第 47 条　太阳病，脉浮紧，发热，身无汗，自衄者愈。

《伤寒论》第 55 条　伤寒，脉浮紧，不发汗，因致衄者，麻黄汤主之。

临床辨治

自衄，又称“红汗”，自衄法是汗法的变法，感受风寒之邪，邪郁较盛，人体正气尚足的情况下，正气奋起抗邪，邪气自寻出路，损伤脉络，衄血从鼻而出。鼻为肺窍，肺主皮毛，汗血同源，邪不从汗解，即可从衄而解，与发汗所达到的效果一致。太阳病致衄血的前提条件是“无汗”，因无汗而致邪气不能外泄，阻遏于内，迫血妄行，故成衄血。临床上若患者衄血之后恶寒发热、身疼腰痛等症状减轻，脉静身凉，自觉舒畅，此时可不药而愈，即“衄以代汗”。若衄血之后，表证并未解除，似中医的“病重药轻”，表实不得解，查其证候，若脉证同前，仍可用麻黄汤发汗解表。正常情况下，从衄而解的出血量较少，多为点滴而出，若衄血量多，伴身热不退、心烦、舌质红绛、脉细数等，为热入营血之证，当随证施治，用清营凉血之法，不可待“衄乃解”，导致病情深重。

病案举例

樊某，男，5 岁，1987 年 5 月 7 日初诊。患儿恶寒，自欲盖被，发热无汗，流清涕 3 日，伴咳嗽无咯痰。今晨 2 时突然双鼻孔流出少量鲜血，其父急用湿冷毛巾外敷，血止。症见患儿精神佳，已无恶寒发热及流涕，咳嗽也显著减轻，纳食和二便均正常，舌淡红，苔薄白，脉浮滑。检查：双鼻孔鼻道无血迹血痂，通气好，余无异常，此患儿脉证平和，为病愈之兆，遵张仲景“自衄者愈”，未给服药，并嘱家长放心，果然不药而愈。

按　患者恶寒、发热、无汗，为典型的风寒表实之证。患儿突见鼻部出血，乃风寒邪气闭郁，正气奋起抗邪，邪正交争，邪气自寻出路，从衄而解。衄后患儿精神佳，发热恶寒症状解除，咳嗽减轻，脉证平和，乃邪气外解之征，故无须再服药。

三、汗法禁例

（一）血虚不可发汗

经典原文

《伤寒论》第85条　疮家，虽身疼痛，不可发汗，发汗则痓。

《伤寒论》第86条　衄家，不可发汗，汗出必额上陷脉急紧，直视不能眴，不得眠。

《伤寒论》第87条　亡血家，不可发汗，发汗则寒栗而振。

《伤寒论》第50条　脉浮紧者，法当身疼痛，宜以汗解之。假令尺中迟者，不可发汗。何以知然？以荣气不足，血少故也。

《金匮要略·惊悸吐衄下血胸满瘀血病脉证治第十六》　衄家不可汗，汗出必额上陷，脉紧急，直视不能眴，不得眠。

《金匮要略·惊悸吐衄下血胸满瘀血病脉证治第十六》　寸口脉弦而大，弦则为减，大则为芤，减则为寒，芤则为虚，寒虚相击，此名曰革，妇人则半产漏下，男子则亡血。亡血不可发其表，汗出即寒栗而振。

《金匮要略·痉湿暍病脉证治第二》　疮家，虽身疼痛，不可发汗，汗出则痉。

临床辨治

“衄家”，为长期鼻衄之人；“亡血家”，为长期失血之人；“疮家”，为久患疮疡之人，长期流脓淌血。衄家阴血不足，亡血家气血虚弱，疮家在血虚的同时还伴有热毒蕴结的病机。以上三者，不可发汗，是指血虚气弱之人慎用或禁用辛温发汗法。血汗同源，夺血者无汗，夺汗者无血，若强发其汗，势必更加损伤阴血，出现一系列变证。血不养筋，则出现额上陷脉急紧，筋脉拘急强直；血不养神，则出现不得眠；亡血阳虚，不能温煦，则出现寒栗而振。临床上血虚而兼表证，要根据实际情况，或以救里为主，或养血兼以解表，但应慎用麻黄等辛温发汗之品，可以酌情配合荆芥、防风之类辛平、微温疏风之品，其发汗力缓，养血的同时又能兼顾解表。

（二）里虚寒不可发汗

经典原文

《伤寒论》第89条　病人有寒，复发汗，胃中冷，必吐蛔。

《伤寒论》第49条　脉浮数者，法当汗出而愈，若下之，身重，心悸者，不可发汗，当自汗出乃解。所以然者，尺中脉微，此里虚，须表里实，津液自和，便自汗出愈。

《金匮要略·呕吐哕下利病脉证治第十七》　下利清谷，不可攻其表，汗出必胀满。

临床辨治

素体阳虚，中焦阳气不足，或误下之后损伤阳气，皆不可用辛温发汗法。脾胃阳气亏虚，若强发其汗，更伤阳气，导致胃中冷，胃寒气逆呕吐，若有蛔虫，则吐蛔。里虚寒下利清谷，不可攻其表，汗出脾阳更伤，升降失职，则生胀满。表证误下后致里虚寒，其表未解，不可再发汗，须待里气恢复，津液自和，阴津阳气自相和谐，表里和，邪无所客，不待发汗而邪随自汗出而愈。临床上阳虚兼有表证慎用麻黄汤等辛温取汗，可适当应用助阳发汗法，温经助阳发汗，代表方如麻黄附子细辛汤、桂枝加附子汤等。

（三）津伤不可发汗

经典原文

《伤寒论》第 83 条　咽喉干燥者，不可发汗。

《伤寒论》第 88 条　汗家重发汗，必恍惚心乱，小便已阴疼，与禹余粮丸。

《金匮要略·水气病脉证并治第十四》　太阳病，脉浮而紧，法当骨节疼痛，反不疼，身体反重而酸，其人不渴，汗出即愈，此为风水。恶寒者，此为极虚，发汗得之。渴而不恶寒者，此为皮水。身肿而冷，状如周痹，胸中窒，不能食，反聚痛，暮躁不得眠，此为黄汗，痛在骨节。咳而喘，不渴者，此为脾胀，其状如肿，发汗即愈。然诸病此者，渴而下利，小便数者，皆不可发汗。

临床辨治

咽喉为三阴所过之地，咽喉干燥多为阴亏津损所致。“汗家”，是平素多汗之人，无论自汗还是盗汗，汗出过多，都会引起津液亏虚。水气病，出现口渴下利、小便频数，说明体内津液已有损伤。以上三者，共同病机是津液耗伤，汗为阳气蒸化津液而成，临床上津伤要慎用辛温发汗法，若发汗太过，会造成阳虚津亏，阴阳两伤，心神恍惚等变证。津伤兼有表证，治疗应在养阴的基础上兼以解表，不能过用麻黄汤等辛温之剂。

（四）湿热不可发汗

经典原文

《伤寒论》第 84 条　淋家，不可发汗，汗出必便血。

《金匮要略·消渴小便不利淋病脉证并治第十三》　淋家不可发汗，发汗则必便血。

《温病条辨·上焦篇·湿温》　头痛恶寒，身重疼痛，舌白不渴，脉弦细而濡，面色淡黄，胸闷不饥，午后身热，状若阴虚，病难速已，名曰湿温。汗之则神昏耳聋，甚则目瞑不欲言。下之则洞泄，润之则病深不解，长夏深秋冬日同法，三仁汤主之。

临床辨治

“淋家”，为久患淋病之人。淋病的基本病机是湿热之邪侵袭下焦，久则阴伤。淋病兼夹外感，要慎用辛温发汗法，辛温有助热伤阴之弊，若强发之，则会引起阴伤热炽，迫血妄行，发生尿血等变证。湿温病属温病范畴，湿温初起，由于湿郁卫表，临床常表现为“头痛恶寒，身重疼痛”等症，这些症状很像伤寒表实证，然其病因是外感湿热之邪，其基本病机是湿热交蒸，故吴鞠通着重指出不能误认为是伤寒而误用辛温发汗的方法。辛温发汗，有助热伤阴之弊，如吴氏原注所言“湿随辛温发表之药蒸腾上逆，内蒙心窍则神昏，上蒙清窍则耳聋、目瞑、不言”，故湿温病禁汗。

（五）少阳不可发汗

经典原文

《伤寒论》第265条　伤寒，脉弦细，头痛发热者，属少阳。少阳不可发汗，发汗则谵语。此属胃，胃和则愈，胃不和，烦而悸。

临床辨治

病在少阳，非太阳表证，故禁汗。少阳病初起可出现头痛发热类似于太阳伤寒的表现，但其脉弦细，为津液亏虚，邪入少阳之象，故禁汗。少阳病的成因为“血弱气尽，腠理开，邪气因入，与正气相搏，结于胁下”。血弱气尽，腠理开，体表气血不足，津液亏虚，邪气内传，正邪交争，结于胁下，出现一系列往来寒热、胸胁苦满、嘿嘿不欲饮食之象。其邪不在表，且津液气血亏虚，虚人不可夺其汗，故不能用辛温发汗之法；若强发之，辛温有助热伤阴之弊，而出现谵语。张仲景创小柴胡汤扶正祛邪，后世称之为和解之法，临床治疗少阳病应以和法为基本大法，若兼表证，可在和法的基础上和解发汗，如柴胡桂枝汤。

（六）少阴不可发汗

经典原文

《伤寒论》第285条　少阴病，脉细沉数，病为在里，不可发汗。

《伤寒论》第286条　少阴病，脉微，不可发汗，亡阳故也，阳已虚，尺脉弱涩者，复不可下之。

临床辨治

少阴为病，属里属虚。少阴里证，禁用辛温发汗之法。脉细主虚，脉微主阳虚，脉沉主里，脉数亦主虚，为虚阳外越之象。此时当温阳救逆为急，切不可行辛温发汗之法，否则必致虚阳外脱，病情危急。少阴虽为里证，却是三阴之表，少阴病始得之，出现恶寒发热，其脉虽沉，可行辛温助阳发汗之法，微微汗出，方如麻黄附子细辛汤、麻黄附子甘草汤。

（七）发汗太过——误汗变证

经典原文

《伤寒论》第75条　未持脉时，病人手叉自冒心，师因教试令咳而不咳者，此必两耳聋无闻也，所以然者，以重发汗虚故如此。发汗后，饮水多，必喘；以水灌之，亦喘。

《伤寒论》第122条　病人脉数，数为热，当消谷引食，而反吐者，此以发汗，令阳气微，膈气虚，脉乃数也。数为客热。不能消谷，以胃中虚冷，故吐也。

《伤寒论》第142条　太阳与少阳并病，头项强痛，或眩冒，时如结胸，心下痞硬者，当刺大椎第一间、肺俞、肝俞，慎不可发汗；发汗则谵语，脉弦，五日谵语不止，当刺期门。

《伤寒论》第219条　三阳合病，腹满身重，难于转侧，口不仁面垢，谵语遗尿。发汗则谵语，下之则额上生汗，手足逆冷。若自汗出者，白虎汤主之。

《伤寒论》第211条　发汗多，重发汗者，亡其阳，谵语，脉短者死，脉自和者不死。

《伤寒论》第 335 条 伤寒一二日至四五日，厥者必发热，前热者后必厥，厥深者热亦深，厥微者热亦微。厥应下之，而反发汗者，必口伤烂赤。

临床辨治

《素问·阴阳别论》曰："阳加于阴，谓之汗。"一语道出了汗之来源。阳气蒸化津液而能汗出，汗的物质基础是人体之津液，汗出的动力是人身之阳气。发汗太过，损伤人体的阳气，损伤心阳，会出现心悸、耳聋，损伤膈间阳气，令胃阳亏虚，胃气上逆，会出现呕吐；若重发汗，则令阳气衰微，出现谵语神昏。发汗过多，损伤津液，张仲景以二阳并病、三阳合病为例，说明误汗之后损伤津液，津伤火炽热盛，热扰神明而出现谵语等症。阳热内郁所致的四肢厥冷，若误以为寒证，用辛温发汗，则会伤津助火，出现口伤烂赤等症。临床审证，应分清表里寒热，寒证方可用辛温发汗之法，反之，则应慎用或配伍选用，否则误汗伤津耗阳会引起一系列变证。

（八）火逆证——火法取汗变证

经典原文

《伤寒论》第 110 条 太阳病二日，反躁，反（凡）熨其背而大汗出，大热入胃，胃中水竭，躁烦，必发谵语；十余日，振栗，自下利者，此为欲解也。故其汗从腰以下不得汗，欲小便不得，反呕欲失溲，足下恶风，大便硬，小便当数而反不数，不多；大便已，头卓然而痛，其人足心必热，谷气下流故也。

《伤寒论》第 111 条 太阳病中风，以火劫发汗，邪风被火热，血气流溢，失其常度。两阳相熏灼，其身发黄，阳盛则欲衄，阴虚小便难，阴阳俱虚竭，身体则枯燥。但头汗出，剂颈而还，腹满微喘，口干咽烂，或不大便。久则谵语，甚者至哕，手足躁扰，捻衣摸床，小便利者，其人可治。

《伤寒论》第 112 条 伤寒脉浮，医以火迫劫之，亡阳，必惊狂，卧起不安者，桂枝去芍药加蜀漆牡蛎龙骨救逆汤主之。

《伤寒论》第 113 条 形作伤寒，其脉不弦紧而弱，弱者必渴，被火必谵语，弱者发热脉浮，解之，当汗出愈。

《伤寒论》第 114 条 太阳病，以火熏之，不得汗，其人必躁。到经不解，必清血，名为火邪。

《伤寒论》第 116 条 微数之脉，慎不可灸，因火为邪，则为烦逆，追虚逐实，血散脉中，火气虽微，内攻有力，焦骨伤筋，血难复也。脉浮，宜以汗解，用火灸之，邪无从出，因火而盛，病从腰以下，必重而痹，名火逆也。欲自解者，必当先烦，烦乃有汗而解，何以知之？脉浮，故知汗出解。

《伤寒论》第 117 条 烧针令其汗，针处被寒，核起而赤者，必发奔豚，气从少腹上冲心者，灸其核上各一壮，与桂枝加桂汤，更加桂二两也。

《伤寒论》第 200 条 阳明病，被火，额上微汗出而小便不利者，必发黄。

临床辨治

除药物取汗外，张仲景在书中描述了大量的火疗法及其引起的变证。可见，火疗法作为一种简便易行的治疗方法在东汉时期颇为盛行。火疗法主要包括温针法、烧针法、灸法、熏法、熨法等，以上诸法在使用的过程中，都能起到不同程度的发汗效果，但因其汗出程度难以控制，往往因为迫汗而造成诸多变证。使用火疗法而造成的变证，张仲景在原文中称为“火逆”。

火疗法作为汗法的变法，其适应证主要是寒证，火疗法是为迫汗而设，若使用不当，一方面会损伤人体的阴津阳气，另一方面会促使邪气化热入里，伤津动血，从而形成多种多样的变证。火疗法造成的变证主要表现在以下几个方面：①误火发黄：误火之后，火热内攻，影响肝胆疏泄，胆汁外溢，发为黄疸，成为火逆发黄证。②误火伤阳：汗为心之液，生于阴而出于阳，火疗法汗出过多，易伤心阳，心神被扰，出现《伤寒论》第112条、第117条原文中描述的惊狂、卧起不安等症。③误火动血：火热内攻，耗血动血，可出现各种出血证候，如《伤寒论》第111条“血气流溢”，《伤寒论》第114条“到经不解，必清血”，临床可表现为吐血、衄血、下血、便血等出血证候。④误火伤津化火：火热外逼，汗泄伤津，津伤化燥，火热入胃，胃中水竭，出现烦躁、大便燥结、口干咽烂，甚至火热扰神，出现谵语、手足躁扰、捻衣摸床等危重证候。

第二节 吐　　法

一、吐法的内涵及源流发展

吐法是指运用涌吐的方法，以排除宿食、痰湿、水饮、毒物等有形实邪，治疗宿食内停、痰饮内阻、湿热内蕴等中上焦邪实内阻的病证。

吐法作为一种因势利导的祛邪方法，在治疗某些特定疾病中起到了快捷、简便、速效的特殊效果。早在《黄帝内经》中就提出了因势利导的治疗原则——“其高者，因而越之”，病位在上者，有外出之势，当助邪外达，如吐法。《黄帝内经》同时还指出了吐法的用药配伍法则，“酸苦涌泄为阴”，虽未记载具体的方药，却开启了后世吐法方剂的组方思路。同一时期的《神农本草经》，记载了相关的涌吐药物，如常山、藜芦、瓜蒂等，并对其性味、应用方法等进行了探讨，为吐法的实践提供了用药依据。

东汉张仲景勤求古训，在《黄帝内经》《神农本草经》等经典著作的基础上，将吐法应用于临床实践，创制了瓜蒂汤、瓜蒂散等方剂，明确将吐法用于宿食、暍病、酒疸、呕吐等疾病的治疗，并提出吐法的禁忌证及吐后变证。隋代巢元方《诸病源候论》以吐法治疗“伤寒四日候”“伤寒取吐候”“伤寒心痞候”诸证。其后，唐代孙思邈《备急千金要方·卷第九伤寒上·宜吐第七》中记载用瓜蒂散、水导散、藜芦丸、酒胆方等治疗伤寒、时气、温病，还首次记载了以盐汤探吐的治法。

金元四大家善用吐法，尤其是攻邪派的张从正，临床治病主张用汗、吐、下三法，其对吐法的应用达到了炉火纯青的境界，备受后世医家推崇。在其代表作《儒门事亲》一书中，系统地总结了吐法的源流、适应病证、应用方法、救治禁忌等，书中所载医案近140个，单用吐法者占30%，吐下兼用者占40%，治疗病证计有宿食、酒积、寒热、痰饮等50种之多，并且多为疑难怪症。同时，张从正还在《儒门事亲·卷二·汗下吐三法该尽治病诠十三》中将中医传统吐法的内涵进一步延伸，指出吐法不仅指口中引而吐出者，还包括“如引涎、漉涎、嚏气、追泪、凡上行者，皆吐法也”，极大地丰富了吐法的内涵。

到了明清时期，吐法的应用更加规范，在前人的基础上进一步发展了吐法的内容，如明代张景岳顺应天地阳升阴降之规律，创立“引气达吐”法；清代程钟龄将吐法概括为“八法”之一，在《医学心悟》中有“论吐法”一节，系统论述了吐法的适应证、禁忌证及后世应用情况，尤其吐法之于“不可吐而又不得不吐”的病证，凸显了吐法“神化莫测之用”，更遑论“显然易见者”。

随着医学的发展，吐法逐渐被现代医学洗胃、吸痰所取代。但临床对吐法的研究却不断深入，吐法除了治疗机体上部的疾病，还被尝试应用于机体下部的疾病，如癃闭、下利等，取得了一定疗效。随着基础及临床研究的进展，吐法的理论及应用将得到进一步的丰富和补充。

二、吐法的分类及临床辨治

（一）涌吐宿食法

经典原文

《素问·阴阳应象大论》　其高者，因而越之。

《素问·至真要大论》　岐伯曰：辛甘发散为阳，酸苦涌泄为阴。

《素问·阴阳应象大论》　气味，辛甘发散为阳，酸苦涌泄为阴。

《金匮要略·腹满寒疝宿食病脉证治第十》　宿食在上脘，当吐之，宜瓜蒂散。

临床辨治

宿食停留在上脘，病位偏上，有上越之势，遵循《黄帝内经》“其高者，因而越之”的原则，采取吐法，方用瓜蒂散。瓜蒂散的组方即遵循了“酸苦涌泄为阴”的原则，瓜蒂味苦，赤小豆甘酸，酸苦相伍成涌吐之法，加淡豆豉清宣开郁。临床上宿食停滞部位偏上，有温温欲吐的表现，患者体质强盛，方可用吐法，并注意中病即止，以快吐为度而止。

病案举例

查正春医案：李某，女，50岁。平素体丰多痰，某日进食时与媳妇口角动怒，食后即觉食停上脘，胸膈满闷，闷甚则厥，昏不知事，四肢冰冷，三五日一发。数医无效，绵延20余日。诊时述心中欲吐而不得，烦躁，坐卧不安，饮食少进，舌红苔厚如积粉，脉两寸滑数。证属气郁化火夹痰湿，阻隔上脘，法当涌吐以祛实邪。

处方：瓜蒂10g，赤小豆10g，白矾10g，郁金10g，共研细末，分4包，每服一包。以栀子10枚煎汤送服，服2包，吐出宿食、痰涎两碗余，秽酸难闻，胸脘顿觉开朗，糜粥调养数日而安。

按 患者体丰多痰，在进食时与他人口角动怒，为肝郁化火、痰食阻滞之证，部位偏上，有欲吐之势，加之患者体质较为强盛，故因势利导，涌吐痰食。吐后以糜粥调养。

（二）涌吐痰饮（涎）法

经典原文

《伤寒论》第141条 白散方：桔梗三分，巴豆一分去皮心，熬黑，研如脂，贝母三分。上三味为散，内巴豆，更于臼中杵之，以白饮和服。强人半钱匕，羸者减之。病在膈上必吐，在膈下必利。不利，进热粥一杯；利过不止，进冷粥一杯。身热皮粟不解，欲引衣自覆，若以水潠之、洗之，益令热却不得出，当汗而不汗则烦。假令汗出已，腹中痛，与芍药三两如上法。

《伤寒论》第166条 病如桂枝证，头不痛，项不强，寸脉微浮，胸中痞硬，气上冲喉咽不得息者，此为胸有寒也，当吐之，宜瓜蒂散。

《伤寒论》第324条 少阴病，饮食入口则吐，心中温温欲吐，复不能吐。始得之，手足寒，脉弦迟者，此胸中实，不可下也，当吐之。若膈上有寒饮，干呕者，不可吐也，当温之，宜四逆汤。

《伤寒论》第355条 病人手足厥冷，脉乍紧者，邪结在胸中；心下满而烦，饥不能食者，病在胸中；当须吐之，宜瓜蒂散。

《金匮要略·痉湿暍病脉证第二》 太阳中暍，身热疼重，而脉微弱，此以夏月伤冷水，水行皮中所致也，一物瓜蒂汤主之。

临床辨治

痰涎、水饮等有形实邪阻滞胸膈，或夏月伤暑，贪凉饮冷，水饮郁遏在皮肤中，均可用吐法，呕吐痰饮实邪。临床上此类患者病变部位偏上，表现为胸膈满闷、心烦、心中温温欲吐、欲吐而不能吐，气有上冲之势，用吐法涌吐痰涎，以瓜蒂散、瓜蒂汤为代表方剂。此法适用于痰饮水湿等邪气阻滞胸膈。除张仲景书中所描述的少阴病、厥阴病、暍病等邪结在胸中的病证外，后世常用于治疗痰涎阻滞心胸，病位在上所致之突然昏仆、口噤难言、癫狂等神志病；痰浊上蒙清窍所致的眩晕、突发性耳聋等；或积饮滞痰，横阻胸膈所致之胸胁痞满、欲吐不吐、怔忡、头目昏痛、善忘等病证；还可用于治疗实邪阻滞胸脘，导致呼吸不利，梗阻难言，或误食毒物毒药等。

病案举例

张从正医案：一妇人，心下脐上结硬如斗，按之如石，人皆作病胎，针灸毒药，祷祈无数，如捕风然。一日，戴人见之曰：此寒痰。诊其两手，寸脉皆沉，非寒痰而何？以瓜蒂散吐之，连吐六七升，其块立消过半。俟数日后再吐之，其涎沫类鸡黄，腥臭特殊，二三升。凡如此者三。后以人参调中汤、五苓散调之，腹已平矣。

按 患者素有寒痰，脐腹硬满，先以瓜蒂散吐之治其标，吐后注意调护，并以人参调中汤护其本、五苓散祛其饮。

（三）涌吐退黄法

经典原文

《金匮要略·黄疸病脉证并治第十五》 酒黄疸者，或无热，靖言了了，腹满欲吐，鼻燥，其脉浮者，先吐之，沉弦者，先下之。

《金匮要略·黄疸病脉证并治第十五》 酒疸，心中热，欲呕者，吐之愈。

《金匮要略·黄疸病脉证并治第十五》 附方：瓜蒂汤：治诸黄。

临床辨治

酒疸是由于湿热内蕴所致，若病变表现偏于中上部，湿热伤中，胃失和降，出现腹满欲吐、心中热、鼻燥、脉浮等症状，病势趋于上，当因势利导，用吐法治疗。通过呕吐，湿热之邪从上排出，故能起到除湿退黄的效果。用吐法治疗黄疸适用于疾病初起，湿热阻滞胃脘，邪实阻滞部位偏上，体质强盛的患者。黄疸治疗的常规思路在于辨湿热之轻重，以及兼夹瘀血的情况，采取清热除湿退黄、活血逐瘀等治疗方法。

病案举例

葛洪医案：初唯觉四肢沉沉不快，须臾见眼中黄渐至面黄，及举身皆黄，急令溺白纸。纸即如檗染者，此热毒已入内，急治之，若初觉便作瓜蒂赤豆散，吹鼻中，鼻中黄汁出数升者，多差。

按 吐法治疗黄疸，多为黄疸发病初期，证属阳黄范畴。病机为湿热内阻，部位偏上，通过呕吐以促进湿热外排。本案述证简，以吐法治，当兼有脉浮欲吐等症，说明病机为水饮郁热在膈上。瓜蒂为涌吐药，古方治黄疸或作散，或吹鼻，皆以取黄水为效。另，吐法非黄疸治疗的常法，若吐后无效，需结合其他治法，或清法，或下法，或利法等。

三、禁吐法及吐法使用注意事项

经典原文

《伤寒论》第120条 太阳病，当恶寒发热，今自汗出，反不恶寒发热，关上脉细数者，以医吐之过也。一二日吐之者，腹中饥，口不能食，三四日吐之者，不喜糜粥，欲食冷食，朝食暮吐，以医吐之所致也，此为小逆。

《伤寒论》第121条 太阳病吐之，但太阳病当恶寒，今反不恶寒，不欲近衣，此为吐之内烦也。

《伤寒论》第264条 少阳中风，两耳无所闻，目赤，胸中满而烦者，不可吐下，吐下则悸而惊。

《伤寒论》第324条 少阴病，饮食入口则吐，心中温温欲吐，复不能吐，始得之，手足寒，脉弦迟者，此胸中实，不可下也，当吐之。若膈上有寒饮，干呕者，不可吐也，当温之，宜四逆汤。

临床辨治

吐法是一种攻逐邪实的方法，临床有其适用范围，若误吐，会耗气伤津，引起一系列变证。少阳中风，出现胸中满而烦，若以为实邪阻滞胸膈，误用吐法，耗伤正气，则出现惊悸等胆气内虚的表现。少阴阳虚，寒饮内生，出现干呕欲吐等症，当以温阳散寒饮为急，不可用吐法，其症状虽与寒饮阻滞胸膈相同，但病机完全相反，前者为少阴阳虚饮停，后者为寒饮实邪阻滞，一温一吐，治法截然不同，不可误用。太阳表证，当用发汗解表法，若误用吐法，吐法有宣散发越之功，借吐得汗，则不恶寒发热，然误吐之后一则损伤脾胃之气，导致脾胃内虚，出现不能食、朝食暮吐等症；二则损伤津液，导致虚热内生，出现烦躁等症。

吐法是攻邪之法，属治标之法，一般用于急症。吐法作用迅猛，易伤正气，故临床使用吐法应严格掌握适应证，不可妄吐。吐法的使用应注意以下几点：①体质虚弱者慎用：吐法多用于实邪壅塞、病情急剧的患者。除误食毒物需急用吐法外，其余正气亏虚夹邪实阻滞、年老体弱、妊娠、产后、久病等均应慎用或禁用。②中病即止：吐法虽有确切疗效，但刺激性较强，易伤正气。对于邪实阻滞，部位偏上，正气尚足者，使用吐法应注意中病即止，不可尽剂，以防损伤正气。③注意吐后调摄：吐法最易耗伤气津，损伤脾胃，吐后要注意顾护胃气，补充津液，可稍饮温水，或以米粥调养，禁食硬冷油腻之物，待胃气津液恢复之后才可正常饮食。

第三节 下 法

一、下法的内涵及源流发展

下法属于八法之一，是指通过运用泻下、通便、攻逐、荡涤等方法，应用具有攻下作用的药物，将体内的宿食、燥屎、积滞、痰饮、瘀血等有形实邪通过大便及下血排出体外的一种方法。下法具有攻下热实、泻下导滞、泻下和胃、攻下逐水、泻下逐瘀、通腑退黄、泻下排脓、清净恶露、急下存阴等作用，适用于邪实结聚的病证。

关于下法理论的记载最早见于《黄帝内经》。《素问·阴阳应象大论》曰“其下者，引而竭之”“中满者泻之于内……其实者散而泻之”；《素问·至真要大论》曰“留者攻之”等相关论述具体阐述了下法的使用原则。《素问·热论》曰“其满三日者，可泄而已”，阐述了下法的使用时机。这些论述均为下法提出了理论基础，对指导后世实践有重要意义。

东汉张仲景在继承《黄帝内经》下法理论的基础上，进行积极实践，创制一系列下法方剂，泻下方多达30余首，广泛应用于阳明腑实、腹满、腹痛、宿食、痉病、下利、妇人病、产后胃实、肠痈、黄疸、痰饮、眩晕等疾病的治疗。张仲景论述的下法种类丰富，根据疾病的不同病机采取不同下法，如阳明腑实用攻下热实的三承气汤，寒实积滞用温阳导滞的大黄附子汤，水饮内停用攻下逐水的十枣汤、大陷胸汤，瘀热互结用攻下逐瘀的桃核承气汤、抵当汤，脾约津伤用润肠通便的麻子仁丸等。并根据泻下性质及轻重的不同，分为寒下、温下、润下、峻下、缓下等不同法则。张仲景从阴阳、脏腑、经络、疾病阶段等各方面，针对各种应下之症的不同病机，处方用药，理法方药一线贯通，其下法的使用原则及具体方剂成为后世辨治的典范，迄今仍在临床上广泛应用。

金元时期，是下法理论与临床发展与创新的时期。金元四大家刘完素倡导火热论，临床治疗疾病善用寒凉攻下法。张子和倡导攻邪论，临床治疗善用“汗、吐、下”三法，代表作《儒门事亲》中列举泻下药30种，自拟攻下之方33首，分别采用寒下、凉下、温下、热下、调中攻下之剂，具备“通便、逐水、泻实、下积”等不同功效的方剂322首。张子和丰富了下法的理论体系，将泻下的作用提高到疏通气血、推陈致新、祛邪扶正的层面上，认为下法能达到“陈莝去而肠胃洁，癥瘕尽而营卫昌”的目的。并认为下法不局限于泻下通便，凡具有下行作用的催生、下乳、磨积、逐水、泄气等方法都属下法，并指出“大积大聚，大病大秘，大涸大坚，下药乃补药也”，扩大了下法的应用范围和临床的实际作用。

明清时期是下法理论与临床应用不断充实的时期。清代温病学家冲破了以往下法适应证中“必待燥屎”“腹症悉具”等条文的束缚，提出通下需以祛邪为第一要义，扩展了下法在外感热病中的应用。如吴又可在《温疫论》中明确指出“承气本为逐邪而设，非专为结粪而设”，对攻下法的使用提出“勿拘下不厌迟”“邪未尽可频下”等理论。吴鞠通的《温病条辨》继承了《伤寒论》中大承气汤、小承气汤及调胃承气汤的运用方法，创立了一系列以承气汤为基础的类方，以 11 个承气汤类方为代表的温病承气下法继承了《伤寒论》的理论精神，在扶正祛邪、护固津液等方面有了深入的阐述，“留得一分津液，便有一分生机”，体现了温病学派在治疗中无不以救阴为关键。

下法作为中医治疗疾病的一个重要法则，广泛应用于现代中医的科研与实践中。现代药理研究证实，下法能增强胃肠道推进功能，改善胆道运动功能，促进机体新陈代谢，改善微循环，抑菌抗菌，尤其是应激状态下的重要器官的保护作用，以及利尿、抗肿瘤等作用。除了常规疾病的治疗，还多用于一些急症、疑难病症的论治，用之得当，效如桴鼓。

二、下法的分类及临床辨治

（一）寒下法

经典原文

《素问·阴阳应象大论》　中满者泻之于内……其实者散而泻之。

《素问·至真要大论》　留者攻之、热者寒之。

临床辨治

寒下法是指应用苦寒攻下的药物，治疗实热内结的病证。伤寒热入阳明，化燥成实；温病热入中焦，邪热与积滞互结；宿食内停，腹满疼痛，热结旁流等均可用此法治疗。用寒下法一般以痞、满、燥、实证为依据。痞，指胃脘痞闷；满，指脘腹胀满、心烦等；燥，主要指大便干结难解、口舌干燥；实，多以实证为主，表现为疼痛拒按等。具有寒下作用的小承气汤、大承气汤、调胃承气汤是阳明病的主要方剂。

阳明病三承气汤证的病理因素主要有两重：热与实。热象把握主要是热度的高低和神志烦躁类，实象把握主要是邪实结聚导致的有形之象，如腹满、腹痛、不大便、喘冒、水肿等类。小承气汤实与热俱轻；大承气汤实重热重；调胃承气汤实轻热重。一般来讲，阳明病大承气汤证热烦较重，腹胀满痛、不大便等明显，比小承气汤证严重得多；调胃承气汤热烦甚重，也比大承气汤证要严重些，症可见蒸蒸发热、烦躁谵语，因热导致的腹胀满，而这是继发的，故不需要用理气破结消痞的厚朴和枳实。单从腹部症状来看，大承气汤证表现比调胃承气汤证要痛苦许多。

小承气汤证实与热俱轻，故攻下用大黄就够了。大承气汤证实重热也较重，大黄力不足，加芒硝三合，并加大枳实、厚朴行气破结消痞之力。调胃承气汤证热甚重，重用芒硝五合顿服以泻热，其实为继发性的，故本方不用枳实、厚朴，热去气自通。需要注意的是，在承气汤中，攻下能力的强弱取决于芒硝的剂量。按照《伤寒论》阳明病的三承气汤剂量和服法来看，调胃承气汤的攻下力量最强，小承气汤最弱，处于中间位置的大承气汤兼顾热与实两个方面，决定了其作用的广泛性，故在《伤寒论》中大承气汤证的条文也最多，适用范围也最广，并非一般教科书说的张仲景慎用攻下。当然，大承气汤方中增加芒硝的剂量，其泻下之力也不输调胃承气汤，实际临证时，可以通过调节芒硝的剂量来控制泻下的程度。

由于阳明大承气汤证腹部实证非常典型，不管是阳明热证还是其他内伤杂证，大凡有明显的腹部实证，多倾向于选用大承气汤，如阳明三急下证。需要强调的是，阳明实热结聚较重时，大承气汤为通用方和首选方。但其他疾病，尤其是内伤杂症，没有明显的热象，而腹部症状明显如腹胀满、腹痛、喘促、大便不通，甚至有严重的腹水、双下肢浮肿时，也可以用大承气汤来通腑泻实。

阳明病用承气汤治疗，这是通识，反过来，用承气汤治疗的病证可能并非阳明病，内伤杂症也广泛可用。《伤寒论》中的关于大承气汤的内容非常多，张仲景并非强调慎用攻下，而是讲大承气汤的适用范围非常广。临床对于急腹症，如急性肠梗阻、急性胰腺炎、急性胆囊炎、胆石症、急性阑尾炎等出现痞满燥实证者，皆可以本法治之。苦寒攻下易损伤正气，临床中病即止，对无明显实热病机，表证未除，体质虚弱者应慎用。

1. 攻下热实法

经典原文

《伤寒论》第 215 条　阳明病，谵语有潮热，反不能食者，胃中必有燥屎五六枚也；若能食者，但硬耳。宜大承气汤下之。

《伤寒论》第 238 条　阳明病，下之，心中懊憹而烦，胃中有燥屎者，可攻。腹微满，初头硬，后必溏，不可攻之。若有燥屎者，宜大承气汤。

《伤寒论》第 241 条　大下后，六七日不大便，烦不解，腹满痛者，此有燥屎也。所以然者，本有宿食故也。宜大承气汤。

《伤寒论》第 242 条　病人小便不利，大便乍难乍易，时有微热，喘冒不能卧者，有燥屎也，宜大承气汤。

《伤寒论》第 212 条　伤寒，若吐、若下后，不解，不大便五六日，上至十余日，日晡所发潮热，不恶寒，独语如见鬼状。若剧者，发则不识人，循衣摸床，惕而不安，微喘直视，脉弦者生，涩者死。微者，但发热谵语者，大承气汤主之。若一服利，则止后服。

《伤寒论》第 217 条 汗出谵语者，以有燥屎在胃中，此为风也。须下者，过经乃可下之。下之若早，语言必乱，以表虚里实故也。下之愈，宜大承气汤。

《伤寒论》第 220 条 二阳并病，太阳证罢，但发潮热，手足漐漐汗出，大便难而谵语者，下之则愈，宜大承气汤。

《伤寒论》第 251 条 得病二三日，脉弱，无太阳、柴胡证，烦躁，心下硬。至四五日，虽能食，以小承气汤，少少与，微和之，令小安，至六日，与承气汤一升。若不大便六七日，小便少者，虽不受食，但初头硬，后必溏，未定成硬，攻之必溏；须小便利，屎定硬，乃可攻之，宜大承气汤。

《伤寒论》第 252 条 伤寒六七日，目中不了了，睛不和，无表里证，大便难，身微热者，此为实也，急下之，宜大承气汤。

《伤寒论》第 253 条 阳明病，发热汗多者，急下之，宜大承气汤。

《伤寒论》第 254 条 发汗不解，腹满痛者，急下之，宜大承气汤。

《伤寒论》第 255 条 腹满不减，减不足言，当下之，宜大承气汤。

《伤寒论》第 256 条 阳明少阳合病，必下利，其脉不负者，为顺也。负者，失也，互相克贼，名为负也。脉滑而数者，有宿食也，当下之，宜大承气汤。

《伤寒论》第 208 条 阳明病，脉迟，虽汗出不恶寒者，其身必重，短气腹满而喘，有潮热者，此外欲解，可攻里也。手足濈然汗出者，此大便已硬也，大承气汤主之；若汗多，微发热恶寒者，外未解也，其热不潮，未可与承气汤；若腹大满不通者，可与小承气汤，微和胃气，勿令至大泄下。

《伤寒论》第 209 条 阳明病，潮热，大便微硬者，可与大承气汤，不硬者不可与之。若不大便六七日，恐有燥屎，欲知之法，少与小承气汤，汤入腹中，转矢气者，此有燥屎也，乃可攻之。若不转矢气者，此但初头硬，后必溏，不可攻之，攻之必胀满不能食也。欲饮水者，与水则哕。其后发热者，必大便复硬而少也，以小承气汤和之。不转矢气者，慎不可攻也。

《伤寒论》第 240 条 病人烦热，汗出则解，又如疟状，日晡所发热者，属阳明也。脉实者，宜下之；脉浮虚者，宜发汗。下之与大承气汤，发汗宜桂枝汤。

《伤寒论》第 320 条 少阴病，得之二三日，口燥咽干者，急下之，宜大承气汤。

《伤寒论》第 321 条 少阴病，自利清水，色纯青，心下必痛，口干燥者，可下之，宜大承气汤。

《伤寒论》第 322 条 少阴病，六七日，腹胀不大便者，急下之，宜大承气汤。

《金匮要略·痉湿暍病脉证第二》 痉为病，胸满口噤，卧不着席，脚挛急，必齘齿，可与大承气汤。

《金匮要略·腹满寒疝宿食病脉证治第十》 腹满不减，减不足言，当须下之，宜大承气汤。

《金匮要略·腹满寒疝宿食病脉证治第十》 问曰：人病有宿食，何以别之？师曰：寸口脉浮而大，按之反涩，尺中亦微而涩，故知有宿食，大承气汤主之。

《金匮要略·腹满寒疝宿食病脉证治第十》 脉数而滑者，实也，此有宿食，下之愈，宜大承气汤。

《金匮要略·腹满寒疝宿食病脉证治第十》 下利不饮食者，有宿食也，当下之，宜大承气汤。

《金匮要略·呕吐哕下利病脉证治第十七》 下利，三部脉皆平，按之心下坚者，急下之，宜大承气汤。

《金匮要略·呕吐哕下利病脉证治第十七》 下利，脉迟而滑者，实也，利未欲止，急下之，宜大承气汤。

《金匮要略·呕吐哕下利病脉证治第十七》 下利，脉反滑者，当有所去，下乃愈，宜大承气汤。

《金匮要略·呕吐哕下利病脉证治第十七》 下利已差，至其年月日时复发者，以病不尽故也，当下之，宜大承气汤。

《金匮要略·妇人产后病脉证治第二十一》 病解能食，七八日更发热者，此为胃实，大承气汤主之。

《金匮要略·妇人产后病脉证治第二十一》 产后七八日，无太阳证，少腹坚痛，此恶露不尽，不大便，烦躁发热，切脉微实，再倍发热，日晡时烦躁者，不食，食则谵语，至夜即愈，宜大承气汤主之。热在里，结在膀胱也。

《温病条辨·中焦篇》 面目俱赤，语声重浊，呼吸俱粗，大便闭，小便涩，舌苔老黄，甚则黑有芒刺，但恶热，不恶寒，日晡益甚者，传至中焦，阳明温病也。脉浮洪躁甚者，白虎汤主之；脉沉数有力，甚则脉体反小而实者，大承气汤主之。暑温、湿温、温疟，不在此例。

《温病条辨·中焦篇》 阳明温病，面目俱赤，肢厥，甚则通体皆厥，不瘛疭，但神昏，不大便，七、八日以外，小便赤，脉沉伏，或并脉亦厥，胸腹满坚，甚则拒按，喜凉饮者，大承气汤主之。

《温病条辨·中焦篇》 温病三焦俱急，大热大渴，舌燥，脉不浮而躁甚，舌色金黄，痰涎壅甚，不可单行承气者，承气合小陷胸汤主之。

临床辨治

大承气汤是攻下热实的第一方，适用于阳明腑实重证，宿食在里化燥化热，阳明痉病，腹满疼痛，热结旁流下利，产后胃实，温病热入中焦，实热积滞内结，以及津液欲竭，需急下存阴者，临证时要重点把握其热与实两个方面。实邪积滞内结临床主要表现为腹满疼痛、拒按，大便干结难解，或下利纯清，气味臭秽；热邪为患临床主要表现为日晡潮热、心烦，甚至出现谵语、不识人、循衣摸床、惕而不安、口舌干燥等，舌质红、舌苔老黄甚则黑有芒刺，脉沉数有力，甚则脉体反小而实。临床上阳明热证应用大承气汤的指征是痞、满、燥、实、热俱见。而杂证并不强调热邪为患，以邪实结聚类症状为主，如痞、满、闭、肿、喘等。

大承气汤是寒下法的代表方，方中大黄苦寒降泄，秉将军之势，荡涤肠胃，泻热祛实；芒硝咸寒，软坚散结，釜底抽薪；厚朴辛苦温，下气除满；枳实辛苦寒，行气消胀。《黄帝内经》曰“火淫于内，治以咸冷”“热淫于内，治以咸寒”，诸药相伍，苦以降泄，寒以清热，咸以软坚，辛以行气，苦辛咸寒并用，共奏泻热导滞，峻下热结之功。

病案举例

姜春华医案：苏某，男，78岁。主诉：上腹部剧烈疼痛持续不退，恶心呕吐，发热（体温 38.8℃）。血常规：白细胞 16×10^9/L，中性粒细胞 0.88。血淀粉酶 512U/L。诊断为急性胰腺炎。诊查：脘腹满痛拒按，得呕而满痛不减，发热口渴，大便秘结，口臭，小溲短赤，舌苔黄厚，质红，脉弦紧滑。辨证：证属脾胃积滞，腑气内闭。病起伤于饮食。虽年逾古稀，痞满燥实俱全，治宜苦寒通泄，截祛邪实为急。

处以大承气汤化裁：生大黄 9g，枳实 9g，厚朴 9g，大腹皮 6g，藿梗、苏梗各 9g，黄芩 9g，黄连 6g，元明粉（冲）6g，槟榔 4g，生甘草 3g，旋覆花（包）9g。

服药 2 剂，泻下垢便甚多，脘腹满痛顿松，呕吐亦止，体温下降至 37℃。原方生大黄改为 6g，去元明粉，继服 3 剂而愈。复查血常规及血淀粉酶均恢复正常。

按　大承气汤是攻下热实的第一方，患者虽年逾古稀，但痞满燥实俱全，有是证即用是药。姜老大胆应用大承气汤攻下里实，快速截断邪热，祛其腑实。在大承气汤基础上加大腹皮、槟榔宽中行气，藿梗、苏梗化湿行气和胃，黄芩、黄连清热燥湿，旋覆花疏肝和络以止痛。诸药合用，使湿热积滞得除。由于大承气汤攻逐力量较强，故服药时应注意密切观察病情，服药 2 剂后，病情好转，减轻攻下力量，继服 3 剂而愈。

2. 泻下导滞法

经典原文

《伤寒论》第 213 条　阳明病，其人多汗，以津液外出，胃中燥，大便必硬，硬则谵语，小承气汤主之。若一服谵语止者，更莫复服。

《伤寒论》第 214 条　阳明病，谵语发潮热，脉滑而疾者，小承气汤主之。因与承气汤一升，腹中转气者，更服一升；若不转气者，勿更与之。明日又不大便，脉反微涩者，里虚也，为难治，不可更与承气汤也。

《伤寒论》第 250 条　太阳病，若吐若下若发汗后，微烦，小便数，大便因硬者，与小承气汤和之愈。

《伤寒论》第 251 条　得病二三日，脉弱，无太阳、柴胡证，烦躁，心下硬。至四五日，虽能食，以小承气汤，少少与，微和之，令小安，至六日，与承气汤一升。若不大便六七日，小便少者，虽不受食，但初头硬，后必溏，未定成硬，攻之必溏；须小便利，屎定硬，乃可攻之，宜大承气汤。

《伤寒论》第 208 条　阳明病，脉迟，虽汗出不恶寒者，其身必重，短气腹满而喘，有潮热者，此外欲解，可攻里也。手足濈然汗出者，此大便已硬也，大承气汤主之；若汗多，微发热恶寒者，外未解也，其热不潮，未可与承气汤；若腹大满不通者，可与小承气汤，微和胃气，勿令至大泄下。

《伤寒论》第 209 条　阳明病，潮热，大便微硬者，可与大承气汤，不硬者不可与之。若不大便六七日，恐有燥屎，欲知之法，少与小承气汤，汤入腹中，转矢气者，此有燥屎也，乃可攻之。若不转矢气者，此但初头硬，后必溏，不可攻之，攻之必胀满不能食也。欲饮水者，与水则哕。其后发热者，必大便复硬而少也，以小承气汤和之。不转矢气者，慎不可攻也。

《伤寒论》第 374 条　下利谵语者，有燥屎也，宜小承气汤。

《金匮要略·呕吐哕下利病脉证治第十七》　下利谵语者，有燥屎也，小承气汤主之。

《温病条辨·中焦篇》　阳明温病，诸证悉有而微，脉不浮者，小承气汤微和之。

《温病条辨·中焦篇》 阳明温病，汗多谵语，舌苔老黄而干者，宜小承气汤。

《温病条辨·中焦篇》 阳明温病，下利谵语，阳明脉实，或滑疾者，小承气汤主之；脉不实者，牛黄丸主之，紫雪丹亦主之。

《温病条辨·中焦篇》 阳明暑温，湿气已化，热结独存，口燥咽干，渴欲饮水，面目俱赤，舌燥黄，脉沉实者，小承气汤各等分下之。

临床辨治

泻下导滞法适用于实热内结，腑气不通的病证，如阳明腑实、下利、阳明温病、暑温等，其病机与大承气汤相似，但病情较轻。就攻下力量相对于大承气汤峻下而言，小承气汤属于轻下。

毫无疑问，小承气汤证比大承气证要轻得多，无论是热象还是实象。它是一个基础用方，是攻下的基础方，也是用来组合加减的基础方，如适当调整后的厚朴七物汤、大柴胡汤和麻子仁丸等。

小承气汤证根据临证情况，可调整药物用量，如“痛而闭者”的厚朴三物汤（大黄三两，厚朴八两，枳实五枚）。“支饮胸满者”的厚朴大黄汤（大黄六两，厚朴一尺，枳实四枚）等，主要用来增强导滞行气的能力。

由于小承气汤的攻下作用较和缓，当临床无法判断实热内结程度时，可行试探疗法，先予小承气汤试探燥屎结成与否，已成则以大承气汤治之。若大承气汤下后邪热复聚，一下未尽，可以再下，但不宜峻下，予小承气汤通便轻下即可。

病案举例

曹颖甫医案：史左，阙上痛，胃中气机不顺，前医投“平胃散”不应，当必有停滞之宿食，纳谷日减，殆以此也，拟小承气汤以和之。

生川军三钱（后入）　中川朴二钱　枳实四钱

服此应手。

按　与大承气汤相比，小承气汤的攻下力量较弱，适用于痞满燥实俱见而较轻者。患者以腹痛为主症，纳谷日减，为宿食停滞之象，投“平胃散”不应，乃病机不符之故，以小承气汤微和之而愈。

3. 泻热和胃法

经典原文

《伤寒论》第70条　发汗后恶寒者，虚故也。不恶寒，但热者，实也，当和胃气，与调胃承气汤。

《伤寒论》第29条　伤寒脉浮，自汗出，小便数，心烦，微恶寒，脚挛急，反与桂枝欲攻其表，此误也。得之便厥，咽中干，烦躁，吐逆者，作甘草干姜汤与之，以复其阳；若厥愈足温者，更作芍药甘草汤与之，其脚即伸；若胃气不和，谵语者，少与调胃承气汤；若重发汗，复加烧针者，四逆汤主之。

《伤寒论》第94条　太阳病未解，脉阴阳俱停，必先振栗汗出而解。但阳脉微者，先汗出而解，但阴脉微者，下之而解。若欲下之，宜调胃承气汤。

《伤寒论》第105条　伤寒十三日，过经谵语者，以有热也，当以汤下之。若小便利者，大便当硬，而反下利，脉调和者，知医以丸药下之，非其治也。若自下利者，脉当微厥，今反和者，此为内实也，调胃承气汤主之。

《伤寒论》第123条　太阳病，过经十余日，心下温温欲吐，而胸中痛，大便反溏，腹微满，郁郁微烦。先此时自极吐下者，与调胃承气汤。若不尔者，不可与。但欲呕，胸中痛，微溏者，此非柴胡汤证，以呕故知极吐下也。调胃承气汤。

《伤寒论》第207条　阳明病，不吐不下，心烦者，可与调胃承气汤。

《伤寒论》第248条　太阳病三日，发汗不解，蒸蒸发热者，属胃也，调胃承气汤主之。

《伤寒论》第249条　伤寒吐后，腹胀满者，与调胃承气汤。

《温病条辨·中焦篇》　阳明温病，无汗，小便不利，谵语者，先与牛黄丸；不大便，再与调胃承气汤。

《温病条辨·中焦篇》　阳明温病，纯利稀水无粪者，谓之热结旁流，调胃承气汤主之。

《温病条辨·中焦篇》　阳明温病，无上焦证，数日不大便，当下之，若其人阴素虚，不可行承气者，增液汤主之。服增液汤已，周十二时观之，若大便不下者，合调胃承气汤微和之。

《温病条辨·中焦篇》　斑疹阳明证悉具，外出不快，内壅特甚者，调胃承气汤微和之，得通则已，不可令大泄，大泄则内陷。

临床辨治

泻热和胃法适用于燥热偏盛，腑实初结或经误治之后，伤津化燥成实，损伤胃气的病证。由于腑实初结，燥热未极，故临床表现较轻微，可见心烦口渴、蒸蒸发热等，一般较少出现潮热、谵语等重证。治疗上重在泻热和胃，以大黄为君药，苦寒清热泻下，芒硝软坚散结，甘草扶正安中，并可缓和泻下之势。因此临床上燥热初结的患者多用之，或太阳病发汗过多，伤津化燥成实；或汗下误治之后，邪热内结，损伤胃气；误治之后，由虚而来，燥热虽结，亦不可攻下太过，不可令大泄，故言“当和胃气”，予调胃承气汤微和之。

《伤寒论》中典型阳明腑实证的调胃承气汤条文为207条、248条、249条三条。以蒸蒸高热、心烦谵语为主，至于其腹胀满则为高热后的继发症状，是次要的，故调胃承气汤中不需要行气消满除痞的药物。临床和实验研究表明，承气汤攻下能力的强弱取决于芒硝的剂量，不能抛开剂量来谈论三承气汤。调胃承气汤有两种服法：少少温服和顿服。典型阳明腑实证的调胃承气汤中芒硝半升，即五合、100ml，要顿服，其泻下作用是相当强烈的，而大承气汤中的芒硝只有三合、60ml，分两次服。可以想见，顿服的调胃承气汤的泻下能力比大承气汤要强得多；而少少温服的目的就在于泻下和胃。实际临证时，可以通过调节芒硝的剂量控制泻下的程度，大承气汤也能达到调胃承气汤攻下的力度。

病案举例

曹颖甫医案：沈宝宝，上巳日。病延四十余日，大便不通，口燥渴，此即阳明主中土，无所复传之明证。前日经用泻叶下后，大便先硬后溏，稍稍安睡，此即病之转机。下后，腹中尚痛，余滞未清，脉仍滑数，宜调胃承气汤小和之。

生川军（后入）二钱　甘草三钱　芒硝（冲）一钱

按 患儿病程迁延日久，大便不通，经泻叶下后，病仍不解，腑实虽结，但误下后胃气受伤，不可攻下太过，故以小剂量芒硝（3g）的调胃承气汤和胃气，故曰“小和之”。

（二）温下法

经典原文

《素问·至真要大论》 留者攻之、寒者热之。

《金匮要略·腹满寒疝宿食病脉证治第十》 胁下偏痛，发热，其脉紧弦，此寒也，以温药下之，宜大黄附子汤。

临床辨治

温下法是指应用温阳散寒的药物，如附子、干姜，配合攻下导滞的药物如大黄、巴豆等，温下体内寒实积滞。温下法适用于寒邪积滞凝结胃肠的里实寒证，寒气与积滞互结，停滞肠腑，出现腑气不通，腹痛拒按、冷痛、大便秘结不通但不甚干结，或下利不畅；寒气凝滞，出现恶寒肢冷、脉弦紧等。大黄附子汤是温下法的代表方，方中附子大辛大热、细辛辛温，两者相伍，走而不守，善除阴寒，温散止痛；邪实内结，以大黄荡涤积滞，泻下通腑，然大黄苦寒，与病机相悖，故与附子、细辛同用，寒凉之性去而泻下之用存，去性而取用者也。临床应用本法要注意辨清寒热虚实，若为热实积滞，则禁用，若寒实久积，损伤脾胃阳气，则应适当配伍温补中焦之品，如干姜、人参等，如温脾汤（《备急千金要方》）的配伍；若积滞日久，可适当配伍理气导滞之品，如厚朴、槟榔等。临床使用本法要密切注意转归变化，中病即止。

病案举例

赵守真医案：钟大满，腹痛有年，理中四逆辈皆已服之，间或可止。但痛发不常，或一月数发，或二月一发，每痛多为饮食寒冷之所诱致。自常以胡椒末用姜汤冲服，痛得暂缓。一日，彼晤余戚家，谈其痼疾之异，企为诊之，脉沉而弦紧，舌白润无苔，按其腹有微痛，痛时迁及腰胁，大便间日一次，少而不畅，小便如常。吾曰：“君病属阴寒积聚，非温不能已其寒，非下不能荡其积，是宜温下并行，而前服理中辈无功者，仅祛寒而不逐积耳。依吾法两剂可愈。”彼曰：“吾固知先生善治异疾，倘得愈，感且不忘。”即书予大黄附子汤：大黄12g，乌附9g，细辛5g。并曰：“此为《金匮要略》成方，屡用有效，不可为外言所惑也。”后半年相晤，据云：“果两剂而瘥。”

按 本案中患者腹痛多为饮食寒冷所诱发，又见服温药则稍缓解，脉沉而弦紧，舌白润无苔，经久不愈，故此为阴寒内结之证。理中四逆辈仅得温阳祛寒之功，而无通下之力，故间或可止而不能断其根，有如隔靴搔痒。当温阳散寒，下其内结，方能奏效。以大黄附子汤温下寒实，方证对应，故“果两剂而瘥”。

（三）润下法

经典原文

《素问·至真要大论》 留者攻之、燥者润之。

《伤寒论》第 247 条　趺阳脉浮而涩，浮则胃气强，涩则小便数，浮涩相搏，大便则硬，其脾为约，麻子仁丸主之。

《金匮要略·五脏风寒积聚病脉证并治第十一》　趺阳脉浮而涩，浮则胃气强，涩则小便数，浮涩相搏，大便则坚，其脾为约，麻子仁丸主之。

《温疫论·卷上·大便》　愈后大便数日不行，别无他证，此足三阴不足，以致大肠虚燥。此不可攻，饮食渐加，津液流通，自能润下也。觉谷道夯闷，宜作蜜煎导，甚则宜六成汤。

《温病条辨·中焦病》　阳明温病，下之不通，其证有五……津液不足，无水舟停者，间服增液，再不下者，增液承气汤主之。

临床辨治

胃热炽盛，津液损伤，或温病热结伤津，均可导致肠道失润，大便燥结。临床以大便燥结难解、腹满痛、口干喜饮为主症，治宜润肠通便，增水行舟。润下法临床多选用甘润滋阴的药物，如生地黄、麦冬、天冬等，养阴增液；或选用脂汁稠厚的果仁类药物，如火麻仁、郁李仁、杏仁、肉苁蓉等，润肠通便；再配合具有泻下导滞作用的药物，如大黄、枳实等，共奏增液润肠之功，麻子仁丸、增液承气汤是其代表方。润下法适用于胃热肠燥便秘，多见于年老体弱、产后、病后由于津液不足导致大肠无水而舟停。临床上有时可以通过小便的情况来判断津枯肠燥的转归，胃热炽盛的患者若出现小便频数，则津液偏渗膀胱，此时大便燥结的程度会进一步加深，若小便次数较前减少，则津液还入肠中，肠燥得滋，大便会自行排出。若大便持续干结难解，津液被伤，则应及时采取润肠增液通便的方法治疗。本法虽攻下作用较缓，但也不能长期使用，尤其对于年老体弱者。

病案举例

巢某，男，43 岁，起病已一年多，全身乏力，口渴喜饮，多食易饥，小便频数，大便干燥，经某医院检查，尿糖（+++），空腹血糖 16mmol/L，诊断为糖尿病，给服苯乙双胍（降糖灵），疗效不显。患者日渐消瘦，脘腹胀痛，舌质红，苔薄黄，脉弦而数。此脾阴不足，胃实中消之候，拟滋脾清胃，润燥通幽为法。

用麻子仁丸改作汤剂：火麻仁 12g，杏仁 10g，枳实 6g，厚朴 6g，白芍 10g，大黄 10g，瓜蒌 12g，薤白 10g，川楝子 10g，陈皮 5g。

服 5 剂，大便通畅，脘腹痛止，继用原方去大黄、薤白、瓜蒌、川楝子、陈皮，加沙参、麦冬、天花粉、石斛等味为治。复查空腹血糖 5mmol/L，尿糖阴性，诸症痊可。

按　患者脾阴不足，胃热炽盛，病属脾约，以麻子仁丸为主方润肠通便，滋养脾阴。改丸剂为汤剂，汤者荡也，旨在润燥通腑，祛邪外出。大便通畅后，去大黄、瓜蒌等攻下之品，加沙参、麦冬等滋阴增液，增水行舟。

（四）导下法

经典原文

《伤寒论》第 233 条　阳明病，自汗出，若发汗，小便自利者，此为津液内竭，虽硬不可攻之，当须自欲大便，宜蜜煎导而通之。若土瓜根及大猪胆汁，皆可为导。

临床辨治

导下法是一种外治法，是指利用具有润滑性质的药物，纳入肛门，引起排便的一种方法。导，有因势利导之意，患者多有自欲大便，但由于津亏内结，燥粪终不能排出，需依靠药物的辅助，导而下之。导下法适用于单纯的津液损伤引起的大便干结，胃肠实热的表现并不明显，临床以大便干燥、肛门坠胀为主症，腹满疼痛、身热烦躁等表现不著。张仲景用蜜煎导而通之，蜂蜜性味平和，甘润多汁，润滑肠道，导燥屎外出。若兼津亏有热而大便硬者，可用猪胆汁或土瓜根导而外出。随着医学的发展，传统的中药导下渐渐被开塞露的简便所取代。但作为导下法的中药灌肠在临床上得到广泛应用，多采用清热解毒，化瘀攻下的药物，多用于治疗胃肠道及生殖系统的炎症，如溃疡性结肠炎、慢性盆腔炎、前列腺炎等疾病。导下所适应之证当为“自欲大便”，亦即粪屎离肛门不远，药物方起作用。

病案举例

曹颖甫医案：四明医家周某用猪胆汁导法奏效，可备参究。其言曰：陈姓始病咯血，其色紫黑，经西医用止血针，血遂中止。翌日病者腹满，困顿日甚。延至半月，大便不行。始用蜜导不行，用灌肠法，又不行。复用一切通大便之西药，终不行。或告陈曰：同乡周某良医也。陈喜，使人延周，时不大便已一月矣。周至，察其脉无病，病独在肠。乃令病家觅得猪胆，倾于盂，调以醋，借西医灌肠器以灌之。甫灌入，转矢气不绝。不逾时，而大便出。凡三寸许，掷于地，有声，击以石，不稍损。乃浸以清水，半日许，盂水尽赤。乃知向日所吐之血，本为瘀血，因西医用针止住，反下结大肠，而为病也。越七日，又不大便，复用前法，下燥屎数枚，皆三寸许，病乃告痊。予于此悟蜜煎导法惟证情较轻者宜之。土瓜根又不易得。惟猪胆汁随时随地皆有。近世医家弃良方而不用，为可惜也。

按 猪胆汁苦寒滋润，泻相火而润燥金，能够润肠通便。以猪胆汁为导用于肠热津亏而便结的治疗。导下法属外治法，多为治标而设，若导后大便通畅，津液恢复，则病愈，若导后大便一时性通畅，其后复结，应注意求本论治，补津液，润肠燥。单纯猪胆汁不能导泻，当须“和以醋法”，酸苦涌泄。从现代研究来看，胆汁酸盐不能导泻，需变成游离的胆汁酸方可对肠黏膜有强烈的刺激作用。

（五）攻下逐水法

经典原文

《伤寒论》第 134 条　太阳病，脉浮而动数，浮则为风，数则为热，动则为痛，数则为虚，头痛发热，微盗汗出，而反恶寒者，表未解也。医反下之，动数变迟，膈内拒痛。胃中空虚，客气动膈，短气躁烦，心中懊憹，阳气内陷，心下因硬，则为结胸，大陷胸汤主之。若不结胸，但头汗出，余处无汗，剂颈而还，小便不利，身必发黄。

《伤寒论》第 135 条　伤寒六七日，结胸热实，脉沉而紧，心下痛，按之石硬者，大陷胸汤主之。

《伤寒论》第 136 条　伤寒十余日，热结在里，复往来寒热者，与大柴胡汤；但结胸，无大热者，此为水结在胸胁也，但头微汗出者，大陷胸汤主之。

《伤寒论》第 137 条　太阳病，重发汗而复下之，不大便五六日，舌上燥而渴，日晡所小有潮热，从心下至少腹便满而痛不可近者，大陷胸汤主之。

《伤寒论》第149条 伤寒五六日，呕而发热者，柴胡汤证具，而以他药下之，柴胡证仍在者，复与柴胡汤。此虽已下之，不为逆，必蒸蒸而振，却发热汗出而解。若心下满而硬痛者，此为结胸也，大陷胸汤主之。但满而不痛者，此为痞，柴胡不中与之，宜半夏泻心汤。

《金匮要略·水气病脉证并治第十四》 夫水病人，目下有卧蚕，面目鲜泽，脉伏，其人消渴。病水腹大，小便不利，其脉沉绝者，有水，可下之。

《金匮要略·痰饮咳嗽病脉证并治第十二》 腹满，口舌干燥，此肠间有水气，己椒苈黄丸主之。

《金匮要略·痰饮咳嗽病脉证并治第十二》 病者脉伏，其人欲自利，利反快，虽利，心下续坚满，此为留饮欲去故也，甘遂半夏汤主之。

《伤寒论》第152条 太阳中风，下利呕逆，表解者，乃可攻之。其人漐漐汗出，发作有时，头痛，心下痞硬满，引胁下痛，干呕短气，汗出不恶寒者，此表解里未和也，十枣汤主之。

《金匮要略·痰饮咳嗽病脉证并治第十二》 病悬饮者，十枣汤主之。

《金匮要略·痰饮咳嗽病脉证并治第十二》 咳家其脉弦，为有水，十枣汤主之。

临床辨治

水饮之邪停滞胸胁、胃肠、脘腹等部位，影响相关脏腑气机，症状表现多样。如水热互结于胸腹之结胸病，可出现心下痛，甚至心下至少腹硬满疼痛、拒按，发热，大便不通；水饮停聚肠间，可出现脘腹胀满、大便不通、小便不利等。留饮久积，有欲出之势，出现大便自利、心下坚满等。攻下逐水法适用于水饮内停结聚成实的病证，其病证多实，病势较急，病情较重，利用具有攻逐水饮作用的药物，如甘遂、芒硝等，使水饮之邪从大小便而去，代表方如十枣汤、大陷胸汤、己椒苈黄丸、甘遂半夏汤等。攻下逐水的力量有大小之分，十枣汤、大陷胸汤、甘遂半夏汤等属峻下之剂，多选用甘遂、大戟、芫花等峻下逐水药；己椒苈黄丸等属缓下之剂，多选用葶苈子、防己、大黄等逐水力量较缓的药物。临床应根据病势缓急、病变部位等随证选用，从病势缓急上看，十枣汤、大陷胸汤多用于急症，余则较缓，适用于水饮内结体质较弱者；如从部位上看，十枣汤部位在胸胁、腹部，大陷胸汤部位在胸腹，己椒苈黄丸部位在大肠，甘遂半夏汤留饮从大肠欲出之势。

攻下逐水法在临床上多用于急性胰腺炎、肝硬化腹水、胸腔积液等疾病的治疗。临床应用此法首先要注意把握疾病的适应证，严格控制药物的用量，注意服药方法及预后调护等，如服大陷胸汤后指出“得快利，止后服”。除服法外，要注意药物的配伍，以降低毒性，安中扶正，如甘遂半夏汤以蜂蜜同煎，甘缓安中，缓和甘遂的毒性。十枣汤用肥大枣十枚以和胃气，缓和峻猛之性。对正虚不耐攻伐，肝肾功能严重受损，有出血倾向者，以及特殊人群如孕妇，不宜使用。

病案举例

何任医案：徐某，男，49岁，患血吸虫病多年，近来胸胁作胀，腹胀，干呕。当地检查，认为原有腹水，未能治理。体素健，现仍饮食不减，大便较艰，脉实，苔微黄，宜以散剂消水为先。

处方用十枣汤：煨甘遂30g，红芽大戟30g，芫花30g。

上三味研成细末，和匀。每服2g，胶囊装。用红枣30g煎浓汤吞送，每日上下午各1次。服药半个月后，腹围缩小，腹水减少，诸症轻浅。

按 本案患者虽患病多年，素体强健，脉症表现仍以实证为主，故以十枣汤攻下逐水祛邪为先。服药方法上注意小剂量服用，用胶囊装以免损伤胃气，枣汤浓煎送服顾护胃气。本案不算作典型的“悬饮”病案，但病史为血吸虫病后，水饮积于腹内，十枣汤攻逐利水，当也取效。实际上在《伤寒论》和《金匮要略》中大凡肝肾衰竭，或者其他原因如心力衰竭、肿瘤等导致的水邪积聚，病情较急时，攻下逐水之法均能取得一定的疗效。

本法为治标之法，临证要注意中病即止，不宜攻伐太过。此类病情易反复为患，当从长计议为妥。

（六）攻下逐瘀法

经典原文

《伤寒论》第106条　太阳病不解，热结膀胱，其人如狂，血自下，下者愈。其外不解者，尚未可攻，当先解其外；外解已，但少腹急结者，乃可攻之，宜桃核承气汤。

《伤寒论》第124条　太阳病六七日，表证仍在，脉微而沉，反不结胸，其人发狂者，以热在下焦，少腹当硬满，小便自利者，下血乃愈。所以然者，以太阳随经，瘀热在里故也，抵当汤主之。

《伤寒论》第125条　太阳病，身黄，脉沉结，少腹硬，小便不利者，为无血也。小便自利，其人如狂者，血证谛也，抵当汤主之。

《伤寒论》第237条　阳明证，其人喜忘者，必有蓄血。所以然者，本有久瘀血，故令喜忘。屎虽硬，大便反易，其色必黑者，宜抵当汤下之。

《伤寒论》第257条　病人无表里证，发热七八日，虽脉浮数者，可下之。假令已下，脉数不解，合热则消谷喜饥，至六七日不大便者，有瘀血，宜抵当汤。

《伤寒论》第126条　伤寒有热，少腹满，应小便不利，今反利者，为有血也，当下之，不可余药，宜抵当丸。

《金匮要略·惊悸吐衄下血胸满瘀血病脉证治第十六》　病者如热状，烦满，口干燥而渴，其脉反无热，此为阴状，是瘀血也，当下之。

《金匮要略·妇人产后病脉证治第二十一》　师曰：产妇腹痛，法当以枳实芍药散，假令不愈者，此为腹中有干血着脐下，宜下瘀血汤主之。亦主经水不利。

《金匮要略·妇人杂病脉证并治第二十二》　妇人经水不利下，抵当汤主之。

临床辨治

邪热与瘀血互结在下焦，张仲景称之为下焦蓄血证，症见少腹急结，或少腹硬满、脉数、小便自利，甚至伴有神志异常的表现，轻者如狂，重者发狂。或产后瘀血凝结于胞宫，出现腹中疼痛；或妇人瘀热互结，出现月经异常，经水不利下，均可用攻下逐瘀法治疗，代表方为桃核承气汤、抵当汤、抵当丸、下瘀血汤等。桃核承气汤为血热初结，若外不解者，当先解外，然后攻里；抵当汤为瘀热互结重证，病势急重，即使兼夹表证，急者先治，当治其里，攻下逐瘀；与抵当汤相比，抵当丸为瘀热互结较轻，病势较缓，峻药缓攻，丸药治之；下瘀血汤为瘀血凝结于胞宫，痛势较剧。

临床使用本法要注意判断病位是否在血分，除了辨瘀血的一些特性，如疼痛部位固定不移、刺痛、夜间为甚，舌质有瘀斑、唇痿舌青、口燥、漱水不欲咽，在妇人表现为经血排出不畅，血块多，甚至闭经等；张仲景还提出通过辨小便来辨别病在血分、水分，若小便不利则在水分，小便利则在血分。攻下逐瘀法适用于瘀热互结病证，热重于瘀，瘀重于热，或瘀热并重，多用于治疗下焦瘀热内结的病证；如急慢性盆腔炎、附件炎、前列腺炎、异位妊娠、急慢性阑尾炎、与瘀热相关的神经精神疾病等。由于本法攻逐破血能力较强，所以临床应用要注意掌握适应证，妊娠期禁用，体质虚弱者、年老者、小儿慎用，产后由于气血耗伤，也应谨慎使用。如张仲景治疗产后腹痛先予枳实芍药散试探治疗，假如药后不愈，说明病重药轻，则改用下瘀血汤破血逐瘀。本法服药后，常常会有“下血乃愈”或“新血下如豚肝”的反应，临床上“下血”表现不一，邪结下焦的具体部位不同，出血的道路也不同，也可出现大便出血或小便出血的情况，在妇人可表现为经血异常或非经期的崩漏。

病案举例

曹颖甫医案：师曰：丁卯新秋，无锡华宗海之母经停十月，腹不甚大而胀。始由丁医用疏气行血药，即不觉胀满。饮食如常人。经西医考验，则谓腹中有胎，为腐败之物压住，不得长大。欲攻而去之，势必伤胎。宗海邀余赴锡诊之，脉涩不滑，不类妊娠。当晚与丁医商进桃核承气汤，晨起下白物如胶痰。更进抵当汤，下白物更多。胀满悉除，而腹忽大。月余，生一女，母女俱安。孙子云：置之死地而后生，亶其然乎？

按　攻下逐瘀法属攻逐之法，易伤正气，抵当汤攻逐力量峻猛，临证当审慎用之。本案妇人停经，腹中有胎，瘀腐与胎共结，治疗颇为棘手。曹公先予桃核承气汤，乃试探治疗，药后下白物，说明思路正确，恐病重药轻，更进抵当汤以增强攻逐之力，下后腹满悉除，中病即止。瘀腐排出后，胎元未损，虽用了攻逐药物，但药证相应，有故无殒，母女俱安矣。

（七）攻瘀排脓法

经典原文

《金匮要略·疮痈肠痈浸淫病脉证并治第十八》　肠痈者，少腹肿痞，按之即痛如淋，小便自调，时时发热，自汗出，复恶寒。其脉迟紧者，脓未成，可下之，当有血。脉洪数者，脓已成，不可下也。大黄牡丹汤主之。

临床辨治

攻瘀排脓法是指通过攻下通腑，荡热逐瘀，排脓解毒等方法，清除体内热毒瘀血互相结聚的病证，适用于急性肠痈酿脓期热毒内聚，营血瘀结的治疗。临床可表现为少腹疼痛、固定点压痛、脉沉紧、时时发热、恶寒、汗出等酿脓期症状。大黄牡丹汤是其代表方，方中大黄、芒硝攻下通腑散结，桃仁、牡丹皮凉血化瘀，冬瓜仁消痈排脓，全方合用，共奏泻热通腑，散瘀排脓之功。此法临床常用于胃肠道及生殖系统的感染，如急性阑尾炎、早期化脓性阑尾炎、急慢性盆腔炎等。张仲景在原文中指出，脓已成，不可下，提示溃脓期要慎用下法。若临床脓刚成而未溃者，可适当配伍败酱草、薏苡仁、桔梗等药物清热解毒排脓。

病案举例

曹颖甫医案：陆左初诊：痛在脐右斜下一寸，西医所谓盲肠炎也。脉大而时，当下之，用仲景法。

生军五钱　芒硝三钱　桃仁五钱　冬瓜仁一两　牡丹皮一两

二诊：痛已略缓，右足拘急，不得屈伸，伸则牵腹中痛，宜芍药甘草汤。

赤白芍各五钱　生甘草（炙）三钱　乳没各三钱

按　俗所谓缩脚肠痈者，此也。吾师移伤寒之方，治要略之病，神乎技矣！

三诊：右足已伸，腹中剧痛如故，仍宜大黄牡丹汤以下之。

生川军一两　芒硝（冲）七钱　桃仁五钱　冬瓜仁一两　牡丹皮一两

拙巢注：愈。

按　本案为肠痈酿脓期表现，腹中疼痛，脉大，当下之，用仲景法，攻下排脓，方用大黄牡丹汤，以生军、芒硝泻下软坚，冬瓜仁清热排脓，桃仁、牡丹皮活血散瘀，共奏攻瘀排脓之功。临证保守治疗时应注意把握时机，脓成溃败者应慎用。

（八）攻下退黄法

经典原文

《金匮要略·黄疸病脉证并治第十五》　师曰：病黄疸，发热烦喘，胸满口燥者，以病发时，火劫其汗，两热所得。然黄家所得，从湿得之。一身尽发热而黄，肚热，热在里，当下之。

《金匮要略·黄疸病脉证并治第十五》　酒黄疸者，或无热，靖言了了，腹满欲吐，鼻燥。其脉浮者，先吐之；沉弦者，先下之。

《金匮要略·黄疸病脉证并治第十五》　黄疸腹满，小便不利而赤，自汗出，此为表和里实，当下之，宜大黄硝石汤。

临床辨治

攻下退黄法是指运用攻下瘀热里实的药物，如大黄、硝石等，配合清热除湿的药物，如栀子、黄柏等，利用下法通利腑实，促进湿邪瘀热排出，进而起到疏利肝胆，使胆汁复循常道，从而达到退黄的目的。攻下退黄法适用于黄疸湿热内结成实，病势趋于下，临床可表现为身黄如橘子色、腹部胀满疼痛、大便干结、溲赤、脉沉实等热盛里实的阳黄表现。本法临床常用于治疗急慢性肝炎、胆汁淤积性肝病等表现为黄疸兼有大便燥结者。张仲景提出黄疸的病因为“黄家所得，从湿得之”，基本病机为“脾色必黄，瘀热以行”，其基本治法包括“诸病黄家，但利其小便”“脉浮，当以汗解之”的利小便、攻下、发汗法，若表里同病，要注意先表后里，表和之后方可治里，攻下逐瘀的同时勿忘利小便，在应用本法的同时，可适当配合利湿之品；若黄疸病程日久，波及血分，应适当配合活血化瘀之品。若出现阳明热结，潮热谵语，发热肚热等急黄表现，可配合大承气汤清热散结，急下存阴。

病案举例

陈锐医案：患者，男，49 岁。酗酒成疾，暴发黄疸，烦躁不宁，呕吐胆汁，胁肋胀痛，心下痞满，厌油无食欲，面赤口渴，大便数日不行，午后低热，头晕目眩，小便短赤，胸前赤痣，身发瘙痒。舌质深红少苔，脉弦细且数。肝功能：血清总胆红素 45mmol/L，谷丙转氨酶 1250U/L。B 超示有肝衰减波、胆囊增大、脂肪肝。

诊断：重型肝炎伴早期肝硬化。辨证：酒毒燔血，肝脏受损，实热壅阻，胆疏不利。治法：泻热解毒，活血养肝，攻下实热，利胆退黄。方药：大黄硝石汤加味。组成：栀子 15g，大黄（后下）15g，黄柏 10g，硝石 10g，郁金 20g，茵陈 40g，金银花 40g，连翘 30g，丹参 18g，牡丹皮 15g，女贞子 30g，旱莲草 20g。1 剂/日，水煎分早晚 2 次温服。

复诊：服药 12 剂，烦闷躁扰、面赤口渴大有好转，便畅尿利，黄疸消退，心下逆满渐平，但胁肋仍有痛感，食纳欠佳，依上方加青陈皮各 12g，焦三仙各 40g。连服 14 剂，病情趋向好转，毒热炎势消退，营血被灼，心神不宁消失，黄疸尽退，无恶心感，舌红苔薄，脉转弦缓。复查肝功能：血清总胆红素接近正常，谷丙转氨酶降至 45U/L，后以保肝养肝药长期服用，以资巩固，戒酒勿劳为首务，以防反弹。

按　患者酗酒成性，素有湿热久积，湿热熏蒸肝胆，内结成实，暴发黄疸，烦躁不宁，大便不通，辨为肝胆湿热，腑实内结，治宜攻下热实，利胆退黄，以大黄硝石汤为主方，攻下退黄。配合茵陈、郁金疏利肝胆；金银花、连翘清热解毒；牡丹皮、丹参凉血化瘀；女贞子、旱莲草滋阴护肝。药后黄疸消退，诸症减轻，加青陈皮、焦三仙行气健运。其后长期保肝，巩固疗效，并严格戒酒，以免复发。

（九）通腑化痰法

经典原文

《伤寒论》第 141 条（下）　寒实结胸，无热证者，与三物小白散。

《伤寒论》第 131 条　病发于阳，而反下之，热入因作结胸；病发于阴，而反下之，因作痞也。所以成结胸者，以下之太早故也。结胸者，项亦强，如柔痓（音瘛，通痉）状，下之则和，宜大陷胸丸。

临床辨治

通腑化痰法适用于痰实结聚兼水气内停胸胁的病证，痰的性质有寒热之分，寒痰水饮结聚的寒实结胸证，治疗宜温下寒痰，方如三物小白散；若痰热水饮内结，治疗宜清热化痰，利下逐水，方如大陷胸丸；悬饮内停，当攻逐胸胁之水，痰实内结可兼加化痰散结，降气止咳之品。寒实结胸证临床可表现为胸胁或胸腹硬满疼痛、拒按，大便秘结，畏寒喜暖，四肢不温，脉沉弦等，治疗以三物小白散为主方，取巴豆辛热峻下，攻逐痰水，泻下寒积，桔梗、贝母祛痰散结。

痰热水饮内结引起的邪结在胸胁，临床可表现为胸胁硬满疼痛、咳喘等，治疗以大陷胸丸清热化痰、利下逐水，取大黄、芒硝、甘遂攻下逐水，釜底抽薪，葶苈子、杏仁化痰逐水止咳，白蜜润肺止咳、补虚缓急，取下为效，中病即止，下后应注意顾护脾胃。

病案举例

刘某，男，54 岁。有高血压、冠心病病史 8 年，近因情志不遂，于 1984 年 3 月 12 日夜间猝然昏倒在地，半身不遂，口眼向左偏斜，语言不利，血压 160/107mmHg，心率 90 次/分，间有期前收缩，胸闷，心悸而烦，恶心，便秘，舌红苔黄厚腻，脉弦滑数。证属中风，治以通腑化痰。

处方：半夏、制南星各 12g，茯苓 15g，陈皮、枳实、石菖蒲、栀子各 9g，黄连、远志各 6g，瓜蒌 30g，生大黄 9~15g，芒硝 6~9g，天竺黄 9g。

服 3 剂后，泻下酸秽便，腑气得通，诸症明显减轻。原方去生大黄加熟军 9g，继服 6 剂而热退神清。原方去生大黄、芒硝、枳实，加焦谷、麦芽各 30g，又服 9 剂，饮食增多，右半身活动好转，依原方再服 6 剂，诸症悉除，步履近如常人，后改投益气活血之药，调和周余痊愈出院。

按 患者病属痰热腑实内结，治以通腑化痰，以温胆汤为基础方清热化痰，配合生大黄、芒硝、枳实攻下通腑，服药泻下后，腑气得通，改生大黄为熟军，减轻通腑之力，热退神清后去攻下之品，加熟麦、谷芽以调胃气，其后以益气活血之品固其本，病愈。

（十）和解攻下法

经典原文

《伤寒论》第 103 条　太阳病，过经十余日，反二三下之，后四五日，柴胡证仍在者，先与小柴胡汤。呕不止，心下急，郁郁微烦者，为未解也，与大柴胡汤，下之则愈。

《伤寒论》第 104 条　伤寒，十三日不解，胸胁满而呕，日晡所发潮热，已而微利，此本柴胡证，下之以不得利，今反利者，知医以丸药下之，此非其治也。潮热者，实也。先宜服小柴胡汤以解外，后以柴胡加芒硝汤主之。

《伤寒论》第 165 条　伤寒发热，汗出不解，心中痞硬，呕吐而下利者，大柴胡汤主之。

《伤寒论》第 136 条　伤寒十余日，热结在里，复往来寒热者，与大柴胡汤；但结胸，无大热者，此为水结在胸胁也，但头微汗出者，大陷胸汤主之。

《金匮要略·腹满寒疝宿食病脉证治第十》　按之心下满痛者，此为实也，当下之，宜大柴胡汤。

临床辨治

和解攻下法适用于少阳阳明合病，少阳郁热兼有阳明里实，临床可见往来寒热、胸胁苦满、郁郁微烦、呕吐、心下痞硬、大便干结或下利臭秽等症状。治宜和解少阳，攻下里实，下法和法并用，以大柴胡汤为代表方。大柴胡汤是小柴胡汤去人参、甘草加枳实、芍药、大黄而成，以小柴胡汤和解少阳，因兼夹阳明实热，故去人参、甘草，加大黄、枳实攻下热结，芍药缓急止痛。大柴胡汤证与大陷胸汤证在证候表现上有相似之处，临床应注意鉴别，两者均可出现心下硬满疼痛、胸胁胀痛等症，但大柴胡汤证有邪郁少阳的往来寒热，治疗上外和少阳，内泻阳明；大陷胸汤证饮热互结，热蒸于上，故见头汗出，且由于邪结较盛，故疼痛较为剧烈，因此治疗上以攻下逐水为主。大柴胡汤临床常用于治疗消化系统疾病，如急性胆囊炎、胆石症、急性胰腺炎等属少阳郁热兼阳明里实为主要表现的疾病。

病案举例

岳美中医案：李某，女。患胆囊炎，右季肋部有自发痛与压痛感，常有微热，并出现恶心、食欲不振、腹部膨满、嗳气，脉弦大，投方以大柴胡汤加味：柴胡 12g，白芍 9g，枳实

6g，大黄6g，黄芩9g，半夏9g，生姜25g，大枣（擘）4枚，金钱草24g，滑石12g，鸡内金12g，连服7剂，食欲见佳，嗳气大减。再进4剂，胁痛亦轻，唯微热未退，改用小柴胡汤加鳖甲、青蒿、秦艽、郁金治之。

按　本案中胁肋疼痛、恶心、食欲不振、脉弦，属少阳；腹部膨满、嗳气、脉大，属阳明，证属少阳阳明合病，治以和解少阳，理气通腑，方用大柴胡汤化裁，在大柴胡汤少阳阳明同治的基础上，加金钱草、鸡内金、滑石清热利胆。4剂后唯微热未退，阳明解除，余留少阳，故改用小柴胡汤和解少阳，加青蒿、鳖甲、秦艽、郁金清虚热凉血。

（十一）补虚攻下法

经典原文

《温病条辨·中焦病》　阳明温病，下之不通，其证有五：应下失下，正虚不能运药，不运药者死，新加黄龙汤主之。

临床辨治

素体气血虚弱兼阳明里实内结，或失治误治损伤气血津液，燥屎内结，出现大便不通，欲排无力，或见下利清水、臭秽不爽、腹部胀满疼痛、神疲乏力、头晕、口干。此时若单纯补虚，则恐助长邪气，内热愈盛；若单纯攻下，则恐损伤气血，正气愈虚；治疗当用攻补兼施之法，补虚攻下，吴鞠通称此法为邪正合治法。补虚攻下法适用于气血虚弱伴阳明里实，正虚不能运药，正气既虚，邪气复实，治宜新加黄龙汤。方中以大黄、芒硝攻下热实，人参、当归益气养血，生地黄、麦冬、玄参、海参养阴增液，莲子心清心安神。因此临床上还可见到热伤心神表现，严重者可见神昏谵语等危险症状。临床上年老体弱，产后气血亏虚，病后、术后正气不足均可参照本法随证施治。张景岳创制的济川煎是血虚便秘的代表方，主要以养血通便为主，攻下力量不强，临床可见大便不通、小便清长、头目眩晕、面色不华等血虚精亏而出现便秘，亦属于补虚攻下法范畴。

病案举例

王某，女，51岁，1983年9月20日初诊。半年来胃脘部疼痛，疼甚时呕吐苦水，身热躁扰，以午后及夜间为甚，曾多处求治，其症日剧。某院B超提示：疑胰头肿瘤。刻诊：患者骨瘦如柴，两颧潮红，两目干涩，身热焦燥以午后及夜间为甚。脘腹胀满，疼痛拒按，倦怠少气，唇焦口裂，大便数日一行，舌质干，苔老黑，脉沉涩。诊为实热内结，气阴两伤之新加黄龙汤证。方用：生晒参、大黄、当归、芒硝各9g，麦冬、生地黄、玄参、海参各15g，甘草6g，生姜汁一盅。1剂，日3服。药后下燥屎五六枚，状如盘珠，捣之坚硬如石，脉转沉弱，治拟补虚扶正，调肝和胃：人参、当归、玉竹各9g，白芍30g，茯苓、半枝莲各15g，柴胡、香附、炙甘草各10g。5剂，告痊愈。

按　本案患者以气阴亏虚为本，腑实内结为标，若纯养气阴恐助腑实之邪，若攻下热实恐耗气伤津，治宜标本兼顾，以新加黄龙汤益气养阴，攻下热实，扶正不助邪气，攻下不伤正气。药后下燥屎，脉由沉涩转沉弱，病以本虚为主，治宜补虚扶正，调肝和胃，以告痊愈。

（十二）宣肺通腑法

经典原文

《温病条辨·中焦篇》 阳明温病，下之不通，其证有五……喘促不宁，痰涎壅滞，右寸实大，肺气不降者，宣白承气汤主之。

临床辨治

宣肺通腑法又称脏腑合治法，是指利用脏腑之间相表里的关系，互相促进。生理上，肺与大肠相表里，肺主气司呼吸，肺气一宣一降，推动腑气下行；肺主通调水道，为水之上源，通过肺的宣发作用，将卫气和津液布散全身，以充养形体，温煦肌肤，润泽皮毛；通过肺的肃降作用，下润大肠而增水行舟。病理上，肺气郁闭，宣降失常，上窍闭则下窍不通，肺失清肃则肠腑闭塞不通。宣肺通腑法适用于肺气郁闭，阳明里实的病证，临床表现为咳喘不宁、胸膈满闷、大便秘结等。治宜宣肺通腑，利用开宣肺气之药物，如杏仁、枇杷叶等，配合攻下里实的药物如大黄、枳实等，如吴鞠通创立的宣白承气汤，以杏仁、石膏宣肺气之闭，以大黄逐肠胃之结，以瓜蒌皮利肺气、清痰热。本法临床常用于治疗腑实便秘，浊气上逆，肺气闭合，宣肃失职的病证，如急性呼吸道感染合并胃肠道感染，或肠道感染合并肺损害等。

病案举例

马某，男，35岁。1983年3月20日因恶寒发热5天，腹胀腹痛并恶心呕吐3天入院。查：体温39.2℃，余（-）。经抗感染、补液及对症治疗，第三天体温降至正常，但腹胀腹痛不减，辗转反侧，不能平卧。刻诊：腹部膨隆，叩之如鼓，口喘粗气，乏力气短，舌质红、苔灰燥，脉实大。辨证为肺失宣肃，腑气不通。治以宣肺通腑，方用宣白承气汤加减：生大黄（后下）、甘草各9g，玄明粉（冲）12g，杏仁（杵）10g，瓜蒌皮、桔梗各6g。服药1剂，当晚8时许，腹泻稀水及燥屎数枚，半夜又泻黑色稀水一次，即可平卧。至天明觉遍体轻松，饥饿难忍，得食而安。

按 肺与大肠相表里，肺气不宣，腑气不降，本案中患者因邪气犯肺，肺失宣肃，腑气不通，上郁下闭，在上表现为咳喘不止，在下表现为大便不通，治以开宣肺气，通下腑气，方用宣白承气汤。药后腹泻稀水，腑气得降，遍体轻松，肺气宣降复常，病安。

（十三）二肠同治法

经典原文

《温病条辨·中焦篇》 阳明温病，下之不通，其证有五……左尺牢坚，小便赤痛，时烦渴甚，导赤承气汤主之。

临床辨治

二肠同治法是指同时治疗小肠热盛和大肠热实引起的病变，大肠主津，小肠主液。小肠又称为“火腑”，小肠热盛，下注膀胱，出现小便不利、尿少、短赤、疼痛；大肠实热，腑气不通，出现大便秘结、腹部胀满等。治疗上宜二肠同治，清泄火腑、攻下热结，方用导赤承气汤，方中大黄、芒硝攻下热实，黄连、黄柏清小肠之热，二肠之热可清，则膀胱之热可去；赤芍、生地黄凉血滋阴，诸药相合，二肠同治。此小便不利乃实热内炽，津液损伤所致，不宜用淡渗利湿之品，乃以清实火为先。临床常将此法用于治疗急性泌尿系统感染兼腹满便结者，或肠梗阻合并尿路感染等疾病。

病案举例

王俊国医案：苏某，男，41岁，1984年10月19日入院。患者于10月10日起病，当地县医院曾按“脑血栓形成”治疗8天不效，继而出现精神异常，意识不清，走路不稳，向左偏斜，乃来我院急诊科住院治疗。西医诊断为“散发性脑炎-精神障碍型”。经用激素、抗生素和抗病毒药物等治疗半月余效仍不著，请中医会诊。

症见发热，体温37.8℃，神志昏蒙，偶有清醒，计算、理解均很困难，喝水反呛，不能进食（保留胃管），伸舌受限，失语，左侧肢体轻瘫，躁扰不宁，小便失禁，大便秘结，舌质红绛，苔黄厚燥，脉沉数有力。辨证属阳明气分，腑热燥结，治宜通下热结，选用导赤承气汤加味。

处方：赤芍15g，生地黄30g，生大黄15g，黄连9g，黄柏9g，芒硝9g，栀子9g，牡丹皮9g，麦冬15g，甘草6g，3剂。药后大便泻下黑色燥屎，腑气畅通，身微汗出，而发热、喝水反呛顿减。药既见效，续进3剂。患者神清语利，计算力、理解力大有进步，食欲大振，厚苔亦退，二便及四肢活动渐复如常。惟觉身软、自汗出，守原方减量去芒硝以祛余邪，加太子参30g、沙参15g扶胃气养津液，调治周余乃愈。

按　本案中患者神志昏蒙，躁扰不宁，伴小便失禁，大便秘结。心与小肠相表里，心火亢盛，下移小肠，下迫膀胱，津液失固，小便失禁，此小便失禁非小便清长之症，多伴有尿黄、尿赤、尿急等症。大肠实热燥结，则见大便秘结。治宜清心泻火，通下热结，在导赤承气汤基础上加栀子、牡丹皮清心泻火，麦冬滋阴养液。药后大小便逐渐复常，后期益气养液以固本。

（十四）开窍通腑法

经典原文

《温病条辨·中焦篇》　阳明温病，下之不通，其证有五……邪闭心包，神昏舌短，内窍不通，饮不解渴者，牛黄承气汤主之。

临床辨治

开窍通腑法适用于上有痰热蒙蔽心包，下有肠腑热结的病证，症见神昏舌短，大便不通，饮不解渴。吴鞠通指出“舌短神昏，闭已甚矣。饮不解渴，消亦甚矣”，病属危急重症，若不急治，恐有闭脱之虞。治疗宜开窍通腑，上下同治，吴氏以牛黄承气汤治之。牛黄承气汤乃安宫牛黄丸加生大黄粉而成，以牛黄丸开手少阴之闭，以生大黄泻阳明热结，因阳明热实不通，有消亡肾液之虞，故泻阳明热结可救足少阴之液，又称此法为“两少阴合治法”。本法多用于治疗急危重症，多见于中枢神经系统感染性疾病，以各种脑炎、脑膜炎为多，起病不久就可出现高热、寒战、头痛、斑疹，以及嗜睡、神昏谵语等精神神经症状；除此之外还可用于治疗各种合并性脑病，如肺性脑病、肝性脑病、狼疮脑病等。这些疾病在发展的过程中常会引起消化系统症状，导致胃肠动力下降，出现大便不通等症状，导致肠源性内毒素血症，内毒素血症会加剧神经系统的精神症状，因此在紧急情况下，通下法和开窍法同用，能及早解除危急状况，保护中枢神经。

病案举例

刘振华医案：马某，女，56岁，于1986年2月9日10时入院。患者素有高血压病史。2天前在劳动中突然昏倒不省人事，左侧偏瘫，经CT检查示右侧壳核出血，收入我院。现症：神昏，面赤，呼吸急促，便闭，苔黄厚，脉弦数。血压：210/120mmHg，巴宾斯基征（+）。诊为中风闭证，处以辛凉开窍合剂：羚羊角10g，生地黄30g，当归15g，丹参15g。水煎液溶化安宫牛黄丸2丸鼻饲。通腑合剂：大黄15g，牛蒡子30g，芒硝、何首乌、坤草各15g。浓煎一剂灌肠。35分钟后泄下大量浓稠便。2小时后又在前辛凉开窍合剂中加人参、白术、黄芪各15g。水煎液溶化安宫牛黄丸1.5丸，行鼻饲给药，经原方3次鼻饲与2次灌肠给药，又排出稀水样黄褐色便500ml，其后并随时有稀水样便流出。于第3日晚6时患者苏醒，嗣后随证辨治，2个月后痊愈出院。

按 本案属急症，中风闭证，证属热闭神昏，腑实内结。治疗上开窍通腑同施，内服外用并治。内服以羚羊角、生地黄、当归、丹参凉血开窍，安宫牛黄丸溶煎鼻饲清热开窍；外以通腑合剂灌肠。内外同治，上开窍闭，下通腑实。大便通泄后，在开窍剂中加人参、白术、黄芪益气扶正，减安宫牛黄丸为1.5丸。本案以急则治其标为原则，以恢复患者神志为目的，待病情稳定脱离危险之后，应随证辨治，标本兼顾。

（十五）泻下止呕法

经典原文

《金匮要略·呕吐哕下利病脉证治第十七》 食已即吐者，大黄甘草汤主之。

临床辨治

《素问·阴阳应象大论》曰“其高者，因而越之”；张仲景在《金匮要略》中亦指出“病人欲吐者，不可下之”。患者有呕吐，病位在上，一般不用下法，但若是由于实热壅滞胃肠，胃气上逆引起的呕吐，则应以法治之，用攻下实热的方法进行治疗。泻下止呕法适用于胃肠实热的病证，除食已即吐的表现外，还伴有脘腹胀满、大便秘结或下利臭秽、口干喜饮、苔黄、脉实等实热积滞内结的证候。以大黄甘草汤为代表方，大黄荡涤胃肠实热，甘草缓急和胃，实热积滞得除，呕吐自止。因此治疗疾病当求本论治，本法临床常用于治疗急性胃肠道感染，如急性胃炎、急性肠炎、急性阑尾炎早期等病机属胃肠实热的病证。

病案举例

岳妍医案：邵某，女，21岁，2010年2月18日入院。2个月前因呼吸道感染后发作恶心、呕吐，伴食欲不振、纳呆。查胃镜示慢性胃炎伴胆汁反流，予对症治疗后病情缓解，出院后病情反复。遂就诊于我院门诊。查尿常规：酮体（+）。现症见恶心、呕吐，食欲不振，纳少，无腹痛、腹胀，夜寐尚安，二便调，舌淡暗、苔薄黄少津，脉弦。初认为证属胃阴不足，失其和降所致，拟以益胃生津、降逆止呕治之，用麦门冬汤加竹茹、生姜，嘱服2剂。

2月20日复诊：诉服上方无效，仍食已即吐，伴食欲不振，舌淡红、苔薄白，脉弦滑。

《金匮要略·呕吐哕下利病脉证治第十七》云“食已即吐者，大黄甘草汤主之”。遂改用大黄甘草汤：大黄、甘草各10g。嘱服2剂，少量频饮。10月27日查房，上方服1剂后，食已不吐，2剂尽，食欲亦有好转。

按　大黄甘草汤的基本病机为胃肠实热，以大黄清泻热实，甘草益气和胃。本案中首诊益胃生津、降逆止呕无效后，虽没有大便秘结的表现，但患者食欲不振，恶心呕吐加剧，表现为食已即吐，脉弦滑，乃益胃碍邪之故。二诊治疗重在祛邪为主，以大黄甘草汤解除胃肠热郁，胃肠通降，呕吐自止。

三、下法使用注意事项

（一）表邪未解不可下

经典原文

《伤寒论》第36条　太阳与阳明合病，喘而胸满者，不可下，宜麻黄汤。

《伤寒论》第44条　太阳病，外证未解，不可下也，下之为逆，欲解外者，宜桂枝汤。

《伤寒论》第48条　二阳并病，太阳初得病时，发其汗，汗先出不彻，因转属阳明，续自微汗出，不恶寒。若太阳病证不罢者，不可下，下之为逆，如此可小发汗。

《伤寒论》第106条　太阳病不解，热结膀胱，其人如狂，血自下，下者愈。其外不解者，尚未可攻，当先解其外；外解已，但少腹急结者，乃可攻之，宜桃核承气汤。

《伤寒论》第171条　太阳少阳并病，心下硬，颈项强而眩者，当刺大椎、肺俞、肝俞，慎勿下之。

《伤寒论》第189条　阳明中风，口苦咽干，腹满微喘，发热恶寒，脉浮而紧，若下之，则腹满小便难也。

《伤寒论》第132条　结胸证，其脉浮大者，不可下，下之则死。

《伤寒论》第6条　太阳病，发热而渴，不恶寒者为温病。若发汗已，身灼热者，名风温。风温为病，脉阴阳俱浮，自汗出，身重，多眠睡，鼻息必鼾，语言难出。若被下者，小便不利，直视失溲。若被火者，微发黄色，剧则如惊痫，时瘈疭，若火熏之。一逆尚引日，再逆促命期。

《伤寒论》第208条　阳明病，脉迟，虽汗出不恶寒者，其身必重，短气腹满而喘，有潮热者，此外欲解，可攻里也。手足濈然汗出者，此大便已硬也，大承气汤主之；若汗多，微发热恶寒者，外未解也，其热不潮，未可与承气汤；若腹大满不通者，可与小承气汤，微和胃气，勿令至大泄下。

《金匮要略·痉湿暍病脉证第二》　夫风病下之则痉，复发汗，必拘急。

临床辨治

表邪未解，不可攻下。无论是太阳病外感风寒之邪还是温病外感温热邪气，外邪郁遏肌表，其在表者，汗而发之，不可用攻下法。若出现太阳阳明合病或三阳合病，当先解表，表解之后方可攻里。太阳阳明并病，太阳病证未尽解，先小发其汗，其后攻里。表邪未解，直接攻里，可造成表邪内陷，疾病由肌表向内在脏腑传变，影响脏腑气机，出现腹胀满等症；若入里化热伤津，则可出现小便不利、口渴、筋脉拘急等症；若素体阳虚，苦寒攻下可进一步损伤阳气，可引起下利、脉虚等一系列变证。

在《伤寒论》和《金匮要略》中，这种表里同病的情况下，要么先解表，如桃核承气汤证；要么先攻里而不顾表，如抵当汤证。但也有表里同治的情况，如《金匮要略·腹满寒疝宿食病脉证治第十》曰“病腹满，发热十日，脉浮而数，饮食如故，厚朴七物汤主之”。本条太阳阳明合病，应该是桂枝汤合厚朴三物汤，但组合方中有大黄攻下阳明，而芍药本身也有通便能力，故去芍药。

（二）少阳不可下

经典原文

《伤寒论》第 103 条　太阳病，过经十余日，反二三下之，后四五日，柴胡证仍在者，先与小柴胡汤。呕不止，心下急，郁郁微烦者，为未解也，与大柴胡汤，下之则愈。

《伤寒论》第 264 条　少阳中风，两耳无所闻，目赤，胸中满而烦者，不可吐下，吐下则悸而惊。

《医学入门·卷之四·汗吐下渗和解温补总方·和解》　和其内热，解其外邪，伤寒方之王道也。小柴胡汤又名三禁汤。

临床辨治

少阳位于半表半里，不可发汗，不可攻下。张仲景认为少阳病的成因是“血弱气尽，腠理开，邪气因入，与正气相搏，结于胁下”，其本质是正虚邪结，故治疗当用和解治法，和解枢机，扶正达邪。若少阳与阳明合病而少阳病证未罢以少阳病为主，柴胡证仍在，不可攻下，攻下之后损伤正气，胆气内虚，则会出现惊悸等表现。若出现心下急等阳明热结之证，方可攻下，予大柴胡汤。

（三）脾胃虚寒不可下

经典原文

《伤寒论》第 194 条　阳明病，不能食，攻其热必哕，所以然者，胃中虚冷故也。以其人本虚，攻其热必哕。

《伤寒论》第 195 条　阳明病，脉迟，食难用饱，饱则微烦头眩，必小便难，此欲作谷瘅。虽下之，腹满如故，所以然者，脉迟故也。

《伤寒论》第 259 条　伤寒发汗已，身目为黄，所以然者，以寒湿在里不解故也。以为不可下也，于寒湿中求之。

《伤寒论》第 273 条　太阴之为病，腹满而吐，食不下，自利益甚，时腹自痛。若下之，必胸下结硬。

《伤寒论》第 326 条　厥阴之为病，消渴，气上撞心，心中疼热，饥而不欲食，食则吐蛔，下之利不止。

《伤寒论》第 330 条　诸四逆厥者，不可下之，虚家亦然。

《金匮要略·腹满寒疝宿食病脉证治第十》 夫瘦人绕脐痛，必有风冷，谷气不行，而反下之，其气必冲，不冲者，心下则痞也。

《金匮要略·消渴小便不利淋病脉证并治第十三》 厥阴之为病，消渴，气上冲心，心中疼热，饥而不欲食，食即吐，下之不肯止。

《金匮要略·黄疸病脉证并治第十五》 阳明病，脉迟者，食难用饱，饱则发烦头眩，小便必难，此欲作谷疸。虽下之，腹满如故，所以然者，脉迟故也。

《金匮要略·呕吐哕下利病脉证治第十七》 问曰：病人脉数，数为热，当消谷引食，而反吐者，何也？师曰：以发其汗，令阳微，膈气虚，脉乃数。数为客热，不能消谷，胃中虚冷故也。脉弦者虚也，胃气无余，朝食暮吐，变为胃反。寒在于上，医反下之，今脉反弦，故名曰虚。

临床辨治

脾胃虚寒，不可攻下。脾胃阳虚，运化失职，会出现腹满、食不下、脉迟等类似于阳明里实的症状，临床要注意鉴别。除以上表现外，脾胃虚寒还伴有四肢不温、畏寒喜暖、脉沉迟等；阳明腑实则伴有不能食、潮热、口干口苦、脉迟而有力等证候。脾胃虚寒若误用苦寒攻下，则脾胃阳气更伤，导致下利不止、心下痞满、四肢厥冷等症状，甚至出现朝食暮吐，暮食朝吐的胃反。太阴病的本质为脾胃虚寒夹有水饮，故出现腹满而吐、食不下、自利益甚等，当温之，禁用攻下，若下之，则阳虚寒凝益甚，胸下结硬。厥阴病的基本病机为寒热错杂，表现为上热下寒，若下之则重伤脾阳，出现下利不止。故太阴病、厥阴病宜禁下。

（四）阳明腑实未成不可下

经典原文

《伤寒论》第204条 伤寒呕多，虽有阳明证，不可攻之。

《伤寒论》第205条 阳明病，心下硬满者，不可攻之。攻之利遂不止者死，利止者愈。

《伤寒论》第206条 阳明病，面合色赤，不可攻之，必发热色黄者，小便不利也。

《伤寒论》第209条 阳明病，潮热，大便微硬者，可与大承气汤，不硬者不可与之。若不大便六七日，恐有燥屎，欲知之法，少与小承气汤，汤入腹中，转矢气者，此有燥屎也，乃可攻之。若不转矢气者，此但初头硬，后必溏，不可攻之，攻之必胀满不能食也。欲饮水者，与水则哕。其后发热者，必大便复硬而少也，以小承气汤和之。不转矢气者，慎不可攻也。

《伤寒论》第221条 阳明病，脉浮而紧，咽燥口苦，腹满而喘，发热汗出，不恶寒反恶热，身重。若发汗则躁，心愦愦反谵语。若加温针，必怵惕烦躁不得眠。若下之，则胃中空虚，客气动膈，心中懊侬，舌上胎者，栀子豉汤主之。

《伤寒论》第238条 阳明病，下之，心中懊侬而烦，胃中有燥屎者，可攻。腹微满，初头硬，后必溏，不可攻之。若有燥屎者，宜大承气汤。

《温病条辨·中焦篇》 阳明温病，干呕口苦而渴，尚未可下者，黄连黄芩汤主之。不渴而舌滑者属湿温。

《温病条辨·中焦篇》 阳明温病，无汗，实证未剧，不可下，小便不利者，甘苦合化，冬地三黄汤主之。

临床辨治

病入阳明可分为两个层次，一是阳明气分证，二是阳明腑实证。气分证无形邪热，表现为发热不恶寒、面赤、咽燥口苦、大汗出，甚至出现心下硬满等症状，但燥屎未成，尚不可攻。若强行攻之，则邪热内扰，脾胃损伤，出现胃中空虚，客气动膈，心中懊侬，甚至出现下利不止等脾虚下陷危候。腑实证则表现为潮热，大便不通，脘腹硬满、拒按，手足濈然汗出等症状。临床上如何判断燥屎已成，张仲景早有明示，若临床出现潮热，大便不通，欲知燥屎是否已成，可先予攻下力量较弱的小承气汤试探之，若汤入腹中，转矢气者，提示燥屎有外排之势，则可予大承气汤攻下，若服后不转矢气，大便先干后溏，则燥屎未成，尚未可攻。张仲景小承气汤试探疗法提示临床应用攻下法应明确掌握适应证，下之不可过早。

（五）津液损伤不可下

经典原文

《伤寒论》第 233 条　阳明病，自汗出，若发汗，小便自利者，此为津液内竭，虽硬不可攻之，当须自欲大便，宜蜜煎导而通之。若土瓜根及大猪胆汁，皆可为导。

《金匮要略·痉湿暍病脉证第二》　太阳中暍，发热恶寒，身重而疼痛，其脉弦细芤迟。小便已，洒洒然毛耸，手足逆冷；小有劳，身即热，口开，前板齿燥。若发其汗，则恶寒甚；加温针，则发热甚；数下之，则淋甚。

《金匮要略·百合狐蜮阴阳毒病脉证治第三》　百合病见于阴者，以阳法救之；见于阳者，以阴法救之。见阳攻阴，复发其汗，此为逆；见阴攻阳，乃复下之，此亦为逆。

临床辨治

津液损伤不可下，提示津液不足的病证临床慎用苦寒攻下。阳明病汗出过多，津液内竭，出现大便干结，大便虽硬，不可用苦寒攻下，以免津液更伤，当用润肠导下之法。暍病是感受暑热病邪，暑热伤津耗气，津液不足，若反复攻下，阴伤热陷，膀胱郁热，出现小便淋沥涩痛。百合病的基本病机是心肺阴虚内热，治疗宜养阴清热，若下之，则会出现阴液更伤，虚热更炽，故下之为逆。单纯性的津液损伤导致的大便干结，宜增水行舟，用润下之剂。若临床出现大便干结或下利纯青，气味臭秽，伴潮热谵语，腹部硬满疼痛，阳明腑实热极，损伤津液，真阴欲竭，病情危急，急则治其标，此时当急下存阴，行苦寒攻下之法，但要把握攻下的尺度，中病即止，药后及时调护。

（六）阴血亏虚不可下

经典原文

《伤寒论》第 286 条　少阴病，脉微，不可发汗，亡阳故也；阳已虚，尺脉弱涩者，复不可下之。

《伤寒论》第 347 条　伤寒五六日，不结胸，腹濡，脉虚复厥者，不可下，此亡血，下之，死。

临床辨治

阴血亏虚不可攻下，津血同源，津亏则血液化生乏源，加剧阴血的进一步损伤，故血虚不可下。阴血不足，肠道失润，临床可见大便难，除此之外，还可出现面色不华、唇甲色淡、头晕、舌淡、脉细等阴虚不足证候，此时不宜用苦寒攻下之品，宜养血润燥通便。此类型患者常见于产后阴血亏虚，或年老体弱，久病不愈，气血不足，不耐攻伐，不可用苦寒攻下，张景岳济川煎可随证选用。

（七）邪结在上不可下

经典原文

《伤寒论》第204条　伤寒呕多，虽有阳明证，不可攻之。

《伤寒论》第324条　少阴病，饮食入口则吐，心中温温欲吐，复不能吐。始得之，手足寒，脉弦迟者，此胸中实，不可下也，当吐之。若膈上有寒饮，干呕者，不可吐也，当温之，宜四逆汤。

《金匮要略·呕吐哕下利病脉证治第十七》　病人欲吐者，不可下之。

临床辨治

邪结在上不可下，包括两种情况，一是阳明热结部位偏上，邪热上聚胸膈，出现频繁呕吐，不可用苦寒攻下；二是寒饮水湿等有形之邪结聚在上，有欲吐之势，当因势利导，祛邪外出，不可用下法。临床出现呕吐的原因繁多，当审证求因，求本论治，若少阳邪热内扰，枢机不利，当和解少阳；若阳明无形邪热内扰，胃气上逆，当清阳明邪热；若由于阳明腑实内结，腑气壅滞，胃气上逆而出现呕吐，则不必拘泥病在上不可下，应攻下热实，胃肠积滞得下，胃气因和，则呕吐自止。

（八）湿邪困阻不可下

经典原文

《金匮要略·痉湿暍病脉证第二》　湿家，其人但头汗出，背强，欲得被覆向火。若下之早则哕，或胸满，小便不利（一云利），舌上如胎者，以丹田有热，胸上有寒，渴欲得饮而不能饮，则口燥烦也。

《金匮要略·痉湿暍病脉证第二》　湿家下之，额上汗出，微喘，小便利（一云不利）者，死；若下利不止者，亦死。

《温病条辨·上焦篇·湿温》　头痛恶寒，身重疼痛，舌白不渴，脉弦细而濡，面色淡黄，胸闷不饥，午后身热，状若阴虚，病难速已，名曰湿温。汗之则神昏耳聋，甚则目瞑不欲言，下之则洞泄，润之则病深不解，长夏深秋冬日同法，三仁汤主之。

临床辨治

外感湿邪郁遏肌表，痹阻筋脉，出现湿病，或湿邪内阻，与热相合，形成湿温，皆不可下。湿为阴邪，易困阻阳气，湿易困脾，影响脾胃运化，出现脘腹胀满；若误以为是腑实内结，用苦寒攻下法治之，表湿内陷，阻滞胸膈，则出现胸满；湿注下焦，气化失常则为小便不利；苦寒攻下，损伤脾阳，则会出现下利不止等症状。因此外湿宜发散，内湿宜运化，皆不可行苦寒攻下之法。

（九）阴寒内盛不可下

经典原文

《伤寒论》第130条　脏结无阳证，不往来寒热，其人反静，舌上胎滑者，不可攻也。

《金匮要略·水气病脉证并治第十四》　趺阳脉当伏，今反紧，本自有寒，疝瘕，腹中痛，医反下之，下之即胸满短气。

临床辨治

脏结是邪结在阴分，由脏气虚衰，阴寒凝结而成，可表现为心下、胸胁部硬满疼痛，类似于结胸病的表现，但无发热、口渴、心烦等阳热证候，不能用下法。水气病，阴寒与水饮内结，出现脉紧，疝、瘕、腹中痛等证候，当温阳散寒，化气行水，医反下之，则重伤阳气，寒饮更盛，凌心射肺，出现胸满短气。阴寒内盛，易伤阳气，当温阳散寒，不可行苦寒攻下之法，若阴寒内结成实，可温下寒实，当用辛温散寒的药物，如大黄附子汤。

四、下法使用时机及应用法度

以上九种不可下，提示了临床使用下法应注意把握时机，掌握下法的适应证、用药法度，并根据患者的不同情况，区别对待。首先要把握下法的使用时机：下法的使用以祛邪为要，一般在表证已解，邪热入里，里实已成或宿食、痰饮、瘀血、燥屎、虫积等有形实邪内聚成实，应当机立断，及时使用下法，以达釜底抽薪，迅速祛邪外出的效果。其次要区分下法的用药法度，疾病有缓急之分，下有峻缓之别。从剂量看，一般用药量大为峻下，量小为缓下，如大承气汤、小承气汤；从剂型看，汤者荡也，多为峻下，丸者缓也，多为缓下。一般病势急迫，病程较短，里热积滞较盛者宜峻下；病势较缓，病程较长，里实积滞较轻者宜缓下。最后要根据患者的体质把握用药法度，体质强盛的，可峻下逐邪；若正虚邪实当攻补兼施，缓下祛邪，或增液通便，或养血攻下，或补虚攻下。下法容易损伤正气，尤其是峻下之剂，应中病即止，及时调养，顾护脾胃。

第四节　温　　法

一、温法的内涵及源流发展

温法又称温阳法，是指选用辛甘温热的药物，以达到温阳散寒、温经通脉、回阳救逆、散寒止痛等作用的一种治疗方法。

温法的使用最早可追溯至先秦时期。从人类学会用火开始，人类社会步入了新的文明，先人们在生活实践中渐渐积累了依靠火发光发热的特性可以帮助人们抵御寒冷，烤熟食物，对抗疾病的经验。战国时期的《五十二病方》记载了许多运用温药治疗疾病的经验，如用肉桂、干姜、蜀椒、吴茱萸等治疗疽病、痛证，用肉桂、干姜、辛夷、独活、续断、酒等以温通血脉治疗创伤、损伤等。我国的第一部药物学专著《神农本草经》首次提出了药物的四气五味，记载了大量的温热药物，为后世温热药物的应用奠定了良好的理论基础。

《黄帝内经》是中医学理论的第一部经典著作，为温法的应用奠定了理论基础。寒邪侵袭人体，会损伤人体的阳气，针对寒证提出了“寒者热之”“治寒以热”“寒淫于内，治以甘热，佐以苦辛”等治疗大法；阳气不足则生内寒，针对虚损不足的病证提出了“形不足者，温之以气”。除此之外，还介绍了汤熨及火灸等温阳散寒的外治法，如《素问·玉机真脏论》曰：“今风寒客于人，使人毫毛毕直，皮肤闭而为热。当是之时，可汗而发也；或痹不仁肿痛，当是之时，可汤熨及火灸刺而去之。”

真正将温法理论应用于临床实践当属东汉张仲景。张仲景将温法广泛应用于伤寒及杂病的论治，如伤寒六经病中，三阳主表，三阴主里，三阴病的基本病机与阳虚密不可分。对太阴病的治疗，提出“脏有寒故也，当温之，宜服四逆辈”。少阴病阳气虚衰，仲景治以四逆汤、通脉四逆汤、白通汤等回阳救逆。厥阴病寒热错杂，上热下寒，仲景温法与清法并用。杂病的治疗原则是恢复人体气血阴阳平衡，保持五脏元真通畅，仲景将温法用于湿病、历节病、虚劳病、肺痿、腹满、寒疝、五脏风寒积聚、痰饮、水气、呕吐、下利、便血、妊娠病、产后病、妇人杂病等疾病的治疗，书中明确提出“先温其里”“温其脏”“温之”等治疗原则。

唐宋以降，医家们进一步发展温法理论并将其应用于临床各科的实践。唐代孙思邈继承了仲景的温阳理论，其治疗杂病，以五脏六腑为纲，虚实寒热为目，把脏腑病分为实热和虚寒两类，治疗寒证，若单纯寒证，主以温阳散寒；虚寒证则温补并用。《千金方》《外台秘要》《太平惠民和剂局方》等综合性方书收载了大量温法方剂。金元时期，各家学说兴起，医学争鸣活跃，以李东垣为代表的补土派提出“甘温除大热”，立方于甘温之品温补脾胃，风药升脾胃之阳。王好古在前人的基础上，潜心研究阴证，著《阴证略例》一书，对阴证的治疗主张温补脾肾，并搜集诸多温里新方，丰富了温法的治疗体系。

明清时期重点阐发命门学说，形成了温补学派。以薛己、孙一奎为代表的医家，阐发命门理论，注重温补肾阳。张景岳针对金元时期过用苦寒的时弊，提出“阳常不足，阴本无余”“气不足便是寒”的论点，强调阳气的重要性。针对命门火衰，元阳不足，化裁八味肾气丸而创立右归饮、右归丸。清代末期，一个新兴学派应运而生，郑钦安创扶阳派，临床善用附子、干姜、肉桂等辛热药物，同时阐发了“阴火”理论，对潮热、面赤、足心热等辨证为阳虚外越者，治以回阳守阴，用干姜、附子等温热药物。

温法发展至今，已逐步完善成熟，成为一种临床治疗的常规方法。

二、温法的分类及临床辨治

（一）回阳救逆法

经典原文

《伤寒论》第61条　下之后，复发汗，昼日烦躁不得眠，夜而安静，不呕，不渴，无表证，脉沉微，身无大热者，干姜附子汤主之。

《伤寒论》第91条　伤寒，医下之，续得下利清谷不止，身疼痛者，急当救里；后身疼痛，清便自调者，急当救表。救里宜四逆汤，救表宜桂枝汤。

《伤寒论》第92条　病发热头痛，脉反沉，若不差，身体疼痛，当救其里，宜四逆汤。

《伤寒论》第29条　伤寒脉浮，自汗出，小便数，心烦，微恶寒，脚挛急，反与桂枝欲攻其表，此误也。得之便厥，咽中干，烦躁，吐逆者，作甘草干姜汤与之，以复其阳；若厥愈足温者，更作芍药甘草汤与之，其脚即伸；若胃气不和，谵语者，少与调胃承气汤；若重发汗，复加烧针者，四逆汤主之。

《伤寒论》第225条　脉浮而迟，表热里寒，下利清谷者，四逆汤主之。

《伤寒论》第277条　自利不渴者，属太阴，以其脏有寒故也，当温之，宜服四逆辈。

《伤寒论》第323条　少阴病，脉沉者，急温之，宜四逆汤。

《伤寒论》第324条　少阴病，饮食入口则吐，心中温温欲吐，复不能吐。始得之，手足寒，脉弦迟者，此胸中实，不可下也，当吐之。若膈上有寒饮，干呕者，不可吐也，当温之，宜四逆汤。

《伤寒论》第353条　大汗出，热不去，内拘急，四肢疼，又下利厥逆而恶寒者，四逆汤主之。

《伤寒论》第354条　大汗，若大下利，而厥冷者，四逆汤主之。

《伤寒论》第377条　呕而脉弱，小便复利，身有微热，见厥者难治，四逆汤主之。

《伤寒论》第372条　下利腹胀满，身体疼痛者，先温其里，乃攻其表，温里宜四逆汤，攻表宜桂枝汤。

《伤寒论》第388条　吐利汗出，发热恶寒，四肢拘急，手足厥冷者，四逆汤主之。

《伤寒论》第389条　既吐且利，小便复利，而大汗出，下利清谷，内寒外热，脉微欲绝者，四逆汤主之。

《金匮要略·呕吐哕下利病脉证治第十七》　呕而脉弱，小便复利，身有微热，见厥者，难治，四逆汤主之。

《金匮要略·呕吐哕下利病脉证治第十七》　下利，腹胀满，身体疼痛者，先温其里，乃攻其表。温里宜四逆汤，攻表宜桂枝汤。

临床辨治

伤寒误汗误下之后，致阳气虚衰，或表里同病，里病危急，下利清谷不止，或病在太阴、少阴，里阳虚衰，出现下利不止、呕吐、四肢厥冷、脉沉，甚至出现身有微热、烦躁等虚阳外越的证候，治宜回阳救逆，温阳散寒，以四逆汤为代表方。《素问·至真要大论》曰："寒淫所胜，平以辛热。"阴盛于内，非大辛大热无以散寒回阳，四逆汤以大辛大热之附子、干姜，温阳散寒，回阳固脱；炙甘草护胃和中，诸药合用回阳救逆，散寒温厥。本法适用于里阳虚衰、阴寒内盛，中阳亏虚，脾肾阳虚，阴寒厥逆等病证的治疗。临床常用于各种急证引起的阳气外脱，如急性吐、泻、大汗后或心力衰竭等出现脉微欲绝、四肢厥冷等，或脾肾阳虚导致的下利、恶寒、呕吐、四肢不温等。四逆汤用于回阳救逆附子宜生用，用于温补脾肾阳气附子宜炮用，临床应注意煎服法，附子有毒性（尤其生附子），宜久煎，必要时可配合白蜜同煎，以减轻毒性；服法上，用于回阳救急宜顿服，以集中药力。

病案举例

李寿山医案：王某，男，60岁，1965年10月初诊。该患者以脑出血急诊入院。症见大汗淋漓，手足厥冷，面色微红如戴阳状，喉中痰声辘辘，神志昏迷，二便失禁，口噤不开，两手固握，脉浮大而空，沉取欲绝。治则：回阳固脱。

处方：红人参 50g，炮附子 50g，水煎浓汁徐徐鼻饲。至次晨，症状未见明显好转，即投四逆加人参汤：人参50g，干姜25g，附子25g，浓煎1剂，鼻饲后汗出已少。又服1剂，手足转温。昼夜连服2剂，厥回汗止，身转大热，体温38℃，脉转洪大而数。此阴证已转阳，治以平肝息风，清心开窍，方用羚羊钩藤汤加减，配服安宫牛黄丸等。约1周神志清醒，二便自理，痰声已平，体温正常，病情稳定。唯右侧半身不遂，投以补阳还五汤加减，配合针刺疗法，2个月后渐能扶杖行走，生活渐能自理。

按　患者年高体弱，脉络空虚，风邪乘虚而入，直中脏腑，气血痹阻，阴阳不相维系，阳绝阴竭，故见神昏、大汗、手足厥冷、面红、口噤不开、手撒遗尿等一派中风入脏、闭脱相兼之证。治疗上以四逆汤回阳救逆，加红人参益气固脱。药后手足转温，厥回汗止，脉转洪大。回阳救逆法为急救治法，以挽救患者生命为第一要义。阴证转阳后，再根据患者的具体情况，随证施治。

（二）破阴回阳法

经典原文

《伤寒论》第 317 条　少阴病，下利清谷，里寒外热，手足厥逆，脉微欲绝，身反不恶寒，其人面色赤，或腹痛，或干呕，或咽痛，或利止脉不出者，通脉四逆汤主之。

《伤寒论》第 370 条　下利清谷，里寒外热，汗出而厥者，通脉四逆汤主之。

《伤寒论》第 390 条　吐已下断，汗出而厥，四肢拘急不解，脉微欲绝者，通脉四逆加猪胆汤主之。

《伤寒论》第 314 条　少阴病，下利，白通汤主之。

《伤寒论》第 315 条　少阴病，下利脉微者，与白通汤。利不止，厥逆无脉，干呕烦者，白通加猪胆汁汤主之。服汤脉暴出者死，微续者生。

《金匮要略·呕吐哕下利病脉证治第十七》　下利清谷，里寒外热，汗出而厥者，通脉四逆汤主之。

临床辨治

破阴回阳法适用于真阳欲脱，阴寒内盛，阴阳格拒，虚阳浮越于外，出现下利清谷、手足厥逆、脉微欲绝、身反不恶寒、面赤等内真寒外假热的证候。疾病发展到这个阶段，往往病情危急，临床上当谨慎鉴别寒热真假。真寒假热，虽身不恶寒或恶热，但欲得衣被；面赤非阳热亢盛的满面通红，而是主要表现为两颧潮红，面红如妆，游移不定，且不伴口舌干燥喜饮等阳热证候，脉微欲绝，重按无根。治疗当破阴回阳，代表方为通脉四逆汤、白通汤。通脉四逆汤是四逆汤重用附子、倍用干姜而成，以大剂量的辛热药，救急回阳，通达内外。白通汤方用附子、干姜、葱白，葱白为辛温之剂，其内中空，能宣通上下阳气，以解阴阳格拒。若药后出现干呕，乃阴寒格拒热药所致，可加猪胆汁、人尿等苦寒之品，一者可借其寒性，引药入阴，破除格拒之势，二者可借其滋阴润燥之功，滋养阴液，益阴和阳。服白通汤后，可出现顺逆不同转归，临床要注意判别，若脉象突然浮而散大，是阳气外脱之候，为逆；若服药后脉微欲绝逐渐好转，从小到大渐渐恢复，为顺。本法临床常用于休克、心力衰竭等危急重症，或阳虚阴盛，阴阳格拒的真寒假热证。

病案举例

患某，女，89岁。因“咳嗽10余日，发热3日”入院。10余日前受凉后开始出现咳嗽，3日前咳嗽加重，伴发热恶寒，体温最高39℃，头痛，四肢不温，纳差。舌淡暗，无苔，脉浮细紧数，双尺无力。急诊查血常规：WBC 20.67×10^9/L，N 0.905，CRP 161.9mg/L。胸部X线片示右下肺炎症。给予左氧氟沙星抗感染、清热解毒中成药及退热治疗后仍发热反复。入院后予停用抗生素。辨证为太少两感，先后予麻黄附子细辛汤、桂枝加附子汤等方口服，缠延多日，患者仍有发热、咳嗽，现症：精神疲倦，发热，体温波动于35~38℃，微恶风，头痛，无明显汗出，胃纳不佳，大便5日未解而腹不胀不痛，腕踝关节以下不温，舌淡暗无苔，脉浮数微紧，双尺无力。

予通脉四逆汤加味口服，方药为生附子20g，干姜45g，炙甘草30g，乌梅60g，山萸肉60g。2剂后热势下降，最高为37℃，原方加生附子至30g，并加细辛15g。服1剂后热势一过性升高，继服则下降并恢复正常，复查血常规：WBC 22×10^9/L，N 0.723，CRP 41.3mg/L。继予四逆汤以少火生气，病情进一步稳定后，考虑患者高龄，邪去正虚，予附子理中汤合炒四仙，善后出院。

按 本案中患者年高体弱，肺部感染后用清热解毒中成药、抗生素治疗后出现反复发热，舌淡暗，无苔，脉浮细微数，双尺无力，辨为里阳已虚，寒气内盛，阳气外越。予通脉四逆汤回阳救逆，加乌梅、山萸肉等敛阴和阳，收敛浮越之阳气，药后热退，加大生附子用量以破阴回阳，加细辛助寒邪外透。附子生用以回阳救急，临床使用生附子要久煎，密切观察其毒性。病情稳定后，以附子理中汤合炒四仙调理善后。

（三）回阳益阴法

经典原文

《伤寒论》第69条　发汗，若下之，病仍不解，烦躁者，茯苓四逆汤主之。

《伤寒论》第385条　恶寒脉微而复利，利止亡血也，四逆加人参汤主之。

临床辨治

回阳益阴法适用于阴阳两虚，阳气虚衰为主伴有阴液不足的病证。太阳过汗、误下后致阳气虚衰，阴液不足或霍乱吐泻后造成亡阳津伤，均可造成阴阳两伤，出现恶寒、下利、四肢厥冷、脉微、口干、烦躁等证候，治宜回阳益阴、回阳救逆、滋养阴液，在四逆汤的基础上加人参。四逆汤是回阳救逆的代表方，人参甘而微温，能够壮元气、补五脏、安精神、益气生津。四逆汤与人参相辅相成，回阳的同时，益气固脱、生津润燥。临床上用于回阳益阴的人参以野山参为宜，不可用党参代替，因党参不具备大补元气、生津液之功效。此法临床常用于治疗阳衰阴伤伴有心悸、烦躁等精神症状的心血管系统疾病或吐利不止，阳虚津亏的胃肠系统疾病。

病案举例

唐祖宣医案：周某，女，56岁，于1972年11月6日诊治。素有心悸、气短之症，经检查确诊为高血压心脏病，血压170~210/90~130mmHg。昨日不慎进食生冷而突然发病，呕吐清水，下利清稀，面色苍白，四肢厥逆，腹部冷痛，气短声微，身热烦躁，渴喜热饮，眼眶凹陷，两目乏神，视物模糊，头晕心悸，舌淡无苔，脉细数无力。血压80/50mmHg。此属阳亡阴伤，治宜益气生津，回阳固脱。方用：炮附子、干姜、炙甘草、半夏、红参各15g，川黄连6g。水煎频服，2剂后吐利止，四肢转温，血压升至170/90mmHg。继服原方加减20余剂，出院时心脏病亦显著好转。

按 患者素有心悸、气短之症，素体阳虚，心神失养。进食生冷之后，损伤阳气，导致呕吐、下利，阴随阳脱，阴阳两虚。治宜益气生津，回阳固脱，以四逆加人参汤为主方，四逆汤回阳救逆，红参大补元气、生津液，半夏、川黄连和胃止泻。药简力专，服药2剂则阳回阴复。

（四）散寒止痛法

经典原文

《金匮要略·中风历节病脉证并治第五》 病历节不可屈伸，疼痛，乌头汤主之。

《金匮要略·胸痹心痛短气病脉证治第九》 心痛彻背，背痛彻心，乌头赤石脂丸主之。

《金匮要略·腹满寒疝宿食病脉证治第十》 寒气厥逆，赤丸主之。

《金匮要略·腹满寒疝宿食病脉证治第十》 腹痛，脉弦而紧，弦则卫气不行，即恶寒，紧则不欲食，邪正相搏，即为寒疝。绕脐痛，若发则白汗出，手足厥冷，其脉沉弦者，大乌头煎主之。

临床辨治

散寒止痛法适用于寒气凝结所致的各种疼痛。寒性凝滞，主收引，易使气血津液凝结、经脉阻滞，不通则痛。根据寒邪凝滞的部位不同，可引起不同疼痛，如寒邪凝滞关节，可出现关节疼痛，屈伸不利；阴寒痼结心胸，可使胸中阳气痹阻，出现心痛彻背，背痛彻心；阴寒凝滞脘腹，可出现腹满痛，或绕脐疼痛，伴四肢逆冷、冷汗淋漓。阴寒凝结所致疼痛，痛势较为剧烈，冷痛，常伴恶寒、四肢厥冷等证候。治疗宜散寒止痛，以大辛大热之乌头为主药，乌头善起沉寒痼冷，具有良好的散寒止痛效果。若兼夹表邪，可配伍麻黄、桂枝等辛温解表；若阴寒久积，阳气衰微，可配合附子、干姜等回阳救逆；若兼夹水饮，可配伍半夏、细辛等温散水饮。乌头有毒性，临床使用宜注意炮制久煎，或配合蜂蜜同煎，以减其毒性，服药应从小剂量开始，逐渐加量，不可过服。本法临床常用于治疗以疼痛为主症的疾病，如类风湿关节炎、冠心病心绞痛、胃痛、寒疝引起的疼痛等属阴寒凝结病机的疾病。

病案举例

陈寿勇医案：李某，男，32岁，1984年11月7日初诊。主诉：半个月前曾露宿野外，3日前突然畏寒高热，周身关节疼痛，遇寒则剧，覆被则减，两膝关节肿胀，屈伸不便。舌淡，苔白厚而腻，脉浮紧。体温40.5℃。化验：白细胞12×10^9/L，中性粒细胞0.73，血沉48mm/h。关节肿而不红。治当温经散寒，除湿宣痹。处方以乌头汤加减：制川乌16g，麻黄6g，独活12g，蕲蛇10g，炙黄芪12g，杭白芍12g，甘草12g，蜂蜜90g。

先将前7味药加冷水1000ml浸透，文火煎20分钟，纳蜂蜜再煎10分钟，剩余药汁30ml，候温，一饮而尽，然后覆被取汗。药后半小时，自觉心胸烦热，犹未得汗。嘱其再喝稀粥一小碗，遂致周身汗出溱溱，持续约20分钟，自觉恙情大减。11月8日，热退痛除，步履如常。嘱出院后以红参10g，三七10g，蕲蛇10g，米酒2kg浸泡，文火煎1小时，每饭前喝一小酒杯。追访至今，未见复发。

按 患者因露宿野外，感受寒湿之邪。寒性收引，寒湿凝滞关节，致周身关节疼痛，屈伸不利。关节属表，寒湿侵袭，会出现一系列畏寒高热、脉浮紧等寒邪束表的表现。治以温经散寒，除湿宣痹。在乌头汤基础上加独活、蕲蛇除湿通络而止痹痛。在煎服法中，乌头需与白蜜同煎，以减乌头毒性，药后不得汗，则喝热稀粥以助药力，微微汗出使寒湿之邪从汗而解。

（五）温中散寒法

经典原文

《伤寒论》第386条　霍乱，头痛发热，身疼痛，热多欲饮水者，五苓散主之；寒多不用水者，理中丸主之。

《伤寒论》第396条　大病差后，喜唾，久不了了，胸上有寒，当以丸药温之，宜理中丸。

《金匮要略·腹满寒疝宿食病脉证治第十》　腹中寒气，雷鸣切痛，胸胁逆满，呕吐，附子粳米汤主之。

《金匮要略·腹满寒疝宿食病脉证治第十》　心胸中大寒痛，呕不能饮食，腹中寒，上冲皮起，出见有头足，上下痛而不可触近，大建中汤主之。

临床辨治

温中散寒法适用于中焦虚寒，水饮内停的病证。临床可共同表现为胃脘部疼痛、胀满，畏寒喜暖。根据阳虚、水饮、寒凝的轻重，临床表现的侧重点不同，以阳虚为主可表现为四肢不温、胃脘冷痛、喜温喜按；以寒饮为主可表现为腹中肠鸣、疼痛，呕吐；以寒凝为主可表现为疼痛剧烈，寒气攻冲，上冲皮起，出见有头足。治疗重在温中散寒，以附子、干姜为主药；兼夹水饮，配合半夏化饮降逆；寒凝为主，配合蜀椒温中散寒；兼夹脾虚，配合人参、白术健脾燥湿。本法临床常用于治疗消化系统疾病，如急慢性胃炎、胃溃疡、十二指肠溃疡等以中焦脾胃虚寒为主要病机的疾病。

病案举例

谭日强医案：杨某，男，6岁。患蛔虫性肠梗阻，脐腹绞痛，呕吐不能食，呕出蛔虫1条。其父正拟护送进城就医，适我自省城归里，转而邀我诊治。患儿面色萎黄有虫斑，身体瘦弱，手脚清冷，按其腹部有一肿块如绳团状，舌苔薄白，脉沉细。此中气虚寒，蛔虫内阻。治以温中散寒，驱虫止痛。

用大建中汤化裁：西党参10g，川椒3g，干姜3g，饴糖30g，加槟榔10g，使君子10g，嘱服2剂。

因患儿哭闹不止，进城买药，缓不济急，乃先用青葱、老姜切碎捣烂，加胡椒末拌匀，白酒炒热，布包揉熨腹部，冷则加热再熨，肠鸣转气，腹痛渐减。此时药已买到，急煎成汤，分小量多次服，1 剂，呕吐已止，再剂腹痛消失，并排出蛔虫 100 多条，后用当归生姜羊肉汤，加盐少许佐餐，治其贫血。

按　本案中患儿手脚清冷，面色萎黄，舌苔薄白，脉沉细辨为中气虚寒。蛔虫具有喜温避寒的特性，中气虚寒，蛔上入膈，蛔虫扰动不安，故表现为发作性腹部绞痛，甚至吐蛔。由于患儿哭闹不止，急则治其标，先以青葱、老姜、胡椒、白酒等炒热，外熨，辛温散寒，行气止痛。待痛缓，急煎大建中汤温中散寒，槟榔、使君子祛蛔止痛。待蛔虫排出后，以当归生姜羊肉汤养血散寒，治其贫血。

（六）温阳利水法

经典原文

《伤寒论》第 82 条　太阳病发汗，汗出不解，其人仍发热，心下悸，头眩，身瞤动，振振欲擗地者，真武汤主之。

《伤寒论》第 316 条　少阴病，二三日不已，至四五日，腹痛，小便不利，四肢沉重疼痛，自下利者，此为有水气。其人或咳，或小便利，或下利，或呕者，真武汤主之。

临床辨治

温阳利水法适用于阳虚水泛病证的治疗。太阳病发汗太过损伤阳气，或病入少阴，肾阳虚衰，水气不化。肾阳亏虚，无以温煦，可见畏寒喜暖、四肢不温、脉沉。水饮内停，侵犯不同部位证候表现不同。水泛肌肉筋脉，可出现身瞤动，振振欲擗地；水气凌心，可出现心悸、胸闷；水气犯肺，可出现咳嗽；水蓄膀胱，可出现小便不利；饮停胃肠，可出现呕吐、下利；水气上犯清窍，可出现头晕、目眩等；水泛肌肤，可出现身肿。治疗宜温阳利水，方用真武汤。以茯苓利水渗湿；白芍除血痹、利小便，生姜宣散水气，白术燥湿健脾；附子温肾助阳，使水气有所化。本法以利水气为主，兼以温阳气，临床常用于肾源性水肿、心源性水肿、甲状腺功能减退症（甲减）、醛固酮增多症等以阳虚水泛为主要病机的疾病。

病案举例

张琪医案：患者，男，14 岁，2001 年 4 月 6 日初诊。患肾病综合征 3 年，曾用泼尼松治疗病情缓解。本年 2 月因感冒疾病复发，经治疗感冒已愈，但全身水肿不消，腹胀满，小便不利，手足厥冷，畏寒，下肢尤甚，面色苍白，大便溏，尿蛋白（+++），血浆总蛋白 46g/L，白蛋白 26g/L，球蛋白 20g/L，脉沉，舌紫，苔滑润，舌体胖嫩。辨证属阳虚夹有瘀血之阴水，治宜温补脾肾，活血利水。

处以真武汤加减：附子片（先煎）20g，白术 20g，茯苓 25g，白芍 15g，党参 15g，生姜 10g，益母草 30g，红花 15g，桃仁 15g，泽泻 20g，甘草 15g，水煎，日 2 次服。

连服上药 14 剂，24 小时尿量由 200ml 增加至 2500ml，浮肿消退，继以升阳益胃汤等药调治 2 个月，尿蛋白由（+）减少至弱阳性，血浆总蛋白 60g/L，白蛋白 36g/L，球蛋白 24g/L，脉沉而有力，舌质红润，从而痊愈出院。

按　本案患者因肾阳虚衰，不能温补脾阳，致脾肾阳虚，水气泛滥，见全身水肿，小便不利。水气内停，水病及血，舌紫夹瘀。治以真武汤温阳利水，加党参、甘草益气健脾，益母草、红花、桃仁活血利水散瘀，泽泻利水泄浊。如是则阳气得复，瘀血得散，水气通行则浮肿消退。

（七）温阳化湿法

经典原文

《伤寒论》第304条　少阴病，得之一二日，口中和，其背恶寒者，当灸之，附子汤主之。

《伤寒论》第305条　少阴病，身体痛，手足寒，骨节痛，脉沉者，附子汤主之。

《金匮要略·妇人妊娠病脉证并治第二十》　妇人怀娠六七月，脉弦发热，其胎愈胀，腹痛恶寒者，少腹如扇，所以然者，子脏开故也，当以附子汤温其脏。

临床辨治

温阳化湿法适用于阳气虚衰，寒湿不化病证的治疗。阳气虚衰，寒湿留着于筋脉骨节肌肉，故见身体痛、手足寒、骨节痛。妇人妊娠，若出现肾阳虚衰，胞宫失于温养，寒气侵袭，故出现腹痛恶寒、少腹如扇等证候。治以温阳化湿，散寒止痛，方用附子汤。附子汤与真武汤在药物组成上有相似之处，临床使用时应注意鉴别，两者皆用附子、白术、茯苓、白芍，附子汤中附子、白术的剂量是真武汤的两倍，重在温补元阳，燥湿健脾，同时配伍人参大补元气，温阳益气。由于水饮不盛，以寒湿为主，故去生姜。由此可见，附子汤阳气亏虚较甚，在辛热散寒的同时配伍人参，温阳益气，大补元阳。本法临床常用于治疗各类虚损性疾病以阳气虚衰，寒湿凝聚为基本病机，以恶寒肢冷，各种疼痛为主要表现的疾病，如妇人痛经、风湿病、骨性关节炎等。

病案举例

张宽智医案：王某，男，57岁。胃脘痛10余年，加重2年，每遇秋冬季节疼痛明显加剧，纳呆呃逆，口吐清水，肢冷畏寒，倦怠乏力，腹胀便溏。曾在某医院诊为"萎缩性胃炎"，服中西药罔效。查：舌淡，苔薄白，脉沉细。

处以附子汤加味：制附子10g，党参12g，炒白术12g，茯苓10g，白芍10g，肉桂10g，醋香附12g，延胡索10g，焦麦芽12g。每日1剂，水煎服。

服12剂，胃脘疼痛大减，食欲大增。效不更方，加蒲黄6g，再进10剂，诸症悉除而愈。随访2年未复发。

按　本案中患者胃脘痛病程长达10余年，每遇秋冬疼痛加剧，症见呕吐清水，肢冷畏寒，一派阳气虚衰之象。同时还兼见腹胀便溏，呕吐清水等脾虚水湿内停之象。治以温阳散寒，健脾化湿，以附子汤温阳化湿，肉桂温补元阳，合制附子温先天养后天，醋香附、延胡索理气止痛；焦麦芽健运脾气。药后胃脘疼痛大减，考虑病久，效不更方，加蒲黄化瘀止痛。

（八）温肝和胃法

经典原文

《伤寒论》第243条　食谷欲呕，属阳明也，吴茱萸汤主之。得汤反剧者，属上焦也。

《伤寒论》第309条　少阴病，吐利，手足逆冷，烦躁欲死者，吴茱萸汤主之。

《伤寒论》第378条　干呕吐涎沫，头痛者，吴茱萸汤主之。

《金匮要略·呕吐哕下利病脉证治第十七》　呕而胸满者，茱萸汤主之。

《金匮要略·呕吐哕下利病脉证治第十七》　干呕，吐涎沫，头痛者，茱萸汤主之。

临床辨治

温肝和胃法适用于肝胃虚寒，浊阴上逆的病证。肝寒气逆，浊阴上犯，出现头痛，以巅顶疼痛为主。中焦虚寒，肝气犯胃，出现干呕，或呕吐痰涎清水，胃脘痞胀不适，胸胁满闷。中焦虚寒，食谷不化，可见下利。肝胃虚寒，寒气凝滞，可见手足逆冷。治宜温肝和胃，散寒降逆，方用吴茱萸汤。方中吴茱萸辛苦热，入肝、脾、胃经，既可温胃止呕，又可温肝降逆；生姜辛温，辛散寒饮，温中止呕，两药共奏温中降逆之功；人参、大枣甘温，甘可入脾，补益脾气，以复中虚。吴茱萸汤治疗的疾病整体症状以中、上焦为主，故张仲景称之为“属上焦也”，表现为向上冲逆的证候，如呕吐、胸满、巅顶头痛等。本法临床常用于治疗急慢性胃炎、神经性呕吐、头痛、肝炎等属肝胃虚寒者。

病案举例

关思友医案：李某，女，55岁，2004年1月20日初诊。因右上下肢麻木、软弱无力1个月，口歪流涎，舌麻，语言不利3日住院治疗。1个月前患者不明原因出现右上下肢麻木、软弱无力，查头部CT示左侧内囊处梗死，静脉滴注血塞通、胞磷胆碱，口服心脑康、肠溶阿司匹林等药后略缓解，口歪流涎，舌麻，语言不利，头晕，巅顶痛，四肢酸困，舌淡，苔薄白，脉弦。予低分子肝素钙皮下注射，静脉滴注葛根素未效。曾用天麻钩藤饮、知柏地黄丸加减治疗15日，仍未见明显好转，3日前因烦劳加重。关老详问病史，患者巅顶痛，头晕，四肢酸困已有1年余，自服新速效伤风胶囊有效，因此批量购买服用。入院后静脉滴注需用热水袋缠绕输液袋以助温，否则全身难忍，平素恶寒喜暖。辨证为肝经寒凝，风湿阻络。

处以吴茱萸汤加减：吴茱萸10g，党参21g，大枣6枚，生姜10g，小茴香6g，地龙12g，牛膝12g，全蝎（研末冲服）16g，白附子6g。水煎服，日1剂。

服3剂后自感巅顶痛明显减轻，口歪流涎、舌麻、语言不利、右侧肢体麻木软弱无力等症较前改善。上方剂量减半，加减治疗1个月而愈。

按　患者中风后出现肢体麻木、头晕等，辨为肝阳上亢或肝肾阴虚，以天麻钩藤饮及知柏地黄丸等治疗无效。关老详审病情，疼痛以巅顶为主，平素恶寒喜暖，脉弦，辨为肝经寒凝，风湿阻络，处以吴茱萸汤温肝和胃，另加小茴香温肝暖胃，全蝎、地龙祛风通络，白附子祛风涤痰，牛膝补益肝肾。全方以温肝散寒和胃为主，兼以祛风通络，标本兼治，故而获效。

（九）温中止呕法

经典原文

《金匮要略·呕吐哕下利病脉证治第十七》　干呕，吐逆，吐涎沫，半夏干姜散主之。

《金匮要略·妇人妊娠病脉证并治第二十》　妊娠呕吐不止，干姜人参半夏丸主之。

临床辨治

温中止呕法适用于中焦虚寒，寒饮上逆引起的呕吐，妊娠恶阻等疾病。中阳不足，温运无力，寒饮内停，胃寒气逆可出现呕吐，呕吐清稀痰涎，除此之外还可见胃脘痞闷不舒，大便溏泄等中焦虚寒证候。治宜温中止呕，温中阳，化水饮，止呕逆，以干姜、半夏为主药，干姜辛热，入中焦，温中散寒；半夏辛温，化饮降逆止呕。若妊娠恶阻重证，寒饮中阻，脾胃虚寒，出现呕吐不止，半夏为妊娠慎用药，因此使用时应注意合理配伍，干姜人参半夏丸中配伍人参，扶正补虚，健脾益气，同时以生姜汁糊丸，化饮止呕的同时，制约半夏毒性，有故无殒也。本法临床除用于治疗呕吐、妊娠恶阻等病证，还用于治疗寒饮停胃，中焦虚寒的眩晕、腹痛等病证。

病案举例

陈邦芝医案：黄某，女，27 岁，1992 年 12 月 17 日初诊。停经 2 个月，食欲渐减，头昏，精神疲惫，晨起恶心呕吐，或吐痰涎，或吐宿食。自以为呕吐是妊娠反应，未服药。延时月余，渐至水饮不入，食入即吐，呕吐痰涎清水，故来就诊。诊脉虽细但滑象明显，面色苍白，形瘦肢冷，脘痞不舒，舌淡苔薄白而润。此脾胃虚寒，痰饮内阻，浊气上逆之象。

处方：干姜 6g，党参 10g，半夏 6g。3 剂。

嘱服药时取生姜汁 10 滴滴于药中，频服。药后呕吐大减，能进少量稀粥。再投原方 3 剂，呕吐止，食欲增。后以香砂六君子汤调治，7 个月后顺产 1 男孩。

按 恶阻本是妊娠常见的反应，一般情况下，恶阻持续时间较短，可不药而愈。本案中患者恶阻逐渐加重，渐至水饮不入，食入即吐，属恶阻重证。仲师云："妊娠，呕吐不止，干姜人参半夏丸主之。"患者呕吐痰涎清水，形瘦肢冷，辨为脾胃虚寒，水饮上逆，治以干姜人参半夏丸，干姜温中散寒，党参健脾益气，半夏、生姜汁化饮降逆，使中阳得振，寒饮蠲化，胃气得降，则呕吐自止。

（十）温中止血法

经典原文

《金匮要略·惊悸吐衄下血胸满瘀血病脉证治第十六》 吐血不止者，柏叶汤主之。

《金匮要略·惊悸吐衄下血胸满瘀血病脉证治第十六》 下血，先便后血，此远血也，黄土汤主之。

临床辨治

温中止血法适用于中焦虚寒，脾不摄血引起的各种出血病证。脾气虚寒，不能摄血，血溢脉外，因出血部位不同而有不同的名称。血液随呕吐而出，常伴食物残渣等胃内容物则为吐血；血液外溢于齿、鼻，则为衄血（齿衄、鼻衄等），血从大便而出则为便血；血从小便溢出则为尿血；血溢肌肤，则为紫斑。由中焦虚寒引起的出血，其出血颜色偏暗红或淡红，除出血证候外还伴有脘腹胀满，甚至疼痛、喜温喜按、神疲懒言、面色不华、呕吐或下利、舌淡、脉细无力等中焦虚寒证候。治宜温中止血，代表方是柏叶汤、黄土汤。柏叶汤治疗吐血，出血部位偏上，用辛热之干姜、辛温之艾叶同伍，温中散寒，温经止血，由于吐血有上逆之势，在温中止血的同时，配合侧柏叶能折其上逆之势，凉血止血；马通汁引血下行以止呕逆之势。黄土汤治疗便血，以灶心黄土为主药，其性收涩，温中止血，收敛固涩；配合附子、白术、甘草温中散寒，健脾益气；阿胶、生地黄滋阴润燥，养血止血，黄芩苦寒，止血的同时又能制约附子、干姜的温燥之性。诸药刚柔互济，共奏温脾摄血，养血止血之功。本法常用于治疗各血证，如吐血、便血、衄血、尿血、崩漏等属中焦虚寒，统摄无权者。

病案举例

何任医案：李某，女，46 岁，1971 年 6 月 4 日初诊。素有溃疡病，胃脘刺痛，近半月余大便次数多，如柏油，隐血试验强阳性，四肢不温，面色苍黄，苔白，脉细无力。

选用《金匮要略》黄土汤：炙甘草 9g，白术 12g，伏龙肝 30g，干地黄 12g，制附子 5g，炒阿胶 12g，黄芩 9g，党参 9g，白及 9g，三七粉（分吞）3g。

5 剂，药后便次减少，便色转正常。续予调治，隐血转阴。

按 患者素有溃疡病，脾胃本虚，胃脘刺痛，近来大便下血，血色暗如柏油，伴四肢不温，脉细无力，辨为中焦虚寒，脾不摄血，兼夹瘀血。治以温中止血，以黄土汤为主方。又因脾胃本虚，病程日久，兼夹瘀血，故在黄土汤基础上加党参健脾益气，三七粉化瘀止血，白及收敛止血，生肌敛疮，修复溃疡。辨病辨证相结合，疗效卓著。

（十一）温阳止痢法

经典原文

《伤寒论》第 306 条 少阴病，下利便脓血者，桃花汤主之。

《伤寒论》第 307 条 少阴病，二三日至四五日，腹痛，小便不利，下利不止，便脓血者，桃花汤主之。

《金匮要略·呕吐哕下利病脉证治第十七》 下利便脓血者，桃花汤主之。

临床辨治

温阳止痢法适用于中焦虚寒，寒湿凝滞导致的下利脓血。脓血便的形成有湿热、寒湿之分，属于湿热者，多见于疾病初起，由于湿热内蕴大肠，灼伤血络所致；属于寒湿者，多见于疾病后期，久利不止，中焦虚寒，寒湿凝滞大肠，出现大便下利，加之脾胃阳虚，不能摄血，出血与寒湿互相凝聚，出现下利便脓血。虚寒下利脓血，血色偏暗，白多赤少，伴下利不止，腹痛绵绵，四肢不温等中焦虚寒证候。治宜温阳止痢，方用桃花汤。赤石脂色如桃花，性温，味酸涩，入胃、大肠经，温中祛寒，涩肠固脱；干姜辛热，温中散寒；粳米甘平，主益气而补肠胃。诸药合用，共奏温中止痢，散寒固脱之功。本法临床常用于慢性便脓血的治疗，如慢性阿米巴痢疾、慢性细菌性痢疾、溃疡性结肠炎、克罗恩病等疾病迁延期属中焦虚寒，寒湿凝滞者。

病案举例

冉雪峰医案：张某，女，27 岁。患慢性非特异性溃疡性结肠炎 3 年，大便下脓血，日 7~10 次，便时里急后重，腹痛不爽，曾在北京某医院做乙状结肠镜检查，结肠部充血水肿，有出血点和溃疡灶，选用多种抗生素、磺胺类药物无效。患者年龄虽轻，面色苍白，形体消瘦，四肢不温，舌质淡，苔薄黄腻，脉沉滑。

处以桃花汤化裁：赤石脂 30g（锉，2/3 入煎，1/3 分 2 次冲服），干姜 6g，生薏苡仁 30g，冬瓜子 9g。

服本方 5 剂，脓血便锐减，大便次数也减少，日二三次，腹痛、里急后重也随之减轻。原方再进 5 剂，脓血便消失，大便色量正常，成形，日 1 次。继以四君子汤调理。

按 患者慢性非特异性溃疡性结肠炎病史 3 年，反复便脓血，伴面色苍白、四肢不温等阳虚证候，病属本虚标实，以阳虚为本，湿热为标。治以温阳散寒，除湿排脓。选用桃花汤化裁，以赤石脂、干姜温中散寒，涩肠止利；生薏苡仁、冬瓜子除湿排脓，以清脓血。标本兼治，寒热并施，药味虽少，兼顾全面，故而疗效显著。

（十二）温肺止咳法

经典原文

《金匮要略·肺痿肺痈咳嗽上气病脉证并治第七》 肺痿吐涎沫而不咳者，其人不渴，必遗尿，小便数，所以然者，以上虚不能制下故也。此为肺中冷，必眩，多涎唾，甘草干姜汤以温之。若服汤已渴者，属消渴。

《金匮要略·痰饮咳嗽病脉证并治第十二》 冲气即低，而反更咳，胸满者，用桂苓五味甘草汤，去桂加干姜、细辛，以治其咳满。

临床辨治

温肺止咳法是指应用温阳散寒、温肺化饮等方法治疗上焦阳气不足，不能布散津液，或上焦阳虚，寒饮犯肺引起的以咳嗽为主症的诸多病证。上焦阳气不足，肺脏虚冷，津液不布，症见咳吐涎沫，咳痰清稀；肺虚不能通调水道，膀胱失约，而见小便频数、遗尿等症；或肺寒停饮，而见咳嗽痰稀、胸满喘咳等。治宜温阳散寒，温肺化饮，以甘草干姜汤、苓甘五味姜辛汤为代表方。选用炮姜、干姜、细辛等温散肺中寒饮，温补中上焦阳气，茯苓、甘草健脾化饮，五味子收敛肺气。甘草干姜汤除治疗肺中虚冷外，还可治疗中阳不足，温中焦而补上焦，寓培土生金之意。临床上，慢性支气管炎、支气管哮喘、肺间质纤维化、肺气肿等属肺中虚冷，寒饮郁肺等，可按本法治之。

病案举例

吴某，女，30 岁，2002 年 3 月 15 日初诊。以咳嗽 4 个月为主诉。4 个月前患急性上呼吸道感染，经输液抗菌治疗 10 余天，咳嗽未除，继服多种抗生素及市面所售多种止咳药水，毫无疗效。就诊时诉咳嗽阵作，咽痒难忍，痒则气上涌而咳，不能控制，受凉、讲话后明显，饮温水稍缓，咯少许白色泡沫痰或灰白痰，精神、食欲可，舌质淡嫩、苔薄白腻，脉缓。胸部 X 线片检查未见异常。

方选苓甘五味姜辛汤合二陈汤加味。药用：茯苓 15g，甘草 3g，五味子 9g，干姜 9g，细辛 3g，法半夏、陈皮各 12g，蝉蜕 10g，紫菀 20g，苏子 10g，僵蚕 15g。

服上方 3 剂而减半，咽痒能忍，咽微干，少饮，偶咯白稠痰，舌淡红、苔薄白，脉缓。上方去甘草、细辛，加沙参 15g，知母 6g，连服 5 剂，咽痒止，咳嗽消。随访半年未复发。

按 本案中患者咳嗽日久，迁延不愈，乃肺气虚寒，寒饮内停之故。治以温肺化饮，止咳化痰。以苓甘五味姜辛汤温肺化饮降逆，二陈汤止咳化痰，加紫菀、苏子降气化痰止咳，僵蚕、蝉蜕疏风化痰止咳。药后诸症减半，痰变稠，恐细辛过于温散伤津，故去之，加沙参、知母养阴清热以善后。

（十三）温散寒湿法

经典原文

《金匮要略·五脏风寒积聚病脉证并治第十一》 肾着之病，其人身体重，腰中冷，如坐水中，形如水状，反不渴，小便自利，饮食如故，病属下焦，身劳汗出，衣（一作表）里冷湿，久久得之，腰以下冷痛，腹重如带五千钱，甘姜苓术汤主之。

临床辨治

温散寒湿法适用于寒湿凝着于肢体局部，以腰部以下为主的肾着病。症状表现以腰部为主，腰中冷、痛、沉重，腰为肾之外府，故曰“肾着”，但治疗不在于温补肾阳，而在于祛除肢体经络肌肉的寒湿。由于寒湿未及内在脏腑，故小便自利，饮食如故。治宜温散寒湿，方用甘姜苓术汤。方中干姜辛热，温阳散寒；白术苦温，燥湿健脾；茯苓甘淡，利水健脾；甘草益气和中，调和诸药。虽病属下焦，但诸药皆入脾经，取培土制水之意，散寒除湿，使寒湿得去，腰中即温，肾着即愈。本法临床常用于寒湿痹阻引起的腰痛，如腰椎间盘突出症、腰肌劳损、慢性肾炎等以腰痛为主症的疾病，除此之外，由于本方诸药皆入脾经，在散寒除湿的同时还能温运脾阳，可治疗脾虚寒湿引起的各类脾胃系统病证。

病案举例

谢海洲医案：雷某，男，32 岁，1982 年 11 月 26 日初诊。患者素有类风湿关节炎病史。2 个月前因过度劳累，双侧肘膝关节肿痛加剧，腰部重着疼痛，左下肢麻木。舌苔白腻有齿痕，脉滑。类风湿因子阳性。治宜健脾化湿除痹。

处以甘姜苓术汤加味：干姜 10g，炙甘草 10g，茯苓 30g，白术 10g，炙黄芪 18g，桑枝 10g，桂枝 10g，鸡血藤 20g，女贞子 12g，旱莲草 15g。

二诊：1983 年 2 月 7 日。服上方药 30 剂，四肢关节肿痛、麻木已消失，腰部疼痛亦明显减轻。舌苔微白腻，脉滑细。以六味地黄丸、金鸡虎丸巩固疗效。三诊：1983 年 5 月 6 日。余症消失，近几个月关节疼痛未再发作，类风湿因子转阴，继服上方药丸徐图之。

按 患者以肘关节肿痛，腰部重着疼痛为主症。腰部重着疼痛参照张仲景“肾着”论治，以甘姜苓术汤为主方，温散肢体经络肌肉的寒湿，加炙黄芪益气健脾，培土祛湿，桑枝、桂枝祛风湿通利关节，鸡血藤养血活血以通络，女贞子、旱莲草滋补肝肾以培本。全方经络、脏腑同治，外能散肢体经络的寒湿，内能补益脾土，补益肝肾，标本同治，故而收功。

（十四）温经活血化瘀法

经典原文

《金匮要略·妇人杂病脉证并治第二十二》 问曰：妇人年五十所，病下利数十日不止，暮即发热，少腹里急，腹满，手掌烦热，唇口干燥，何也？师曰：此病属带下。何以故？曾经半产，瘀血在少腹不去。何以知之？其证唇口干燥，故知之，当以温经汤主之。

临床辨治

温经活血化瘀法适用于冲任虚寒夹瘀血导致的各种疾病。妇人年过五十，天癸竭，冲任不充，本应地道不通，经血断绝。今出现经血漏下不止，伴少腹里急、腹满，是瘀血在少腹不去也。素体阳虚，冲任虚寒，又因半产等因素导致瘀血停滞少腹，故可出现经血漏下不止。冲任虚寒夹瘀，可见腹部刺痛或冷痛，月经期经行色暗、夹血块；瘀血内阻，加之漏下不止，导致阴血亏虚，失其濡润之功，可见唇干口燥、手掌烦热、日轻暮重。治宜温经活血化瘀，兼以清虚热，温经汤主之。方中以吴茱萸为主药，辛热散寒，温经止痛；当归、川芎、芍药、桂枝活血通经，阿胶、麦冬养血滋阴润燥，人参、半夏、甘草扶正补虚，降逆和胃。本法除治疗妇科崩漏、痛经外，张仲景在方后还注明："亦主妇人少腹寒，久不受孕，兼取崩中去血，或月水来过多，及至期不来。"临床除治疗妇人病，还可用于男子精室虚寒、睾丸冷痛、疝气及其他阳虚寒凝血瘀引起的病证，如痹证、心痛、胃脘冷痛等。

病案举例

毛进军医案：白某，女，18岁，2013年8月12日初诊。月经逾3个多月未至。因在外地上学，压力较大，心情忧郁。曾服用益母草等中成药制剂，疗效不好，求治。刻诊：闭经，口渴，口苦，心烦，乳房胀，纳可，手心热，正常出汗，腰酸凉，无头晕头痛，无恶心干呕，无腹痛，大便可，小便黄，舌红，舌胖大边有齿痕，苔薄白水滑，脉弦细，尺沉。

处以四逆散合温经汤：柴胡20g，枳壳20g，桂枝15g，赤芍15g，炙甘草15g，当归15g，川芎15g，旱半夏30g，麦冬30g，党参15g，牡丹皮15g，吴茱萸20g，阿胶（烊化）15g，生姜（切片）30g。5剂，每日1剂，水煎分3次服。电话告知，服第4剂药时月经已经来潮，嘱其调适情绪，生活规律。

按 患者闭经逾3个多月未至。闭经，腰酸凉，脉沉，为冲任虚寒；心烦，乳房胀，脉弦细属肝气郁滞。血得温则运，得气则行，虚寒气滞会影响血分，导致血瘀经闭。口渴，心烦，手心热，小便黄为虚热内扰。辨证为冲任虚寒，气滞血瘀，兼夹虚热。方用四逆散温经汤合，以温经汤温经养血散瘀，兼清虚热，四逆散疏肝行气。方证相应，服药4剂月经来潮。

（十五）温经养血散寒法

经典原文

《伤寒论》第351条　手足厥寒，脉细欲绝者，当归四逆汤主之。

《伤寒论》第352条　若其人内有久寒者，宜当归四逆加吴茱萸生姜汤。

《金匮要略·腹满寒疝宿食病脉证治第十》　寒疝腹中痛，及胁痛里急者，当归生姜羊肉汤主之。

《金匮要略·妇人产后病脉证治第二十一》　产后腹中㽲痛，当归生姜羊肉汤主之；并治腹中寒疝，虚劳不足。

临床辨治

温经养血散寒法适用于血虚寒凝引起的各种病证。血虚失养，脉道不充，临床可见眩晕，面色不华、月经量少、脉细等。寒邪凝滞，临床可见各种疼痛，寒凝经脉关节，可见手足逆冷，关节、肢体疼痛；寒凝胞宫，可见少腹疼痛或经行腹痛；寒凝肝脉，可见腹中疼痛连及两胁；寒凝腹中，可见脘腹冷痛。血虚寒凝治宜养血温阳散寒，常用养血药如当归、羊肉配合散寒药如细辛、桂枝、吴茱萸等温养并用，代表方如当归四逆汤、当归生姜羊肉汤等。当归四逆汤常用于治疗雷诺氏症、冻疮等属血虚寒凝筋脉者；若患者素有沉寒痼疾，可在本方的基础上加吴茱萸、生姜暖肝温胃散寒，治疗寒凝脏腑引起的诸多病证，如胃脘冷痛、胁痛等。当归生姜羊肉汤是一个很好的食疗方，临床常用于血虚内寒病证的调养，如产后、失血、久病、贫血等。

病案举例

杨广静医案：马某，女，42岁，1992年10月28日初诊。患者于1年前因洗澡受凉而致头痛、身痛，经村医治疗身痛瘥，头微痛，后渐觉左半面部疼痛如刀割，遇寒加重，每用冷水洗脸或刷牙则痛剧，得温痛减。经服氨酚待因、卡马西平可暂缓一时，药去即发，后服上药无济于事。经服中药川芎茶调散及针灸治疗不见好转而就诊于余。诊见面色苍白，痛苦病容，声低懒言，喜用温手捂腮，按压额、颧、腮、唇部即感疼痛，舌质紫暗，苔薄白，脉沉细涩。

方用当归30g，桂枝20g，白芍20g，细辛15g，炙甘草15g，通草10g，白芷12g，全蝎（研末冲服）6g。3剂，水煎分2次温服。

二诊：服上药后，自觉面部疼痛减轻大半，偶有疼痛，然持续时间缩短，效不更方，继服上方6剂，面痛除。随访半年未复发。

按　患者因受凉后出现头痛、身痛，寒邪为发病的主因。迁延日久，寒凝经脉，影响气血运行，导致疼痛加剧。面色苍白，声低懒言，脉细为血虚之象。辨证为寒凝血虚夹瘀血之证。以当归四逆汤为主方温经养血散寒，加白芷引经散寒，全蝎搜风通络。药后痛除。

（十六）温通心阳法

经典原文

《伤寒论》第64条　发汗过多，其人叉手自冒心，心下悸，欲得按者，桂枝甘草汤主之。

《伤寒论》第118条　火逆下之，因烧针烦躁者，桂枝甘草龙骨牡蛎汤主之。

《伤寒论》第112条　伤寒脉浮，医以火迫劫之，亡阳必惊狂，卧起不安者，桂枝去芍药加蜀漆牡蛎龙骨救逆汤主之。

《伤寒论》第117条　烧针令其汗，针处被寒，核起而赤者，必发奔豚。气从少腹上冲心者，灸其核上各一壮，与桂枝加桂汤更加桂二两也。

临床辨治

温通心阳法是根据心阳虚损的病机而拟定的治法，适用于阳气虚损，心失温养，而出现心中悸动不安、烦躁，甚至惊狂等症。汗为心之液，由阳气蒸化而成，发汗过多，或误用烧针、艾灸、熏、熨等火法强行取汗，迫津外泄，损伤心阳，均可出现心主血脉及心主神志异常，临床以心悸、烦躁、惊狂伴面色苍白、短气自汗、舌淡、脉迟等心阳虚损表现为主。治疗当温通心阳、振奋阳气，以桂枝甘草汤、桂枝甘草龙骨牡蛎汤等为代表方。桂枝甘草汤是治疗心阳虚损的基础方，桂枝辛温，温通心阳，炙甘草甘温，补益心气，两者合用，辛甘化阳，能够通心阳，益心气，治疗心悸喜按等心阳虚证候。若兼夹烦躁，则加龙骨、牡蛎重镇安神，收敛心气；若兼夹痰浊扰心，出现惊狂、卧起不安等症，则加蜀漆化痰定惊。临床多将本法用于治疗心阳不足导致的心悸、失眠等症。

病案举例

毛进军医案：刘某，男，42岁，2012年2月24日初诊。阵发性心慌伴胸闷不适5年余，加重半个月。5年前，患者因频发心慌伴胸部满闷不适在某医院诊为“频发室性期前收缩二联律”，曾间断服用酒石酸美托洛尔及胺碘酮治疗。时发时愈，每遇情志波动和疲劳等因素便发病。刻诊：频发心慌胸闷，困乏懒动，严重时卧起不安，纳差，眠差，时出虚汗，畏寒怕冷，口中和，大便溏，小便可，舌淡暗，舌体胖大，边有齿痕，苔白腻，脉促，寸浮弱、关尺沉微弦。

处以苓桂术甘汤合桂枝去芍药加蜀漆牡蛎龙骨救逆汤化裁：茯苓 40g，肉桂 30g，生白术 20g，炙甘草 20g，生龙骨 30g，生牡蛎 40g，炮附子 15g，灵磁石 60g，生姜（切片）30g，红枣（掰开）9枚。4剂，每日1剂，浸泡1小时，文火煮1小时取汁 600ml，分3次服。

二诊：服1剂后心慌胸闷即见减轻，4剂服完，诸症好转，已停服西药。仍畏寒，特别是前胸和腰部，眠差，上方炮附子加至 20g，加干姜 30g，炒枣仁 30g，煎服法同上。共服药12剂，诸症消失。

按 患者频发心慌胸闷，伴畏寒怕冷，舌质淡，脉沉，证属阳气不足，心失所养。心慌心悸，大便溏，舌体胖大，苔腻为水饮内停，寒饮上逆之证。病机属心阳亏虚，寒饮上逆。治宜温通心阳，化饮降逆。以苓桂术甘汤温化水饮，桂枝去芍药加蜀漆牡蛎龙骨救逆汤温通心阳，潜镇安神。因蜀漆难求，故去之。加炮附子温通阳气，灵磁石重镇安神。药后心慌胸闷好转，仍畏寒，炮附子加量，并加入干姜助附子温阳，炒枣仁养心安神。

（十七）温化水饮法

经典原文

《金匮要略·痰饮咳嗽病脉证并治第十二》 病痰饮者，当以温药和之。

《金匮要略·痰饮咳嗽病脉证并治第十二》 心下有痰饮，胸胁支满，目眩，苓桂术甘汤主之。

《金匮要略·痰饮咳嗽病脉证并治第十二》 呕家本渴，渴者为欲解。今反不渴，心下有支饮故也，小半夏汤主之。

《金匮要略·黄疸病脉证并治第十五》 黄疸病，小便色不变，欲自利，腹满而喘，不可除热，热除必哕。哕者，小半夏汤主之。

《金匮要略·呕吐哕下利病脉证治第十七》 诸呕吐，谷不得下者，小半夏汤主之。

《金匮要略·呕吐哕下利病脉证治第十七》 病人胸中似喘不喘，似呕不呕，似哕不哕，彻心中愦愦然无奈者，生姜半夏汤主之。

《金匮要略·呕吐哕下利病脉证治第十七》　干呕，吐逆，吐涎沫，半夏干姜散主之。

《伤寒论》第67条　伤寒，若吐，若下后，心下逆满，气上冲胸，起则头眩，脉沉紧，发汗则动经，身为振振摇者，茯苓桂枝白术甘草汤主之。

《伤寒论》第73条　伤寒，汗出而渴者，五苓散主之；不渴者，茯苓甘草汤主之。

《伤寒论》第356条　伤寒厥而心下悸，宜先治水，当服茯苓甘草汤，却治其厥。不尔，水渍入胃，必作利也。

临床辨治

温化水饮法是指用温药治疗水饮内停的病证。张仲景论治痰饮病提出“温药和之”的治疗原则，在仲景时代，痰与“淡”“澹”相通。《说文解字》曰“澹，水动貌”，说明水饮具有流动的性质。痰饮，是形容水饮流动的特性，实则论饮。正是因为水饮的流动性，饮停部位不同而表现出复杂多样的症状，饮停于胃则呕吐、吐涎沫；饮停胸胁则咳嗽胸满、咳唾引痛；水饮凌心则心悸；水饮上犯清窍则头晕目眩等。治疗当温化水饮。水饮内停之所以用温药是因为饮为阴邪，易伤阳气、阻滞气机，有得温则散，得寒则聚的性质。《金匮方论衍义》中也说：“痰饮由于水停也，得寒则聚，得温则行，况水行从乎气，温药能发越阳气，开腠理，通水道也。”温药又有辛温、苦温、甘温等。辛温者，如生姜、干姜、桂枝辛行温散，能够散饮邪；苦温者，如苍术、半夏，苦能燥湿，可燥脾土；甘温者，如白术、党参，甘味入脾，能补中阳以求其本，健脾以运水。代表方如苓桂术甘汤、小半夏汤、半夏干姜散等。本法临床应用广泛，可应用于呼吸系统如支气管炎、心血管系统如心律失常、消化系统如胃炎、泌尿系统如肾病综合征等属水饮内停疾病的治疗。

病案举例

丁敬远医案：患者，女，50岁，2000年7月28日初诊。患者于1974年出现全身皮肤蜡样改变，硬如皮革，张口受限，经皮肤活检病理等综合检查确诊为“硬皮病”，予西药合温阳化瘀中药治疗2年余，无效。10年前开始，每遇阴雨天及夏季，感胸闷难忍，心电图（EKG）示T波改变，伴双下肢浮肿。就诊时诉活动时胸闷，汗出不畅，纳可，大小便可。查体：全身皮肤蜡样光泽，触之如皮革感，难以提起。两肺正常，心率82次/分，律齐，腹软，双下肢中度凹陷性水肿。舌淡红，苔滑，脉弦。拟温阳化气利水。

处方予苓桂术甘汤合五皮饮加减：茯苓12g，茯苓皮12g，桂枝9g，生白术9g，炙甘草10g，淮小麦30g，大枣10枚，生黄芪30g，制附片（先煎）9g，桑白皮12g，地骨皮12g，大腹皮9g，陈皮6g，五加皮9g，泽兰12g，路路通9g，水煎服，每日1剂，连服5剂。

8月2日复诊：诉双下肢浮肿明显减退，胸闷有所改善，皮肤有松软感，以上方加减，服药月余，皮肤基本变软，胸闷偶存在。予健脾温肾利水中药，研末吞服。半年后复诊：皮肤基本如常，但双手指关节因长期变形活动仍受限，遇天气变化仍感胸闷，但较前有所减轻。

按　本案为阳气亏虚，气化失常，水液失于常道，而致下肢水肿；水饮内停，津液气化失常，肌肤失养，而致肌肤变硬。治疗以苓桂术甘汤温阳化气行水，五皮饮利水消肿；生黄芪、制附片温阳益气，以助水行；泽兰、路路通活血利湿；淮小麦养心安神。全方标本兼治，温阳不忘利水，同时兼顾益气活血之法，使阳气得行，水饮得化。

（十八）温下寒实法（参考温下法）

（十九）温阳发汗法（参考汗法）

三、温法的应用法度及注意事项

第一，温法的使用要明确适应证。温法主要适用于寒邪凝滞的病证，外感寒邪宜用辛温解表散寒法，属汗法的范畴。里寒引起的病证则为温法的适应证，里寒包括无形的寒气，也包括有形的寒水、寒饮、寒湿。寒为阴邪，易伤阳气，临床根据阳气损伤程度的不同，采取相应的治法。里寒盛实，阳气未虚，治以辛热，以辛温或辛热散寒为主；若里寒伴有阳虚，或阳虚而生内寒，治以甘热，辛温与甘温合用，温补并施。

第二，应根据寒邪性质及侵犯部位的不同，选用相对应的治法。如寒气凝滞，治宜温阳散寒；寒饮内停，治宜温化寒饮；寒湿阻滞，治宜温散寒湿。寒邪侵犯部位不同，如寒凝经脉关节，以温经散寒止痛；寒气侵犯脏腑可采取温通心阳、温肺散饮、温中散寒、温肝和胃、温肾利水等不同的治法。此外，寒凝兼夹气虚，宜温阳益气；兼夹阴伤，宜温阳益阴；兼夹血虚，宜养血温阳。

第三，应注意鉴别寒热真假。阴寒内盛，阳气虚衰，容易出现真寒假热证候，临床应注意鉴别，正如张仲景指出："病人身大热，反欲得衣者，热在皮肤，寒在骨髓也；身大寒，反不欲近衣者，寒在皮肤，热在骨髓也。"

第四，温法所用的药物多为辛温燥热之品，易伤津动血，应用温法不宜太过，当中病即止。寒邪内郁化热、湿热、实热、阴虚及温热病证等不宜使用。

第五节　清　　法

一、清法的内涵及源流发展

清法是指应用寒凉药物治疗火热病证的一种方法，具有清热、泻火、解毒、清气、凉营、凉血等作用。

清法理论源于《黄帝内经》。清法的适应证是火热病证，《黄帝内经》对火热病证论述相当丰富，包括病因、病机、证候、治则、治法、预后及预防调护等。在病因方面，《素问·热论》指出"今夫热病者，皆伤寒之类也""人之伤于寒也，则为病热"。外感六淫邪气是热病的病因。或由于素体阳气偏盛，或阴虚，均能使体内阴阳失衡而出现热证，如"阳胜则热，阴胜则寒""阴虚则内热，阳胜则外热"。在病机方面，《素问·至真要大论》指出"诸热瞀瘛，皆属于火""诸逆冲上，皆属于火""诸胀腹大，皆属于热""诸燥狂越，皆属于火"。关于火热病证的治则，《黄帝内经》进一步提出"热者寒之""温者清之"，具体治疗则为"热淫于内，治以咸寒，佐以甘苦，以酸收之，以苦发之”“火淫于内，治以咸冷，佐以苦辛，以酸收之，以苦发之”。虽然《黄帝内经》并未列举具体方药，但为后世清法的使用与发展奠定了理论基础。

《神农本草经》是我国最早的一部药物学专著，创立药物的四气五味理论，对寒、热病证的治疗提出“疗寒以热药，疗热以寒药”。该书记载的365味药物中，清法类药物约占1/3，为清法选药组方提供了依据。

张仲景在《黄帝内经》《神农本草经》等经典理论的指导下，将清法理论应用于临床实践，开清法辨治里热证之先河，创制了诸多清法方剂，并详细论述了清法方剂的适应证、组方规律等。《伤寒论》中清法涉及的条文颇多，除作为阳明病的主要治法外，在太阳、少阳、少阴、厥阴、瘥后劳复诸病中皆有灵活运用。《金匮要略》将清法广泛应用于杂病的治疗，如暍病、消渴、黄疸、肠痈、吐血、下利、痢疾等。仲景清法的代表方剂主要有白虎汤、泻心汤、白头翁汤、茵陈蒿汤、栀子豉汤等。

仲景之后，清法在临床上得到了广泛应用。晋代葛洪大量收集民间清法方剂，著《肘后备急方》一书，书中记载了许多急性传染病引起的急性热证，被称为“一部急症手册”。唐代孙思邈不仅运用清法方药治疗五脏六腑的实热证，而且将清法方药运用于内、外、妇、儿各科，如治疗血分热盛的犀角地黄汤、治疗肺痈的《千金》苇茎汤等，至今仍在临床上广泛应用。《备急千金要方》中许多清法方剂对后世影响很大，如吴鞠通的清营汤就是由犀角地黄汤化裁而来，后世的凉膈散亦是在栀子汤的基础上化裁而来。

宋代的《太平惠民和剂局方》是政府官方颁布的方剂典籍，为首部成药典，收载了大量清法方剂，如清心开窍的紫雪丹、至宝丹，与《温病条辨》的安宫牛黄丸并称为“三宝”，对热病神昏的治疗具有重要的临床意义。同时期的儿科大家钱乙根据小儿脏腑热病的不同特点，创制了清脏腑热的不同方剂，如导赤散、泻白散、泻黄散、泻青丸等，载于其代表作《小儿药证直诀》中。金元四大家之一的刘完素，倡导“火热论”，被后世称为“寒凉派”。刘完素提出“六气皆从火化”，对火热的致病病机进行深入分析，自成“寒能胜热”等一套完整的清法理论体系，用寒凉药物治疗热病，创制诸多清法方剂，如双解散、凉膈散、防风通圣丸等，为清法应用于温热病的治疗开辟了道路。

明清时期，清法的应用迈向了一个新的台阶，广泛用于与外感温热病及急性温热类传染病的治疗。温病学派创始人吴有性创造性地总结出瘟疫的病因病机及传变规律，提出伤寒和时疫有天壤之别，治法也与伤寒大异，自创“达原饮”“三消饮”等治疗时疫的方剂，拓宽了清法在温病中的应用范围。叶天士对温病的治疗层次分明，根据温病卫气营血的传变规律，提出温病不同阶段应采取不同的清法，“在卫汗之可也；到气才可清气；入营犹可透热转气……入血就恐耗血动血，直须凉血散血”，为温病的治疗确立了基本的准则。吴鞠通在前人的基础上，系统总结温病三焦辨治理论，完善温病治法，汇成《温病条辨》一书，将清法应用于各个时期、不同病位的温病的治疗，极大地丰富了清法的内涵。

近现代以来，中医药蓬勃发展，清法作为“八法”之一，在科研、临床中都占有一席之地，广泛应用于临床各科疾病的治疗。随着研究和实践的不断深入，清法在治疗急性传染病中具有极大的优势，如流行性脑脊髓膜炎（流脑）、流行性乙型脑炎（乙脑）、流行性出血热、严重急性呼吸综合征（SARS）、肠炎、新型冠状病毒感染等，均取得了较好的临床疗效。

二、清法的分类及临床辨治

（一）清肺平喘法

经典原文

《伤寒论》第63条　发汗后，不可更行桂枝汤，汗出而喘，无大热者，可与麻黄杏仁甘草石膏汤。

《伤寒论》第162条　下后不可更行桂枝汤；若汗出而喘，无大热者，可与麻黄杏子甘草石膏汤。

《温病条辨·下焦篇》第48条　喘咳息促，吐稀涎，脉洪数，右大于左，喉哑，是为热饮，麻杏石甘汤主之。

临床辨治

外感风寒之邪，化热犯肺或温热邪气侵袭肺经气分，影响肺之宣降，肺气壅滞，出现咳喘气急、发热、汗出、口渴、脉滑数等症，宜清热平喘，方用麻杏石甘汤。麻杏石甘汤是仲景辛寒宣透的代表方。辛寒宣透法是运用辛药与寒药之间的配伍，辛者散之，外散邪气，寒者清之，清热降火，辛寒清气，宣泄清透。如麻杏石甘汤中麻黄与石膏的配伍，一辛一寒，宣肺清热平喘。本法适用于邪热壅肺的病证，除麻杏石甘汤外，钱乙的泻白散也是本法的代表方，临床各种类型的肺炎、支气管哮喘、急性支气管炎等出现以咳喘为主症，病属邪热壅肺，均可参照本法治疗。

病案举例

钱晓萍医案：李某，女，5岁，1992年3月初诊。患儿2岁起每遇感冒后即咳嗽，2~3小时后即喉中喘鸣，胸闷气急，每次发作都需要静脉滴注抗生素、解痉药甚至激素类药物，方能控制及缓解。近半年来发作频繁，此次发作来我院哮喘专病门诊。症见咳嗽时作，喉间喘鸣，不能平卧，咳痰不爽，便秘溲赤，舌红苔薄黄，两肺满布哮鸣音。治宜清肺泄热，宣肺平喘。

处以麻杏石甘汤加味：炙麻黄5g，生石膏（先煎）20g，光杏仁10g，生甘草3g，炙葶苈子5g，黛蛤散（包）15g，海浮石10g，石韦20g，花槟榔5g，桑白皮10g，生军（后入）6g。

药服2剂，咳痰爽，喘鸣平，大便得通，哮鸣音消失。再以原方去炙葶苈子、生军，继服2剂，诸症悉除。

按　麻杏石甘汤辛寒清气，宣肺平喘，用于邪热壅肺之证。本案患者因外感之后化热出现咳喘痰鸣，便秘溲赤，故以麻杏石甘汤为主方，配伍桑白皮、炙葶苈子、黛蛤散等清热肃肺、化痰平喘之品，故药后诸症悉除。

（二）清气泄热法

经典原文

《伤寒论》第176条　伤寒脉浮滑，此以表有热，里有寒，白虎汤主之。

《伤寒论》第219条　三阳合病，腹满身重，难于转侧，口不仁，面垢，谵语遗尿。发汗则谵语。下之则额上生汗，手足逆冷。若自汗出者，白虎汤主之。

《伤寒论》第350条　伤寒脉滑而厥者，里有热，白虎汤主之。

《金匮要略·疟病脉证并治第四》　温疟者，其脉如平，身无寒但热，骨节疼烦，时呕，白虎加桂枝汤主之。

《温病条辨·上焦篇》第7条　太阴温病，脉浮洪，舌黄，渴甚，大汗，面赤，恶热者，辛凉重剂白虎汤主之。

《温病条辨·上焦篇》第22条　形似伤寒，但右脉洪大而数，左脉反小于右，口渴甚，面赤，汗大出者，名曰暑温，在手太阴，白虎汤主之。脉芤甚者，白虎加人参汤主之。

《温病条辨·上焦篇》第26条　手太阴暑温，或已经发汗，或未发汗，而汗不止，烦渴而喘，脉洪大有力者，白虎汤主之。脉洪大而芤者，白虎加人参汤主之。身重者，湿也，白虎加苍术汤主之。汗多脉散大，喘喝欲脱者，生脉散主之。

《温病条辨·中焦篇》第1条　面目俱赤，语声重浊，呼吸俱粗，大便闭，小便涩，舌苔老黄，甚则黑有芒刺，但恶热，不恶寒，日晡益甚者，传至中焦，阳明温病也。脉浮洪躁甚者，白虎汤主之；脉沉数有力，甚则脉体反小而实者，大承气汤主之。暑温、湿温、温疟，不在此例。

《温病条辨·中焦篇》第13条　下后无汗脉浮者，银翘汤主之。脉浮洪者，白虎汤主之。脉洪而芤者，白虎加人参汤主之。

《温病条辨·中焦篇》第75条　疮家湿疟，忌用发散，苍术白虎汤加草果主之。

临床辨治

清气泄热法适用于阳明气分热盛或温病邪入气分，里热炽盛，无形邪热熏蒸，出现发热、口渴、汗出、面赤、脉洪大有力者，治以清气泄热，方用白虎汤。吴鞠通将白虎汤称为“辛凉重剂”，由于热气炽盛，所以临床常见高热；邪热蒸腾于上，见面赤；邪热燔灼津液，见口渴；邪热迫津外泄，见汗出；脉洪大有力提示里热炽盛。正邪剧争，津液尚未大伤，宜清气泄热，以保津液，故吴鞠通认为“辛凉平剂，焉能胜任？非虎啸风生，金飙退热，而又能保津液不可，非用白虎汤不可”。白虎汤以石膏为主药，重用石膏，取其辛寒，直清里热，配合知母甘寒，清热润燥；甘草、粳米安中和胃气。本法临床常用于急性热病证属气分热盛者。临床应用时，若兼夹少许表寒未解，可酌加桂枝外散表寒，若兼夹寒湿，可酌加苍术、草果散脾中寒湿。因白虎为辛寒重剂，若伤寒太阳表邪较著或温病初起邪在卫分，表热较盛，均不可用；若气分邪热内结成实，脉沉有力，当攻下逐里，临床应注意鉴别。

病案举例

黄煌医案：程某，女，16岁，学生，1995年9月14日初诊。2年前因消瘦、烦渴、多饮，甲状腺肿大，某医院诊断为“甲状腺功能亢进症（甲亢）”。服甲巯咪唑治疗效果不明显，病情日益加重。上课无法集中注意力，不能坚持上学，转诊于黄教授。患者体形消瘦，两眼球突出，颈部弥漫性肿大，舌面干燥少津，舌苔少，脉浮大而数、重按无力。询知患者恶热喜冷，口渴。每天必饮大量冷开水或食冰淇淋，常感心悸动，汗多。1995 年 8 月 2 日化验：三碘甲腺原氨酸（T_3）2.8ng/ml，甲状腺素（T_4）199ng/ml。心电图示频发房室期前收缩。

处以白虎汤加减：生石膏（先煎）50g，知母 12g，牡蛎 30g，龙骨、山药、天花粉、北沙参各 15g，天冬、麦冬各 10g，生甘草 3g。服 7 剂。

二诊：9 月 15 日。药后烦渴、多汗等症状好转，舌脉同前，原方知母加至 20g。之后效不更方，惟知母用量均在 20g 以上，牡蛎用量在 40g 以上，服药期间停服西药，并坚持上学。共服药百余剂后，症状基本消失，甲状腺恢复正常大小，突眼也明显减轻，期前收缩消失，面色红润，学校成绩明显提高，体重增加。1996 年 2 月 8 日复查：T_3 1.8ng/ml，T_4 105ng/ml，已属正常范围。

按 本案患者以恶热，汗多，渴甚，脉洪大为主症，虽未出现大热症状，但病机上仍属于阳明气分热盛。患者兼见心悸，属心阴虚失养。治宜清气泄热，养阴安神。以白虎汤为主方，加龙骨、牡蛎重镇安神，山药、天花粉、北沙参、天冬、麦冬养阴生津。方中重用生石膏、知母，清气分之热。全方以清气泄热为主，虽服药百剂，无伤胃之弊，可见方证相应之功。

（三）清热益气生津法

经典原文

《伤寒论》第 26 条　服桂枝汤，大汗出后，大烦渴不解，脉洪大者，白虎加人参汤主之。

《伤寒论》第 168 条　伤寒若吐、若下后，七八日不解，热结在里，表里俱热，时时恶风，大渴，舌上干燥而烦，欲饮水数升者，白虎加人参汤主之。

《伤寒论》第 169 条　伤寒无大热，口燥渴，心烦，背微恶寒者，白虎加人参汤主之。

《伤寒论》第 170 条　伤寒脉浮，发热无汗，其表不解，不可与白虎汤。渴欲饮水，无表证者，白虎加人参汤主之。

《伤寒论》第 222 条　若渴欲饮水，口干舌燥者，白虎加人参汤主之。

《金匮要略·痉湿暍病脉证第二》　太阳中热者，暍是也。汗出恶寒，身热而渴，白虎加人参汤主之。

《金匮要略·消渴小便不利淋病脉证并治第十三》　渴欲饮水，口干舌燥者，白虎加人参汤主之。

《温病条辨·中焦篇》第 13 条　下后无汗，脉浮者，银翘汤主之。脉浮洪者，白虎汤主之。脉洪而芤者，白虎加人参汤主之。

《温病条辨·上焦篇》第 22 条　形似伤寒，但右脉洪大而数，左脉反小于右，口渴甚，面赤，汗大出者，名曰暑温，在手太阴，白虎汤主之。脉芤甚者，白虎加人参汤主之。

《温病条辨·上焦篇》第 26 条　手太阴暑温，或已经发汗，或未发汗，而汗不止，烦渴而喘，脉洪大有力者，白虎汤主之；脉洪大而芤者，白虎加人参汤主之。身重者，湿也，白虎加苍术汤主之；汗多脉散大，喘喝欲脱者，生脉散主之。

《伤寒论》第397条 伤寒解后，虚羸少气，气逆欲吐，竹叶石膏汤主之。

《温病条辨·中焦篇》第2条 阳明温病，脉浮而促者，减味竹叶石膏汤主之。

临床辨治

清热益气生津法适用于里热炽盛，津气两伤或疾病后期，余邪未尽，津气耗伤的病证。阳明气分热盛或温病邪入气分，里热炽盛，耗伤气津，除了身热、汗出、面赤等白虎汤证的表现外，患者的口渴表现尤为明显，张仲景形容为“大烦渴不解”“口燥渴”“口干舌燥”等，口渴程度较盛，饮水不解。口渴的同时还伴心烦，是热扰心神，津伤渴甚所致。吴鞠通则重在从脉象上鉴别，里热炽盛脉象洪大有力，夹有津气两伤则出现脉洪大而芤。治疗上宜清热生津益气，方用白虎加人参汤，在白虎汤的基础上加一味人参，大补元气，生津液。若疾病后期，余热未清，津气两伤，出现虚羸少气，余热内扰，胃气上逆，出现气逆欲呕，治宜清热益气生津，方用竹叶石膏汤，本方为白虎加人参汤的变方，由于热势不甚，去知母，加竹叶清宣郁热，麦冬、半夏滋阴和胃降逆。本法临床常用于治疗热邪炽盛，耗伤气阴的急性热病，病势较急，津伤明显或疾病后期，余热留恋，津气两伤，前者多见于体质强盛者，后者多见于年老体弱之人。

病案举例

林求诚医案：刘某，女，68岁。以“发热、烦渴、嗜睡1天”于1997年9月3日入院，症见发热（体温 39.2℃），不恶寒，反恶热，烦渴，口渴引饮，尿少，倦怠，烦躁，时神昏嗜睡，皮肤干燥弹性差，舌红苔薄黄，脉数洪大无力，血糖 32.1mmoL/L，血浆渗透压346mOsm/L，尿酮（-），尿糖（+++）。诊断：糖尿病非酮症性高渗综合征。证属阳明热盛，津气两伤。治宜清热除烦，益气生津，化浊豁痰开窍。

处以白虎加人参汤加味：生石膏（先煎）60g，知母10g，黄芩10g，花旗参9g，生地黄15g，鱼腥草15g，石菖蒲10g，丹参15g。速煎1剂，顿服，药后不烦躁，再投2剂，神清，热退，口微渴，继予养阴清热调理，血糖基本正常而愈。

按 本案为消渴病复感热邪，邪热炽盛，伤津耗气，故虽见高热、烦渴，脉却洪大无力，气阴不足明矣。热扰神明，故见神昏嗜睡，烦躁。治当清热益气生津，以白虎加人参汤为主方。加生地黄养阴生津，鱼腥草、黄芩清热解毒，丹参凉血活血、通利血脉，石菖蒲豁痰开窍。

（四）清营解毒法

经典原文

《温热论·热论》 大凡看法：卫之后方言气，营之后方言血。在卫汗之可也；到气才可清气；入营犹可透热转气，如犀角、元参、羚羊等物；入血就恐耗血动血，直须凉血散血，如生地、丹皮、阿胶、赤芍等物。否则前后不循缓急之法，虑其动手便错，反致慌张矣。

《温病条辨·上焦篇》第15条 太阴温病，寸脉大，舌绛而干，法当渴，今反不渴者，热在营中也，清营汤去黄连主之。

《温病条辨·上焦篇》第30条 脉虚夜寐不安，烦渴舌赤，时有谵语，目常开不闭，或喜闭不开，暑入手厥阴也。手厥阴暑温，清营汤主之，舌白滑者，不可与也。

《温病条辨·上焦篇》第33条　小儿暑温，身热，卒然痉厥，名曰暑痫，清营汤主之，亦可少与紫雪丹。

《温病条辨·中焦篇》第20条　阳明温病，舌黄燥，肉色绛，不渴者，邪在血分，清营汤主之。若滑者不可与也，当于湿温中求之。

《温病条辨·上焦篇》第34条　大人暑痫，亦同上法。热初入营，肝风内动，手足瘛疭，可于清营汤中加钩藤、丹皮、羚羊角。

《温病条辨·上焦篇》第16条　太阴温病，不可发汗。发汗而汗不出者，必发斑疹，汗出过多者，必神昏谵语。发斑者，化斑汤主之。发疹者，银翘散去豆豉，加细生地、丹皮、大青叶，倍元参主之。禁升麻、柴胡、当归、防风、羌活、白芷、葛根、三春柳。神昏谵语者，清宫汤主之。牛黄丸、紫雪丹、局方至宝丹亦主之。

《温病条辨·上焦篇》第44条　湿温邪入心包，神昏肢逆，清宫汤去莲心，麦冬，加银花，赤小豆皮，煎送至宝丹，或紫雪丹亦可。

临床辨治

温病热入营分，出现身热夜甚，夜寐不安，烦躁甚至神昏谵语，或见斑疹隐隐，舌质红绛，脉细数等热伤营阴，心神被扰的症状，治宜清营解毒，透热转气，可采用犀角、羚羊角等清热凉营，生地黄、玄参、麦冬等滋养营阴，配合连翘、金银花、竹叶等轻清宣透，促进营分的热邪透转出气分而解。最早提出“透热转气”治法的是叶天士，其代表作《温热论》提出“入营犹可透热转气”，其著作《临证指南医案》中收载了不少体现本治法的案例。吴鞠通总结叶氏经验，创制清营汤、清宫汤等作为清营解毒，透热转气的代表方。本法临床常用于治疗急性感染性疾病，如乙脑、流脑、流行性出血热等出现热入营分或内陷心包，证情危急者，要及时抓住时机，清营解毒，透热转气，让病情转危为安。

透热转气法属温病透邪法，有学者指出，透邪之法适用于温病卫气营血四个阶段。温邪入侵，热邪炽盛，常致邪气闭郁不得外泄，透邪法是使温热之邪由深层转出浅层的一种治法。如邪郁肺卫，治宜宣透达表，如银翘散中加入荆芥穗、淡豆豉、薄荷等透邪出表；邪在气分，治当清气泄热，达热出表，方用白虎汤，《温病条辨》指出“白虎本为达热出表”，即白虎汤有使热邪外达之功，勿使病邪深入营血；病在血分，治宜凉血散血，方如犀角地黄汤；若热邪深伏阴分，出现夜热早凉、热退无汗等证候时，治宜凉血养阴透热，方如青蒿鳖甲汤，在一系列养阴凉血药的基础上，加入青蒿芳香宣透，从阴分导邪外出。

病案举例

魏某，女，12岁，1980年9月因患肝脓疡经某医院治疗月余，肝区疼痛消失，临床检验指标全部正常，惟持续高热（39~40℃）不退，经多方治疗无效。患者病后余热未清，邪热客留营血，耗伤营阴，阴液已伤，无力自复，故高热不退。

遂投清营汤：犀角（冲服）1g，黄连、连翘、紫草各10g，生地黄、丹参、金银花、黄芩各15g，玄参、麦冬、鲜竹叶心、牡丹皮各20g，生石膏30g，知母12g。

2剂后热退身凉。

按　本案患者见高热不退，以方测证，证候当属气营两燔，以营分为主，故投以清营汤清营解毒，透热转气，加生石膏、知母清气泄热。仅2剂即热退身凉。

（五）凉血散血法

经典原文

《温病条辨·上焦篇》第11条　太阴温病，血从上溢者，犀角地黄汤合银翘散主之。

《温病条辨·下焦篇》第20条　时欲漱口不欲咽，大便黑而易者，有瘀血也，犀角地黄汤主之。

临床辨治

凉血散血法适用于温病邪热深入血分，瘀热交阻，耗血动血，出现各种出血证，如呕血、吐血、大便下血，皮肤发斑、色泽鲜红等。除出血表现外，还可见温邪内扰心神，出现神昏、谵语，以及瘀热内阻，出现口干、但欲漱水不欲咽等症状。治宜清热解毒、凉血散瘀，代表方是犀角地黄汤。犀角地黄汤最早见于《备急千金要方》，主治伤寒及温病，内有蓄血，鼻衄吐血不尽，以及内有瘀血，大便黑、面色黄等。吴鞠通引犀角地黄汤治疗温病热入血分，方中犀角咸寒，入下焦血分以清热，地黄凉血滋阴，芍药除血痹、破坚积，牡丹皮泻血中伏火。本法临床常用于急性感染性疾病重证，病情深入血分，出现神志异常及出血证候，如急性肝昏迷、急性脑炎、败血症、脓毒血症、急性白血病、过敏性紫癜等证属血分热盛者均可用之。

病案举例

患者，男，68岁，因“突发右侧肢体无力2小时”于2010年3月收住入院。患者入院当日情绪激动后突然出现呕吐，非喷射状，右侧肢体无力，神志清楚，入院时患者明显烦躁，大便4日未解。患者既往有高血压病史10余年，平素不规律服用降压药物，血压控制欠佳，常感头晕、头痛。入院查体：血压185/110mmHg，神志清楚，查体合作，双侧瞳孔等大，直径约3.0mm，对光反射灵敏，颈软，左侧上下肢肌力Ⅴ级，肌张力正常，右侧上下肢肌力Ⅲ级，肌张力正常，右侧巴宾斯基征（+）。头颅CT：左侧基底节区脑出血，出血量约15ml。舌质红，苔黄，脉弦细。诊断：急性脑出血。入院后予以脱水降颅压、护胃等脑出血常规治疗。

中医辨证为肝阳化风，兼瘀热交阻证，予以犀角地黄汤并加入凉肝息风之品治疗：水牛角片（先煎）12g，生地黄15g，赤芍12g，牡丹皮10g，钩藤（后下）30g，生大黄（后下）10g，栀子6g，玄参15g，桑叶10g，菊花10g，石决明30g，川牛膝15g，炙甘草3g。每日1剂，水煎服。3剂后患者头痛减轻，神清安宁，大便正常；1周后头痛消失，停用脱水药；2周后，复查头颅CT出血基本吸收。

按　患者以急性脑出血收住入院，症见头晕、头痛，肢体无力，舌红，苔黄，脉弦细。乃病入血分，耗血动血，伤及阴分，阴不制阳，肝阳化风所致。治宜凉肝息风、凉血散血。以犀角地黄汤凉血散血为主，加入钩藤、石决明清热平肝，桑叶、菊花清热疏风，玄参清热凉血，栀子、生大黄清热泻火，川牛膝补益肝肾，引血下行。全方凉血与平肝合用，气血分同治，以血分为主，病虽危急，中西医配合疗效卓著。

（六）清气凉血法

经典原文

《温病条辨·上焦篇》第10条 太阴温病，气血两燔者，玉女煎去牛膝加元参汤主之。

《温病条辨·中焦篇》第102条 燥证，气血两燔者，玉女煎主之。

《温病条辨·下焦篇》第27条 妇女温病，经水适来，脉数耳聋，干呕烦渴，辛凉退热，兼清血分，甚至十数日不解，邪陷发痉者，竹叶玉女煎主之。

《温热经纬·卷五·方论》 清瘟败毒饮：此十二经泄火之药也。凡一切火热，表里俱盛，狂躁烦心，口干咽痛，大热干呕，错语不眠，吐血衄血，热甚发斑，不论始终，以此为主方。

《疫疹一得·论闷证》 疫疹初起，六脉细数沉伏，面色青惨，昏愦如迷，四肢逆冷，头汗如雨，其痛如劈，腹内搅肠，欲吐不吐，欲泄不泄……摇头鼓颔，百般不足，此为闷疫，毙不终朝。如欲挽回于万一，非大剂清瘟败毒饮不可。

临床辨治

清气凉血法又称气血两清法，适用于温病气血两燔，或火热化毒，充斥内外，症见壮热烦躁、干呕烦渴、口干咽痛，甚至出现神昏谵语、热盛发斑、发痉、吐血衄血、舌绛、脉数等。治宜选用清气分邪热的药物，如石膏、知母、栀子、黄芩、连翘等，配合凉血散血的药物，如牡丹皮、生地黄、犀角、赤芍等，清除气分、血分热毒。轻者如玉女煎，重者如清瘟败毒饮。玉女煎出自《景岳全书》，吴鞠通用于治疗温病气血两燔，改熟地黄为生地黄，取其轻而不重，凉而不温之义。若病变偏于上焦者，去牛膝，以牛膝为下焦药，若病在下焦，仍可用之。妇人温病，外感温热邪气，经水适来，邪热未清，热入血分，至十数日不解，邪陷发痉，外热未除里热又急，在玉女煎基础上加竹叶，表里两清。气血两燔病情有轻重之别，玉女煎多用于轻证，以发热、口渴、干呕、齿衄等为主症，在妇人可表现为经血异常、月经量少等。清瘟败毒饮多用于重证，以大热渴饮、头痛如劈、干呕狂躁、谵语神昏、发斑吐血等为主症，临床多用于重型乙脑、流脑或热毒斑疹等。

病案举例

陈安民医案：敖某，女，61岁，被某医院诊断为“急性单核细胞白血病”，未系统治疗。初次就诊时症见：神清，精神好，面色苍白，乏力，自觉口鼻热，胸中热，自觉咽部发热、不利，口苦，心烦，无咳嗽、咯痰，鼻腔少量渗血，二便调，纳食欠佳，舌绛红、苔黄厚而干，脉弦数。体温37.9℃。结合四诊诊为急劳，证属邪盛正虚，以邪热内炽为主。

给予清瘟败毒饮加减：水牛角（先煎）60g，牡丹皮15g，知母15g，赤芍15g，生地黄30g，石膏（先煎）100g，黄连9g，黄芩15g，生白术30g，栀子30g，连翘30g，白花蛇舌草50g，葛根30g，陈皮15g，天冬30g，吴茱萸3g，地骨皮15g，白及9g，太子参30g，甘草10g。

经治疗后患者热象减轻，体温控制，症状明显好转，其后根据患者情况酌加黄芪、党参等扶正以祛邪。经治疗1年病情稳定，症状好转。

按 患者自觉鼻热、胸中热、咽部发热、心烦，病在气分，邪热炽盛；鼻腔少量渗血，舌绛红，病在血分。辨证属邪热内炽，气血两燔。予清瘟败毒饮加减，重用石膏清泄实热，配合知母、甘草清热泻火，内含白虎汤之意，加连翘、葛根、白花蛇舌草，轻清宣透，清透气分表里之热毒；黄芩、黄连、栀子（即黄连解毒汤法）清泄三焦，可清泄气分上下之火邪。水牛角、生地黄、赤芍、牡丹皮共用，为犀角地黄汤法，专于凉血解毒，养阴化瘀，加地骨皮以清血分之热。太子参、天冬益气养阴，吴茱萸温经散寒，白及收敛止血。诸药合用，气血分同治。

（七）清热除蒸法

经典原文

《温病条辨·下焦篇》第 12 条　夜热早凉，热退无汗，热自阴来者，青蒿鳖甲汤主之。

《温病条辨·下焦篇》第 17 条　阴虚欲痉者，不得用青蒿鳖甲汤。

临床辨治

清热除蒸法适用于温病后期，余邪伏于阴分，出现夜热早凉，自觉夜间骨蒸潮热，热退无汗，伴口渴引饮、盗汗、舌红、脉细数等。由于热自阴分而来，混入气血之中，不能纯用养阴，又非壮火，更不得任用苦燥，治宜清热除蒸，方用青蒿鳖甲汤。鳖甲入阴分，既能养阴，又能入络搜邪；青蒿芳香透邪，引阴分之邪外出；知母清热养阴，生地黄凉血滋阴，牡丹皮凉血除蒸。吴鞠通称此方有先入后出之妙，“青蒿不能直入阴分，有鳖甲领之入也；鳖甲不能独出阳分，有青蒿领之出也”。本法除用于温病邪伏阴分外，临床还用于治疗肝肾阴亏，虚火内扰，鳖甲乃咸寒沉降之品，能滋阴潜阳，引药入里。本法常用于治疗结核病、风湿免疫病、小儿夏季热等引起的低热、骨蒸潮热，以及其他热伏阴分、损伤阴液或肝肾阴亏的疾病。吴鞠通还指出阴虚欲痉者及真阴耗损、虚风内动者不可用青蒿鳖甲汤。

病案举例

张某，女，44 岁。患子宫肌瘤，于 1980 年 4 月 23 日行子宫切除加两侧附件切除术后，应用庆大霉素等治疗，到第 8 天体温仍持续在 37.8～38.0℃。症见夜热早凉，五心烦热，口苦咽干，心悸失眠，小便短赤，大便干结，舌红，无苔，脉细数，辨证属阴虚内热，停用抗生素，改用青蒿鳖甲汤加味。

处方：生地黄 15g，炙鳖甲 12g，青蒿、知母、牡丹皮、白薇、银柴胡、白芍各 10g，生甘草 5g，水煎服。

3 剂后，热退，体温正常（37℃），续服 3 剂以资巩固。

按　发热当辨外感内伤，患者无发热恶寒等外感证候，属内伤发热。症见五心烦热，舌红，无苔，脉细数等，辨为阴虚内热。治以清热除蒸，以青蒿鳖甲汤为主方，加白薇、银柴胡清虚热，白芍养阴血，生甘草清热和中。药证相符，3 剂热退。

（八）清热化湿法

经典原文

《温病条辨·上焦篇》第 43 条　头痛恶寒，身重疼痛，舌白不渴，脉弦细而濡，面色淡黄，胸闷不饥，午后身热，状若阴虚，病难速已，名曰湿温。汗之则神昏耳聋，甚则目瞑不欲言，下之则洞泄，润之则病深不解，长夏深秋冬日同法，三仁汤主之。

《温病条辨·上焦篇》第42条 暑温，伏暑，三焦均受，舌灰白，胸痞闷，潮热呕恶，烦渴自利，汗出溺短者，杏仁滑石汤主之。

《温病条辨·上焦篇》第26条 手太阴暑温，或已经发汗，或未发汗，而汗不止，烦渴而喘，脉洪大有力者，白虎汤主之；脉洪大而芤者，白虎加人参汤主之；身重者，湿也，白虎加苍术汤主之；汗多脉散大，喘喝欲脱者，生脉散主之。

《温病条辨·中焦篇》第41条 暑温蔓延三焦，舌滑微黄，邪在气分者，三石汤主之。

临床辨治

清热化湿法适用于湿温、暑温或其他疾病引起的湿热相合，出现身热不扬、胸闷脘痞、身重疼痛、呕吐烦渴、大便溏黏、小便色赤、舌苔黄腻、脉滑等症状。治宜清热化湿，根据湿、热的偏盛，湿重于热选用三仁汤，湿热俱盛选用杏仁滑石汤、甘露消毒丹，热重于湿选用三石汤、白虎加苍术汤。清热化湿法选用清热药物，苦寒或辛寒，如黄芩、黄连、石膏、寒水石等。配合利湿药物，宣肺利湿药，如杏仁、竹叶等；苦温燥湿药，如蔻仁、厚朴、苍术等；淡渗利湿药，如薏苡仁、茯苓、滑石等，共同达到祛除湿热的作用。本法临床多用于夏季暑湿季节，湿温时疫或临床出现急慢性胃肠炎、胰腺炎、泌尿系统感染等病属湿热相合者皆可用之。湿热内阻，不可行辛温发汗之法，若汗之，汗伤心阳，湿随辛温发表之药，蒸腾上蒙清窍，出现神昏耳聋、目瞑不言等症。湿热内阻，不可行苦寒攻下，误下伤阴，损伤脾阳，脾气不升，湿邪乘势内溃，出现泄泻不尽等症。湿热内阻，不可行养阴润燥之法，柔药润之，湿为阴邪，二阴相合，同气相求，遂成痼结不解之势。临床上湿热见阴伤口渴，应在清热化湿基础上，佐以养阴之品。

病案举例

刘兰林病案：曾某，男，11岁，其母亲于2013年12月29日陪同就诊，诉其近两日咳嗽发热，咽喉肿痛，全身乏力，头晕呕吐，食纳不佳，舌质淡红，苔厚腻微黄，脉濡数。

拟方：藿香、佩兰各8g，川厚朴12g，光杏仁10g，白蔻仁（打，后下）8g，生薏苡仁30g，玉桔梗10g，板蓝根30g，淡子芩6g，京玄参10g，白通草12g，炒枳实6g，鲜竹茹10g，法半夏6g，广陈皮6g，飞滑石（包）20g，炙甘草3g。

进服5剂后病情得愈。

按 患者见发热咳嗽，头晕乏力，苔厚腻微黄，脉濡数，乃湿温为病，湿热侵袭，湿重于热，治宜清热化湿。以三仁汤为主方，宣畅三焦，清热化湿，加藿香、佩兰芳香化湿，玉桔梗、板蓝根、淡子芩、京玄参清热利咽而止咳嗽，炒枳实、广陈皮理气化痰。诸药合用，湿邪得化，热邪得清，肺气宣畅，病情得愈。

（九）清肺润燥法

经典原文

《医门法律·卷之三·热湿暑三气门诸方附秋燥方》 自制清燥救肺汤，治诸气膹郁，诸痿喘呕。桑叶、石膏、甘草、人参、胡麻仁、真阿胶、麦门冬、杏仁、枇杷叶。

《温病条辨·上焦篇》第 58 条　诸气膹郁，诸痿喘呕之因于燥者，喻氏清燥救肺汤主之。

临床辨治

清肺润燥法适用于燥热伤肺，气阴不足之证。秋令温燥之邪伤肺，肺气闭郁，故曰“诸气膹郁”，出现咳嗽、干咳无痰或少痰，气逆喘呕，以干呕为主，口舌干燥喜凉饮，舌红苔少，脉细数。若见肺气膹郁，而用辛香行气之品，则更伤津液；若见燥热，而用苦寒泻火之品，恐伤胃气。治宜清肺润燥，取桑叶、石膏，甘寒，清肺热，滋肺燥；杏仁、枇杷叶，清宣肺燥，降逆止呕；胡麻仁、阿胶、麦冬滋阴润燥；人参、甘草，益气生津和胃。本方集清宣、润燥、补虚于一体，临床不仅可以用于治疗感冒、急慢性支气管炎、肺结核、肺炎、百日咳等以燥热伤肺出现咳喘的疾病，还可以用于治疗肺胃阴伤，胃阴不足，出现呕逆的疾病，如急慢性胃炎、萎缩性胃炎、胃溃疡等。

病案举例

张灿玾医案：曾治张某，男，中年。患者曾在上海某医院工作，后因肺结核大吐血，经医院抢救，度过危险期。现每日下午有低热，气短无力，微咳，胸痛，食欲不振，舌淡红，苔薄黄而干，脉浮缓无力。取喻氏清燥救肺汤加减。

处方：麦冬 15g，天冬 10g，黑芝麻 10g，炒苦杏仁 5g，石膏（先煎）6g，党参 6g，桑叶 10g，川贝母 6g，阿胶（烊化）6g，甘草 3g。水煎温服。

复诊：服上方 2 剂后，自觉胸部舒适，呼吸顺畅，无异常变化，病情已有转机，效不更方，遂以原方继服。复诊：服上方数剂后，已有好转，午后热减，胸痛亦轻，舌体见润，活动有力，食欲增加，脉象较有力，按方继服。

按　患者有肺结核病史，此系大出血后耗津伤气，导致气阴两伤，肺失润养，胸中血络气阴均遭损伤也，当养阴清肺，益气生津法为治，在清燥救肺汤基础上加天冬、川贝母滋阴润肺。服药 2 剂后，病有转机，效不更方。

（十）清热利湿止泻法

经典原文

《伤寒论》第 34 条　太阳病，桂枝证，医反下之，利遂不止，脉促者，表未解也；喘而汗出者，葛根黄芩黄连汤主之。

临床辨治

清热利湿止泻法适用于湿热蕴结肠道或表证误下，邪热内陷，下迫大肠而导致的下利。临床症见下利不止、利下臭秽、大便黏稠、肛门灼热、口渴、汗出，甚至出现上逆而喘，舌红、苔黄或黄腻，脉滑或数。治宜清热利湿止泻，方用葛根芩连汤。黄芩、黄连苦寒，清热解毒，燥湿止利；葛根轻清升发，升清止利，生津止渴，又可透邪；炙甘草甘缓和中。由于葛根兼有解表透邪之功，故本方可治疗表邪未解的下利，但以里热为主。若疾病以表邪未解为主，兼有下利，可用桂枝加葛根汤治疗。清热止泻法临床常用于治疗急性胃肠炎引起的下利，或其他疾病导致的胃肠功能紊乱，出现下利，病属湿热壅滞大肠皆可用之。

病案举例

曾治宁某，男，中年。因饮食不当，突发泄泻，肛门灼热，口渴，身热，小便黄赤，舌红苔黄，脉沉数。此食有不洁之物，乱于肠胃，使仓廪之官顿失所司，水谷齐下，秽恶并出，急当以苦寒直折，清解阳明之热。

处方：黄连6g，黄芩6g，葛根6g，白芍10g，木香3g，甘草3g。水煎温服。

复诊：服上方1剂后，泄泻即轻，2剂病即愈。

按 本案为饮食不当，湿热蕴结肠道而致的泄泻，治以清热利湿止泻，以葛根芩连汤为主方，加白芍和营，合甘草缓急止痛，木香合黄连燥湿行气而止泻利，药物虽简，药证相符，2剂即愈。

（十一）清肠凉血止痢法

经典原文

《伤寒论》第371条　热利下重者，白头翁汤主之。

《伤寒论》第373条　下利欲饮水者，以有热故也，白头翁汤主之。

《金匮要略·呕吐哕下利病脉证治第十七》　热利下重者，白头翁汤主之。

《金匮要略·妇人产后病脉证治第二十一》　产后下利虚极，白头翁加甘草阿胶汤主之。

临床辨治

清肠凉血止痢法适用于湿热蕴结肠道，迫血妄行，出现以大便脓血为主症的疾病。湿热蕴结大肠，腑气不通，可见腹痛、里急后重；湿热蕴结，灼伤血络，可见大便脓血、赤多白少；除此之外，临床还可见肛门灼热、心烦、口渴、舌红苔黄腻、脉滑数等湿热蕴结的表现。治宜清肠凉血止痢，方用白头翁汤。白头翁苦寒，善清肠热而解毒，凉血止痢；秦皮味苦涩，性寒，清热燥湿，收涩止痢；黄连、黄柏苦寒，清热燥湿。合而用之，苦寒清热燥湿，凉血止痢。若兼夹气血虚弱，如产后、体弱等患者，可在白头翁汤的基础上加阿胶滋阴养血、甘草和胃缓攻。除白头翁汤外，刘完素的芍药汤亦是本法的代表方。本法临床常用于各种急慢性细菌性痢疾、阿米巴痢疾、噤口痢等，还可用于滴虫性阴道炎、溃疡性结肠炎、急慢性盆腔炎等属湿热蕴结证者。

病案举例

张学毅医案：刘某，男，33岁。反复腹痛，腹泻，黏液便，间杂脓血便7年。服中西药终未治愈。近日加重，1980年9月19日入院治疗。检查左下腹压痛明显，无包块，肠鸣音无亢进。便常规：脓血便，镜下脓球（+），红细胞（+），白细胞（+++）；便培养：痢疾杆菌（-）；乙状结肠镜：在15cm之11点处见0.2~0.3cm的充血点，黏膜粗糙，有出血点，血管不清，有较多脓性分泌物。诊断：慢性非特异性溃疡性结肠炎。

处方：以白头翁汤加减，保留灌肠。药物组成：白头翁50g，地榆25g，黄连25g，苦参50g，白芍25g，大黄15g，甘草15g。用热水泡2小时，煮取100ml，药渣加水再煎100ml，将此200ml药液混煎取100ml，纱布过滤后用灌肠器在清洁灌肠的基础上将药液经肛门灌入病灶部位，15剂为1个疗程，共进25剂，自觉症状及体征均消失，便检及乙状结肠镜检查均正常，临床治愈出院。追访1年未复发。

按　患者反复腹痛，脓血便7年，辨为湿热蕴结大肠。治疗上以白头翁汤为主方，去秦皮、黄柏加地榆凉血止血，苦参、大黄清热解毒、燥湿止痢，白芍和血止痛，甘草调和诸药。全方具有清热解毒，凉血止痢之功。在用法上，以灌肠替代口服，直达病所，发挥药力，乃古方新用的又一创新。

（十二）清热止血法

经典原文

《金匮要略·惊悸吐衄下血胸满瘀血病脉证治第十六》　心气不足，吐血、衄血，泻心汤主之。

临床辨治

清热止血法适用于火热炽盛，灼伤血络，迫血妄行导致的各种出血病证，如吐血、衄血、便血、尿血、皮下紫癜、妇人崩漏等。临床以血色鲜红，出血较急，量较多为特点，伴心烦不安、面赤、口渴、尿赤、便干、舌红苔黄、脉数等证候。治宜清热止血，方用泻心汤。《素问·至真要大论》曰："火热受邪，心病生焉。苦入心，除大热。"泻心汤以大黄、黄连、黄芩之苦寒清热泻火，黄芩清上焦火热兼能止血，大黄清胃肠火热为主，黄连清心胃之火。本方苦寒清热泻火之力较强，能直折其热，使火熄而血宁，故而血止。本法临床常用于治疗中上焦火热引起的出血，如鼻出血、急性消化道或呼吸道引起的出血证属火邪灼络者。本法适用于实热引起的出血证，虚证不宜用。

病案举例

王某，男，42岁。鼻衄，血出较多约50ml，血色鲜红，心烦寐差，面部潮红，大便秘结，小便色黄，舌尖红苔黄，脉弦数。原有高血压病史，血压150/90mmHg，曾自内服外用云南白药，出血未止。辨证属于心肝火盛，上犯阳络。

处方：大黄（后下）10g，黄芩15g，黄连6g，水煎服，每日1剂。

服2剂，大便得通，出血减去大半，再服2剂痊愈。

按　鼻衄有虚实之分，虚者多用脾虚不能统血，或阴虚火旺灼伤血络，实者多因火热炽盛，迫血妄行。本案属实热导致的出血，以泻心汤原方清热止血，药味虽少，药专力宏。

（十三）泻热消痞法

经典原文

《伤寒论》第154条　心下痞，按之濡，其脉关上浮者，大黄黄连泻心汤主之。

《伤寒论》第164条　伤寒大下后，复发汗，心下痞，恶寒者，表未解也，不可攻痞，当先解表，表解乃可攻痞。解表，宜桂枝汤，攻痞，宜大黄黄连泻心汤。

《伤寒论》第156条　本以下之，故心下痞，与泻心汤。痞不解，其人渴而口燥烦，小便不利者，五苓散主之。

《温病条辨·中焦篇》第90条　滞下湿热内蕴，中焦痞结，神识昏乱，泻心汤主之。

临床辨治

泻热消痞法适用于无形邪热壅滞于中焦，导致胃脘痞闷的病证。邪热壅滞胃脘，症见胃脘痞满不适，按之柔软，与气机阻滞有关，应与有形实热内结导致的心下硬满疼痛相鉴别。除此之外，还可见心烦、面赤、口渴、小便短赤、舌红苔黄、脉数等邪热壅滞的证候。治宜泄热消痞，方用大黄黄连泻心汤，与治疗火热炽盛导致出血的泻心汤同属一方，皆以大黄、黄连、黄芩，苦寒清热泻火。但两者煎煮法有所不同，本法以麻沸汤渍之，取其气薄其味，以利于泻热消痞；清热止血法泻心汤采用水煎、顿服，重其气厚其味，苦寒降泄，直折其热。若荡涤热结，治疗偏下部的疾病，亦采取煎服法。本法临床常用于治疗实热壅滞导致的胃肠疾病，如急慢性胃炎、胃溃疡、十二指肠溃疡、肠炎等。

病案举例

徐景藩医案：王某，女，42 岁，1994 年 3 月 28 日初诊。心下痞满，按之不痛，不欲饮食，小便短赤，大便偏干，心烦，口干，头晕耳鸣。西医诊为“自主神经功能紊乱”。其舌质红，苔白滑，脉来沉弦小数。

予大黄黄连泻心汤以泄热消痞：大黄 3g，黄连 10g，沸水浸泡片刻，去滓而饮。

服 3 剂后，则心下痞满诸症爽然而愈。

按 患者心下痞满，小便短赤，大便偏干，心烦，舌红，为无形邪热壅滞于中焦，脾胃升降失常，心下即为胃脘所居，故见心下痞满。予大黄黄连泻心汤泄热消痞，邪热得去，壅滞得解，痞满爽然而愈。

（十四）清宣郁热法

经典原文

《伤寒论》第 76 条　发汗后，水药不得入口为逆，若更发汗，必吐下不止。发汗吐下后，虚烦不得眠，若剧者，必反复颠倒，心中懊憹，栀子豉汤主之；若少气者，栀子甘草豉汤主之；若呕者，栀子生姜豉汤主之。

《伤寒论》第 77 条　发汗若下之，而烦热胸中窒者，栀子豉汤主之。

《伤寒论》第 78 条　伤寒五六日，大下之后，身热不去，心中结痛者，未欲解也，栀子豉汤主之。

《伤寒论》第 79 条　伤寒下后，心烦腹满，卧起不安者，栀子厚朴汤主之。

《伤寒论》第 221 条　阳明病，脉浮而紧，咽燥口苦，腹满而喘，发热汗出，不恶寒反恶热，身重。若发汗则躁，心愦愦反谵语。若加温针，必怵惕烦躁不得眠。若下之，则胃中空虚，客气动膈，心中懊憹，舌上胎者，栀子豉汤主之。

《伤寒论》第 228 条　阳明病，下之，其外有热，手足温，不结胸，心中懊憹，饥不能食，但头汗出者，栀子豉汤主之。

《伤寒论》第 375 条　下利后更烦，按之心下濡者，为虚烦也，宜栀子豉汤。

《伤寒论》第 393 条　大病差后，劳复者，枳实栀子汤主之。

《金匮要略·呕吐哕下利病脉证治第十七》　下利后更烦，按之心下濡者，为虚烦也，栀子豉汤主之。

临床辨治

清宣郁热法适用于无形邪热内郁胸膈引起的以心烦为主症的病证。临床可见心烦，不得眠，严重者可见心中懊侬，反复颠倒，烦闷莫可名状，卧起不安，甚至心中结痛，但非有形实邪，故按之柔软。治宜清宣郁热，以栀子豉汤为代表方。栀子苦寒，清热泻火，善于清热除烦；淡豆豉轻香味薄，善于宣发郁热，载药上行。两药合用，善于清宣胸膈无形郁热。所谓虚烦与实热相对而言，是指无形热扰，并非阴虚生内热的虚热，临床不可不知。若兼少气，乃热伤中气，加甘草益气和中，名栀子甘草豉汤；若兼胃气上逆，呕吐，加生姜降逆止呕，名栀子生姜豉汤；若气机阻滞，出现腹部胀满，由于部位偏于下，故去淡豆豉，加枳实、厚朴行气除满，名栀子厚朴汤；若由于病后失于调养，过劳复发，出现热郁胸膈，气机痞塞，则加枳实行气和胃，为枳实栀子豉汤。本法临床常用于失眠、焦虑、围绝经期综合征等或病后余热未清，热郁胸膈者。

病案举例

刘渡舟医案：袁某，男，24岁。患伤寒恶寒，发热，头痛，无汗，予麻黄汤一剂，不增减药味，服后汗出即瘥。历大半日许，患者即感心烦，渐渐增剧，自言心中似有万虑纠缠，意难摒弃，有时闷乱不堪，神若无主，辗转床褥，不得安眠，其妻仓皇，恐生恶变，乃复迎余，同往诊视。见其神情急躁，面容怫郁。脉微浮带数两寸尤显，舌尖红，苔白，身无寒热，以手按其胸腹，柔软而无所苦，询其病情曰：心乱如麻，言难表述。余曰：无妨，此余热扰乱心神之候。

处以栀子豉汤：栀子9g，淡豆豉9g。先煎栀子，后纳豆豉。

一服烦稍安，再服病若失。

按　患者以心烦躁扰为主症，以手按其胸腹，柔软而无所苦，排除实热内结引起的心神被扰，加之病程较短，发于服麻黄汤后，考虑辛温化热之故，无形邪热内郁，故以栀子豉汤治之，清宣郁热，药后病安。

（十五）清热化痰法

经典原文

《伤寒论》第138条　小结胸病，正在心下，按之则痛，脉浮滑者，小陷胸汤主之。

临床辨治

清热化痰法适用于痰热互结病证的治疗。张仲景将清热化痰法用于治疗小结胸病，痰热互结于心下，出现胃脘部痞胀硬满，按之疼痛，脉浮滑等。若痰热互结于胸膈，则出现胸胁满闷，或胸痛、心悸、咳喘、咳吐黄痰等。除此之外，还可见口干、尿黄、苔黄腻等痰热互结证候。治宜清热化痰，方用小陷胸汤，方中黄连苦寒，清热燥湿；半夏辛温，善于化痰湿开结滞；瓜蒌清热涤痰，宽胸散结。三药合用，辛开苦降，清热化痰开结。除小陷胸汤外，温胆汤亦是清热化痰法的代表方，用于治疗胆胃不和，痰热内扰证。本法临床多用于治疗中上焦痰热互结病证，肺系病证、心血管系统病证及消化系统病证，出现咳喘、胸闷、胸痛、胃脘痞胀疼痛等属痰热互结者。

病案举例

刘强医案：赵某，男，52岁。素有高血压病史，近来时觉胸闷憋气，并时隐隐作痛，初以为长期伏案写作所致肋间神经痛，未得重视。近几日突觉疼痛加剧，其痛如过电向肩背放射。1979年10月6日来我院急诊治疗，经西医心电图检查，为不正常心电图，ST段有改变，诊为“冠心病，心绞痛”。经西医治疗疼痛虽时能缓解，但不能完全控制，后根据患者要求，邀中医会诊。诊见，患者主诉眩晕，胸闷憋气胸痛时作。舌质暗红，苔黄腻，脉沉弦滑。

予小陷胸汤加活血化瘀之品治之：全瓜蒌60g，半夏10g，川连10g，丹参30g，枳壳10g，郁金12g，延胡索12g，赤芍15g，钩藤15g，川芎20g。

患者服药3剂后病情大有好转，服药6剂胸痛已除，后以此方增损连服月余，心电图已趋于正常，遂出院。后恢复正常工作。

按 患者乃痰湿内蕴，郁而化热，痰热内扰，痹阻心脉，气血瘀滞而不畅，发为胸痹。小陷胸汤仲景虽为伤寒误下而设，但仍不失为清热涤痰，宽胸散结之良方。故治疗上以小陷胸汤为基本方，加丹参、川芎、郁金、延胡索、赤芍、枳壳等行气止痛、活血化瘀之品，共奏清热化痰，行气活血之功。

（十六）清热利咽法

经典原文

《伤寒论》第311条　少阴病，二三日，咽痛者，可与甘草汤，不差，与桔梗汤。

《温病条辨·下焦篇》第25条　温病少阴咽痛者，可与甘草汤。不差者，与桔梗汤。

临床辨治

清热利咽法适用于邪热结滞于咽喉，出现咽痛、咽喉不利等症。治宜清热利咽，如果邪热不甚，咽部仅见轻微红肿疼痛，予生甘草一味，清热解毒；若药后不愈，咽痛仍在，说明病情较重，在生甘草基础上加一味桔梗，其性辛平，能够开宣肺气，祛痰利咽。桔梗汤是治疗实热咽痛的基础方，常作为茶疗方。桔梗兼具排脓之功，本方亦是清热排脓的基础方，用于痈脓的治疗。本法临床适用于慢性咽炎、急慢性支气管炎、扁桃体炎等属热证咽痛病情较为轻浅者。

病案举例

徐某，女，成年，工人。发热，咽喉疼痛3天，咽痛于进食吞咽时更甚，咽部色红，扁桃体肿胀，表面有白色脓点，四肢酸痛，大便坚硬，苔薄黄，脉数。乃邪热客于少阴之脉，结于咽喉，治宜清热解毒，利咽止痛。

处方：桔梗9g，生甘草3g，炒牛蒡子9g，薄荷3g，金银花15g，山豆根9g，全瓜蒌15g。

服3剂后发热已除，咽痛亦缓，扁桃体肿胀及咽红皆减退，大便已通，苔薄白，脉微数。邪热已散，再拟解毒利咽、清润咽喉，处以桔梗9g，生甘草3g，生地黄9g，玄参9g，金银花9g，麦冬9g，3剂而愈。

按 患者以发热，咽喉疼痛为主症，结合舌脉辨为邪热结于咽喉。治疗上以桔梗汤为基础方，加炒牛蒡子、薄荷、山豆根清热利咽，金银花清热解毒，全瓜蒌清热化痰。药后邪热已散，咽痛缓和，酌加生地黄、麦冬、玄参等滋阴清润利咽之品而收功。

（十七）清热解毒排脓法

经典原文

《金匮要略·肺痿肺痈咳嗽上气病脉证并治第七》　咳而胸满，振寒脉数，咽干不渴，时出浊唾腥臭，久久吐脓如米粥者，为肺痈，桔梗汤主之。

《金匮要略·疮痈肠痈浸淫病脉证并治第十八》　肠痈之为病，其身甲错，腹皮急，按之濡，如肿状，腹无积聚，身无热，脉数，此为肠内有痈脓，薏苡附子败酱散主之。

临床辨治

清热解毒排脓法适用于热盛化腐脓成的治疗。痈脓部位偏于上，如肺痈，临床可见咳吐腥臭脓痰、吐脓；痈脓部位偏于下，如肠痈，临床可见腹部疼痛，局部压痛。治宜清热解毒排脓，痈脓在上者用桔梗汤，生甘草、桔梗清热解毒排脓，同时桔梗载药上行，故可治疗上部痈脓。痈脓在下者用薏苡附子败酱散，薏苡仁渗湿排脓，败酱草清热解毒，消痈排脓；轻用附子振奋阳气，以利痈脓排出。本法临床多用于化脓性疾病的治疗，桔梗汤是排脓的基础方，清热排脓力量较弱，适用于病情轻浅、部位偏上者，如肺痈、扁桃体脓肿等。薏苡附子败酱散排脓解毒力量较强，适用于脓已成而部位偏下者，如急慢性阑尾炎、阑尾脓肿，也可用于盆腔、腹腔内的化脓性炎症，如急慢性盆腔炎、卵巢脓肿、前列腺炎等。

病案举例

全小林医案：赵某，女，48岁。初诊：2010年3月22日。

主诉：腰痛伴尿频1周。现病史：患者于2002年因子宫肌瘤行“子宫切除术”，2009年12月因卵巢囊肿行左侧卵巢切除术，2010年3月15日体检又发现盆腔内异物，经B超检查，妇科诊断为“慢性附件炎（左包裹性积液）”。刻下症：腰部针刺疼痛，小便频。心烦易怒，烘热汗出，两腿发酸，精力不集中，两胁时有不适，心下偶痛，善太息。纳可，眠差，大便2～3日1次，舌红苔黄腻，脉滑数。中医诊断：腰痛；西医诊断：慢性附件炎。

处方：生薏苡仁60g，黑附片9g，败酱草30g，生蒲黄（包煎）30g，丹参30g，酒大黄6g，川桂枝30g，莪术30g，桃仁9g，香附9g，王不留行（包煎）30g，橘络9g。每日1剂，水煎服。

服上方2个月，腰痛，尿频消失，仍心烦易怒，烘热汗出阵作，眠差，不易入睡，易醒，排便不爽，2～3日1次。2010年5月17日B超示左附件区包裹性积液区消失，附件炎告愈，现以治疗更年期主症为主，处方以大柴胡汤合当归六黄汤为主方加减治疗。

按　患者以腰痛、尿频为主症，伴心烦易怒，舌红苔黄腻，脉滑数。结合既往左侧卵巢切除史，诊断为慢性附件炎。乃湿热蕴结，伤及血分，热毒瘀血互相结聚所致，治宜解毒排脓，活血散瘀。以薏苡附子败酱散为主方，加生蒲黄、丹参、酒大黄、桃仁、川桂枝、莪术、王不留行等活血化瘀，香附、橘络疏肝行气。附件炎乃慢性炎症，治疗宜缓图，不可操之过急，患者治疗2个月后炎症告愈。

（十八）清热利湿退黄法

经典原文

《伤寒论》第 236 条　阳明病，发热汗出者，此为热越，不能发黄也。但头汗出，身无汗，剂颈而还，小便不利，渴引水浆者，此为瘀热在里，身必发黄，茵陈蒿汤主之。

《伤寒论》第 260 条　伤寒七八日，身黄如橘子色，小便不利，腹微满者，茵陈蒿汤主之。

《伤寒论》第 261 条　伤寒身黄发热，栀子檗皮汤主之。

《金匮要略·黄疸病脉证并治第十五》　谷疸之为病，寒热不食，食即头眩，心胸不安，久久发黄为谷疸，茵陈蒿汤主之。

《金匮要略·黄疸病脉证并治第十五》　酒黄疸，心中懊侬，或热痛，栀子大黄汤主之。

《金匮要略·黄疸病脉证并治第十五》　黄疸病，茵陈五苓散主之。

《温病条辨·中焦篇》第 28 条　阳明温病，无汗，或但头汗出，身无汗，渴欲饮水，腹满，舌燥黄，小便不利者，必发黄，茵陈蒿汤主之。

《温病条辨·中焦篇》第 27 条　阳明温病，不甚渴，腹不满，无汗，小便不利，心中懊侬者，必发黄。黄者，栀子柏皮汤主之。

临床辨治

清热利湿退黄法适用于湿热内蕴，熏蒸肝胆而导致的黄疸。湿热熏蒸肝胆，症见身黄如橘子色、目黄、小便短黄，伴心烦口渴、腹满、纳少或不能食，大便黏滞不爽或大便不通，舌红苔黄腻、脉滑数。治宜清热利湿退黄，临床根据湿热偏盛，采取不同的方药。湿热俱盛，代表方茵陈蒿汤，以茵陈蒿清热利湿退黄，栀子清热燥湿，大黄泻热逐瘀退黄，三药皆苦寒，共奏清热利湿退黄之功。热重于湿，代表方栀子大黄汤、栀子柏皮汤，栀子大黄汤中栀子苦寒，清热泻火，合淡豆豉辛凉清透，清心除烦。大黄、枳实苦寒，除积泄热，使湿热从大便而出。栀子柏皮汤，栀子苦寒，清热泻火，通利三焦，黄柏苦寒，清热燥湿，甘草益气和中。以上两方，以清除邪热为主，利湿退黄为辅。湿重于热，代表方茵陈五苓散，以茵陈清热利湿退黄，五苓散甘淡渗湿利水。本法适用于阳黄，临床多用于治疗病毒性肝炎、急性黄疸性肝炎、胆汁淤积性黄疸、新生儿黄疸、高胆红素血症等疾病证属湿热内蕴者。

病案举例

赵绍琴医案：张某，男，30 岁。面目一身皆黄，大便色白，溲色黄赤，两脉沉涩，按之弦数。全是湿热蕴郁之象，以茵陈蒿汤加味。

处方：茵陈 12g，山栀 10g，大黄（后下）6g，佩兰（后下）12g，藿香（后下）10g，马尾莲 10g，黄芩 10g，丹参 10g，赤芍 10g，川楝子 10g，槟榔 10g，大腹皮 10g。

按　患者一身面目皆黄，小便黄赤，一派阳黄之证，属湿热蕴结，故主以茵陈蒿汤清热利湿退黄。黄芩、马尾莲加强清热化湿，解毒退黄之力；佩兰、藿香芳香升宣，俾湿邪开透，与热分解；脉沉涩为气滞血瘀之象，故加丹参、赤芍活血通络利胆；川楝子、槟榔、大腹皮疏泄肝胆，行气化滞。

三、清法的应用法度及注意事项

第一，清法的使用要明确适应证。清法适用于邪热炽盛的病证，一般表邪已解，邪热入里，里热炽盛但尚未形成腑实，可用清法治疗。清法适用于无形邪热，若单纯火热炽盛，则用清气泄热法；若热与湿合，形成湿热，则用清热化湿法；若邪热内陷，与痰互结，痰热内阻，则用苦寒攻下法；若邪热与水饮、痰热、瘀血、宿食等内结成实，则当用下法。若表邪未解，邪热入里，以邪热为主，则以清热为主，兼以解表。若兼夹燥邪，则应清而润之；若邪热炽盛，伤津耗气，则在清热的基础上，兼以益气生津。

第二，清法的使用要根据疾病不同的病位及阶段，采取相对应的治法。吴鞠通将温病根据病位分为上中下三焦，并提出不同的用药原则“治上焦如羽（非轻不举），治中焦如衡（非平不安），治下焦如权（非重不沉）”。邪热在上焦，治宜轻清宣散，不宜苦寒直入中下，故上焦清法常用竹叶、连翘、金银花等辛凉轻解的药物。邪热在中焦，邪热炽盛，宜清热泻火，常选用石膏、黄连、黄芩等辛寒、苦寒清热泻火药；若湿热内蕴，则选用茵陈、栀子、滑石等清热利湿药。邪热在下焦，多损伤肝肾之阴液，当慎用苦寒，宜用滋阴清热或重镇潜降之品滋养阴液，如知母、生地黄、鳖甲等养阴清热滋阴。温热病邪在卫气营血的不同阶段，所采取的治法亦不同，邪热在卫分，宜辛凉宣散；邪热在气分，宜清气泄热；邪热在营分，宜清营解毒，透热转气；邪热在血分，宜清热凉血散血。

第三，要注意鉴别热证的真假、虚实。阴寒内盛，格阳于外，出现面赤、汗出的虚阳外越的证候，要注意与火热炽盛引起的面赤、汗出鉴别，前者面赤多出现在两颧，表现为两颧色如红妆，同时伴有冷汗淋漓，脉沉微欲绝等证候；后者面赤常表现为满面通红，汗出不凉，脉洪大有力等。对于火热炽盛导致的阴液损伤，应在清热的基础上佐以滋阴；对于阴虚而产生的虚火，需用甘寒滋阴的补法为主，以达“壮水之主以制阳光”，不可过用苦寒。

第四，要注意把握清法的用药法度。清法多选用寒凉之品，寒凉易伤阳气，应注意中病即止。同时要结合患者的体质，尤其对于素体阳虚、气虚等患者应谨慎使用。清法的禁忌证主要是寒证，包括实寒证和虚寒证，以及真寒假热证。

第六节 消　　法

一、消法的内涵及源流发展

消法是指运用消食、导滞、软坚、散结、活血、消癥等方法，使体内食滞、痈脓、癥瘕、瘿瘤、结石等有形之邪逐渐消散的一种方法。

消法的理论源于《黄帝内经》。《素问·至真要大论》指出“坚者削之”“结者散之”“留者攻之”，为消法的使用提供了理论依据及指导原则。《神农本草经》载有多种具有消导散结作用的中药，亦为消法的制方选药提供了指导原则。汉代张仲景对消法的临床应用进行了积极的实践。《伤寒论》《金匮要略》记述了大量痰饮、宿食、瘀血等积聚病证，其治疗除吐法、下法外，还有消法，且仲景研制了鳖甲煎丸、桂枝茯苓丸等软坚散结、活血消癥的代表方剂。

汉代以后，历代医家搜集诸多消法方剂，丰富了消法的内容。唐代孙思邈著《备急千金要方》《千金翼方》，书中收载了许多消法方剂，如治疗肺痈的《千金》苇茎汤。金元时期随着对食积痞块等疾病认识的进一步深入，在原本吐、下治法的基础上，李东垣在《内外伤辨惑论》中载张洁古枳术丸，是消食健脾之名方；朱丹溪创制保和丸，治一切食积，是消食导滞的代表方，开消导法应用的新途径。明清时期对消法的应用有了进一步的发展，如程钟龄《医学心悟》提出消法作为中医八法之一，创消瘰丸治疗瘰疬痰核，扩展了消法的应用范围。王清任《医林改错》活用活血化瘀法，创制化瘀方数十首，对瘀血内结病证的治疗具有重要的临床指导意义。

经过历代医学文献的总结及医家的临床实践，消法已成为中医临床治法的重要组成部分。通过消法能够达到消乳、消食、消石、散结、软坚等治疗效果，对于小儿积食、积乳、结石、疮痈、瘿瘤、结节等疾病的治疗具有重要意义。

二、消法的分类及临床辨治

（一）消散疮痈法

经典原文

《金匮要略·疮痈肠痈浸淫病脉证并治第十八》 肠痈之为病，其身甲错，腹皮急，按之濡，如肿状，腹无积聚，身无热，脉数，此为肠内有痈脓，薏苡附子败酱散主之。

《金匮要略·疮痈肠痈浸淫病脉证并治第十八》 肠痈者，少腹肿痞，按之即痛如淋，小便自调，时时发热，自汗出，复恶寒。其脉迟紧者，脓未成，可下之，当有血。脉洪数者，脓已成，不可下也，大黄牡丹汤主之。

《金匮要略·肺痿肺痈咳嗽上气病脉证并治第七》 《千金》苇茎汤：治咳有微热，烦满，胸中甲错，是为肺痈。

临床辨治

消散疮痈法适用于风热邪毒侵袭肌表，发为疮疡，症见红肿热痛，或热壅血瘀蕴结于脏腑而发生痈疡，如肺痈、肠痈等痈脓初起，应及时采取化痰散瘀、消痈排脓的治法。疮疡初起，红肿热痛，以金银花、皂角刺、穿山甲、天花粉、乳香、没药等清热解毒、消肿散结，使局部红肿消散，方如仙方活命饮。邪热壅肺，热壅血瘀，热盛肉腐，出现咳嗽、胸痛、咳吐腥臭脓痰，用苇茎、桃仁、薏苡仁、冬瓜仁，清热化痰、消痈排脓，方如《千金》苇茎汤。湿热内蕴大肠，热壅血瘀，出现局部疼痛、拒按，脉滑数等，以大黄、牡丹皮、桃仁、薏苡仁、败酱草等清热解毒、排脓消痈，如大黄牡丹汤、薏苡附子败酱散等。本法临床应用广泛，既可用于肌表局部疮疡，也可用于内在脏腑痈脓，如肺脓疡、大叶性肺炎、化脓性阑尾炎、急慢性阑尾炎、盆腔炎、附件炎等。

病案举例

李今庸医案：患者，女，54 岁，1995 年 5 月初诊。患肺痈多年，前不久因母子不和，而服“敌敌畏”欲自尽，被邻人发现送某医院洗胃抢救。脱离危险后，腹部胀大如鼓，遂来就诊。诊时见咳嗽，微引胸中疼痛，唾脓液痰，气味腥臭，口中干燥，小便黄，脉微数。病乃肺部痈脓，失之主气，治宜清肺解毒，排泻痈脓。

拟苇茎汤合桔梗汤加味：苇茎 30g，薏苡仁 10g，冬瓜仁 15g，桔梗 10g，甘草 10g，鱼腥草 15g，大贝母 10g，桃仁（去皮尖炒打）10g。上 8 味，加水适量，煎汤，取汁，去渣，每日 1 剂，分 2 次温服。

药服 3 剂后，腹胀消失，咳嗽减轻。继服 6 剂而痊愈。

按 患者因服敌敌畏后，毒热内聚，发为肺痈，肺失清肃，咳唾脓痰，病属溃脓期，治宜清肺解毒、排泻痈脓，以苇茎汤合桔梗汤加味清热解毒排脓，加大贝母、鱼腥草等清热化痰，病虽急重，理法相应，方证相符，疗效显著。

（二）消癥化积法

经典原文

《金匮要略·疟病脉证并治第四》 病疟，以月一日发，当以十五日愈；设不差，当月尽解；如其不差，当云何？师曰：此结为癥瘕，名曰疟母，急治之，宜鳖甲煎丸。

《金匮要略·妇人妊娠病脉证并治第二十》 妇人宿有癥病，经断未及三月，而得漏下不止，胎动在脐上者，为癥痼害。妊娠六月动者，前三月经水利时，胎也。下血者，后断三月，衃也。所以血不止者，其癥不去故也，当下其癥，桂枝茯苓丸主之。

临床辨治

消癥化积法适用于癥积的治疗。外感六淫之邪、饮食劳倦、七情内伤等皆可导致脏腑功能失调，气血运行不畅，气滞、痰饮、瘀血等互相结聚，日久则形成癥积，有形可征，固定不移，或硬满疼痛，治宜消癥化积。利用大黄、桃仁、䗪虫等活血化瘀药，茯苓、陈皮、半夏、贝母等化痰祛湿药，厚朴、枳壳、乳香、没药等行气活血药，组合成方，使癥积渐消缓散，方如鳖甲煎丸、桂枝茯苓丸等。临床须根据肿块的质地、部位、兼见症状等，判断在气、在血、属痰、属瘀。肿块柔软胀痛，伴胸闷腹胀，脉弦，多属气郁；肿块坚硬刺痛，固定不移，舌质紫暗或有瘀斑，多属血瘀；肿块较韧，包裹如囊，伴胸闷、恶心、多痰，苔腻，多属痰湿。若肿块形态不规则，边界不清，表面凹凸不平，增长迅速，伴消瘦，多为恶性，预后不佳。本法临床多用于各种良性肿瘤的治疗，如子宫肌瘤、乳腺纤维瘤、卵巢囊肿及肝脾肿大、肝硬化等。

病案举例

刘渡舟医案：张某，以“早期肝硬化”来诊。患者面色黧黑，左右两胁肝脾痛如锥刺，日轻夜重，小便色黄，大便尚可，惟饮食不馨，食后每见腹中夯胀为甚，切其脉弦而责责，舌质紫暗，苔则白润。

处方：鳖甲 30g，生牡蛎 30g，柴胡 12g，黄芩 6g，半夏 10g，生姜 10g，党参 6g，炙甘草 6g，大枣 7 枚，桂枝 10g，白芍 10g，红花 10g，茜草 10g，䗪虫 10g，蜣螂 10g，紫葳 10g，射干 10g，石韦 12g，瞿麦 12g。

嘱患者服此方 15 剂为 1 个疗程，约 4 个疗程后，可望病减而肝脾之痛得瘳。患者按所嘱服药，2 个月后，面色变白，精神有增，肝脾痛消失，且胃开能食，腹胀不发，体力转佳。再三向余道谢。

按 患者以早期肝硬化来诊，辨证为肝脾血络瘀滞、痰湿互结。刘老以鳖甲煎丸为基本方，加减运用。方中以鳖甲、生牡蛎为君药，软坚散结消癥；䗪虫、蜣螂、红花、茜草、紫葳活血化瘀通络；柴胡、黄芩清解肝经郁热，疏肝行气；半夏、生姜、射干、石韦、瞿麦化痰利湿；桂枝、白芍、党参、炙甘草、大枣，甘药缓中，调和营卫，补益津血。全方以软坚散结为主，活血消癥、行气化瘀、化痰利湿共用，祛邪的同时不忘扶正，配以甘药养血润燥、健脾益气。诸药配伍，攻补兼施，并行不悖，有攻有守。

（三）消食导滞法

经典原文

《丹溪心法·卷三·积聚痞块五十四》 保和丸治一切食积。山楂（六两），神曲（二两），半夏、茯苓（各三两），陈皮、连翘、萝卜子（各一两）。

临床辨治

消食导滞法适用于乳食停积中脘。饮食不节，暴饮暴食，宿食停积中脘，可见胃脘痞满、嗳腐、纳差、大便不调或泻下酸腐，小儿可见吐乳、气味酸腐，心烦啼哭、苔腻、脉滑。治宜消食导滞，方用保和丸。山楂善消肉积，神曲善消酒食、淀粉之积，萝卜子下气消食，善化面食之积，陈皮理气消胀，半夏、茯苓降逆和胃，连翘苦寒，善于清热，诸药合用，善消一切食积。本法临床常用于治疗小儿食积及各种胃肠疾病引起的消化不良。若宿食停滞较久，郁而化热，可与清热泻火法同用；若脘腹胀满较重，可适当配合行气消胀法。临床应根据宿食停滞的不同部位，采取不同治法，因势利导。乳食停积部位偏上，恶心欲呕，可用吐法；若乳食停积部位偏下，停滞于肠腑，可用下法。

病案举例

孙远岭医案：刘某，男，6 岁，2014 年 8 月 10 日初诊。家长诉其子平素汗多，以头面部及背部为甚，纳食欠佳，口臭，大便秘结，小便调。查体：患儿形体消瘦，神清，精神可，舌红苔中后稍黄腻，咽（-），脉滑数。

方以保和丸加减：白术、焦山楂、莱菔子各 15g，茯苓、炒神曲、法半夏、连翘各 10g，陈皮、黄连各 6g。水煎服，每日 1 剂，分 3 次服。

服药 4 剂后，大便畅通，汗出减少，纳食稍增。继在原方基础上，加用麦冬、五味子各 10g，服用 7 剂后，汗出已止，口臭、大便秘结之症消失。

按 患儿以汗多为主症，结合纳食欠佳、口臭、大便秘结等症状，辨证为中焦积滞、热迫汗出，治以消积导滞、清泄湿热。以保和丸为主方消食导滞。临床见汗出，不可直接止汗，需审证求因，本案汗出乃饮食积滞所致，故服药后大便通畅，积滞得除，汗出减少。其后在原方基础上加麦冬、五味子滋阴敛汗。

（四）消散瘿瘤法

经典原文

《外科正宗·卷之二·瘿瘤第二十二》 海藻玉壶汤 治瘿瘤初起，或肿或硬，或赤或不赤，但未破者。海藻、贝母、陈皮、昆布、青皮、川芎、当归、连翘、半夏、独活、甘草节各一钱，海带五分。

《医学心悟·卷四·瘰疬》 瘰疬者，肝病也。肝主筋，肝经血燥有火，则筋急而生瘰。瘰多生于耳前后者，肝之部位也。其初起即宜消瘰丸清散之，不可用刀针及敷溃烂之药。

临床辨治

消散瘿瘤法适用于瘿瘤、瘰疬等疾病的治疗。瘿瘤是指颈前结块肿大，可随吞咽上下移动，类似现代医学的结节性甲状腺肿、甲状腺腺瘤、甲状腺炎等疾病。瘰疬是指颈部两侧或耳后可扪及的结块，累累如串珠，类似现代医学的慢性淋巴结炎、淋巴结肿大、淋巴结核等。瘿瘤、瘰疬发病多由于情志郁结，劳倦内伤，以致气滞痰凝，或气郁化火，痰火凝结而成。治宜疏肝解郁，清热化痰，软坚散结，常用药物如海藻、昆布、牡蛎、乳香、没药、夏枯草等，代表方为海藻玉壶汤、消瘰丸。本法临床多用于甲状腺疾病、淋巴结炎等的治疗。

病案举例

朱日升医案：赖某，男，21 岁，学生，1989 年 3 月 23 日初诊。诉患颈部淋巴结核 1 年余，近感左耳后淋巴结发热。查体：左耳后及颈部沿胸锁乳突肌后至左锁骨上，淋巴结连绵如贯珠，大小如黄豆、鸽蛋不等，粘连成条索状，活动性差，耳后有溃疡瘢痕（据云曾流出败絮状略带黄色的脓液），轻度压痛。右耳后也有一溃疡瘢痕，右胸锁乳突肌中段后外也有成串绿豆大淋巴结，粘连，活动性差。舌苔薄白，舌质红，脉弦数。证为痰热互结，拟清热消痰、软坚散结。

予《医学心悟》消瘰丸加味：浙贝母 6g，生牡蛎 30g，玄参 15g，夏枯草 30g，连翘 12g，每日 1 剂，水煎服，连服 20 剂。

4 月 20 日二诊：右耳后下淋巴结明显缩小。16 日喝白酒三两后左耳下淋巴结疼痛，检查见一鸽蛋大淋巴结变软，色紫红，有波动感，压痛明显。苔、脉同前。前方加白及 15g，5 剂。

4 月 26 日三诊：淋巴结痛止，于前方内再加葎草 15g，海藻 12g，15 剂。

5 月 29 日四诊：大多数淋巴结已消散，唯右胸锁乳突肌中段后，尚有一蚕豆大淋巴结，质软，不红不痛。前方再进 20 剂，诸淋巴结消散而愈。

按 患者淋巴结肿大，根据舌脉辨证为肝郁痰凝，乃肝郁化火，灼津为痰，痰凝火结而成。以消瘰丸加味。方中生牡蛎软坚散结，浙贝母清热化痰，夏枯草清肝泻火、软坚散结，玄参、连翘清热凉血、解毒散结。诸药合用，共奏清热消痰、软坚散结之功。

三、消法的应用法度及注意事项

第一，消法的使用要明确其适应证。消法是采取消导、散结、软坚等方法，使积聚于脏腑、经络、体表的有形实邪，如食积、痰核、癥瘕、结石、肿块等渐消缓散的一种治法。适用于病势较缓，病程较长之有形实邪所导致的病证。临床使用时要注意与下法鉴别，下法亦针对有形实邪，但病势较急，病程较短，部位偏里偏下，多用于新积宿食、新凝痰饮、新结瘀血等，使有形实邪迅速排出体外，而消法多用于日久的宿食、痰饮、瘀血等，将有形实邪缓缓化为无形而清除。

第二，消法的使用须注意辨别病证的寒热虚实及兼夹证。消法一般适用于有形实邪之证，若纯虚无实则应禁用。若病邪日久，损伤正气，则应消补兼用。若兼夹化热，则在消法的基础上佐以清热；若兼夹气郁，则在消法的基础上佐以理气；若病程日久，由气分影响到血分，则应佐以活血。若小儿食积日久，损伤脾胃之气，在脘腹胀满、嗳腐吞酸的基础上出现面色不华、神倦、消瘦等，宜在消导的基础上佐以健脾益气。

第三，消法的使用应根据患者的体质及病位采取相应的治法。或先消后补，或先补后消，或消补兼施；或温而消之，或清而消之；或消其上、不损乎中，或消其中、不损乎下，或消其下、不损乎上。同时注意与他法配合使用。

第四，消法虽不及下法猛烈，终归是一种祛邪之法，久用有破气、伤阴之虞，不宜长期使用。若长期使用，可制成丸药，丸者缓也，可起到缓消渐散的作用。

第七节　和　　法

一、和法的内涵及源流发展

和，和谐、调和之意。“和”为形声字，《说文解字》曰“和，相应也，从口、禾声”；《广雅》指出“和，谐也”；《老子》言“音声相和”。由此可见，“和”最初是指声音的互相呼应，配合巧妙得当，从而产生了协调、和谐的效果，现代逐渐引申为和谐、调和、和解之意。

和法是指通过和解、调和的作用，和解表里，祛除半表半里的病邪，调和脏腑气血阴阳寒热，用于治疗邪在少阳，寒热虚实错杂，气血失和的证候。和法的范畴包括两个方面，一是和解，主要指和解少阳，开达膜原，和解利胆等；二是调和，主要包括调和脏腑（调和肝脾、调和脾胃）、调和寒热、调和营卫等。

和法有广义及狭义之分，狭义主要是指和解少阳、调和脏腑、调和寒热等具体治法，广义“和法”立足于“和”之思想与原则，指将机体调整到“和”的状态的各种方法，将其视为中医治法之总纲、总则及根本大法，调和阴阳气血，使人体恢复平和无病的状态。在思想、治则层面认识“和法”抽象而概括，不免有泛化之嫌。因此，本节所讨论的和法主要从狭义层面上论述具体的治法。

和法作为最具中国文化特色的治疗大法之一，其理论源远流长。《黄帝内经》最早奠定了和法的理论基础。《黄帝内经》秉承了中国传统文化“和”的观念，将“和”的思想广泛地运用到了对自然生命、疾病、治疗及养生等各个相关领域的论述中，成为中医“和”思想的源头。主要包括三方面的内容：一是“天人合一”，人与自然和谐统一，人们养生防病要注意顺应自然规律，如《素问·上古天真论》曰“和于阴阳，调于四时”“处天地之和，从八风之理”。二是人体自身的和谐统一，如《素问·生气通天论》指出“阴平阳秘，精神乃治”。三是以“和”为指导的治疗原则，治疗疾病需达到阴阳平和的状态，如《素问·生气通天论》指出“谨察阴阳所在而调之，以平为期”。

张仲景在《黄帝内经》“和”思想的基础上，将和法积极应用于临床实践，体现在对人体生理及病理状态的认识、辨证论治及预后判断等方面。张仲景常用“和”描述人体的生理状态，如“阴阳自和”“腹中和”“表和”等；以“不和”立论，探讨疾病的发生机理，如“卫气不共荣气谐和”“胃气不和”等。在治疗上，仲景提出“阴阳自和者，必自愈”的治疗原则及预后判断标准，并创制桂枝汤、小柴胡汤、半夏泻心汤等调和营卫、和解少阳、调和脏腑的和法代表方剂，为和法的发展和实践做出了卓越的贡献。

金元时期，随着医学的发展，医家学术争鸣，和法的理论与实践不断丰富。如《太平惠民和剂局方》创调和肝脾的逍遥散，易水学派创九味羌活汤、滋肾通关丸等，河间学派创双解散等，朱丹溪创左金丸等均为和法的代表方。金代成无己在《伤寒明理论》中指出“其于不外不内，半表半里，既非发汗之所宜，又非吐下之所对，是当和解则可矣，小柴胡为和解表里之剂也”，明确提出邪在半表半里，非汗、吐、下所宜，当用小柴胡汤和解治之，后世医家多从其说，狭义“和法”概念由之而出。

明清时期，随着“和法”理论与实践认识的不断深入，和法的概念逐渐向广义方向发展。如明代张景岳将和法立为“八阵”之一，认为“和方之制，和其不和者也。凡病兼虚者，补而和之。兼滞者，行而和之。兼寒者，温而和之。兼热者，凉而和之，和之为义广矣”。张景岳所论“和阵”方剂，是基于“和其不和”思想的“和法”，是广义层面的“和法”，不属于具体治法层面的“和法”。清代汪昂在《医方集解》中指出“和解之剂，用以分理阴阳，调和营卫”。对和法的认识扩展到调和营卫，推动了和法的发展。

随着温病学说的兴起与成熟，温病学家对半表半里的概念有了新的认识和体会，如吴又可在《温疫论》中详述了膜原的概念、位置，邪伏膜原亦在半表半里，宜透达膜原，创达原饮，拓展了和解法的内涵。戴天章在《广瘟疫论》中对和法的概念和范畴进行了精辟的论述，曰“寒热并用之谓和，补泻合剂之谓和，表里双解之谓和，平其亢厉之谓和”，扩展了“和法”的内涵及外延，具有较大的指导意义。程钟龄明确将“和法”作为治疗大法列入中医八法之一，确立了“和法”在治法学中的地位与价值。

综上所述，和法的形成与发展经历了较长的历史时期，随着中华文化“和”思想的渗透，早在《黄帝内经》时期就奠定了其理论内涵，经过汉代张仲景的积极实践，创制诸多和法名方，垂范了和法应用的临床实践。唐宋时期的医学发展，进一步丰富了和法的内涵，成无己提出的小柴胡汤“和解”之法首次明确了和法的内涵，后世多从其说。至清代程钟龄《医学心悟》将“和法”纳入“八法”的框架，使“和法”作为独立治疗大法，确立其在中医治法学的地位，广泛指导临床实践。

二、和法的分类及临床辨治

（一）和解法

1. 和解少阳法

经典原文

《伤寒论》第 263 条　少阳之为病，口苦，咽干，目眩也。

《伤寒论》第 37 条　太阳病，十日以去，脉浮细而嗜卧者，外已解也。设胸满胁痛者，与小柴胡汤。脉但浮者，与麻黄汤。

《伤寒论》第 96 条　伤寒五六日中风，往来寒热，胸胁苦满，嘿嘿不欲饮食，心烦喜呕，或胸中烦而不呕，或渴，或腹中痛，或胁下痞硬，或心下悸，小便不利，或不渴，身有微热，或咳者，小柴胡汤主之。

《伤寒论》第 97 条　血弱气尽，腠理开，邪气因入，与正气相搏，结于胁下。正邪分争，往来寒热，休作有时，嘿嘿不欲饮食。脏腑相连，其痛必下，邪高痛下，故使呕也，小柴胡汤主之。服柴胡汤已，渴者，属阳明，以法治之。

《伤寒论》第 99 条　伤寒四五日，身热恶风，颈项强，胁下满，手足温而渴者，小柴胡汤主之。

《伤寒论》第 100 条　伤寒，阳脉涩，阴脉弦，法当腹中急痛，先与小建中汤，不差者，小柴胡汤主之。

《伤寒论》第 101 条　伤寒中风，有柴胡证，但见一证便是，不必悉具。凡柴胡汤病证而下之，若柴胡证不罢者，复与柴胡汤，必蒸蒸而振，却复发热汗出而解。

《伤寒论》第 104 条　伤寒，十三日不解，胸胁满而呕，日晡所发潮热，已而微利，此本柴胡证，下之以不得利，今反利者，知医以丸药下之，此非其治也。潮热者，实也。先宜服小柴胡汤以解外，后以柴胡加芒硝汤主之。

《伤寒论》第 144 条　妇人中风，七八日续得寒热，发作有时，经水适断者，此为热入血室，其血必结，故使如疟状，发作有时，小柴胡汤主之。

《伤寒论》第 148 条　伤寒五六日，头汗出，微恶寒，手足冷，心下满，口不欲食，大便硬，脉细者，此为阳微结，必有表，复有里也。脉沉，亦在里也，汗出为阳微，假令纯阴结，不得复有外证，悉入在里。此为半在里半在外也。脉虽沉紧，不得为少阴病，所以然者，阴不得有汗，今头汗出，故知非少阴也。可与小柴胡汤。设不了了者，得屎而解。

《伤寒论》第 149 条　伤寒五六日，呕而发热者，柴胡汤证具，而以他药下之，柴胡证仍在者，复与柴胡汤。此虽已下之，不为逆，必蒸蒸而振，却发热汗出而解。若心下满而硬痛者，此为结胸也，大陷胸汤主之。但满而不痛者，此为痞，柴胡不中与之，宜半夏泻心汤。

《伤寒论》第 229 条　阳明病，发潮热，大便溏，小便自可，胸胁满不去者，与小柴胡汤。

《伤寒论》第 230 条　阳明病，胁下硬满，不大便而呕，舌上白胎者，可与小柴胡汤，上焦得通，津液得下，胃气因和，身濈然汗出而解。

《伤寒论》第 231 条　阳明中风，脉弦浮大而短气，腹都满，胁下及心痛，久按之气不通，鼻干不得汗，嗜卧，一身及目悉黄，小便难，有潮热，时时哕，耳前后肿，刺之小差，外不解，病过十日，脉续浮者，与小柴胡汤。

《伤寒论》第 266 条　本太阳病不解，转入少阳者，胁下硬满，干呕不能食，往来寒热，尚未吐下，脉沉紧者，与小柴胡汤。

《伤寒论》第 379 条　呕而发热者，小柴胡汤主之。

《伤寒论》第 394 条　伤寒差以后，更发热，小柴胡汤主之。脉浮者，以汗解之；脉沉实者，以下解之。

《金匮要略·黄疸病脉证并治第十五》　诸黄，腹痛而呕者，宜柴胡汤。

《金匮要略·呕吐哕下利病脉证治第十七》　呕而发热者，小柴胡汤主之。

《金匮要略·妇人产后病脉证治第二十一》　产妇郁冒，其脉微弱，不能食，大便反坚，但头汗出。所以然者，血虚而厥，厥而必冒。冒家欲解，必大汗出。以血虚下厥，孤阳上出，故头汗出。所以产妇喜汗出者，亡阴血虚，阳气独盛，故当汗出，阴阳乃复。大便坚，呕不能食，小柴胡汤主之。

《金匮要略·妇人杂病脉证并治第二十二》　妇人中风，七八日续来寒热，发作有时，经水适断，此为热入血室，其血必结，故使如疟状，发作有时，小柴胡汤主之。

临床辨治

和解少阳法是指利用和解表里，畅达枢机的药物，以治疗少阳邪在半表半里，枢机不利，胆火内结的病证。少阳为三阳之枢，是表里、阴阳之气交接转枢之地，为胆、三焦所主。少阳之枢，通过调节气的升降出入来协调一身之气机，使之外能达于腠理而抗邪，内而疏利胆与三焦。少阳枢机不利，影响少阳之宣通上下，布散内外，疏利胆、三焦气机之功，即所谓少阳枢机不利。治疗宜和解少阳，畅达枢机，张仲景小柴胡汤和俞根初蒿芩清胆汤均为此法的代表方。

小柴胡汤是治疗少阳病第一方，张仲景主要用其治疗以下病证：①邪在半表半里的少阳经病；②太阳少阳合病、少阳阳明合病及三阳并病以少阳为主者；③热入血室；④胆火郁热之发黄；⑤呕吐；⑥产妇郁冒。归结起来主要有两个方面，一是伤寒少阳证，以寒热往来、胸胁苦满、心烦喜呕、默默不欲饮食、口苦、咽干、目眩等为主症；二是内伤杂病（包括热入血室、黄疸、呕吐、郁冒等）属少阳枢机不利、郁热内结的病机。由于少阳所系脏腑的特殊性、少阳经所在部位的特殊性及少阳主枢之特点共同决定了少阳病证的复杂性及多变性。临床应用小柴胡汤要注意根据《伤寒论》第 101 条所说“伤寒中风，有柴胡证，但见一证便是，不必悉具”，临床上“一证”可以是《伤寒论》中提及的少阳提纲证、四大主症、或然证等，也可以是《伤寒论》中未提及的症状，只要符合少阳枢机不利，郁热内结的病机，就可以用小柴胡汤和解少阳，清解郁热，畅达枢机，扶正祛邪治疗。

蒿芩清胆汤主要用于治疗少阳胆经湿热之证，属少阳温病范畴。俞根初继承张仲景和解少阳的思想，立足于少阳枢机的生理特性，根据江南之地气候温暖潮湿的地域特点，创和解胆经的蒿芩清胆汤治疗胆经湿热证。其方取青蒿、黄芩为君，清泄胆火，透邪外出。何廉臣谓：“青蒿清芬透络，从少阳胆经领邪外出，虽较疏达腠理之柴胡力缓，而辟秽宣络之功比柴胡为尤胜。”胆火内炽犯胃，以竹茹、陈皮、枳壳清热化痰和胃；以碧玉散引胆火下泄，茯苓利湿热外出。凡胸痞作呕，寒热如疟，寒轻热重，邪传少阳胆腑，相火上逆，口苦膈闷者皆可用之。

和解少阳法广泛应用于临床各科，无论伤寒、温病、杂病，病入少阳皆可用之。涉及外感病、传染病、肝胆病、消化病、情志病、郁证及不明原因发热等多种疾病。各种病证若符合少阳枢机不利，郁热内结的病机皆可以和解少阳为基础，随证化裁，灵活应用。

病案举例

焦树德医案：某女，成年。2 个月前因感冒发热服药，热退后即上班，二三日后下午仍发热，且症状愈多，经诊治无效。就诊时主诉胸胁胀满，胃脘堵闷，食欲缺乏，口苦，耳鸣，下午低热，有时恶心，二便正常，月经正常，苔薄白，脉右弦滑，左弦。西医诊为发热待查。治以和解少阳法，用小柴胡汤加减。

处方：柴胡 12g，黄芩 10g，生姜 3 片，炙甘草 9g，枳壳 10g，枳实 10g，瓜蒌 30g，川连 5g，桔梗 6g，水煎服。

进 5 剂病去大半。再以上方去枳实，加陈皮 10g、生麦芽 10g、香稻芽 10g，又进 4 剂而痊愈。

按 此病案是典型的邪入少阳的表现。患者感冒未愈，传入少阳，少阳经脉布于胸胁，少阳经气不疏，故见胸胁胀满；胆胃犯热，胃失和降，中焦受纳不健，则见胃脘堵闷、恶心、食欲欠佳；胆火上炎，清窍被扰，则见口苦、耳鸣；脉弦滑为病入少阳，痰热内郁之象。治宜和解少阳为主，以小柴胡汤为基本方化裁。由于患者无明显虚象，故去人参补益之品；患者症状以胀闷为主，故加枳壳、枳实、瓜蒌等理气化痰药物，口苦、耳鸣为火热循经上犯之候，加川连清泻火热，桔梗载药上行。服药 5 剂后，病去大半，后以理气健脾之品复苏胃气。

2. 和解发汗法（见汗法）

3. 和解攻下法（见下法）

4. 和解安神法

经典原文

《伤寒论》第 107 条　伤寒八九日，下之，胸满烦惊，小便不利，谵语，一身尽重，不可转侧者，柴胡加龙骨牡蛎汤主之。

临床辨治

和解安神法适用于邪犯少阳，弥漫三焦，以神志异常为主要表现的疾病。伤寒八九日，病仍在太阳，而误下，促成变证，下后胸满烦惊，则为病传少阳。以邪结胸胁，枢机不利，故胸满而烦。胆火上炎，加之胃热上蒸，心神被扰，则惊惕谵语。少阳枢机不运，以致三焦决渎失职，水道不调，则小便不利。阳气郁于半表半里之间，不得畅达，则内外气机俱为阻滞，故一身尽重难以转侧。治宜和解少阳，通阳泄热，重镇安神，方用柴胡加龙骨牡蛎汤。方中以小柴胡汤去甘草和解少阳，龙骨、牡蛎、铅丹重镇安神，桂枝、茯苓通阳利水、宁心安神，大黄泄热和胃。诸药合用，攻补兼施，和解安神。本法临床多用于神志病的治疗，如癫狂、惊悸、失眠、癫痫等属邪郁少阳，三焦失职，心神被扰的疾病。

病案举例

刘渡舟医案：尹某，男，34岁。因惊恐而患癫痫。发作时惊叫，四肢抽搐，口吐白沫，汗出，胸胁发满，夜睡呓语不休，且乱梦纷纭，精神不安，大便不爽。视其人神情呆滞，面色发青，舌质红，舌苔黄白相兼，脉沉弦。辨为肝胆气郁，兼有阳明腑热，痰火内发而上扰心神，心肝神魂不得潜敛之故。治宜疏肝泻胃，涤痰清火，镇惊安神。

处方：柴胡12g，黄芩9g，半夏9g，党参10g，生姜9g，龙骨15g，牡蛎15g，大黄（后下）6g，铅丹（布包）3g，茯神9g，桂枝5g，大枣6枚。

服1剂则大便通畅，胸胁之满与呓语皆除，精神安定，惟见欲吐不吐，胃中嘈杂为甚，上方加竹茹16g、陈皮10g，服之而愈。

按　病因惊恐等情志因素，发生癫痫。癫痫发作，惊叫抽搐，呓语多梦，精神不安为胆火郁热，心神被扰所致；胸胁满，脉弦等为邪入少阳证候；大便不爽，脉沉弦，为三焦决渎失职，水饮内停之象。病属邪入少阳，胆腑郁热，心神被扰，刘老用柴胡加龙骨牡蛎汤原方治疗，方证相应，疗效卓著。刘老在具体运用时，常随证灵活加减化裁，如肝火偏盛者，加龙胆草、夏枯草、山栀子；病及血分者，加白芍、桃仁、牡丹皮；顽痰凝结不开者，加郁金、胆南星、明矾、天竺黄。

5. 和解止利法

经典原文

《伤寒论》第172条　太阳与少阳合病，自下利者，与黄芩汤；若呕者，黄芩加半夏生姜汤主之。

临床辨治

和解止利法适用于少阳邪热内迫阳明，导致大肠传导失司而出现下利。本条虽言“太阳与少阳合病”，实则无太阳之证，疾病重心仍在少阳。少阳胆火内郁，最易横犯胃肠，上逆于胃则呕吐，下迫于肠则下利。又因为少阳疏泄不利，气机不畅，所以下利往往兼有大便不爽、下重难通、肛门灼热等症。黄芩苦寒，善清少阳郁热；芍药苦酸，能益阴柔肝，以制少阳木气之横逆。两药相合，是治疗热性下利的主药。现代临床上多用黄芩汤来治疗热利，后世治疗疾疾的著名方剂“芍药汤”即从黄芩汤演化而来，所以汪昂的《医方集解》称黄芩汤为“万世治利之祖方”。

病案举例

刘渡舟医案：王某，男，28岁。初夏迎风取爽受凉后，病头痛而身热，经治表证已解，但出现大便下利，肛门灼热，每日四五次，伴腹中疼痛，里急后重及口苦、恶心等症。脉弦数而滑，舌苔黄白相杂。此属少阳经热内注于胃肠，以致腑气不和。

处方：黄芩10g，白芍10g，大枣7枚，炙甘草6g，半夏10g，生姜10g。

服药3剂而愈。

按　本案患者受凉表证已解之后出现大便下利伴恶心、口苦，脉弦为邪犯少阳之证。少阳胆火下迫大肠，出现下利，肛门灼热；胆火犯胃，出现口苦、恶心。少阳胆火内郁，气机不利，故见腹中疼痛等症。治宜和解少阳，清热止利，和胃降逆，方用黄芩加半夏生姜汤。

证机相应，3剂而愈。

6. 开达膜原法

经典原文

《素问·疟论》　其间日发者，由邪气内薄于五脏，横连募原也。

《素问·举痛论》　寒气客于肠胃之间，膜原之下，血不得散，小络急引故痛。

《温疫论》　邪自口鼻而入，则其所客，内不在脏腑，外不在经络，舍于伏脊之内，去表不远，附近于胃，乃表里之分界，是为半表半里，即《针经》所谓横连膜原是也。胃为十二经之海，十二经皆都会于胃，故胃气能敷布于十二经中，而荣养百骸，毫发之间，弥所不贯。凡邪在经为表，在胃为里，今邪在膜原者，正当经胃交关之所，故为半表半里。其热淫之气浮越于某经，即能显某经之证。如浮越于太阳，则有头项痛、腰痛如折；如浮越于阳明，则有目痛、眉棱骨痛、鼻干；如浮越于少阳，则有胁痛、耳聋、寒热、呕而口苦。

《温疫论》　温疫初起，先憎寒而后发热，日后但热而无憎寒也。初得之二三日，其脉不浮不沉而数，昼夜发热，日晡益甚，头疼身痛。其时邪在伏脊之前，肠胃之后，虽有头疼身痛，此邪热浮越于经，不可认为伤寒表证，辄用麻黄桂枝之类强发其汗。此邪不在经，汗之徒伤表气，热亦不减。又不可下，此邪不在里，下之徒伤胃气，其渴愈甚。宜达原饮。

临床辨治

开达膜原是利用化湿祛浊的药物，疏利气机，宣散透邪，治疗邪伏膜原的病证。膜原外通肌肉，内近胃腑，即三焦之门户，居人身半表半里之位。瘟疫疟邪侵入膜原，气机被郁，津液不化，湿浊遏阻，症见寒热往来，发作有时，胸膈痞满，心烦懊侬，头眩，苔白粗如积粉，扪之糙涩，脉弦而滑等症。邪伏膜原，邪在半表半里，正如吴又可所言“此邪不在经，汗之徒伤表气，热亦不减。又不可下，此邪不在里，下之徒伤胃气”，宜开达膜原，以达原饮、柴胡达原饮为代表方。方中槟榔能消能磨，除伏邪，为疏利之药；厚朴破戾气所结，草果辛烈气雄，除伏邪盘踞；又有柴胡疏利气机，知母滋阴清热，白芍和营。诸药共用开达膜原，辟秽化浊，使表里和解，三焦通利，则邪去热清，湿化痰消，则病愈。本法常用于肝胆疾病，胃脘痛，湿温病，发热及某些急性传染病如疟疾、肠伤寒等邪伏膜原的治疗。

病案举例

易某，女，57岁，1980年9月3日初诊。发热半月余，伴恶寒。热势起伏，朝轻暮重，绵绵不愈。曾用中药及抗生素不效。西医诊断为不明原因发热。口干作渴，头痛胸闷，泛泛欲恶，体倦肢困，苔白腻而垢，舌边带红，脉弦滑带数。

达原饮加味：槟榔12g，草果6g，川朴4.5g，炒白芍9g，黄芩9g，青陈皮各6g，茯苓9g，半夏9g，知母9g，3剂。

二诊：形寒发热之症惟暮分小作，胸闷作泛之象亦有好转，脉弦滑，腻苔稍化。再从前法，参以淡渗利湿法。药用槟榔12g，草果6g，川朴4.5g，炒白芍9g，黄芩9g，陈皮6g，茯苓12g，半夏9g，滑石块9g，炒薏苡仁9g，炒谷芽9g，3剂。

三诊：发热恶寒，热势朝暮起伏之症已除，纳欲渐旺，精神有振。继续调理而愈。

按　患者以发热为主症，热势起伏，绵绵不愈。乃湿热邪实，蕴伏于膜原，内阻脾胃，邪气抗争于皮里膜外，影响少阳枢机，以致少阳升降失司。辨证为邪伏膜原，治拟开达膜原，辟秽化浊，治疗以达原饮加味。以槟榔辛散湿邪，化痰破结，川朴、草果芳香化浊，宣透伏邪；炒白芍、知母和血滋阴，黄芩清热泻火，青陈皮、茯苓、半夏理气化痰，全方合用，可使秽浊得化，痰湿得去，热毒得清，则邪气溃散，速离膜原。

（二）调和法

1. 调和营卫法

经典原文

《伤寒论》第12条　太阳中风，阳浮而阴弱，阳浮者，热自发；阴弱者，汗自出，啬啬恶寒，淅淅恶风，翕翕发热，鼻鸣干呕者，桂枝汤主之。

《伤寒论》第53条　病常自汗出者，此为荣气和，荣气和者，外不谐，以卫气不共荣气谐和故尔。以荣行脉中，卫行脉外。复发其汗，荣卫和则愈。宜桂枝汤。

《伤寒论》第54条　病人脏无他病，时发热自汗出而不愈者，此卫气不和也，先其时发汗则愈，宜桂枝汤。

《伤寒论》第62条　发汗后，身疼痛，脉沉迟者，桂枝加芍药生姜各一两人参三两新加汤主之。

《伤寒论》第95条　太阳病，发热汗出者，此为荣弱卫强，故使汗出，欲救邪风者，宜桂枝汤。

临床辨治

调和营卫法适用于营卫失和的病证。营为阴，卫为阳，营行脉中，卫行脉外，营卫二气相互协调则能使人体腠理致密而开阖有常。营卫不和之证，主要包括两种情况：①卫强营弱：风邪侵袭，致卫气出太过而浮盛于外，营阴失守于内的太阳中风表虚证，症见发热、汗出等；②卫弱营强：卫气虚弱，卫外不固，营阴外泄，症见表虚而自汗出，内伤自汗证则以不发热而时自汗出为证候特点。两者虽有外感与内伤之别，但均以“营卫不和”为共同病机。治疗宜调和营卫，方用桂枝汤。桂枝汤以桂枝、生姜辛温，助卫祛邪；芍药味酸，敛阴和营；大枣、甘草甘味调中，合辛药辛甘化阳，合酸药酸甘化阴。诸药合用，营卫调，阴阳和。故王子接认为桂枝汤是“和方之祖”，指出本方“一表一里，一阴一阳，故谓之和”。除桂枝汤外，以桂枝、白芍为药对组合的方剂如黄芪桂枝五物汤、桂枝加黄芪汤、芪芍桂酒汤等均是调和营卫的代表方。本法临床多用于太阳中风证，自汗，肢体麻木，关节疼痛，黄汗，不寐等属营卫不和病证的治疗。

病案举例

刘渡舟医案：李某，女，53岁。患阵发性发热汗出1年余，每日发作2～3次。前医按阴虚发热治疗，服药20余剂无效。问其饮食、二便尚可，视其舌淡苔白，切其脉缓软无力。辨为营卫不和，卫不护营之证。当调和营卫阴阳，用发汗以止汗的方法，疏桂枝汤。

处方：桂枝9g，白芍9g，生姜9g，炙甘草6g，大枣12枚，2剂。

服药后，啜热稀粥，覆取微汗而病愈。

按 患者阵发性发热汗出，而无明显恶寒等伤寒表证，当属杂病。发热汗出，舌不红而淡，苔不少而白，脉不细而缓，则非阴虚发热之证，乃卫气虚弱，营阴外泄的营卫不和之证。营卫，即人体之阴阳，宜相将而不宜相离。营卫谐和，则阴阳协调，卫为之固，营为之守。若营卫不和，阴阳相悖，营阴不济卫阳而发热，卫阳不固营阴则汗出。故用桂枝汤调和营卫，药后啜热稀粥，助卫发汗，营卫和则愈。

2. 调和肝脾法

经典原文

《金匮要略·脏腑经络先后病脉证第一》 夫治未病者，见肝之病，知肝传脾，当先实脾，四季脾王不受邪，即勿补之。中工不晓相传，见肝之病，不解实脾，惟治肝也。

《金匮要略·妇人妊娠病脉证并治第二十》 妇人怀娠，腹中㽲痛，当归芍药散主之。

《金匮要略·妇人杂病脉证并治第二十二》 妇人腹中诸疾痛，当归芍药散主之。

《伤寒论》第318条 少阴病，四逆，其人或咳，或悸，或小便不利，或腹中痛，或泄利下重者，四逆散主之。

临床辨治

调和肝脾法是指应用养血疏肝或疏肝理气的药物配合健脾祛湿的药物治疗肝脾不和的病证。肝为刚脏，主藏血，主疏泄，性喜条达而恶抑郁。肝血亏虚，肝失条畅而出现气血郁滞，木不疏土，脾失健运而水湿内生。或肝气郁滞，横逆脾土，出现胸胁胀满，腹中绞痛，肠鸣腹痛，痛泻并作，泻后痛减。或精神抑郁，心烦易怒，神疲乏力，面色不华，女子带下量多，月经量少等。治宜调和肝脾，养血疏肝，健脾祛湿，张仲景当归芍药散、四逆散及后世逍遥散、痛泻要方均为其代表方。疏肝理气常用药物为柴胡、枳壳，或养血疏肝常用药物为当归、川芎、芍药等，配合白术、茯苓、陈皮等健脾祛湿药物。本法临床广泛应用于内科病证，如急慢性肝炎、胃肠炎、胆囊炎、肋间神经痛等，以及妇科病证如痛经、月经量少、慢性盆腔炎、妇女带下等病属肝脾失调的治疗。

病案举例

岳美中医案：邵某、眭某两位女性，均患少腹作痛。邵某腹痛，白带多，头晕，诊断为慢性盆腔炎，予以当归芍药散作汤。方用：当归9g，白芍18g，川芎6g，白术9g，茯苓9g，泽泻12g。数剂后，腹痛与头晕基本消失，白带见少。眭某长期腹痛，小腹重坠，白带多，头目眩晕，投当归芍药散作汤用。三诊：腹痛、白带均减，改用少腹逐瘀汤治其白带症。

按 两名患者均以腹部疼痛为主症，兼见白带量多，头晕。病机皆属血虚肝郁，脾虚湿盛，肝脾失和。治以养血疏肝，健脾化湿，皆用当归芍药散治疗。重用白芍，入肝脾两经，养血柔肝止痛，当归、川芎养血活血；当归、白芍、川芎相配，共以调肝。泽泻甘淡，用量亦较重，淡渗利湿；茯苓、白术健脾祛湿，三药相伍，合以治脾，共奏健脾利湿之功。全方肝脾同调，血虚得补，脾湿得除，故疗效显著。

3. 调和脾胃法

经典原文

《伤寒论》第 149 条　伤寒五六日，呕而发热者，柴胡汤证具，而以他药下之，柴胡证仍在者，复与柴胡汤。此虽已下之，不为逆，必蒸蒸而振，却发热汗出而解。若心下满而硬痛者，此为结胸也，大陷胸汤主之。但满而不痛者，此为痞，柴胡不中与之，宜半夏泻心汤。

《伤寒论》第 157 条　伤寒汗出解之后，胃中不和，心下痞硬，干噫食臭，胁下有水气，腹中雷鸣，下利者，生姜泻心汤主之。

《伤寒论》第 158 条　伤寒中风，医反下之，其人下利日数十行，谷不化，腹中雷鸣，心下痞硬而满，干呕心烦不得安。医见心下痞，谓病不尽，复下之，其痞益甚，此非结热，但以胃中虚，客气上逆，故使硬也。甘草泻心汤主之。

《金匮要略·百合狐蜮阴阳毒病脉证治第三》　狐蜮之为病，状如伤寒，默默欲眠，目不得闭，卧起不安，蚀于喉为蜮，蚀于阴为狐，不欲饮食，恶闻食臭，其面目乍赤、乍黑、乍白。蚀于上部则声喝，甘草泻心汤主之。

《金匮要略·呕吐哕下利病脉证治第十七》　呕而肠鸣，心下痞者，半夏泻心汤主之。

临床辨治

调和脾胃法适用于脾失健运，胃失和降，脾胃升降功能失常，寒热虚实错杂的病证。脾胃不和，升降失司，上下不交，发为痞证，常见心下痞满；脾失健运，清阳下泄，发为下利；胃失和降，胃气上逆，发为呕吐。脾胃不和病证常痞满、呕、利并见。调和脾胃法具有以下三个特点：其一，脾胃同居中焦，脾主升清，胃主降浊，一升一降，成为气机升降之枢，往往升降并举；其二，脾为阴脏，脾阳易伤，胃属阳腑，胃火易炽，脾胃不和常见寒热错杂，故调和脾胃，多寒热并用；其三，《素问·太阴阳明论》曰：“阳道实，阴道虚……阳受之则入六腑，阴受之则入五脏。”“阳”指阳明胃腑，“阴”指太阴脾脏，胃病多实，脾病多虚，故调和脾胃，常补泻兼施。成无己指出“阴阳不交曰痞，上下不通为满。欲通上下，交阴阳，必和其中”。和中，即和脾胃，以半夏泻心汤、生姜泻心汤、甘草泻心汤为代表方。半夏辛苦温、干姜辛热，辛以开结，苦以降逆，可散结止呕消痞；黄连、黄芩苦寒降泄，清热泻火；人参、大枣甘温，甘草甘平，以补脾而和中。诸药合用，辛开苦降，寒热并用，补泻兼施，使中气得和，脾升胃降，气机条畅，痞满吐利自除。本法广泛应用于脾胃不和引起的各种病证，如急慢性胃炎、胃溃疡、十二指肠溃疡、溃疡性结肠炎、狐蟚病、妊娠恶阻等。

病案举例

刘渡舟医案：张某，男，素嗜酒。1969 年发现呕吐、心下痞闷，大便每日 2～3 次而不成形。经多方治疗，效不显。其脉弦滑，舌苔白，辨为酒湿伤胃，郁而生痰，痰浊为邪，胃气复虚，影响升降之机，则上见呕吐，中见痞满，下见腹泻。治以和胃降逆，祛痰消痞为主。

拟方半夏泻心汤：半夏 12g，干姜 6g，黄芩 6g，黄连 6g，党参 9g，炙甘草 9g，大枣 7 枚。

服 1 剂，大便泻下白色胶涎甚多，呕吐十去其七。又服 1 剂，则痞利皆减。凡 4 剂痊愈。

按　本案患者长期嗜酒，湿浊内生，脾胃受困，脾失健运，胃失和降，升降失司，气机痞阻，故中见心下痞闷，上见呕吐，下见下利。治宜和胃降逆，祛痰消痞，方用半夏泻心汤。根据恶心呕吐及有嗜酒酿痰的病史而确立为痰气痞，所以服用半夏泻心汤后从大便泻出许多白色痰涎而愈。

4. 调和寒热法

经典原文

《伤寒论》第 155 条　心下痞，而复恶寒汗出者，附子泻心汤主之。

《伤寒论》第 173 条　伤寒胸中有热，胃中有邪气，腹中痛，欲呕吐者，黄连汤主之。

《伤寒论》第 338 条　伤寒脉微而厥，至七八日肤冷，其人躁无暂安时者，此为脏厥，非蛔厥也。蛔厥者，其人当吐蛔。今病者静，而复时烦者，此为脏寒，蛔上入其膈，故烦，须臾复止，得食而呕，又烦者，蛔闻食臭出，其人常自吐蛔。蛔厥者，乌梅丸主之。又主久利。

《金匮要略·趺蹶手指臂肿转筋阴狐疝蛔虫病脉证治第十九》　蛔厥者，当吐蛔，今病者静而复时烦，此为脏寒，蛔上入膈，故烦。须臾复止，得食而呕，又烦者，蛔闻食臭出，其人当自吐蛔。蛔厥者，乌梅丸主之。

《伤寒论》第 359 条　伤寒本自寒下，医复吐下之，寒格更逆吐下，若食入口即吐，干姜黄芩黄连人参汤主之。

临床辨治

调和寒热是指辛热与苦寒药物合用，利用其开宣与通降，温阳与清热的作用，治疗表寒里热证、寒热上下错杂的病证。包括散寒清热、清上温下。调和寒热法适用于表寒里热的病证，在汗法中已论述，不再赘言。清上温下法是针对寒热格拒，上热下寒的病机，苦寒与辛热并用，代表方如乌梅丸、黄连汤、干姜黄芩黄连人参汤等。上热，常表现为心烦口渴、口苦，胸脘部灼热，甚至呕吐；下寒主要表现为腹中疼痛、喜温喜按、下利、肢冷等。寒热格拒，气机不通，亦可出现痞证。治疗上，多用苦寒之品如黄连、黄芩等清泻邪热；用辛热或辛温之品，如附子、干姜、桂枝等温散下寒。本法临床广泛应用于寒热错杂的病证，或胃热肠寒，或脾寒胃热，如胆汁反流性胃炎、胃溃疡、十二指肠溃疡、胆道蛔虫症病属寒热夹杂者均可用之。

病案举例

许叔微医案：治一人。渴甚，饮水不能止，胸中热痛，气上冲心，八九日矣。或作中暍；或作奔豚。予诊之，曰：症似厥阴，曾吐蛔虫否？曰：昨曾吐蛔。予曰：审如是，厥阴症也。可喜者脉来沉而缓迟耳。仲景云：“厥阴之为病，消渴，气上冲心，饥不欲食，食则吐蛔。”又曰：“厥阴病，渴欲饮水者，少少与之愈。”今患者饮水过多，乃以苓桂术甘汤治之，得止后，投以乌梅丸，数日愈。

处方：乌梅肉 15g，细辛 3g，干姜 6g，黄连 9g，当归 6g，熟附片 3g，蜀椒 6g，桂枝 6g，人参 9g，黄柏 6g。

按　本案为厥阴上热下寒证。患者渴而吐蛔，气上冲心，胸中热痛，症状与厥阴提纲证吻合，似可直投乌梅丸治疗。许氏先用苓桂术甘汤，以其人饮水多，当时必有水饮内停，小便不利之证可凭。继以乌梅丸治厥阴本病，此治法之有先后也。乌梅丸用乌梅肉之味酸以安蛔；黄连、黄柏苦寒，清热泻火以安蛔；熟附片、干姜辛热，蜀椒、细辛、桂枝辛温，温脏祛寒以杀虫安蛔；人参甘温，当归辛温，益气养血，扶助正气。全方酸苦辛甘合用，寒热同调，使上热得清，下寒得温，清上温下，投之可愈。

三、和法的应用法度及注意事项

第一，和法的使用要明确适应证。和法虽为中医临床最常用的治法之一，广义的和法泛指中医治疗疾病的总原则，但和法作为一个独立的治法，有特定的治疗范围，不可用之过泛，否则失去临床指导意义，正如蒲辅周先生所言“和法范围虽广，亦当和而有据，勿使之过泛”。和法的范畴包括和解法、调和法两个方面。和解法主要为邪在半表半里的少阳证而设，调和法主要为营卫不和，脏腑失和，寒热错杂的病证而设。

第二，和法的使用要辨别病证病位、寒热虚实等。和解法的病位在半表半里，邪入少阳，有其固定指征，凡邪在表，未入少阳，或邪气入里，化热成实，均不可用和解法。调和法常调和脏腑，辛开苦降，寒热并治，补泻兼施，临床要注意辨别寒热、虚实孰轻孰重。选方用药上要注意区分，如同是泻心汤类方，半夏泻心汤以半夏为君，半夏辛苦温，一味兼具辛开苦降之功，故心下痞、呕逆较剧；生姜泻心汤以生姜为君，旨在宣散水气，以水饮食滞，胃中不和，干噫食臭为主；《伤寒论》甘草泻心汤以炙甘草为君，重在补中和胃，适用于脾胃虚弱较甚者，《金匮要略》甘草泻心汤则以生甘草为君，重在清热解毒，适用于毒热表现较著者。三者同中有异，临床应注意鉴别使用。

第三，和法临床应用广泛，若正确使用，具有较大的临床指导意义。和法的作用较为平和，平调之中亦有所侧重，多以祛邪为主，纯虚无实或纯实无虚禁用，以免贻误病情，变生他证。若长期使用，可制成丸药久服，以达平调寒热，攻补兼施之功。

第八节　补　　法

一、补法的内涵及源流发展

补法是指通过扶正固本，补益人体气血阴阳，增强体质，改善机体虚弱状态，适用于体质虚弱，脏腑功能不足，气血阴阳亏损等虚损病证的一种治法。

古人关于补法的认识，早在《黄帝内经》中就有体现，如《素问·至真要大论》曰“虚者补之”“损者益之”；《素问·阴阳应象大论》曰“形不足者，温之以气；精不足者，补之以味”，论述了虚损病证的治疗原则，为补法的应用奠定了理论基础。《难经》进一步提出五脏虚损的补法，“虚者补其母”“泻南方、补北方”等。《神农本草经》则为补法提供了用药依据。其书收集 360 余种药物中，补益药有 70 味左右，补益药数量相当可观，书中所记载的人参、黄芪、当归等药物至今仍为补法的代表药物。

医圣张仲景勤求古训、博采众长，在《黄帝内经》《神农本草经》等经典理论的指导下，结合丰富的临床实践，著《伤寒杂病论》，杂病中立虚劳病专篇，论虚劳证治，创补法方剂，广泛应用于气血阴阳亏虚等虚损证候，如肾气丸补肾气、当归生姜羊肉汤养精血、麦门冬汤滋肺阴、附子汤温肾阳等，这些方剂堪称补法用方之祖。除此之外，张仲景还创制扶正祛邪的薯蓣丸、缓中补虚的大黄䗪虫丸，扩展了补法的应用范围。

唐宋时期，补法的理论与实践进一步发展。孙思邈在《千金方》中不仅扩展了补法的临床应用，还主张使用温阳药物补益，慎用寒凉药物，并提出了养生补益论，为后世提供了养生借鉴。王冰在注解《素问》时，明确指出“无火者，宜益火之源，以消阴翳；无水者，宜壮水之主，以制阳光”，扩展了补阴、补阳的内容。《太平惠民和剂局方》立“诸虚”一门，载十全大补汤、参苓白术散等补益名方，至今仍在临床上广泛应用。北宋钱乙重视五脏辨证，创五脏补泻诸方，并善于化裁古方，化金匮肾气丸为六味地黄丸，为补肾阴第一方。脾胃学派创始人李东垣认为“脾胃内伤，百病由生”，重视培补脾胃，创立补脾升阳法，代表方如补中益气汤，治疗气虚下陷证。朱丹溪则认为“阳常有余，阴常不足”，创养阴学派，主张养阴降火治疗疾病，如大补阴丸。

明清时期重视温补阳气，滋养阴液。以赵献可、张景岳为代表的明代医家重视温补。赵献可提出“命门”学说，认为“命门”为人身之大主，善用崔氏八味丸补真火，六味地黄丸补真水。张景岳总结前人学说，根据阴阳互根理论，提出阴中求阳、阳中求阴的补阳、补阴学说，创立左归丸、左归饮、右归丸、右归饮等代表方剂。清代，随着温病学派的兴起，以叶天士、吴鞠通为代表的温病医家治疗疾病注重时时顾护阴津，提出“留得一分津液，便有一分生机”，在张仲景麦门冬汤基础上化裁形成沙参麦冬汤，炙甘草汤基础上化裁加减形成复脉汤，并创制了一系列甘寒养阴、咸寒增液、酸甘化阴、苦寒坚阴的代表方，使养阴类治法臻于完善。

综上所述，经过历代医家的不懈努力与积极实践，补法已成为中医治疗疾病的基本大法之一，不仅成为治疗虚损性疾病的主要治法，亦是养生防病的重要措施。同时，以补法为主的扶正祛邪、攻补兼施亦成为慢性难治病，如肿瘤、风湿免疫系统疾病、慢性肾病等疾病的主要治法。

二、补法的分类及临床辨治

（一）补阳法

经典原文

（1）真武汤

《伤寒论》第 82 条　太阳病发汗，汗出不解，其人仍发热，心下悸，头眩，身瞤动，振振欲擗地者，真武汤主之。

《伤寒论》第 316 条　少阴病，二三日不已，至四五日，腹痛，小便不利，四肢沉重疼痛，自下利者，此为有水气。其人或咳，或小便利，或下利，或呕者，真武汤主之。

（2）附子汤

《伤寒论》第 304 条　少阴病，得之一二日，口中和，其背恶寒者，当灸之，附子汤主之。

《伤寒论》第305条　少阴病，身体痛，手足寒，骨节痛，脉沉者，附子汤主之。

《金匮要略·妇人妊娠病脉证并治第二十》　妇人怀娠六七月，脉弦发热，其胎愈胀，腹痛恶寒者，少腹如扇，所以然者，子脏开故也，当以附子汤温其脏。

（3）天雄散

《金匮要略·血痹虚劳病脉证并治第六》　天雄散方：天雄三两（炮）白术八两　桂枝六两　龙骨三两

（4）甘草附子汤

《伤寒论》第175条　风湿相搏，骨节疼烦，掣痛不得屈伸，近之则痛剧，汗出短气，小便不利，恶风不欲去衣，或身微肿者，甘草附子汤主之。

《金匮要略·痉湿暍病脉证治第二》　风湿相搏，骨节疼烦，掣痛不得伸屈，近之则痛剧，汗出短气，小便不利，恶风不欲去衣，或身微肿者，甘草附子汤主之。

（5）理中丸（人参汤）

《伤寒论》第386条　霍乱，头痛发热，身疼痛，热多欲饮水者，五苓散主之，寒多不用水者，理中丸主之。

《伤寒论》第396条　大病差后，喜唾，久不了了，胸上有寒，当以丸药温之，宜理中丸。

《金匮要略·胸痹心痛短气病脉证治第九》　胸痹心中痞，留气结在胸，胸满，胁下逆抢心，枳实薤白桂枝汤主之；人参汤亦主之。

（6）桂枝甘草汤

《伤寒论》第64条　发汗过多，其人叉手自冒心，心下悸，欲得按者，桂枝甘草汤主之。

（7）甘草干姜汤

《金匮要略·肺痿肺痈咳嗽上气病脉证并治第七》　肺痿吐涎沫而不咳者，其人不渴，必遗尿，小便数，所以然者，以上虚不能制下故也。此为肺中冷，必眩，多涎唾，甘草干姜汤以温之。若服汤已渴者，属消渴。

《伤寒论》第29条　伤寒脉浮，自汗出，小便数，心烦，微恶寒，脚挛急，反与桂枝欲攻其表，此误也。得之便厥，咽中干，烦躁，吐逆者，作甘草干姜汤与之，以复其阳；若厥愈足温者，更作芍药甘草汤与之，其脚即伸；若胃气不和，谵语者，少与调胃承气汤；若重发汗，复加烧针者，四逆汤主之。

《伤寒论》第30条　问曰：证象阳旦，按法治之而增剧，厥逆，咽中干，两胫拘急而谵语。师曰：言夜半手足当温，两脚当伸，后如师言，何以知此？答曰：寸口脉浮而大，浮为风，大为虚，风则生微热，虚则两胫挛，病形象桂枝，因加附子参其间，增桂令汗出，附子温经，亡阳故也。厥逆咽中干，烦躁，阳明内结，谵语烦乱，更饮甘草干姜汤。夜半阳气还，两足当热，胫尚微拘急，重与芍药甘草汤，尔乃胫伸。以承气汤微溏，则止其谵语，故知病可愈。

临床辨治

补阳法，是指通过温补阳气以治疗阳气虚衰的病证，临床可表现为畏寒怕冷、四肢不温、精神萎靡等阳虚不足之证。阳虚病证与心、脾、肾三脏密切相关。肾为先天之本，肾阳为一身阳气之本；脾胃为后天之本，脾为阴脏，阳气易虚，脾肾两脏常互相影响，治疗上亦常先后天同治，温脾阳以补肾阳。肾主水，主生殖，肾阳亏虚，主要表现在两个方面：第一，肾失气化，阳虚水泛，寒饮内停，表现为心下悸、头眩、身瞤动、振振欲擗地、腹痛、小便不利或自下利等；第二，肾主生殖功能异常，在妇人可表现为妊娠腹痛、少腹如扇、痛经等，在男子可表现为滑精、梦遗等。治疗上宜温补肾阳，阳虚水泛用真武汤，阳虚寒湿用附子汤，阳虚失精用天雄散。后世张景岳右归丸、右归饮等亦是治疗肾阳亏虚的名方。

表里阳气亏虚，兼见风湿侵袭，可出现小便不利、汗出短气、恶风寒、骨节疼烦、掣痛不得屈伸等表现，治宜温补阳气，散风除湿，方用甘草附子汤。中焦阳虚，寒湿内阻，见呕吐、下利、脘腹冷痛、心中痞满疼痛、心下逆满等，治宜温中散寒，健脾燥湿，方用理中丸，若阳虚较甚，可在理中丸基础上加附子。心阳不足，心悸欲得按，以桂枝甘草汤温通心阳，桂枝与甘草辛甘合化，化生阳气，适用于心阳虚轻证，若心阳虚重证，可在本方的基础上随症加味。若上焦阳虚，虚寒肺痿，上虚不能制下，出现口吐涎沫、小便频数，则以甘草干姜汤辛甘发散，以复阳气，温中焦而补上焦，寓补土生金之意，本方可治疗中上焦阳虚证，亦可作为温补中焦的基础方，治疗中焦阳虚病证。

本法临床广泛应用于阳虚病证的治疗，多见于素体阳虚，久病劳伤，或过食生冷，久居寒湿之地，损伤心、脾、肾等阳气。临床上补阳法多用于慢性肾炎、肾病综合征、不孕不育、习惯性流产、心力衰竭、甲减、慢性胃炎等证属虚寒的治疗。

病案举例

蒲辅周医案：马某，女，70 岁。发现高血压已 3 年。头晕，头痛，耳鸣不聪，劳累则加重，形体日渐发胖，小便时有失禁，夜间尿频，痰多，怕冷，手足偏凉。饮水则腹胀，饮食喜温，不能食生冷，血压 230/118mmHg。六脉沉细，右甚；舌偏淡苔滑。属阳虚水逆，治宜温阳镇水，健脾化痰。

选用真武汤加减：茯苓三钱，生白术二钱，白芍二钱，川附片二钱，生姜一钱半，法半夏三钱，生龙牡各四钱。

此方服 7 剂后，头晕症状减轻，原方加五味子一钱、龟板四钱，继服 7 剂，头晕症状已微，小便正常，痰明显减少，精神好。

按 患者古稀之年，脏腑气衰，夜间尿频，怕冷，手足偏凉，头晕，耳鸣，为肾阳虚衰，阳虚水逆之候；腹胀，饮食喜温，日渐发胖为脾阳不足，痰湿内盛之候。蒲老以真武汤为主方，温阳利水，加法半夏辛温，化痰降逆，生龙骨、生牡蛎利水重镇潜阳。全方以温阳为主，利水降逆为辅，治疗阳虚水泛，疗效卓著。

（二）补阴法

1. 养阴清热法

经典原文

《金匮要略·百合狐蜮阴阳毒病脉证治第三》 百合病，不经吐、下、发汗，病形如初者，百合地黄汤主之。

《金匮要略·百合狐蜮阴阳毒病脉证治第三》 百合病发汗后者，百合知母汤主之。

《金匮要略·百合狐蜮阴阳毒病脉证治第三》　百合病吐之后者，百合鸡子汤主之。

临床辨治

养阴清热法适用于阴虚内热的病证。百合病的基本病机是心肺阴虚内热，临床表现主要是口苦，小便赤，脉微数等阴虚内热证候，以及由阴虚内热引发的心神不安，饮食、行为失调症状，如见意欲食复不能食，常默默，欲卧不能卧，欲行不能行，如寒无寒，如热无热等。治宜养阴清热，以百合地黄汤为代表方，百合甘寒，地黄甘润，甘寒养阴生津，清热降火，其中地黄能入血分，除清虚热外，兼具凉血之功。若百合病误用汗法后，津液亏虚加重，加知母以清热生津；误用吐法后，津液不足，加鸡子黄以滋阴养胃。

本法多用于热病伤阴、更年期、肺结核，或因病情需要（如慢性肾病、系统性红斑狼疮）服用糖皮质激素出现阶段性阴虚内热证候的治疗。

病案举例

患者，男，47 岁，咳嗽、痰黄 3 月余。因“重感冒”静脉滴注中西药物，未见缓解。刻诊：咳嗽、痰黄，心烦，饥不欲食，眠差，喜独思往事，口干苦，小便黄赤。查：舌瘦而干，脉细数。证属心肺阴虚，治宜清心肺，滋阴除烦。

处方：百合 30g，生地黄 20g，麦冬 15g，鱼腥草 15g，木通 15g，川贝母 15g。

服 6 剂后，咳嗽、痰黄、心烦明显减轻，喜独思往事症状解除，喜与别人交往。加炒麦芽 15g，调治半个月痊愈。

按　患者因感冒后出现咳嗽、心烦，经中西药物治疗之后，表邪已解。现症见咳嗽，心烦，口干苦，舌瘦而干，脉细数等，辨证为心肺阴虚内热。心主神明，阴虚内热，虚热扰神，可见心烦、喜独思往事等神志异常表现。百合地黄汤是张仲景治疗以神志异常为主症，伴口苦、尿赤、脉微数等病机属心肺阴虚病证的主方。本案虽以咳嗽、痰黄为主症，神志异常表现不突出，但病机相符，故以百合地黄汤为主方。患者兼见咳嗽、小便黄赤，加麦冬滋阴润肺，川贝母润肺化痰，鱼腥草清肺化痰，木通利尿通淋。诸药合用，共奏养阴除烦，润肺化痰之功。

2. 滋养肺胃法

经典原文

《金匮要略·肺痿肺痈咳嗽上气病脉证并治第七》　大逆上气，咽喉不利，止逆下气者，麦门冬汤主之。

《温病条辨·上焦篇》　燥伤肺胃阴分，或热或咳者，沙参麦冬汤主之。

《温病条辨·中焦篇》　阳明温病，下后汗出，当复其阴，益胃汤主之。

临床辨治

滋养肺胃法是指应用甘寒养阴生津之品滋养肺胃之阴，适用于肺胃阴伤的病证。肺胃阴伤，虚火上炎，肺气上逆发为喘咳、咽喉不利，胃气上逆可并发呃逆、反酸等症。温病伤阴，或温燥之邪损伤肺胃之阴，或汗下失法，损伤阴液，出现口渴、干咳等，治宜甘寒生津，滋养肺胃，以麦门冬汤、沙参麦冬汤、益胃汤为代表方。麦门冬汤为仲景所创，麦冬甘寒养阴生津，半夏辛温化痰降逆，两药相伍，一润一燥，一温一寒，麦冬、半夏之比为 7∶1，则半夏温燥之性去而降逆化痰之用存；粳米甘平，大枣、人参、甘草，均为甘药，甘药益脾，扶脾生津，以绝生痰之源。叶天士在麦门冬汤基础上，悟出胃阴大虚，胃气不降的病机，易人参为沙参，并去辛温苦燥之半夏，加入扁豆、玉竹、天花粉等甘寒或甘平之品，变制出沙参麦冬汤、益胃汤，突出以“养胃阴”为要的学术观点。本法临床多用于治疗慢性咽炎、慢性支气管炎、肺结核、慢性胃炎、胃溃疡、十二指肠溃疡等病属肺胃阴虚者。

病案举例

姜春华医案：王某，女，62岁，1978年2月22日初诊。青年时患过肺结核，咳嗽数十年，感寒即发。现干咳无痰，胸痛，舌光而红，脉细数。证属阴虚燥咳，用麦门冬汤合生脉散加减。

处方：麦冬30g，半夏、五味子各6g，北沙参15g，全瓜蒌12g，党参9g，甘草4.5g，每日1剂，水煎服。

连服5剂而安。

按 本例久咳伤阴，气阴两虚，伴见舌光而红，脉细数，证属肺胃阴亏，火气上逆，故用麦门冬汤合生脉散滋养肺胃之阴，又用半夏、全瓜蒌降逆化痰止咳，五味子收敛肺气，方药对证，疗效满意。

3. 养阴安神法

经典原文

《金匮要略·血痹虚劳病脉证并治第六》 虚劳虚烦不得眠，酸枣仁汤主之。

《金匮要略·妇人杂病脉证并治第二十二》 妇人脏躁，喜悲伤欲哭，象如神灵所作，数欠伸，甘麦大枣汤主之。

临床辨治

养阴安神法适用于阴虚，虚热躁扰导致的心神失养而出现神志异常或不寐等病证的治疗。人体正常的睡眠有赖于“阴平阳秘”，若火热炽盛，阳气不能入阴；或阴血亏虚，不能纳阳，均可出现失眠。肝阴不足，症见心烦不寐、头晕目眩、胸胁胀闷、性情急躁等，治宜养肝阴，安神志，方用酸枣仁汤。

妇人脏阴亏虚，虚热躁扰，表现为精神失常、喜悲伤欲哭、神疲乏力、失眠等，治宜补益心脾，宁心安神，方用甘麦大枣汤。除此之外，百合地黄汤所治疗的心肺阴虚内热导致的百合病，亦有常默默，欲卧不能卧等神志异常表现。国医大师何任常将这三首方合用治疗由于阴虚躁扰导致的失眠。除此之外，天王补心丹亦是本法的代表方。本法临床多用于治疗更年期综合征、失眠、癔症、小儿夜啼、精神分裂症等疾病的治疗。

病案举例

刘敏医案：谭某，男，65岁，2000年12月初诊。患糖尿病10余年，近2个月来，每晚睡眠不足3小时，且睡时梦魇联翩，时易惊醒，醒后难以入睡，心烦胸闷，纳食无味，大便不爽，小便黄赤，舌质红，边尖尤甚，脉虚数。辨证属肝胆虚热，心肾不交。治宜养阴柔肝，清热安神。

处以酸枣仁汤加减：炒酸枣仁20g，川芎、知母各10g，茯苓15g，炙甘草6g，太子参

20g，柏子仁、赤芍、白芍、生地黄各15g等。服7剂而睡眠明显改善，10余剂后，每晚睡眠可达6小时，心悸怔忡等症消失。

按 心藏神，肝藏魂，阴血亏虚，肝阴不足，肝失条达；心阴不足，心失所养；心肝阴虚，神魂不安，故夜寐不安，时时梦魇。以酸枣仁汤为主方，养阴柔肝，清心安神，加太子参益气养阴，生地黄、赤芍、白芍、柏子仁凉血养血安神。诸药合用，阴血得滋，心神得养，虚热得除，睡眠改善，心悸怔忡消失。

4. 酸甘化阴法

经典原文

《伤寒论》第29条 伤寒脉浮，自汗出，小便数，心烦，微恶寒，脚挛急，反与桂枝欲攻其表，此误也。得之便厥，咽中干，烦躁，吐逆者，作甘草干姜汤与之，以复其阳；若厥愈足温者，更作芍药甘草汤与之，其脚即伸；若胃气不和，谵语者，少与调胃承气汤；若重发汗，复加烧针者，四逆汤主之。

《伤寒论》第30条 问曰：证象阳旦，按法治之而增剧，厥逆，咽中干，两胫拘急而谵语。师曰：言夜半手足当温，两脚当伸，后如师言，何以知此？答曰：寸口脉浮而大，浮为风，大为虚，风则生微热，虚则两胫挛，病形象桂枝，因加附子参其间，增桂令汗出，附子温经，亡阳故也。厥逆咽中干，烦躁，阳明内结，谵语烦乱，更饮甘草干姜汤。夜半阳气还，两足当热，胫尚微拘急，重与芍药甘草汤，尔乃胫伸。以承气汤微溏，则止其谵语，故知病可愈。

《温病条辨·下焦篇》 久痢伤阴，口渴舌干，微热微咳，人参乌梅汤主之。

临床辨治

酸甘化阴法是利用酸药与甘药的配伍，以达到滋阴养血，养阴生津的作用。酸甘化阴法始于张仲景，用于治疗阴虚筋脉失养所致的脚挛急，方用芍药甘草汤，芍药味酸，甘草味甘，酸甘化阴，滋阴养血，缓急止痛。临床常以芍药甘草汤为基础方治疗阴虚津亏之证。温病学家继承仲景酸甘化阴理论，吴鞠通提出“复胃阴者，莫若甘寒；复酸味者，酸甘化阴也”，创人参乌梅汤，以乌梅、木瓜之酸合人参、莲子、山药、甘草之甘，酸甘合化用于治疗久痢伤及脾胃阴液，“口渴舌干”之证。酸甘合用，除滋养阴液外，酸味药还具有收敛的功能，甘味药还具有补益、缓急止痛的功能。本法临床多用于治疗阴虚导致的痛证及汗下过多导致的阴液不足，胃阴亏虚病证，如小儿腹泻之后出现的胃阴不足等。

病案举例

史明训医案：患者，男，69岁。因上肢不自主震颤半年，加重并出现左下肢震颤1个月来诊。半年前患者始出现左上肢震颤，劳动时无症状，每遇情绪激动或休息时震颤明显。曾于市某医院诊断为震颤麻痹，服西药治疗无效。近1个月症状加重且左下肢亦出现震颤，致使走路不稳，伴头晕目涩，大便干，舌红苔少，脉细弱。辨证为阴血亏虚，筋脉失养。

处以芍药甘草汤加味：芍药60g，甘草15g，当归30g，鸡血藤30g，全蝎15g，蜈蚣（研末冲服）2条。6剂，水煎服。

二诊：患者震颤减轻，大便转软，头晕目涩症状消失，舌淡红，苔白，脉细。原方再进

6剂，如此调治月余，共服40余剂，下肢震颤消失，上肢震颤亦明显减轻，唯于情绪激动时发作，能从事一般劳动。嘱其将上方制成蜜丸，间断服用，随访2年，病情稳定。

按 肝藏血，主筋，全身脏腑组织及筋脉有赖于肝之血的濡养，方能维持正常的功能活动。本案之发病，责之肝血亏虚，筋脉失其濡养而发生震颤，同时兼见头晕目涩，脉细弱等阴虚失濡的表现。治疗以芍药甘草汤加味，酸甘化阴，养阴柔肝，加当归、鸡血藤养血活血，蜈蚣、全蝎通络止痉，标本兼治。

5. 养阴增液法

经典原文

《温病条辨·中焦篇》 阳明温病，无上焦证，数日不大便，当下之，若其人阴素虚，不可行承气者，增液汤主之。服增液汤已，周十二时观之，若大便不下者，合调胃承气汤微和之。

《温病条辨·中焦篇》 下后数日，热不退，或退不尽，口燥咽干，舌苔干黑，或金黄色。脉沉而有力者，护胃承气汤微和之；脉沉而弱者，增液汤主之。

临床辨治

养阴增液法是指应用甘润生津之品，治疗阴液不足，肠道失润，大肠无水舟停所导致的便秘。吴鞠通认为温病之不大便，不出热结、液干两者之外。阳热炽盛，热结液干，宜用下法，攻下热实，方用大承气汤；偏于热结，液不干，予调胃承气汤微和之。若偏于液干，热结不盛者，则予增液汤益津液，护其虚。增液汤以玄参为君，味苦咸微寒，壮水制火，通二便；麦冬甘寒，清凉润泽，为清热生津、泽枯润燥之上品，吴鞠通称之为“系能补、能润、能通之品”；生地黄甘寒，善入阴分，养阴生津。三者合用，作增水行舟之计，故汤名“增液”。本法临床多用于治疗津液亏虚导致的便秘，如老年性便秘、产后便秘或久病津亏导致的便秘。除此之外，还可作为养阴增液的基础方用于治疗津液不足引起的诸多疾病。

病案举例

吉某，女，70岁，2006年7月8日初诊。患者近5年来大便干结如羊屎状，排出艰难，形体消瘦，头晕，心烦少寐，腹胀嗳气，舌红少苔，脉细数。中医辨治：阴津不足，肠失濡润。

予麻仁增液汤：火麻仁15g，玄参10g，生地黄10g，党参10g，当归10g，桃仁10g，柏子仁10g，枳实10g，木香6g，厚朴10g。

煎服5天后，便秘一系列症状消失，嘱其清淡饮食，多吃粗纤维食物，勿过食辛辣厚味，多食黑芝麻、胡桃肉、松子仁等坚果。随访1年再无便秘现象。

按 大肠主津，小肠主液，津液不足，肠道失润，大肠无水停舟，表现为大便干结如羊屎。本案中患者古稀之年，脏腑精气亏虚，津液不足，故见形体消瘦，舌红少苔，脉细数等。治宜麻仁增液汤加味，选用增液汤养阴增液，火麻仁润肠通便，党参、当归、柏子仁益气养血润肠，枳实、木香、厚朴理气消胀。全方以滋阴润肠为主，佐以理气消胀，药后便秘消失。

6. 滋养肝肾法

经典原文

《温病条辨·下焦篇》　风温、温热、温疫、温毒、冬温，邪在阳明久羁，或已下，或未下，身热面赤，口干舌燥，甚则齿黑唇裂，脉沉实者，仍可下之；脉虚大，手足心热甚于手足背者，加减复脉汤主之。

《温病条辨·下焦篇》　温病耳聋，病系少阴，与柴胡汤者必死，六、七日以后，宜复脉辈复其精。

《温病条辨·下焦篇》　温病已汗而不得汗，已下而热不退。六、七日以外，脉尚躁盛者，重与复脉汤。

《温病条辨·下焦篇》　汗下后，口燥咽干，神倦欲眠，舌赤苔老，与复脉汤。

《温病条辨·下焦篇》　热邪深入，或在少阴，或在厥阴，均宜复脉。

《温病条辨·下焦篇》　下后大便溏甚，周十二时三、四行，脉仍数者，未可与复脉汤，一甲煎主之；服一二日，大便不溏者，可与一甲复脉汤。

《温病条辨·下焦篇》　下焦温病，但大便溏者，即与一甲复脉汤。

《温病条辨·下焦篇》　邪气久羁，肌肤甲错，或因下后邪欲溃，或因存阴得液蒸汗，正气已虚，不能即出，阴阳互争而战者，欲作战汗也，复脉汤热饮之。虚盛者加人参；肌肉尚盛者，但令静，勿妄动也。

《温病条辨·下焦篇》　热入血室，邪去八、九，右脉虚数，暮微寒热者，加减复脉汤，仍用参主之。

临床辨治

滋养肝肾法适用于温病邪热深入下焦，肝肾阴亏的治疗。温邪久羁中焦，累及下焦，或已下而阴伤，或未下而阴竭；或热邪深入下焦，损伤肝肾之阴，出现身热面赤、口干舌燥、脉虚大或虚数、手足心热甚于手足背、耳聋、神疲乏力等，予加减复脉汤复其津液，滋养肝肾。加减复脉汤是在张仲景炙甘草汤的基础上，去人参、桂枝、生姜、大枣之补阳，加白芍收三阴之阴。吴鞠通谓："仲景当日，治伤于寒者之结代，自有取于参桂姜枣，复脉中之阳。今治伤于温者之阳亢阴竭，不得再补其阳也。"师古而不泥古，医者之化裁也。若兼见大便溏，乃阴液下泄所致，加牡蛎成一甲复脉汤，复阴之中，预防泄阴之弊。本法临床多用于热病后期见肝肾阴亏之证，脉虚甚者可加人参益气养阴，气阴双补。

病案举例

刘某，男，65岁，退休干部，2006年10月17日初诊。患者确诊为冠心病已有8年，近年来时常出现胸闷不适、时有心悸、烦热、口干咽燥、大便秘结，西药无法改善其阴虚燥热症状，遂来就诊。查其舌质光绛无苔、边有瘀点，脉沉细缓。

方用加减复脉汤加味：炙甘草10g，干地黄24g，生白芍15g，麦冬15g，阿胶（烊化冲服）10g，麻仁10g，丹参15g，全瓜蒌24g。5剂。常法煎服。

药后口干咽燥症状明显好转，大便通畅，胸闷得以舒缓，原方再进5剂，患者感觉舒适，诸症缓解。嘱其注意饮食清淡，适当活动，不定期服用本方，1年多来症状基本得以解除。

按 患者确诊冠心病多年，加之年高肾气渐亏，肾水不足，不能上济养心，导致心肾阴虚。本案辨证为心肾阴虚，气滞血瘀；治宜滋养心肾阴液，理气通络，方选加减复脉汤加味。加减复脉汤原用于治疗温病邪热深入下焦，肝肾阴亏。本案病机属心肾阴虚为主，通过滋肾阴以养心阴，故仍可用加减复脉汤治疗。

7. 滋阴息风法

经典原文

《温病条辨·下焦篇》 热邪深入下焦，脉沉数，舌干齿黑，手指但觉蠕动，急防痉厥，二甲复脉汤主之。

《温病条辨·下焦篇》 下焦温病，热深厥甚，脉细促，心中憺憺大动，甚则心中痛者，三甲复脉汤主之。

《温病条辨·下焦篇》 痉厥神昏，舌短，烦躁，手少阴证未罢者，先与牛黄紫雪辈，开窍搜邪；再与复脉汤存阴，三甲潜阳，临证细参，勿致倒乱。

《温病条辨·下焦篇》 燥久伤及肝肾之阴，上盛下虚，昼凉夜热，或干咳，或不咳，甚则痉厥者，三甲复脉汤主之，定风珠亦主之，专翕大生膏亦主之。

《温病条辨·下焦篇》 热邪久羁，吸烁真阴，或因误表，或因妄攻，神倦瘛疭，脉气虚弱，舌绛苔少，时时欲脱者，大定风珠主之。

临床辨治

滋阴息风法适用于阴虚风动所致的内风的治疗。温病邪热深入下焦，竭灼真阴，或因误治之后损伤肝肾之阴，阴虚阳亢而出现手足心热、面赤、咽干口燥、舌干齿黑、手足蠕动或抽搐、神倦瘛疭、脉细促等，治宜滋阴息风。在加减复脉汤的基础上，若热邪深入不解，口中津液干涸，手指掣动，当防其痉厥，加牡蛎、鳖甲滋阴潜阳名二甲复脉汤。若心中憺憺大动，甚则心中痛，脉细促，真阴欲竭，虚风内动，治宜滋阴息风，三甲复脉汤主之，即在二甲复脉汤中加生龟板一两以助滋阴息风之力。临证若见神倦瘛疭，脉气虚弱，舌绛苔少，有时时欲脱之势者，为真阴大亏，虚风内动，急宜味厚滋补之品以滋阴养液，柔肝息风，大定风珠主之。滋阴息风法多选用介壳类药物，如牡蛎、龟板、鳖甲等咸寒重镇沉降，滋阴潜阳，配合甘寒养阴增液之品，滋其真阴，息其风动。本法临床多用于治疗痉病、眩晕、耳鸣、中风中经络等属阴虚风动者。

病案举例

李某，男，5岁。1978年8月因高热，头痛，呕吐，迅即昏迷，烦躁不安，送当地卫生院治疗，诊断为乙型脑炎，住院2月余。惟精神障碍不能控制。同年11月5日来诊，刻下症：狂躁不安，神志不清，少睡眠，失语，手足多动，右上肢活动不灵，午后低热，舌红少苔，脉细数，拟大定风珠去麻仁、五味子，加石菖蒲、石决明，5剂，水煎服，并配合服地龙白糖液1周，诸症悉减。停地龙白糖液，续服大定风珠加减10剂，先后治疗20余日，病获痊愈，随访半年，仅智力稍差，余无不适。

按 患者以狂躁不安，手足多动为主症。病因属内风为患，根据午后低热，舌红少苔，脉细数辨为阴虚风动。治疗以大定风珠为主方滋阴息风，加石决明平肝潜阳，石菖蒲豁痰开窍。全方用牡蛎、龟板、鳖甲等咸寒重镇沉降，滋阴潜阳，配合阿胶、鸡子黄等血肉有情之品，滋养真阴，麦冬、生地黄、白芍养阴增液，共奏滋阴息风之功。

（三）补气法

经典原文

《金匮要略·中风历节病脉证并治第五》　崔氏八味丸　治脚气上入，少腹不仁。

《金匮要略·消渴小便不利淋病脉证并治第十三》　男子消渴，小便反多，以饮一斗，小便一斗，肾气丸主之。

《金匮要略·血痹虚劳病脉证并治第六》　虚劳腰痛，少腹拘急，小便不利者，八味肾气丸主之。

《金匮要略·痰饮咳嗽病脉证并治第十二》　夫短气，有微饮，当从小便去之，苓桂术甘汤主之；肾气丸亦主之。

《金匮要略·妇人杂病脉证并治第二十二》　问曰：妇人病，饮食如故，烦热不得卧，而反倚息者，何也？师曰：此名转胞，不得溺也。以胞系了戾，故致此病，但利小便则愈，宜肾气丸主之。

《金匮要略·妇人产后病脉证治第二十一》　妇人乳中虚，烦乱呕逆，安中益气，竹皮大丸主之。

临床辨治

补气法是指通过补益元气，补益脏腑之气，促进脏腑功能恢复，改善气虚证候，适用于各种原因引起的气虚证，包括卫气虚、肺气虚、脾胃气虚、心气虚、肾气虚等。气虚证临床主要表现为神疲乏力、气短懒言、言语无力、脉虚无力等。卫气虚可兼见自汗恶风、易感冒等；肺气虚可兼见气短乏力、咳嗽无力等；脾胃气虚可兼见食欲不振、胃脘不舒等；心气虚可兼见心悸乏力、胸闷气短等；肾气虚可兼见腰酸腰痛、小便不利或小便清长等。

气虚证主要与肺脾肾三脏密切相关，肺主一身之气，脾为气血生化之源，肾气为一身之气之本，故肺脾肾三脏易虚。临床上补气药大多入肺脾两经，选用人参、黄芪、白术、茯苓、甘草等健脾益气之品，补益脾肺，如四君子汤、玉屏风散等。张仲景善于补肾气，合理选用肾气丸异病同治，用于治疗肾气亏虚，气化失常，水饮内停导致的虚劳、痰饮、消渴、妇人转胞等诸多疾病。肾气丸以干地黄、山药、山茱萸补肾填精，牡丹皮、泽泻、茯苓三药于补中寓泻，祛邪助扶正，并防滋阴药之腻滞。佐以少量桂枝、炮附子温阳化气，意在少火生气，恢复肾脏气化功能，肾气充沛，水湿得化。除此之外，补中益气汤、参苓白术散亦是本法的代表方。临床上，补气法广泛应用于各种虚证，多见于年老体弱、劳倦损伤、久病、营养不良患者。

病案举例

贺芳礼医案：陈某，男，45 岁，1986 年 5 月 19 日初诊。患者 2 个月前自觉上脘部隐隐作痛，纳差，经某医院检查诊断为“慢性萎缩性胃炎”。症见胃脘部胀痛，嗳气，饱胀，有时嗳气连续不止，勉强进食，大便不爽，舌质淡红，苔薄白，脉弦缓。此证反复发作 1 年余，责之中气虚弱，脾胃虚寒，拟予补中益气，健脾散寒。

处以黄芪建中汤化裁：炙黄芪 50g，炙甘草 10g，党参 30g，桂枝 10g，白芍 20g，饴糖 50g，生姜 3 片，大枣 5 枚。

服 30 剂症状消失，续服 20 剂，巩固疗效，经胃镜检查恢复正常。随访 3 年，诸症悉平。

按 本案中患者胃脘隐痛反复发作，纳差，大便不爽，责之中气虚弱，健运失职，拟补中益气，健脾助运。治疗在黄芪建中汤的基础上加党参健脾益气，使中气立，气血充，慢性萎缩性胃炎得愈。

（四）补血法

经典原文

《伤寒论》第 177 条　伤寒脉结代，心动悸，炙甘草汤主之。

《金匮要略·腹满寒疝宿食病脉证治第十》　寒疝腹中痛，及胁痛里急者，当归生姜羊肉汤主之。

《金匮要略·妇人妊娠病脉证并治第二十》　师曰：妇人有漏下者，有半产后因续下血都不绝者，有妊娠下血者。假令妊娠腹中痛，为胞阻，胶艾汤主之。

《金匮要略·妇人妊娠病脉证并治第二十》　妇人妊娠，宜常服当归散主之。

《金匮要略·妇人产后病脉证治第二十一》　产后腹中疞痛，当归生姜羊肉汤主之；并治腹中寒疝，虚劳不足。

《金匮要略·妇人产后病脉证治第二十一》　附方：《千金》内补当归建中汤　治妇人产后虚羸不足。腹中刺痛不止，吸吸少气，或苦少腹中急，摩痛引腰背，不能食饮。产后一月，日得服四五剂为善。令人强壮，宜。

《金匮要略·妇人杂病脉证并治第二十二》　妇人陷经，漏下黑不解，胶姜汤主之。

临床辨治

补血法是指通过补养血液，促进血液生成，改善机体血虚状态，适用于各种原因引起的血虚证，包括心血虚、肝血虚、脾虚不能生血、血脱等。心主血，肝藏血，脾主生血、统血，血虚与心、肝、脾三脏关系密切。

临床上造成血虚的原因主要有两方面，一是化源不足，多见于水谷摄入不足，营养不良，或脾虚不能化生血液，或瘀血内阻，新血不生；二是消耗过多，主要是失血，或七情劳倦，耗伤精血等。血虚证临床多表现为面色无华或萎黄、口唇爪甲色淡、头晕目眩等。心血虚可兼见心悸、失眠等症；肝血虚可兼见肢体麻木、经少闭经等症；脾虚不能化生血液，多表现为心脾气血不足，兼见纳少、脘腹胀闷、大便溏等症。治疗上，心血不足者，症见心动悸，脉结代，以炙甘草汤养血益气，滋阴复脉；血虚寒凝导致的寒疝、产后腹痛，用当归生姜羊肉汤养血散寒止痛；妇人冲任不足，阴血不能内守，出现漏下不止，半产下血，妊娠下血伴腹痛，用胶艾汤调补冲任，固经安胎。胶艾汤是补血的祖方，补血基础方四物汤就是在胶艾汤的基础上去阿胶、艾叶、甘草而成。妇人产后血虚，宜服《千金》内补当归建中汤养血补虚；妇人妊娠，宜常服当归散养血健脾安胎。因有形之血不能速生，气能生血，临床上治疗血虚常配合补气药，如当归补血汤即为补气生血的代表方。女子以肝为先天，以血为本，妇人血虚，冲任失养，可出现月经量少，漏下不止，闭经，妊娠腹痛，妊娠下血，胞阻，产后虚劳不足等诸多疾病，因此补血法常用于治疗妇人诸疾。

病案举例

吴棹仙医案：李某，女，40 岁。初诊：停经 2 个月，近数日小腹冷痛，且漏下量不多，胃纳差，大便略干燥，小便正常，舌质淡，苔薄白，平时月经准期而至。脉右关旺于尺、寸，手少阴脉动盛，此妊子之候也。法宜暖宫祛寒，养血安胎，拟以胶艾汤，兼用艾灸配合为治。

处方：京阿胶（蒸化分三次兑服）12g，蕲艾 18g，白芍 24g，当归身 18g，生地黄 24g，炙甘草 12g，川芎 12g。

灸法：用陈艾绒作灸炷如黄豆大，先灸足太阴经三阴交、血海，阳日用老阴数补火六壮；多次灸手阳明经合谷，用少阳数泻火七壮。

按　患者停经 2 个月，现症见小腹冷痛，伴漏下量不多，为胞阻，乃先兆流产的表现。分析其病因为冲任脉虚夹寒，血海不充，阴血不能内守。治以胶艾汤，阿胶为血肉有情之品，大补精血又能止血，艾叶温经暖宫而安胎，两者共为君药。更以白芍、当归身、生地黄、川芎养血和血，炙甘草调和诸药。诸药合用，冲任得补，胎漏得固。同时配合艾灸，温经安胎，巩固疗效。

（五）气血双补法

经典原文

《金匮要略·血痹虚劳病脉证并治第六》　虚劳诸不足，风气百疾，薯蓣丸主之。

临床辨治

气血双补法是指同时采用补气、补血的方法，滋补全身气血，适用于气血不足之证。临床上气虚常与血虚并见，气血互相依存，《难经本义》说：“气中有血，血中有气，气与血不可须臾相离，乃阴阳互根，自然之理也。”后世将气血的关系概括为“气为血之帅，血为气之母”。气血两虚临床主要表现为面色㿠白、声低气弱、头晕目眩、四肢乏力、纳差、舌淡、脉细无力等症。

气血虚弱，正气不足，易招致外邪侵袭，张仲景创薯蓣丸益气养血，扶正祛邪，成为气血双补之剂的祖方。方中重用薯蓣，专理脾胃上下虚损，滋气血之化源，人参、白术、茯苓、甘草、大枣等补益脾胃；地黄、川芎、当归、白芍、阿胶、麦冬滋阴养血；干姜温阳暖脾，神曲、大豆黄卷健脾助运，补而不滞；柴胡、桂枝、防风、杏仁、桔梗、白蔹祛风散邪，理气开郁。全方为气血双补之剂，又为补泄兼施之方，后世气血双补名方八珍汤即是在本方基础上化裁而来。临床上，气血两虚常表现为心脾不足，可见心悸失眠、头晕健忘、食欲不振、脘腹胀满等症，在女子还可表现为月经不调，治宜补益心脾，方用归脾汤。本法适用于脾胃虚弱，气血生化不足，或久病体虚，年老脏腑亏虚而出现神经衰弱、贫血、失眠健忘等属气血俱虚者。

病案举例

黄煌医案：患者确诊直肠癌 3 个月，已行化疗 5 次，拟再行化疗。来诊之前坚持服用外院中药，化疗期间未呕吐，体重未减反增。刻诊：形肥神疲，面色黄暗，大便细如鸡屎，便次频，每日约10次，纳、眠尚可，舌淡，脉细。既往有甲亢、血糖偏高病史20年。近日查血常规示白细胞2.3×10^9/L。西医诊断：直肠癌。中医诊断：积证。辨证：正虚瘀积；治法：调补气血。

处方：山药15g，红参6g，白术10g，茯苓10g，生甘草5g，当归10g，白芍10g，川芎5g，生地黄10g，柴胡10g，肉桂10g，阿胶10g，麦冬15g，杏仁10g，桔梗5g，神曲10g，大豆黄卷10g，干姜5g，防风10g，大枣30g。每日1剂，水煎，分2次服。

患者坚持服用薯蓣丸达半年之久，化疗顺利，面色红润，精神可，大便每日3～5次，成形。血常规示白细胞恢复正常（曾使用重组人粒细胞集落刺激因子升高白细胞），体检肿瘤标志物亦正常。于原方中加入麦芽15g，继续调理。

按 患者确诊直肠癌，行化疗。癌病的病机本质是正虚邪结，行化疗后正气愈虚，出现神疲乏力，面色黄暗，大便溏泄，次数增多，舌淡，脉细，白细胞降低等气血亏虚之象。治宜气血双补，扶正祛邪，选用张仲景经典方薯蓣丸，改丸剂为汤剂，作用更加迅捷。患者坚持服用薯蓣丸达半年之久，因癌病为慢性病，非朝夕速效，治疗上也应制订长期治疗的策略，以扶正为主，祛邪为辅，通过扶助正气慢慢祛除邪气，故患者面色红润，精神可，白细胞正常，病情恢复较为顺利。

（六）阴阳并补法

经典原文

《灵枢·终始》 如是者，则阴阳俱不足，补阳则阴竭，泻阴则阳脱。如是者，可将以甘药，不可饮以至剂，如此者，弗久不已。

《伤寒论》第68条 发汗，病不解，反恶寒者，虚故也，芍药甘草附子汤主之。

《伤寒论》第100条 伤寒，阳脉涩，阴脉弦，法当腹中急痛，先与小建中汤，不差者，小柴胡汤主之。

《伤寒论》第102条 伤寒二三日，心中悸而烦者，小建中汤主之。

《金匮要略·血痹虚劳病脉证并治第六》 夫失精家，少腹弦急，阴头寒，目眩（一作目眶痛），发落，脉极虚芤迟，为清谷、亡血、失精。脉得诸芤动微紧，男子失精，女子梦交，桂枝加龙骨牡蛎汤主之。

《金匮要略·血痹虚劳病脉证并治第六》 虚劳里急，悸，衄，腹中痛，梦失精，四肢酸疼，手足烦热，咽干口燥，小建中汤主之。

《金匮要略·血痹虚劳病脉证并治第六》 虚劳里急，诸不足，黄芪建中汤主之。

《金匮要略·黄疸病脉证并治第十五》 男子黄，小便自利，当与虚劳小建中汤。

《金匮要略·妇人杂病脉证并治第二十二》 妇人腹中痛，小建中汤主之。

临床辨治

阴阳并补法是指采用补阴温阳，阴阳并补的方法使阴阳恢复协调平和的状态，适用于阴阳两虚证。临床上常出现阴虚、阳虚并见的错杂证候，既可出现手足烦热、咽干口燥、心悸、脚挛急等阴虚证候，又可出现恶寒、腹痛、梦遗失精、下利清谷等阳虚证候，治宜阴阳并补。

《灵枢·终始》曰："阴阳俱不足，补阳则阴竭，泻阴则阳脱。如是者，可将以甘药。"

阴阳并补要注意用甘药，甘药是阴阳沟通的桥梁，临床常通过酸甘化阴，辛甘化阳以调补阴阳，代表方如小建中汤。方中重用胶饴甘温入脾，温中补虚；桂枝、生姜辛温，合胶饴辛甘化阳，以温养脾阳；芍药味酸，合诸甘药酸甘化阴，以滋脾阴；又用大枣、炙甘草味甘，甘以调之，调和中气。诸药合用则阴阳和，营卫调，脾胃健，气血充，中气建而肌肤自荣。正如尤在泾所言“是方甘与辛合而生阳，酸得甘助而生阴，阴阳相生，中气自立”。桂枝加龙骨牡蛎汤是在桂枝汤基础上的辛甘、酸甘合用，调补阴阳。芍药甘草附子汤以芍药、甘草酸甘化阴，附子、甘草辛甘化阳，治疗阴阳两虚导致的疼痛。阴阳互根，孤阴不长，孤阳不生，临床治疗阴阳两虚病证要根据阴阳的虚损程度，或以温阳为主，或以滋阴为主，或阴阳并补。

病案举例

俞承烈医案：王某，男，21 岁，2007 年 3 月 21 日初诊。患者失眠近 3 年，表现为入睡困难，未服安眠药，浅寐 4～5 小时，梦不多，夜尿 1～2 次，白天头晕心悸，头角疼痛，记忆力下降，精神恍惚，舌质淡、苔薄，脉弦，并患有前列腺炎。辨证属肝郁血虚。治拟疏肝养血，宁心安神，方用酸枣仁汤加减。服药后入睡改善，但睡眠仍浅，白天情绪烦躁，四肢乏力，头晕自汗，仍用酸枣仁汤加减。结果服酸枣仁汤后仅第 1 天睡眠有所改善，此后数天均无起色，自汗，头晕，乏力，舌质偏红、苔薄，边有齿印，脉弦。辨证属阴阳失和，气血不足。治拟调和阴阳，益气养血，改用桂枝加龙骨牡蛎汤加减。

处方：桂枝 6g，炒白芍 15g，生姜 3 片，清甘草 5g，大枣 15g，生龙骨 30g，生牡蛎 30g，合欢皮 30g，炙远志 10g，茯神 30g，石菖蒲 10g，广郁金 10g，川连 3g，酸枣仁 15g。常法煎服。

按　本案刚开始应用酸枣仁汤治疗，疗效有限，而在之后的治疗中改用桂枝加龙骨牡蛎汤，则诸症改善明显，可见经方亦要用之准确，方能见效。患者是外来务工人员，年纪较轻，且患有前列腺炎，疑当有性梦或遗精的症状，这正是桂枝加龙骨牡蛎汤所主，故投之即应。俞师从阴阳不和论治，既符合前人之经旨，又符合临床证候变化的特点，故获佳效。

三、补法的应用法度及注意事项

第一，补法的使用要明确其适应证。补法适用于气血阴阳亏虚，脏腑功能不足，体质虚弱的患者。临床在使用本法时要根据虚损的性质和部位采取相应的补法。从正虚的性质来看，补法可分为补气法、补血法、补阴法、补阳法；从虚损的部位来看，补法又可以分为补肺法、补心法、补脾法、补肝法、补肾法，每个脏腑的虚损又有气、血、阴、阳之分，临证应注意鉴别。

第二，补法的使用要注意明辨病机，分析标本，并根据脏腑、气血阴阳之间的相互关系，兼顾并补，以提高疗效。如利用脏腑之间母子相生的关系，采取“培土生金”“金水相生”等治法。利用脏腑之间的功能关系，采取相应治法，如脾肾之间，为先后天关系，两者相互资生，相互促进，临床治疗常采取以后天滋养先天，温脾阳以暖肾阳等治法。气血之间的关系可概括为气为血之帅，血为气之母，补血的同时常兼顾补气，气旺可以生血；气虚常会影响血液的运行和生成，补气的同时常兼顾养血理血之品。阴阳之间互根互用，补阳的同时注意阴中求阳，补阴的同时注意阳中求阴，可达到互相促进的效果。同时气与阳、阴与血之间的关系亦十分密切，气损可及阳，血虚可及阴，因此临床补阳的同时要不忘补气，补血的同时不忘养阴。

第三，补法有清补、温补、峻补、缓补之分。阴虚有热宜清补，阳虚内寒宜温补；慢性久病，正虚日久，宜缓补缓图，以求慢慢恢复正气，不可急于求成；气血大伤，阳衰阴竭，正气欲脱，宜峻补，集中药力，速见其功，救急回阳。

第四，补法药物多为滋腻壅滞之品，使用补法时应注意时时顾护脾胃。补气当防壅滞，可适当配伍理气健脾之品；养血需忌滋腻，可适当配伍理血运脾之品；滋阴慎用苦寒，可适当配伍补益胃气之品；补阳需防伤津，可适当配伍养阴生津之品。

第五，补法适用于虚证，但临床多见虚实夹杂之证，要注意判断邪正盛衰，或扶正以祛邪，或祛邪以扶正，或扶正祛邪并用。“至虚有盛候……大实有羸状”，临证勿犯虚虚实实之戒，要注意判断虚实真假，实证禁用补法。药物多有偏性，滋补药物如人参、红参、鹿茸等不可滥用，小儿慎用，以免引发性早熟，影响生长发育。

第九节　利　　法

一、利法的内涵及源流发展

利法即利小便法，是指应用药物或其他手段通利小便，以使湿、水、饮等病邪从小便而出，达到祛湿、祛水、消肿、退黄、通淋、健脾、止泻、疏利肝胆、祛邪外出等作用的一种治法。利法虽不是中医八法，但在临床上的应用范围十分广泛，故将其提出作为一个独立治疗大法具有重要的意义。

利法的应用可追溯到《黄帝内经》。《素问·至真要大论》提出“湿淫于内，治以苦热，佐以酸淡，以苦燥之，以淡泄之”，指出用淡渗利湿的法则治疗湿邪引起的疾病。同时《黄帝内经》还提出“洁净府”，即通过通利膀胱来治疗水肿病证。《黄帝内经》虽未列举具体的方药，但其对利法的使用原则及用药法度提供了理论依据。《神农本草经》收载了多种甘淡渗湿及清热利湿的中药，如茯苓、薏苡仁、猪苓、茵陈蒿等，为后世制方选药提供了依据。

张仲景对利法的使用可谓淋漓尽致。首先，张仲景在多种疾病中明确提出利小便的治疗原则。如治疗湿病提出“太阳病，关节疼痛而烦，脉沉而细，此名湿痹。湿痹之候，小便不利，大便反快，但当利其小便”；治疗痰饮病提出“夫短气，有微饮，当从小便去之”；治疗水气病提出“诸有水者，腰以下肿，当利小便”；治疗黄疸病提出“诸病黄家，但利其小便”；治疗下利病提出“下利气者，当利其小便”等。其次，张仲景明确指出小便不利与某些疾病的发病密切相关，如在黄疸病中提出“小便不利，心中懊侬者，身必发黄”，反之，“若小便自利者，不能发黄”。再次，张仲景将小便通利作为判断疾病是否治愈的标准，如治疗黄疸病服用茵陈蒿汤后会出现“小便当利，尿如皂角汁状”，治疗妊娠伤胎提出“小便微利则愈”。最后，张仲景创制了一系列利小便的名方，至今在临床上仍广泛沿用，如五苓散、猪苓汤、真武汤、防己茯苓汤、苓桂术甘汤等。

汉代以后，医家对水肿、淋证等疾病的认识不断深入。孙思邈《备急千金要方》中治疗水肿的方剂近 50 首，多从发汗、利小便、攻下逐水立论，由此可见利小便法是水肿的主要治法之一。宋元时期，随着医学的不断发展，对利法的理论与实践认识逐渐深入。《太平惠民和剂局方》记载了八正散、五淋散等利尿通淋的方剂。宋代刘完素在《素问病机气宜保命集》中提出“治湿之法不利小便，非其治也”的重要认识，为后世治疗湿病及温病学家治疗湿温提供了重要的思路。

明清以后，治疗湿热病多宗淡渗利湿之法，尤其是温病学派医家，将利小便法广泛应用于湿温、暑湿等疾病的治疗中。叶天士还提出了著名的通阳理论，指出“通阳不在温，而在利小便”，明确了利小便法在治疗湿温病等温热性疾病中的重要地位；并有“在表初用辛凉轻剂，挟风则加入薄荷、牛蒡之属，挟湿加芦根、滑石之流，或透风于热外，或渗湿于热下，不与热相搏，势必孤矣”的分利湿热之论，且提出了代表性药物。吴鞠通在此基础上做了进一步阐发，“湿证宣之则愈”“宣肺气，由肺下达膀肌以利湿”，其运用宣上畅中渗下之法治疗湿病的思想对后世影响较大，创制的三仁汤成为治疗湿温病的代表方剂。薛生白是治疗湿热病的名家，在其著作《湿热病篇》中常用茯苓、滑石、通草、泽泻、猪苓、萆薢等甘淡之品，淡渗利湿，使湿邪从小便而解。

综上所述，利法理论起源于《黄帝内经》，经汉代张仲景及后世医家的不断实践和探索，已成为治疗临床诸多疾病的大法之一。

二、利法的分类及临床辨治

（一）利水祛湿法

经典原文

《金匮要略·痉湿暍病脉证第二》　太阳病，关节疼痛而烦，脉沉而细者，此名湿痹。湿痹之候，小便不利，大便反快，但当利其小便。

临床辨治

利水祛湿法是指通过利小便的方法以达到祛除体内湿邪的目的。湿痹之候，为外感湿邪，留注关节所致，湿邪停留在表，可用发汗祛湿法，微微发其汗。若外湿内趋，或其人脾胃素虚，出现大便溏泄、小便不利、脉沉细等内湿之候，当利其小便。利小便之法多适用于内湿，临床应用此法应注意判断湿邪侵袭的部位，外湿当用汗法，内湿当利小便，内外湿合病应根据两者的轻重缓急来决定发汗、利小便的先后或并用。本条文未列举具体利小便的方剂，五苓散等可参考使用。

病案举例

陈纪藩医案：患者，男，33 岁，2018 年 2 月 28 日初诊。主诉：反复全身多关节红肿热痛 11 年，加重 1 周。病史：11 年前患者饮酒后出现右足第一跖趾关节红肿热痛，无法行走，久则自行好转，后关节肿痛反复发作，于当地医院诊断为痛风性关节炎。近 5 年来逐渐出现全身多关节多发痛风石，关节活动受限，曾行左肘关节痛风石清理术。西药服别嘌醇缓释胶囊、碳酸氢钠片、尼美舒利分散片。刻下症：精神一般，左足背轻度疼痛、红肿，肤温稍高，行走受限，双手食指、右手中指、双膝、双踝等关节多发痛风石，右膝处最大，约 11mm×10mm，关节活动受限。时有口干口苦，纳可，眠一般，时有大便干结，小便正常。舌边尖红，苔黄腻，脉弦滑。2018 年 1 月查血尿酸 507μmol/L。西医诊断：痛风性关节炎。中医诊断：痹证，湿热蕴结证，治法：健脾益气、祛湿泄浊、化痰逐瘀，方选五苓散加味。

处方：桂枝 12g，猪苓 15g，白术 10g，茯苓 15g，泽泻 10g，泽兰 10g，土茯苓 30g，川萆薢 30g，浙贝母 15g，胆南星 10g，丹参 20g，甘草 10g。14 剂，每日 1 剂，早晚饭后温服。嘱续服现有西药。

2018 年 3 月 12 日二诊：服药后左足肿痛渐消，近 1 周无关节红肿热痛，纳眠可，二便正常，无口干口苦，舌边尖红，苔黄腻，脉弦滑。复查血尿酸 438μmol/L。处方：同前，30 剂，每日 1 剂，早晚饭后温服。西药去尼美舒利分散片。

2018 年 4 月 9 日三诊：患者诉 4 月 6 日进食海鲜后依次出现左踝、右肘、右腕关节及右手多小关节红肿热痛，自服止痛药后症状有所缓解。症见精神一般，左踝关节疼痛、红肿，肤温升高，活动受限，左手持物着力时疼痛。口干，夜间口苦，纳眠可，二便正常。舌红，苔黄腻，脉滑数。处方：较 2 月 28 日方减浙贝母、胆南星、丹参、泽兰，桂枝减为 10g，加牛膝 10g、杜仲 15g、七叶莲 30g、银花藤 30g。30 剂，每日 1 剂，早晚饭后温服。患者复诊回报服药后症状消除。嘱其守 2 月 28 日方续服 3 个月，患者症状改善，病情稳定，复查血尿酸 360μmol/L，随访 1 年未再复发，每 2 个月复查血尿酸正常，痛风石亦未较前增大。

按 关节见红肿疼痛，肤温升高伴活动受限，口干口苦，舌边尖红，苔黄腻，脉弦滑，辨证属湿热蕴结证，治宜健脾益气、祛湿泄浊、化痰逐瘀，方选五苓散加减。五苓散方合泽兰、土茯苓、川萆薢健脾利湿泄浊，浙贝母、胆南星清热化痰散结，丹参合泽兰凉血活血、祛瘀通络。二诊时患者近期痛风无发作，舌脉同前，提示证型未变，效不更方。三诊时踝关节红肿热痛，口干口苦，苔黄腻，脉滑数，患者痛风急性发作，为避免加剧疾病活动度、延长发作时间，去前方中化瘀散结之浙贝母、胆南星、丹参、泽兰，桂枝减为 10g 谨防甘温助热；加用牛膝、杜仲补肝肾、强筋骨扶助正气，七叶莲、银花藤祛风清热，消肿止痛，发散郁火。

（二）利水除饮法

经典原文

《伤寒论》第 28 条　服桂枝汤，或下之，仍头项强痛，翕翕发热，无汗，心下满微痛，小便不利者，桂枝去桂加茯苓白术汤主之。

《金匮要略·痰饮咳嗽病脉证并治第十二》　心下有痰饮，胸胁支满，目眩，苓桂术甘汤主之。

《金匮要略·痰饮咳嗽病脉证并治第十二》　夫短气，有微饮，当从小便去之，苓桂术甘汤主之；肾气丸亦主之。

《金匮要略·痰饮咳嗽病脉证并治第十二》　假令瘦人脐下有悸，吐涎沫而癫眩，此水也，五苓散主之。

《金匮要略·消渴小便不利淋病脉证并治第十三》　渴欲饮水，水入则吐者，名曰水逆，五苓散主之。

临床辨治

利水除饮法是指通过利小便的方法祛除体内的水饮，适用于水饮内停的病证。水饮内停，侵犯部位不同而表现为症状的多样性。饮停心下，中焦气机不化，水饮上犯，可见胸胁支满、头晕目眩；饮停下焦，水饮不化，可见脐下悸动、小便不利；水饮停胃，中焦不化，可见呕吐涎沫或水入则吐；水饮内停，影响气机升降，可见短气；水饮凌心射肺，可见心悸、咳嗽等。治宜利小便、祛水饮，以五苓散、苓桂术甘汤等为代表方。临床常见的水饮内停，小便不利所致的水肿；水饮上犯所致的眩晕、梅尼埃病；水饮犯肺导致的支气管哮喘、支气管炎；水饮犯胃导致的急慢性胃炎等均可用本法治之。

病案举例

张海峰医案：林某，男，31 岁。胃脘疼痛数年，诊为“十二指肠球部溃疡”，用中西药无效，而求治于张老。诊见中脘隐痛，感寒特甚，脘欲外覆厚衣重裹，精神不振，纳差便稀，舌淡而胖，苔白滑，脉弦迟。属寒饮留中，累及脾阳，治以涤饮温阳为主。

处方：茯苓 30g，肉桂 9g，焦白术 12g，炙甘草 9g。温服 3 剂。

二诊：胃脘痛止，畏寒显减，纳增，守方续服 4 剂。三诊：裹于胃脘的毛巾、垫子已全部去掉，无畏寒感，饮食大增，神佳，苔薄白，脉弦细，改用六君子丸调理善后。随访数年中脘畏冷疼痛从未复发。

按　水饮停蓄中焦，临床多表现为胸胁支满、胃脘满闷、恶心欲吐、纳呆等，此例以胃脘疼痛、畏寒为主症，实属少见，故医家多有不识而误用温阳之剂，胃脘之饮未祛，脾阳难回，则疼痛不止。张老重用茯苓淡渗涤饮为主，肉桂温阳化饮，焦白术健脾以绝饮源，炙甘草和中，故药到病除。

（三）利尿消肿法

经典原文

《伤寒论》第 395 条　大病差后，从腰以下有水气者，牡蛎泽泻散主之。

《金匮要略·消渴小便不利淋病脉证并治第十三》　小便不利者，有水气，其人若渴，栝楼瞿麦丸主之。

《金匮要略·水气病脉证并治第十四》　问曰：病下利后，渴饮水，小便不利，腹满因肿者，何也？答曰：此法当病水，若小便自利及汗出者，自当愈。

《金匮要略·水气病脉证并治第十四》　师曰：诸有水者，腰以下肿，当利小便；腰以上肿，当发汗乃愈。

《金匮要略·水气病脉证并治第十四》　厥而皮水者，蒲灰散主之。

《金匮要略·水气病脉证并治第十四》　皮水为病，四肢肿，水气在皮肤中，四肢聂聂动者，防已茯苓汤主之。

《金匮要略·妇人妊娠病脉证并治第二十》　妊娠有水气，身重，小便不利。洒淅恶寒，起即头眩，葵子茯苓散主之。

《金匮要略·妇人妊娠病脉证并治第二十》 妇人伤胎，怀身腹满，不得小便，从腰以下重，如有水气状，怀身七月，太阴当养不养，此心气实，当刺泻劳宫及关元。小便微利则愈。

临床辨治

利尿消肿法是指用利小便以祛除体内水饮湿邪，恢复气化功能，从而消除水肿的一种方法，即《黄帝内经》中的“洁净府”治法。水气病以身体浮肿为主症，其基本病机为气不化水，治疗通过利小便、通阳化气以消肿。本法适用于水气内停部位偏下、偏里者，如《金匮要略·水气病脉证并治第十四》指出“腰以下肿，当利小便”。临床症状以身肿为主症，以双下肢肿胀为主，多伴见小便不利。治宜利水消肿，以防己茯苓汤、葵子茯苓散、蒲灰散等利水方药为代表方。多选用茯苓、防己、泽泻、瞿麦、滑石等利水渗湿药，或选用刺泻关元等穴以通利小便。本法临床多用于治疗慢性肾炎、肾病综合征、妊娠水肿等以水肿为主症病属水气不化的病证。若临床见全身水肿或以肢体上部水肿为主，可适当配合汗法以发汗消肿。

病案举例

王卫红医案：刘某，女，28 岁。妊娠 7 个半月，全身浮肿已 2 月余，开始踝部、下肢浮肿明显，继而全身浮肿，下肢为剧。曾在其他医院诊断为妊高征，服用多种利尿降压药效果不佳。于 2002 年 7 月 8 日来我院就诊。见面色㿠白，全身浮肿，下肢为剧，皮肤光亮，按之如泥，伴头晕心悸，胸闷纳呆，尿少便溏，舌淡润，苔白腻。辨证属脾虚子肿，治宜健脾利水。

用防己茯苓汤合白术散加减：防己、茯苓、白术、桂枝、麻黄各 10g，黄芪、木香、独活各 6g。

服药 3 剂后肿消症减，再服 5 剂后水肿全消，后足月顺产一男婴。

按 本案中患者妊娠后期，全身浮肿，以下半身为剧，按之如泥，病属阴水。根据面色㿠白，纳呆，便溏，苔白腻，辨证为脾虚子肿。脾气虚弱，不能运化水液，水气泛滥，发为水肿。治疗以防己茯苓汤为主方健脾利水，加麻黄宣肺行水，白术、木香健脾行气，独活祛风胜湿。全方标本兼治，健脾与利水同施，脾气健运则水液运化复常，小便通利而水肿自消。

（四）利尿退黄法

经典原文

《伤寒论》第 187 条 伤寒脉浮而缓，手足自温者，是为系在太阴。太阴者，身当发黄，若小便自利者，不能发黄。至七八日，大便硬者，为阳明病也。

《伤寒论》第 195 条 阳明病，脉迟，食难用饱，饱则微烦头眩，必小便难，此欲作谷瘅。虽下之，腹满如故，所以然者，脉迟故也。

《伤寒论》第 199 条 阳明病无汗，小便不利，心中懊憹者，身必发黄。

《伤寒论》第 200 条 阳明病，被火，额上微汗出而小便不利者，必发黄。

《伤寒论》第 206 条 阳明病，面合色赤，不可攻之。必发热，色黄者，小便不利也。

《伤寒论》第 236 条 阳明病，发热汗出者，此为热越，不能发黄也。但头汗出，身无汗，剂颈而还，小便不利，渴引水浆者，此为瘀热在里，身必发黄，茵陈蒿汤主之。

《伤寒论》第 260 条 伤寒七八日，身黄如橘子色，小便不利，腹微满者，茵陈蒿汤主之。

《伤寒论》第 278 条 伤寒脉浮而缓，手足自温者，系在太阴。太阴当发身黄，若小便自利者，不能发黄。至七八日，虽暴烦下利日十余行，必自止，以脾家实，腐秽当去故也。

《金匮要略·黄疸病脉证并治第十五》　脉沉，渴欲饮水，小便不利者，皆发黄。

《金匮要略·黄疸病脉证并治第十五》　诸病黄家，但利其小便；假令脉浮，当以汗解之，宜桂枝加黄芪汤主之。

《金匮要略·黄疸病脉证并治第十五》　谷疸之为病，寒热不食，食即头眩，心胸不安，久久发黄为谷疸，茵陈蒿汤主之。

《金匮要略·黄疸病脉证并治第十五》　黄家日晡所发热，而反恶寒，此为女劳得之。膀胱急，少腹满，身尽黄，额上黑，足下热，因作黑疸。其腹胀如水状，大便必黑，时溏，此女劳之病，非水也，腹满者难治。硝石矾石散主之。

《金匮要略·黄疸病脉证并治第十五》　黄疸病，茵陈五苓散主之。

临床辨治

利尿退黄法是指通过利水祛湿以消退黄疸的一种治法。《金匮要略》指出“然黄家所得，从湿得之”，黄疸的发病与湿邪密切相关。湿从热化，表现为湿热黄疸；湿从寒化，表现为寒湿黄疸。无论湿热还是寒湿，都会出现小便不利的症状，由此可见小便不利是黄疸发病的关键，故张仲景有“小便不利者，皆发黄”“若小便自利者，不能发黄”的论述。因此，黄疸的临床治疗以利小便为大法。小便不利与湿邪互为因果，故张仲景亦有“诸病黄家，但利其小便”之言。湿邪困阻中焦，水液代谢失常，可致小便不利；小便不利，湿无外排之路，水湿内生，损伤脾胃，可进一步加剧水湿停聚的症状。小便通利能帮助湿邪外排，因此利小便为黄疸的常用治法。茵陈蒿汤、茵陈五苓散、茵陈术附汤都是本法的代表方。药后小便通利是判断黄疸预后的关键，如服茵陈蒿汤后出现“小便当利，尿如皂角汁状，色正赤。一宿腹减，黄从小便去也”；服硝石矾石散后出现“病随大小便去，小便正黄，大便正黑，是候也”。本法临床多用于治疗各种原因引起的黄疸，如黄疸性肝炎、胆汁淤积性黄疸、新生儿黄疸等。利小便虽为治疗黄疸的通治之法，临床还需注意与清热、活血、健脾等方法配合使用。

病案举例

姜春华医案：梁某，男，41 岁。患慢性肝炎已 4 年，面色如烟熏黄，1 分钟胆红素为 4.6μmol/L，总胆红素为 32.5μmol/L，畏寒肢冷，腹胀，便溏，口淡，舌胖苔黄腻，脉弱，脾虚寒湿使然。

处以茵陈四逆汤加减：大黄、山栀、甘草各 6g，附子、茯苓、大腹皮、党参各 9g，干姜 4.5g，茵陈 15g。

共服 7 剂，药后，黄疸减退，怕冷好转，续服 7 剂善后。

按　患者面色如烟熏黄，属“阴黄”。四诊合参，乃脾虚寒湿不运，胆汁外溢肌肤所致，又阳虚症状明显，故以茵陈四逆汤主治，温阳健脾、利湿退黄。舌苔黄腻说明湿有化热，故酌加山栀清三焦而通利水道、大黄泄热活血退黄；大腹皮下气行水，茯苓健脾利湿，使湿邪从大小便而解；患病日久，故加党参健脾益气。药后阳复脾健寒湿得除，黄疸减退。

（五）利水解表法（见汗法：利水发汗法）

（六）通利膀胱法

经典原文

《伤寒论》第 156 条　本以下之，故心下痞，与泻心汤。痞不解，其人渴而口燥烦，小便不利者，五苓散主之。

《伤寒论》第 244 条　太阳病，寸缓关浮尺弱，其人发热汗出，复恶寒，不呕，但心下痞者，此以医下之也。如其不下者，病人不恶寒而渴者，此转属阳明也。小便数者，大便必硬，不更衣十日，无所苦也。渴欲饮水，少少与之，但以法救之；渴者，宜五苓散。

《金匮要略·痰饮咳嗽病脉证并治第十二》　假令瘦人脐下有悸，吐涎沫而癫眩，此水也，五苓散主之。

《金匮要略·痰饮咳嗽病脉证并治第十二》　渴欲饮水，水入则吐者，名曰水逆，五苓散主之。

临床辨治

通利膀胱法是以通阳化气利小便的方法，使膀胱蓄水得以解除，适用于水蓄下焦、膀胱气化不利的病证。水蓄下焦，水饮上逆，可见脐下悸动；膀胱气化失司，则小便不利；水饮内停，津液不化，则口渴不喜多饮，甚至口吐涎沫或饮入则吐。治疗当化气行水，通利膀胱，方用五苓散，药后小便通利，气化得行，诸症得除。临床上水饮内停引起的症状具有多样性，但小便不利是本法使用的共同主症，小便不利包含小便不通、小便量少、小便点滴排出不畅、尿频少尿等。本法临床多用于治疗水蓄膀胱的病证，如急慢性肾炎、肾病综合征、慢性尿路感染等。

病案举例

梅国强医案：胡某，男，32 岁。幼年时即患先天性心脏病、三尖瓣狭窄。于 20 岁左右发生心力衰竭，其后发作数次，程度尚轻。此次发作，症见心悸，短气，不能平卧，两颧及唇舌俱紫，胸闷，周身浮肿，腹胀，中度腹水，手足温，苔薄白，脉弦缓。

处方：投以五苓散加金钱草、海金沙、马鞭草、鸡内金、人参、麦冬、五味子。

连服 14 剂，水肿、腹水尽消，心悸气喘诸症亦平，复以上方加生蒲黄，7 剂以巩固疗效。

按　患者有慢性心脏病病史，心力衰竭发作，水饮瘀血为患，内外俱急，乃急于膀胱气化不行，水邪无制，然手足温，脉弦缓，知少阴阳气不虚。急则治其标，以五苓散利水宁心，通利膀胱；加金钱草、海金沙、马鞭草等利尿除湿，使水饮从小便而去；人参、麦冬、五味子益气养阴；水肿消后，加生蒲黄活血利水，瘀水同治。

（七）利水育阴清热法

经典原文

《伤寒论》第 223 条　若脉浮，发热，渴欲饮水，小便不利者，猪苓汤主之。

《伤寒论》第319条 少阴病，下利六七日，咳而呕渴，心烦不得眠者，猪苓汤主之。

《金匮要略·脏腑经络先后病脉证第一》 夫诸病在脏，欲攻之，当随其所得而攻之，如渴者，与猪苓汤。余皆仿此。

《金匮要略·消渴小便不利淋病脉证并治第十三》 脉浮发热，渴欲饮水，小便不利者，猪苓汤主之。

临床辨治

利水育阴清热法适用于水热互结阴伤的病证。阳明邪热内扰，伤及津液，或少阴下利日久伤阴，阴虚化热，与水饮互结于下焦。水热互结，水饮不化，在下表现为小便不利；水饮冲逆，在上可表现为咳嗽、呕吐、心悸等症；热邪伤津则渴欲饮水。治疗宜利小便、化水饮，同时佐以清热育阴，水饮得除，热无所附，阴伤得滋，方用猪苓汤。水热互结阴伤广泛见于泌尿系统病证，如急慢性尿路感染，表现为尿急、尿痛、尿涩等；急慢性肾炎、狼疮性肾病、肾病综合征，尤其是服用激素早期，激素伤阴化火，也常出现阴虚水热互结的病机，皆可随证选用猪苓汤。

病案举例

杜雨茂医案：患者，男，45岁。患慢性肾炎7年，反复不愈。来诊时眼睑浮肿，下肢凹陷性水肿，小便短小色黄，眩晕耳鸣，腰膝酸困，五心烦热，劳累后尤甚，夜间口干，舌红少苔，脉细数。实验室检查：尿常规提示蛋白（++），上皮细胞少许，红细胞（+）。诊断：慢性肾炎。证系肾阴亏虚，水热互结。

处以猪苓汤加减：猪苓15g，泽泻15g，茯苓15g，滑石30g，阿胶（烊化）10g，生地黄15g，旱莲草10g，女贞子15g，石韦30g，白茅根30g。水煎服，日1剂。

服药7剂后水肿先退，15剂后尿蛋白转阴，红细胞消失，30剂后诸症消失，实验室检查指标全部正常。

按 患者患慢性肾炎，病属肾阴亏虚，水热互结，以猪苓散为主方利水育阴清热，加生地黄、女贞子、旱莲草滋阴清热，石韦、白茅根清热凉血通淋。效不更方，连服30剂，全部指标复常。

（八）利尿通淋法

经典原文

《伤寒论》第223条 若脉浮，发热，渴欲饮水，小便不利者，猪苓汤主之。

《金匮要略·消渴小便不利淋病脉证并治第十三》 小便不利，蒲灰散主之；滑石白鱼散、茯苓戎盐汤并主之。

《金匮要略·妇人妊娠病脉证并治第二十》 妊娠小便难，饮食如故，当归贝母苦参丸主之。

《金匮要略·消渴小便不利淋病脉证并治第十三》 脉浮发热，渴欲饮水，小便不利者，猪苓汤主之。

临床辨治

利尿通淋法是指通过分利小便，使湿热之邪从体内排出，达到止淋的目的，适用于淋证的治疗。淋证以小便淋沥涩痛、频数短涩等排尿异常为主症。若膀胱湿热，灼伤血络，血随尿出，则为血淋；若湿热蕴久，煎熬成石，小便如粟，则为石淋。淋证的基本病机为湿热蕴结下焦，膀胱气化失常，故治疗以利尿清热通淋为主。张仲景在《金匮要略·消渴小便不利淋病脉证并治第十三》中明确提出淋病的病名，虽未列举具体方药，但本篇中治疗小便不利的几首方剂，如猪苓汤、蒲灰散、茯苓戎盐汤等均可随证选用。张仲景在妇人病中还提出妊娠小便难，即“子淋”，病属血虚湿热蕴结，方用当归贝母苦参丸，亦是治疗淋证的常用方。后世治疗热淋的八正散、治疗石淋的石韦散、治疗膏淋的程氏萆薢分清饮亦是本法的代表方。本法临床广泛应用于泌尿系统感染、肾炎、泌尿系统结石、妊娠膀胱炎等疾病的治疗。

病案举例

邵朝弟医案：查某，男，42岁，2010年8月12日初诊。2天前因食辛辣、饮酒后，小便时即感尿道口有少许灼热刺痛，短涩不畅，小便频数且量少色黄，少腹胀痛，腰酸痛，胸胁略疼痛，低热，乏力，口苦，口干，作呕频频，口臭，大便干燥秘结，两日一行，舌红苔黄厚腻，脉滑数。既往有吸烟、饮酒史。体检双侧肾区有轻度叩击痛、左侧较明显，双肾区有压痛无反跳痛。查尿常规：红细胞（+++），蛋白（+）。双肾、输尿管及膀胱B超和肾功能检查均未见明显异常。诊断为急性膀胱炎。治当清热利湿通淋。

处方：瞿麦15g，萹蓄10g，滑石10g，车前子15g，栀子15g，炙甘草6g，木通10g，制大黄6g，黄芩12g，柴胡12g，白茅根30g，茜草15g，灯心草6g。每日1剂，水煎早晚分服。并嘱其忌食辛辣油腻，禁烟酒。

服5剂后小便灼热感明显较原来减轻，小便量也明显改善。随方调整，继服7剂后余症皆消。

按 急性膀胱炎多属中医“热淋”范畴。患者感尿道灼热刺痛、尿频、尿涩、量少色黄，舌红苔黄厚腻，脉滑数，病属湿热蕴结膀胱，膀胱气化失司。治以八正散加灯心草清热利湿通淋；患者兼见胸胁痛、口苦、干呕等胆火上炎证候，予柴胡、黄芩清泻肝胆火热；红细胞（+++），湿热波及血分，加白茅根、茜草清热凉血，化瘀止血。全方合用，共奏清热利湿通淋之功，疗效肯定。

（九）益肾化水法

经典原文

《伤寒论》第316条　少阴病，二三日不已，至四五日，腹痛，小便不利，四肢沉重疼痛，自下利者，此为有水气。其人或咳，或小便利，或下利，或呕者，真武汤主之。

《金匮要略·血痹虚劳病脉证并治第六》　虚劳腰痛，少腹拘急，小便不利者，八味肾气丸主之。

《金匮要略·消渴小便不利淋病脉证并治第十三》　小便不利者，有水气，其人若渴，栝楼瞿麦丸主之。

《金匮要略·妇人杂病脉证并治第二十二》　问曰：妇人病，饮食如故，烦热不得卧，而反倚息者，何也？师曰：此名转胞，不得溺也。以胞系了戾，故致此病，但利小便则愈，宜肾气丸主之。

临床辨治

益肾化水法是指通过补益肾气或温补肾阳达到化气行水、通利小便目的的一种治疗方法。本法适用于肾虚不能主水引发的诸多病证。肾主水，调节全身水液代谢，肾的气化功能正常，则三焦水道通利，水液输布、排泄正常。若肾气亏虚，或肾阳不足，肾失气化，则会导致三焦水道不利，水液潴留，表现为水肿、小便不利等症。除小便不利外，临床还可见到腰痛、少腹拘急、腹中不温、四肢沉重冰冷等肾虚证候。治疗应从本论治，益肾化水，小便利则愈，代表方如肾气丸、真武汤、栝楼瞿麦丸等。本法临床广泛应用于肾气、肾阳亏虚引起的水饮内停病证，如急慢性肾炎、肾病综合征、妊娠肾病、糖尿病肾病等。

病案举例

钟铁锋医案：杨某，男，57 岁，1995 年 10 月 16 日初诊。诉于 16 日凌晨突发右足第一趾关节疼痛难忍，不能站立行走，痛苦面容，面色皖白，右跖趾关节红肿微热，舌淡胖，苔薄白，脉沉细。血压 120/90mmHg。查血：抗“O”阴性，类风湿因子阴性，血沉 14mm/h，血尿酸 147μmol/L。中医诊断：痹证（肾气亏虚，湿浊内阻）；西医诊断：急性痛风性关节炎。治疗：温补肾气，利水化湿，辅以消肿止痛。

处方用肾气丸加减：熟地黄 20g，山药 15g，山茱萸 15g，熟附子 15g，桂枝 10g，茯苓 20g，牡丹皮 10g，泽泻 20g，白术 15g，延胡索 20g，3 剂。

服药当晚，则疼痛减可以忍受，当晚安睡，服 2 剂后疼痛变酸痛，第 3 天红肿消减，效不更方，再进上方 3 剂。查血尿酸为 106μmol/L，因疼痛减，故上方去延胡索及熟附子。连服 3 剂，疼痛全减，局部皮色如常。追问其生活史，有喜食海产品及嗜酒习惯。故嘱其注意饮食，以清淡为好。少食肥甘厚味之品，平时保持早晚各 1 杯温水。1996 年 10 月随访复查血尿酸为 96μmol/L，疼痛未发作过。

按　本病的发病与饮食不节有关，喜食海味且嗜酒，导致湿浊内生，痹阻经络，不通则痛。本病发病之本在于肾气亏虚，气化功能失职。治疗宜温补肾气，利水化湿，辅以消肿止痛。以肾气丸为主方，温补肾气，渗泄湿浊，使气化功能复常，湿浊得化，更加延胡索行气止痛以对其症。

（十）利小便实大便法

经典原文

《伤寒论》第 159 条　伤寒，服汤药，下利不止，心下痞硬。服泻心汤已，复以他药下之，利不止。医以理中与之，利益甚。理中者，理中焦，此利在下焦，赤石脂禹余粮汤主之。复不止者，当利其小便。

《伤寒论》第 244 条　太阳病，寸缓关浮尺弱，其人发热汗出，复恶寒，不呕，但心下痞者，此以医下之也。如其不下者，病人不恶寒而渴者，此转属阳明也。小便数者，大便必硬，不更衣十日，无所苦也。渴欲饮水，少少与之，但以法救之；渴者，宜五苓散。

《伤寒论》第 356 条　伤寒厥而心下悸，宜先治水，当服茯苓甘草汤，却治其厥。不尔，水渍入胃，必作利也。

《金匮要略·呕吐哕下利病脉证治第十七》 下利气者，当利其小便。

临床辨治

利小便实大便法是指通过利小便，分利肠中湿邪，使大便实而泻利自止，适用于湿盛引起的泄泻。中医认为，泄泻的主要病因是湿，病变脏腑与脾胃、大肠、小肠密切相关。小肠具有分清泌浊的功能，张景岳指出“小肠居胃之下，受盛胃中水谷而泌清浊，水液由此而渗于前，糟粕由此而归于后，脾气化而上升，小肠化而下降，故曰化物出焉”。若脾运失职，小肠无以分清泌浊，水液不能分出归膀胱从小便出，清浊并下于大肠，就会发生泄泻。利小便是湿邪外排的重要途径，张仲景提出“水渍入胃，必作利也”，水湿滞留胃肠，会引起泄泻；又提出“小便数者，大便必硬”，治疗上“当利其小便”，提出了利小便以实大便的治则，对后世治疗湿泻具有重要的指导意义。临床多选用具有淡渗利湿健脾功效的处方，如五苓散、胃苓汤等。若以寒湿为主，在利湿的基础上兼以温化；若以湿热为主，则在利湿的基础上兼以清热。本法临床多用于治疗湿泻，但要注意久泻不可纯利小便，一是脏腑失运水湿久积，久泻易伤脾胃之气；二是久泻伤阴，故久泻之人不可过用分利。

病案举例

门九章医案：患者，女，45岁，2012年2月20日就诊。腹泻3年，每日2～3次，稍进油腻食品则症状加重，食少，面色萎黄，舌淡苔白，脉细弱。大便常规：黄色稀便，镜检：有少许脂肪颗粒。西医诊断为消化不良。中医诊断为泄泻，证属脾胃虚弱，气虚水停，下注于肠。故治以健脾益胃，升气止泻。

方以胃苓汤加味：猪苓9g，茯苓15g，白术12g，桂枝6g，泽泻9g，苍术6g，厚朴6g，陈皮6g，甘草6g，黄芪30g，党参9g，芡实9g，黄芩6g，生姜9g，大枣4枚。2日1剂，水煎，晚饭前半小时服。

患者服10剂后症状明显好转。因患者患病时间较长，故不可操之过急，以本方加减调治3个月后，患者腹泻消失。

按 《素问·阴阳应象大论》说：“湿胜则濡泄。”《医学心悟·第三卷·泄泻》曰：“湿多成五泻。泻之属湿也明矣。然有湿热，有湿寒，有食积，有脾虚，有肾虚，皆能致泻，宜分而治之。”本案患者食积、肾虚、热象都不明显，以脾虚为主，故用胃苓汤加味，淡渗利湿，运脾燥湿，芳香醒脾，温中和胃。病程较长，故加黄芪、党参补脾气，加芡实补脾利湿止泻。加黄芩是门老师治疗慢性腹泻独特之处，门老师据“最虚之处，便是容邪之地”，认为慢性腹泻时间久了，肠虚必有邪，每佐少量黄芩于扶正药中而起到很好的根治效果。

（十一）利水通阳法

经典原文

《温热论》 在表初用辛凉轻剂。挟风则加入薄荷、牛蒡之属，挟湿加芦根、滑石之流。或透风于热外，或渗湿于热下，不与热相抟，势必孤矣。

《温热论》 热病救阴犹易，通阳最难，救阴不在补血，而在养津与测汗；通阳不在温，而在利小便。

《温病条辨·上焦篇·湿温 寒湿》 头痛恶寒，身重疼痛，舌白不渴，脉弦细而濡，面色淡黄，胸闷不饥，午后身热，状若阴虚，病难速已，名曰湿温。汗之则神昏耳聋，甚则目瞑不欲言。下之则洞泄，润之则病深不解，长夏深秋冬日同法，三仁汤主之。

临床辨治

利水通阳法是指通过利小便、祛除湿邪以达到畅通阳气目的的一种治法，适用于湿热病证的治疗。湿温病或湿热病过程中，湿热既可蒙蔽清窍，也可阻滞脾胃，还可流注下焦，湿热胶着难解则热不外达、湿无从泄。单用温热药除湿，恐有助热之弊；单用寒凉药清热，又有碍湿之虑。须知，无形之热每借有形之湿邪为依附，故湿为主体，湿邪得除，则热不独存。湿热得去则阳气得通，故通阳不在温而在祛湿，利小便则是祛湿的重要途径，故曰“通阳不在温，而在利小便”。尤其湿温病通阳，不宜直接温补阳气，而应宣化气机、渗利小便。吴鞠通在借鉴叶氏治疗湿热类温病通阳利小便治则的基础上首立湿温专病，并创制了“三仁汤”等一系列代表方剂。本法临床多用于治疗湿热留恋、阳气被遏的病证，除外感湿温病外，脾胃湿热、肝胆湿热等病证亦可随证选用。

病案举例

叶峥嵘医案：患者，女，66岁，2015年5月22日初诊。自诉半年来时有心前区闷痛不适，经心电图检查诊断为冠心病，口服丹参滴丸和阿司匹林肠溶片治疗效果不明显，近1周症状加重。诊见神志清，精神差，倦怠乏力，夜寐不实，胸部闷痛，纳差，有怕冷感，口干欲饮热水，舌淡苔白腻，脉弦滑。诊断为胸痹，湿浊壅阻证。治以利湿化浊通络。

处方：杏仁10g，白蔻仁（后下）10g，生薏苡仁30g，半夏10g，厚朴10g，竹叶10g，滑石10g，通草10g，川芎10g，石菖蒲10g，夜交藤30g，甘草10g。6剂，水煎服，每日1剂。

药后胸部闷痛明显改善，余症减轻。效不更方，继服12剂以巩固疗效。

按 患者以胸部闷痛为主症，伴随纳差，是《临证指南医案》中多次提到的“胸痞”“胸闷不食”之症，叶天士认为该症状是由“肺气不得舒转，周行气阻”所致，吴鞠通认为“胸闷不饥，湿闭清阳道路也”。气不行则血不畅，故胸部闷而兼痛；湿邪阻滞中焦，故纳差；阳气为湿邪所困遏，故精神差、倦怠乏力、有怕冷感；湿邪郁久化热，所以口干欲饮热水。治疗用三仁汤为主方，分消三焦以祛除湿邪，通达阳气。

三、利法的应用法度及注意事项

第一，利法的使用要明确其适应证。利法是指通过利小便以祛除体内的湿、水、饮等病邪，以达到祛邪外出，促进膀胱气化，调整脏腑功能等目的的一种治法，适用于湿病、痰饮、水肿、淋证、黄疸、泄泻、湿温等疾病的治疗。利小便，使病邪从小便而去，有因势利导之功，多用于治疗人体下部、内部的水湿等邪气；症状表现趋于下，如淋证表现为以排尿异常为主，水气病以腰以下肿为主。利小便的治法常与他法配合使用，如汗法，一上一下，一表一里，即《黄帝内经》“开鬼门，洁净府”治法的体现。

第二，利法的使用当审证求因。临床上引起小便不利的原因很多，不可一见小便不利即漫投利尿之品。若因水湿、水饮停聚，膀胱气化不行所致，可行利小便之法。若是由肾气不足、气化失常引起，如《金匮要略》记载虚劳、转胞、痰饮所伴见的小便不利，肾虚气化失常是本，小便不利是标，宜从本论治，用肾气丸益肾化气以行小便。又如因为火劫、过汗、误汗、误下等损伤津液所引起的小便不利，应视津液伤亡之轻重，或养阴生津，或糜粥自养，“得小便利，必自愈”，吴鞠通于《温病条辨·中焦篇》中亦指出“温病小便不利者，淡渗不可与也，忌五苓、八正辈”。

第三，要根据疾病的性质，判断利法使用的主次及先后。利法的使用有主次之分，如对于水液代谢障碍、水饮停聚的病证，则主以利法；对于通过利法祛邪，可以调整脏腑功能的疾病，则以利法为辅，如用肾气丸治疗虚劳、痰饮的小便不利，主以益肾化气，辅以淡渗通利。另有某些特殊疾病，利法宜分先后，如张仲景在水气病中论及的血分病与水分病的治疗，水分是“先病水，后经水断”，治疗先利其水，其经自下；血分是“经水前断，后病水”，治疗先活血，往往经调之后，水病自愈，不利尿而肿自消。

第四，虚证慎用利法。利法虽不如下法峻猛，但其作用以淡渗、分利为主，仍属祛邪之法，因此不能单独运用于虚证。若兼夹脾虚，可予健脾利湿；若兼夹阳虚，可予温阳利水；若寒饮内盛，可适当配合温阳散寒化饮之品。小便为津液所化，对于素体津伤，或汗、吐、下之后津液受损者，利法应慎用，以免耗伤津气。

第四章

中医经典之五脏治法

第一节　治　肝　法

一、概　　述

治肝法是指通过疏肝、清肝、暖肝、柔肝、补肝、平肝等以达到解郁、清热、散寒、缓急、养血、潜阳等功效的一种治疗大法。

肝的生理功能主要包括两个方面：第一，肝主疏泄，能够调畅情志，调节气机，促进精血津液的运行输布，促进脾胃的运化功能及胆汁的分泌排泄，促进男子排精、女子行经等生殖功能；第二，肝主藏血，能够储藏和调节全身血量。由此可见，精、气、血、津、液五类基础物质均与肝的疏泄、调节功能密不可分。在脏腑关系上，肝与胆、脾胃、肾的关系最为密切。在病理上，肝气、肝阳常有余，肝阴、肝血常不足，是其发病特点。故临证常表现为肝气郁结、肝经火热、肝阳上亢等，治疗以疏肝、清肝、平肝为主；肝阴亏虚、肝血不足则以养肝阴、补肝血等补肝法为主。

二、治法分类及临床辨治

（一）疏肝法

经典原文

《伤寒论》第 318 条　少阴病，四逆，其人或咳，或悸，或小便不利，或腹中痛，或泄利下重者，四逆散主之。

《金匮要略·五脏风寒积聚病脉证并治第十一》　肝著，其人常欲蹈其胸上，先未苦时，但欲饮热，旋覆花汤主之。

临床辨治

疏肝法是指应用辛香走窜之品疏肝解郁，宣通气血使肝气条达、气血顺畅，适用于肝气郁滞证，临床主症为胸胁、乳房或少腹等胀痛不适，与情志变动有关，精神抑郁、胸闷不舒、脉弦等，甚至出现食少、嗳气反酸、脘腹胀满、心中嘈杂、大便溏泄等肝气乘脾犯胃的表现。妇人可出现经前乳胀、经行痛经、月经不调等症。治宜疏肝解郁，以四逆散、柴胡疏肝散、旋覆花汤等为代表方。选用柴胡、枳实、枳壳、香附等疏肝理气之品，配合川芎、当归、白芍等养血活血，使肝气恢复正常的疏泄功能。若肝气郁结，血瘀阻滞，则选用旋覆花汤，方中旋覆花咸温，主降肝气；葱茎通阳散结，两药合用，一降一通，肝气自疏；新绛为茜草，入肝经，活血化瘀。若肝气郁结，横逆脾胃，出现木土失和，则在疏肝的基础上，加上白术、茯苓等健脾祛湿之品，则成疏肝健脾和胃之法，方如逍遥散。本法临床应用广泛，肝炎、肋间神经痛、胆囊炎、胃炎、乳腺增生、月经不调等属肝郁气滞者，皆可用之。

病案举例

李昌源医案：陈某，女，16 岁，学生，1991 年 10 月 28 日初诊。患者 3 年前患病毒性黄疸性肝炎，经治已愈。1 个月前体检：乙型肝炎表面抗原阳性，乙型肝炎 e 抗原阳性，乙型肝炎核心抗体阳性，余均阴性。现症：右胁下胀，肝区不痛，乏力纳差，食后腹胀，呃逆，便溏不爽，溲黄，并患青春期功能失调性子宫出血，经来腹痛，量多有块，苔薄黄，脉细涩。西医诊断：慢性乙型肝炎。中医诊断：胁痛。治法：健脾疏肝，佐以活血化瘀。

处方：四逆散、四君子汤加减。柴胡、枳壳、白芍、焦白术、茯苓、炙甘草、牡丹皮、益母草、青皮各 10g，黄芪、山楂肉、苦参、蚤休、石榴皮各 20g，太子参、土茯苓各 15g。

服上药 15 剂后，腹胀已减，大便成形，饮食、精神好转，右胁下仍胀，月经来潮量多，腹胀。上方去土茯苓、蚤休、石榴皮、枳壳、柴胡，加香附、当归、川厚朴各 10g，白花蛇舌草、半枝莲各 20g。又服 20 剂后自觉症状消失，复查见乙型肝炎表面抗原、乙型肝炎 e 抗原阳性均已转阴，以香砂六君子汤加黄芪、焦三仙、香附、益母草、丹参、郁金善后兼调经。

按 李昌源教授治疗慢性乙型肝炎常分早、中、晚三期，分别采用清热解毒、健脾疏肝、活血化瘀三法。本验案属中期，属肝郁脾虚之证，兼夹瘀血阻滞，治宜疏肝健脾为主，佐以活血化瘀。方用四逆散、四君子汤为主方疏理肝气、健运脾胃，配合活血化瘀、清热解毒之品。药后肝炎痊愈，则以益气健脾，活血调经之品善后治疗青春期功能失调性子宫出血。

（二）温肝法

经典原文

《伤寒论》第 243 条　食谷欲呕，属阳明也，吴茱萸汤主之。得汤反剧者，属上焦也。

《伤寒论》第 309 条　少阴病，吐利，手足逆冷，烦躁欲死者，吴茱萸汤主之。

《伤寒论》第 378 条　干呕，吐涎沫，头痛者，吴茱萸汤主之。

《金匮要略·呕吐哕下利病脉证治第十七》　呕而胸满者，茱萸汤主之。

《金匮要略·呕吐哕下利病脉证治第十七》　干呕，吐涎沫，头痛者，茱萸汤主之。

临床辨治

温肝法是指应用辛热或辛温之品温肝散寒，适用于寒邪凝滞肝脉，肝寒犯胃，浊阴上逆证的治疗。临床主要表现为呕吐，干呕或呕吐涎沫，胃脘冷痛，胸胁胀痛，巅顶头痛，四肢厥冷，下利；男子可见少腹疼痛，痛引睾丸；女子可见带下清冷，痛经；舌淡或青紫，苔白或水滑，脉沉弦或沉迟等。治宜温肝散寒，和胃降逆。方用吴茱萸汤，方中吴茱萸辛苦热，既可温肝降逆，又可温胃止呕；生姜辛温，辛散寒饮，温中止呕，两药共奏温中降逆之功；人参、大枣甘温，甘可入脾，补益脾气，以复中虚。《素问·至真要大论》曰："寒淫于内，治以甘热，佐以苦辛。"全方合用，共奏温肝散寒，降逆和胃之功。临床上神经性呕吐、梅尼埃病、慢性胃炎、痛经等属肝胃虚寒皆可以本法治之。

病案举例

刘赤选医案：患者，女，28岁。因缺觉出现头顶刺痛持续2～3小时方能缓解，恶心呕吐，清涎甚多，经前尤甚，舌淡苔薄白而润，脉细弱。刘氏认为此头痛为厥阴头痛，治宜温中降逆，散寒止痛，予吴茱萸汤。头痛、呕吐减轻，又因经至，头痛又作，手指不温，以吴茱萸汤合当归四逆汤治之而愈，以当归生姜羊肉汤善后而头痛未作。

按 患者头顶刺痛，恶心呕吐，清涎甚多，乃肝寒气逆所致，刘氏以厥阴肝寒立论，予吴茱萸汤温肝散寒，和胃降逆，药后痛减。适逢经至而头痛，伴四肢逆冷，乃肝寒气逆，血虚寒凝所致，故以吴茱萸汤合当归四逆汤温其经，散其寒，养其血，药后诸症痊愈。愈后又以当归生姜羊肉汤养血散寒，治其本虚，头痛未作。

（三）柔肝法

经典原文

《伤寒论》第29条 伤寒脉浮，自汗出，小便数，心烦，微恶寒，脚挛急。反与桂枝欲攻其表，此误也。得之便厥，咽中干，烦躁，吐逆者，作甘草干姜汤与之，以复其阳；若厥愈足温者，更作芍药甘草汤与之，其脚即伸；若胃气不和，谵语者，少与调胃承气汤，若重发汗，复加烧针者，四逆汤主之。

《伤寒论》第30条 问曰：证象阳旦，按法治之而增剧，厥逆，咽中干，两胫拘急而谵语。师曰：言夜半手足当温，两脚当伸。后如师言。何以知此？答曰：寸口脉浮而大，浮为风，大为虚，风则生微热，虚则两胫挛，病形象桂枝，因加附子参其间，增桂令汗出，附子温经，亡阳故也。厥逆，咽中干，烦躁，阳明内结，谵语烦乱，更饮甘草干姜汤。夜半阳气还，两足当热，胫尚微拘急，重与芍药甘草汤，尔乃胫伸。以承气汤微溏，则止其谵语，故知病可愈。

《金匮要略·妇人妊娠病脉证并治第二十》 妇人怀妊，腹中㽲痛，当归芍药散主之。

临床辨治

肝为刚脏，体阴而用阳，非柔润不能调和。柔肝法又称滋肝法，是指应用养阴柔肝的药物治疗肝阴亏虚，肝失疏泄冲和的病证。临床症状具有"刚、硬、拘急、强迫"的特点，如肝阴亏虚，筋脉失养，导致手足挛急疼痛、肌肉痉挛等，治以芍药甘草汤，柔肝缓急止痛。又如肝郁气滞，脾虚湿胜，出现腹中㽲痛，以当归芍药散养血柔肝、健脾利湿。方中当归柔肝养阴，与川芎、芍药相伍，补血活血、畅达肝气；茯苓、泽泻、白术渗利水湿、健脾益气。又如肝阴亏虚，肝郁气滞，导致胁肋胀痛，胃脘疼痛，胸腹胀满，口干咽燥等，以一贯煎滋阴柔肝，疏肝解郁。药物选用芍药、生地黄、当归、枸杞子、麦冬、北沙参等滋阴养血柔肝，川楝子疏肝泻气，以恢复肝之条达和畅。临床常用本法治疗胃痉挛、腓肠肌痉挛、慢性肝炎、肝硬化、肋间神经痛等。

病案举例

闫云科医案：郭某，男，54 岁。32 岁时因肝硬化退休。廿余载边治疗，边休养，虽时有骨蒸潮热、胁痛泄泻等症，然调治几日，便可康复。常相遇于街头，见其摆地摊，作小商。日前午后下棋时，觉左侧腿股微有疼痛，未予介意，当晚子夜因痛而醒，抽掣于腹股沟及承山穴处，不得穿裤，难以行立，彻夜不寐。服去痛片、布洛芬可得暂缓。医时由其家属搀扶而至。视其痛肢皮色正常，亦不肿胀，推拿按摩，疼痛可减。身无寒热，纳食、二便正常。舌淡红，苔薄黄，脉象弦细。仲圣于汗后脚挛急，立芍药甘草汤以治，因其汗后络脉空虚，筋肉失养也。本案虽未经汗，然肝病年久，津血不足，脉络痹阻，筋肉失养，其必然也。

拟：赤白芍各 15g，炙甘草 15g，2 剂。

二诊：1 剂痛减，2 剂痛失，行立自如，独步来诊，喜形于色。询知腿仍发僵，乃筋急不舒也，原方加薏米 30g，木瓜 10g，3 剂。

按 患者左侧腿股抽掣疼痛，无寒热，知非外邪。无压痛，知其非实。皮色正常，亦不肿胀，知非痰瘀阻滞。患者肝硬化病史 20 余年，必然津亏血少，脉络不畅，筋脉失养，脉弦细乃肝阴不足之象，故用芍药甘草汤养肝阴，解挛急，通脉络。本方以甘味药和酸味药相配伍，以达酸甘化阴之目的，赤芍、白芍合用，柔肝养血又能活血化瘀。二诊腿仍发僵，加薏米、木瓜除湿宣痹，舒筋缓急。

（四）补肝法

经典原文

《难经·十四难》　损其肝者，缓其中。

《金匮要略·脏腑经络先后病脉证第一》　夫肝之病，补用酸，助用焦苦，益用甘味之药调之。酸入肝，焦苦入心，甘入脾。

《金匮要略·血痹虚劳病脉证并治第六》　虚劳虚烦不得眠，酸枣仁汤主之。

《金匮要略·妇人杂病脉证并治第二十二》　师曰：妇人有漏下者，有半产后因续下血都不绝者，有妊娠下血者。假令妊娠腹中痛，为胞阻，胶艾汤主之。

临床辨治

肝之为病，肝阴、肝血常不足，补肝法是指应用养肝阴、补肝血的药物，治疗肝虚证。张仲景提出了肝虚证的治疗原则“夫肝之病，补用酸，助用焦苦，益用甘味之药调之”。酸五行属木，主入肝经，酸能柔肝养肝；苦入心，补心可以助肝气；甘属土，主入脾经，补益气血，则培土荣木。古人云“上工治未病”，当知肝传脾，所以补脾还可以防止肝病传脾。酸枣仁汤是肝虚治法的代表方，以酸枣仁养肝阴，安神明；知母养阴清热，助养肝阴；川芎活血疏肝；茯苓健脾宁心，助养心神；甘草调和诸药。肝藏血，妇人以血为本，若肝血不足，冲任失养，表现为半产漏下、妊娠下血、月经不调等，予当归、阿胶、川芎、地黄、白芍等养血调肝，方如胶艾汤、四物汤等。补肝法适用于肝阴、肝血不足之证，临床上，失眠、月经不调、先兆流产、贫血等属肝阴、肝血不足者均可按本法施治。

病案举例

王付医案：张某，女，50岁。近2年来心烦急躁、指甲扁平粗糙，一直以来按围绝经期综合征治疗无明显改善，近因病证加重前来诊治（经检查诊断为缺铁性贫血）。刻诊：烦躁，心悸，失眠多梦，面色萎黄，神疲乏力，情绪低落，头晕目眩，小腿抽筋，指甲扁平粗糙，舌质淡，苔薄白，脉虚弱。辨为心肝血虚证，治当补益心肝、养血安神。

予酸枣仁汤与当归芍药散合方加味：酸枣仁48g，炙甘草10g，知母6g，当归9g，白芍48g，川芎24g，茯苓12g，白术12g，泽泻24g，红参15g，熟地黄24g。6剂，水煎服，每日1剂，每日3服。

二诊：失眠改善明显，予前方6剂。三诊：心悸止，烦躁好转，予前方6剂。四诊：小腿抽筋现象消失，予前方6剂。五诊：情绪低落好转，予前方6剂。六诊：指甲扁平粗糙明显好转，予前方6剂。之后，继续以前方治疗20余剂，诸症悉除。随访1年，一切尚好。

按　血虚与心、肝、脾三脏关系最为密切。心主血脉，主神志，患者心烦、心悸、失眠多梦，为血不养心神所致；肝主疏泄，调畅情志，肝藏血，主筋，其华在爪，患者情绪低落、头晕目眩、指甲扁平粗糙、小腿抽筋，为肝血不足，筋脉失养。故辨为心肝血虚证，又因脾胃为气血生化之源，肝病易于传脾，故治疗上心、肝、脾三脏同治。方用酸枣仁汤合当归芍药散，补益心肝，养血安神。药后失眠最先改善，效不更方，随着服药时间的延长，心悸、烦躁、小腿抽筋、情绪低落、指甲粗糙等症状逐一改善。前人有云：有形之血不易速生，故治疗血虚不可操之过急，补血需要时间。

（五）平肝法

经典原文

《金匮要略·中风历节病脉证并治第五》　侯氏黑散：治大风，四肢烦重，心中恶寒不足者。《外台》治风癫。

《金匮要略·中风历节病脉证并治第五》　风引汤：除热瘫痫。

《医学衷中参西录·医方（十二）治内外中风方》　镇肝熄风汤：治内中风证（亦名类中风，即西人所谓脑充血证），其脉弦长有力（即西医所谓血压过高），或上盛下虚，头目时常眩晕，或脑中时常作疼发热，或目胀耳鸣，或心中烦热，或时常嗳气，或肢体渐觉不利，或口眼渐形歪斜，或面色如醉，甚或眩晕，至于颠仆，昏不知人，移时始醒，或醒后不能撤消，精神短少，或肢体痿废，或成偏枯。

临床辨治

平肝法，又称平肝潜阳法，是指运用具有平息肝风、滋阴潜阳功效之药，使过亢之肝阳内潜于里，从而达到阴阳平和的一种治法。适用于肝阳偏亢、肝风上扰证。临床以头痛、眩晕、心神不安、失眠多梦或目胀耳鸣、心中烦热等为主症。以侯氏黑散、天麻钩藤饮、镇肝熄风汤等为代表方。侯氏黑散，方中重用菊花，疏散风热、平抑肝阳；人参、茯苓、白术、干姜温补脾胃，使气血生化有源，气血充则风邪易祛；川芎、当归养血活血，血行风自灭；牡蛎平肝潜阳，黄芩清肝热；矾石排痰除湿，桔梗化痰通络；防风、细辛、桂枝发散风寒，温通经络。天麻钩藤饮，以天麻、钩藤平息肝风，石决明平肝潜阳；川牛膝引血下行，兼益肝肾，合益母草活血利水；杜仲、桑寄生补益肝肾以治本；栀子、黄芩清肝降火，以折其亢阳；佐以夜交藤、茯神宁心安神。镇肝熄风汤，重用怀牛膝以引血下行，折其阳亢并补益肝肾；以代赭石镇肝降逆，合牛膝引气血下行以治其标；龙骨、牡蛎、龟板、白芍益阴潜阳，镇肝息风；玄参、天冬滋阴清热，壮水涵木；肝为刚脏，过用重镇之品以强制，必影响其疏泄调达之性，故以茵陈、川楝子、生麦芽清泻肝热，疏理肝气，以顺肝性。本法临床多用于肝阳上亢所致，以眩晕、头痛、失眠、心烦面赤、耳鸣等为主要表现的高血压、中风先兆、癫痫等疾病。

病案举例

闫咏梅医案：赵某，男，67岁。1个月前无明显诱因出现头晕症状，伴头脑不清晰，全身乏困无力，双脚有踩棉感，偶有头痛、耳鸣、心慌，头晕与体位及颈部活动无关，大便干，颜面潮红，平素急躁易怒。舌红、舌下脉络迂曲、苔黄，脉弦数。血压150/110mmHg。有脑梗死病史2年，平素生活自理。有高血压病史4年，血压最高达160/110mmHg，平素口服马来酸依那普利10mg，每日1次。有高脂血症病史1年。头颅CT示皮质下动脉硬化性脑病。颈部血管B超示动脉粥样硬化。心电图示正常。颈椎五位片及血常规未见明显异常，血脂高于正常值（以胆固醇升高为主）。中医诊断为眩晕，肝阳上亢证。治宜平肝潜阳，清火息风。

方用天麻钩藤饮加减：天麻 12g，钩藤（后下）12g，石决明（先煎）20g，杜仲 10g，川牛膝15g，桑寄生10g，焦栀子10g，黄芩8g，夏枯草10g，丹参30g，生龙骨（先煎）20g，生牡蛎（先煎）20g，磁石（先煎）10g，炙甘草6g。7剂，每日1剂，水煎400ml，分早晚两次空腹温服。

二诊：头晕及头脑不清晰、全身乏困无力等症状均有减轻，双脚踩棉感基本消失，1周来自测血压均在150/100mmHg以下，其余症状及舌脉基本同前。上方中加入生大黄8g，服7剂后头晕诸症消失，血压无波动，情绪平稳，大便正常。

按 本案患者以头晕为主症，伴头痛、耳鸣、心慌，舌红苔黄，脉弦数，平素急躁易怒，为肝郁化火、肝阳上亢所致。患者大便干，颜面潮红，为肝火上炎、火热伤津所致；舌下脉络迂曲为瘀血内阻所致。故病机属肝阳上亢，肝火上炎，兼夹瘀血。治宜平肝潜阳，清火息风，兼以活血化瘀。以天麻钩藤饮为主方平肝潜阳，加生龙骨、生牡蛎、磁石以增加重镇潜阳之功，夏枯草清肝泻火，丹参活血化瘀。其后加生大黄以攻下实热。本案病机以肝阳上亢，肝经火热为主，肝肾阴亏不明显，治疗重在平肝潜阳、清热泻火，天麻钩藤饮契合病机，故而疗效卓著。

（六）清肝法

经典原文

《金匮要略·奔豚气病脉证治第八》 奔豚气上冲胸，腹痛，往来寒热，奔豚汤主之。

《伤寒论》第371条 热利下重者，白头翁汤主之。

《伤寒论》第373条 下利欲饮水者，以有热故也，白头翁汤主之。

《医方集解·泻火之剂第十四》 龙胆泻肝汤：治肝胆经实火湿热，胁痛耳聋，胆溢口苦，筋痿阴汗，阴肿阴痛，白浊溲血。

临床辨治

清肝法，是指运用清肝泻火、清利肝经湿热的药物，使郁而化热向上冲逆的肝火得以清降，或使客于肝经的湿热之邪得以祛除的一种治法。张仲景临床用于治疗肝郁化热的奔豚气及肝经湿热下迫大肠的下利。奔豚汤清肝和脾、平冲降逆，方中甘李根白皮清肝热、降肝气，专治奔豚气；葛根散郁热，黄芩清胆火；芍药、甘草缓急止痛；半夏、生姜和胃降逆；当归、川芎养血调肝。白头翁汤清热燥湿、凉肝止利，方以白头翁为君药，清热解毒，凉肝止利；黄连、黄柏，大苦大寒，清热泻火解毒，且燥湿厚肠止利；秦皮苦寒性涩，清泄肝胆及大肠湿热毒邪，又具收涩止利之效。龙胆泻肝汤清泻肝胆实火，清利肝经湿热，方中龙胆草大苦大寒，两擅其功，既能泻肝胆实火，又能利肝胆湿热；黄芩、栀子苦寒清热，燥湿泻火；木通、泽泻、车前子渗水利湿，泄肝热于水道；当归、生地黄养肝滋阴，合柴胡使肝气调畅，顺应肝体阴而用阳之性；甘草和中益胃，调和诸药。临床常用本法治疗病毒性肝炎、急慢性胆囊炎、胆结石、肝硬化、肋间神经痛、钩端螺旋体病等。

病案举例

邢锡波医案：吕某，男，51岁。夏令因饮食不节，发生痢疾。初起身倦不适，腹部绞痛，里急后重，下利日十数次，排泄之物纯属黏稠紫褐色之血便。小便赤涩，食欲锐减。脉象左关弦长，右脉虚缓。据脉证，此系湿热陷入肠中，为饮食不节所诱起，因以加味白头翁汤与之。

处方：白头翁12g，黄柏10g，黄连3g，秦皮10g，白芍24g，当归15g，甘草6g，木香6g。

此方服2剂后，赤痢已大见轻减，精神转佳，食欲好转，腹痛减轻，次数亦少，而粪便中仅杂以少量暗淡之血色。5剂后，诸症均退，霍然而愈。

按　《金匮要略》所述下利包括泄泻与痢疾。若为热性泄泻，则必见泄下急迫，粪便稀黄臭秽，肛门灼热等。该患者因饮食不节，腹痛，痢下黏稠脓血便，赤多白少，热利与下重并见，当属热性痢疾。诊脉左关弦长，右脉虚缓，可知病由厥阴热毒炽盛，下迫大肠，壅滞气机，蒸腐营血所致，治用白头翁汤清热解毒，凉肝止利，药证相符，故效如桴鼓。

第二节　治　心　法

一、概　　述

治心法是指通过养心复脉、温补心阳、通阳宣痹、安神、醒神等治法恢复心主血脉，心主神明生理功能的一种治法。

心系由心脏、心包、血管、舌及所属经脉五个部分构成。心的生理功能包括心主血脉及心主神志两个部分。

心主血脉是指心气具有推动血液在脉管内运行以营养全身的功能。《素问·五脏生成》曰：“心之合，脉也。”脉为血行的通道，心与脉管相连，血液具有营养全身的功能，血行需赖心气的推动、脉管的约束。因此，心、血、脉三者密不可分，以心气为主导，心气包括心气和心阳两个方面。在病理上，心气不足，心血不充，脉道不畅，可表现为心悸、胸闷、脉结代等。外感寒邪或痰湿内生，导致胸中阳气痹阻，可出现心痛彻背、背痛彻心等。因此，心主血脉功能异常，临床主要采取养心复脉、通阳宣痹、温补心阳等治法。

心主神志，又称心主神明。《素问·灵兰秘典论》曰："心者，君主之官也，神明出焉。"心主神明是指心具有主宰人的精神意识及思维活动的作用。心主神志功能正常，则神志清晰，思维敏捷，精神充沛，睡眠安稳。若心血、心阴不足，心神失养，可见精神萎靡，失眠健忘，或神志不宁，心慌心悸。温热之邪内陷心包，或火热扰神，可出现神昏谵语，甚至狂乱昏迷等。因此，心主神志功能异常，临床主要采取各种安神及醒神治法，如养心安神、养阴安神、开窍醒神等。

《灵枢·本神》指出"心藏脉，脉舍神"。血是精神意识、思维活动的物质基础，因此心主血脉是心主神志的基础，心主血脉功能正常是心主神明的保证。反之，神志又是一切生命活动的主宰，能够对"心主血脉"的功能起到调节和推动作用，两者相互依赖，密不可分。

二、治法分类及临床辨治

（一）养心复脉法

经典原文

《伤寒论》第177条　伤寒脉结代，心动悸，炙甘草汤主之。

临床辨治

养心复脉法是指通过养心血、滋心阴、温心阳、益心气等方法恢复心气推动血脉正常运行，从而维持心的正常生理功能的治法。本法适用于阴阳两虚，心失所养，心气推动无力而导致的心动悸、脉结代等症。治宜养心复脉，代表方为炙甘草汤。炙甘草汤重用生地黄，与阿胶、麦冬、麻仁、大枣养心血、滋心阴，以充血脉；血属阴，阴不得阳不化，故伍以阳性药桂枝、生姜、清酒，通阳复脉；人参既益心气也养阴，与炙甘草、大枣相伍，可补益中焦，以资气血生化之源。诸药合用，阴阳并补，心血得养，心气得充，心脉得复。临床上心血管疾病、甲亢、神经症等引起的各种期前收缩、二联律、心动过速等属心血不足，心气不充等皆可以本法治之。

病案举例

张道亮医案：王某，女，18岁，2003年10月15日初诊。患者心慌、胸闷气短、乏力半年余，症状逐渐加重。诊见心前区闷痛，吸气尤甚，神疲乏力，头昏，舌质淡，苔薄白，脉结代。心电图检查示P-R间期延长（0.24秒），Ⅰ、Ⅱ导联ST段下降，频发室性期前收缩呈二联律，窦性心动过缓（54次/分）。西医诊断为病毒性心肌炎，中医诊断为胸痹、心悸，证属气阴两虚、心气不足，治宜益气养血、滋阴复脉。

处以炙甘草汤加减：炙甘草12g，人参9g，黄芪20g，生地黄15g，桂枝10g，麦冬15g，阿胶10g，麻仁15g，丹参10g，当归12g，赤芍15g，生姜3片，大枣5枚，7剂。

10月23日复诊：心慌、胸闷明显减轻，心电图示二联律消失，心率65次/分，期前收缩7次/分，仍感乏力、气短，脉结代。续服，未闻及期前收缩。嘱继服上药半个月巩固疗效，后复查心电图正常，随访1年，一切正常。

按　本案属气血俱虚之候。气虚而见神疲乏力、胸闷气短，血虚而见头昏、心前区闷痛、舌质淡等症，故治宜益气养血、养心复脉。以炙甘草汤为主方，阴阳并补，气血并调；加黄芪补益肺脾以助心气，当归、赤芍、丹参养血活血而通心脉。诸药合用，使阴血得滋，气虚得复，气血周流，脉道通利而心悸自止。

（二）温通心阳法（见温法）

（三）宣痹通阳法

经典原文

《金匮要略·胸痹心痛短气病脉证治第九》　胸痹之病，喘息咳唾，胸背痛，短气，寸口脉沉而迟，关上小紧数，栝楼薤白白酒汤主之。

《金匮要略·胸痹心痛短气病脉证治第九》　胸痹不得卧，心痛彻背者，栝楼薤白半夏汤主之。

《金匮要略·胸痹心痛短气病脉证治第九》　胸痹心中痞，留气结在胸，胸满，胁下逆抢心，枳实薤白桂枝汤主之；人参汤亦主之。

《金匮要略·胸痹心痛短气病脉证治第九》　胸痹缓急者，薏苡附子散主之。

临床辨治

张仲景认为胸痹的基本病机是“阳微阴弦”，即上焦阳气不足，胸阳不振，阴寒之邪上乘。宣痹通阳法针对“阳微阴弦”的病机，临床以胸闷窒塞、短气、喘息咳唾，甚至心痛彻背、背痛彻心等为主症。治疗上常选用半夏、瓜蒌、薏苡仁等化痰祛湿，枳实、厚朴等行气开结，配伍桂枝、白酒、薤白、附子等振奋心阳，使胸阳得通，痹结得散。代表方如栝楼薤白白酒汤、栝楼薤白半夏汤、枳实薤白桂枝汤、薏苡附子散等。临床上冠状动脉供血不足、心绞痛、心肌梗死、支气管哮喘、肋间神经痛、胸膜疾病等证属阳微阴弦皆可以本法治之。

病案举例

高辉远医案：陈某，男，57岁，1991年11月26日初诊。患冠心病心绞痛2年，每因劳累或阴雨天时，胸骨后闷痛，痛引肩背，心中痞塞，气憋乏力，纳少，舌质暗淡，苔薄白腻，脉沉弦滑。辨证为痰湿阻滞、胸阳不振，治以通阳宣痹，理气化浊。

处以栝楼薤白半夏汤合枳实薤白桂枝汤化裁：瓜蒌15g，薤白10g，法半夏10g，枳壳10g，桂枝8g，茯苓10g，石菖蒲10g，陈皮8g，香附10g，建曲10g。

服6剂药后，精神好转，胸膺憋闷减轻，心绞痛偶发。守方加延胡索10g，连服20剂，胸闷、心痛消失。

按　本案为痰湿痹阻胸阳，血行不畅而发生胸痹胸痛。心中痞塞，气憋，苔白腻，脉沉弦滑，多在阴雨天时发作，为痰湿痹阻之征；痛引肩背，脉弦为痰浊阻遏，属气血运行不畅之候。方选栝楼薤白半夏汤合枳实薤白桂枝汤通阳宣痹，宽胸散结，加茯苓、石菖蒲燥湿化痰、宁心醒神，香附、陈皮、神曲行气开郁、醒脾助运。诸药合用，使痰湿得除，气血得行，胸阳得展，则胸痹心痛消失。

（四）养心安神法

经典原文

《金匮要略·妇人杂病脉证并治第二十二》　妇人脏躁，喜悲伤欲哭，象如神灵所作，数欠伸，甘麦大枣汤主之。

临床辨治

养心安神法是指应用养心阴、补心血的方法，主治阴血亏虚、心神失养引起的心烦失眠、夜寐多梦、心悸、头晕，甚至言行失常、悲伤欲哭、精神恍惚等的一种治法。阴血亏虚当滋阴养血，心神失养当养心安神，常选用淮小麦、柏子仁、酸枣仁等养心宁神，生地黄、当归、红枣等养血安神，麦冬、天冬、玄参等滋养阴液，代表方为甘麦大枣汤、天王补心丹等。临床上更年期综合征、癔病、心脏病、神经衰弱、甲亢，或产后、病后等损伤心阴心血，皆可按本法治之。阴血亏虚，容易出现口渴、面赤、心烦等阴虚火旺证候，临证可适当配伍清心泻火之品，如黄连、莲子心等。若情志抑郁较甚，可配伍合欢皮、郁金、柴胡等疏肝解郁安神之品。

病案举例

岳美中医案：1936 年于某医院，诊一男子，年 30 岁余，中等身材，黄白面色，因患精神病，曾两次去济南精神病院治疗无效而来求诊。查其具有典型的悲伤欲哭，喜笑无常，不时欠伸，状似“巫婆拟神灵”的脏躁证。

遂投以甘麦大枣汤：甘草 9g，整小麦 9g，大枣 5 枚。

药尽 7 剂而愈，追踪 3 年未发。

按　脏躁是张仲景在妇人杂病中所提到的一种以神志异常为主症的疾病，其病机为脏阴亏虚，虚热躁扰，临床多见于妇人，本病虽为男子，但病机一致，故仍投以甘麦大枣汤。

（五）重镇安神法

经典原文

《素问·举痛论》　惊则心无所倚，神无所归，虑无所定，故气乱矣。

《素问·病能论》　帝曰：有病怒狂者，此病安生？岐伯曰：生于阳也。帝曰：阳何以使人狂？岐伯曰：阳气者，因暴折而难决，故善怒也，病名曰阳厥。帝曰：何以知之？岐伯曰：阳明者常动，巨阳少阳不动，不动而动大疾，此其候也。帝曰：治之奈何？岐伯曰：夺其食即已。夫食入于阴，长气于阳，故夺其食即已。使之服以生铁落为饮，夫生铁落者，下气疾也。帝曰：善！

临床辨治

重镇安神法是指应用重镇沉降的金石介壳类药物，治疗心神不安引起的诸多病证。如情志郁怒，气郁化火，或突受惊吓，精神刺激，引起心火独盛，心阳偏亢，而出现心悸、失眠、惊狂、躁扰不安、神志不宁、癫痫发作等心神不安或神志错乱等症状。治疗常以朱砂、磁石、生铁落等为主药，重镇潜降；兼夹火热亢盛，常配伍黄连、石膏等清热降火；兼夹痰浊内扰，常配伍半夏、胆南星、远志、茯苓等涤痰开窍；兼夹阴血不足，心神失养，常配伍生地黄、当归等滋阴养血。代表方如生铁落饮、磁朱丸、朱砂安神丸等。重镇安神法多选用质重沉降的药物，容易妨碍脾胃，治疗时应注意顾护脾胃之气，中病即止。此外金石类药物不宜长期使用，以防重金属中毒。本法多用于实证，临床上精神分裂症、癫痫、神经衰弱、耳鸣等证属心阳偏亢，均可以本法治之。

病案举例

李伯川医案：夏某，女，28岁，1978年4月12日就诊。2个月前患者砍柴回家，突见前面一人被山石打得血肉横飞，夏某因之吓得目瞪口呆，从此日夜心虚胆怯，惊悸恐怖，每夜入睡便噩梦缠绕，白日怔忡不宁，一人不敢进屋。多方服药，不见好转，乃求诊于李老先生。患者精神萎靡，情志不宁，面色发白，舌淡苔薄，脉虚无力。证属惊悸。治拟镇怯安神，

方用磁朱丸加味：龙骨、牡蛎、茯神、党参、磁石（醋煅）各30g，朱砂3g，琥珀（研末分三次吞服）6g。

2剂后，患者心气平和，胆壮神安。但稍事活动后便觉头晕心悸。拟养心安神治之。处方：党参60g，茯苓30g，柏子仁18g，酸枣仁12g，磁石15g，辰砂1g。3剂后完全恢复正常。

按　患者因突然受到外界强烈刺激，以致心神不能内守，心不藏神，神不守舍，而发为神志不宁，惊悸不安。李老审证求因，以磁朱丸重镇安神，加益气养心药，使心气平和，胆壮神安。

（六）清热开窍法

经典原文

《温病条辨·上焦篇》　太阴温病，不可发汗。发汗而汗不出者，必发斑疹，汗出过多者，必神昏谵语。发斑者，化斑汤主之。发疹者，银翘散去豆豉，加细生地、丹皮、大青叶，倍元参主之。禁升麻、柴胡、当归、防风、羌活、白芷、葛根、三春柳。神昏谵语者，清宫汤主之。牛黄丸、紫雪丹、局方至宝丹亦主之。

《温病条辨·上焦篇》　邪入心包，舌謇肢厥，牛黄丸主之，紫雪丹亦主之。

《温病条辨·上焦篇》　温毒神昏谵语者，先与安宫牛黄丸，紫雪丹之属，继以清宫汤。

《温病条辨·上焦篇》　手厥阴暑温，身热不恶寒，精神不了了，时时谵语者，安宫牛黄丸主之，紫雪丹亦主之。

《温病条辨·上焦篇》　小儿暑温，身热，卒然痉厥，名曰暑痫，清营汤主之，亦可少与紫雪丹。

《温病条辨·上焦篇》　湿温邪入心包，神昏肢逆，清宫汤去莲心，麦冬，加银花，赤小豆皮，煎送至宝丹，或紫雪丹亦可。

《温病条辨·上焦篇》　热多昏狂，谵语烦渴，舌赤中黄，脉弱而数，名曰心疟，加减银翘散主之；兼秽，舌浊口气重者，安宫牛黄丸主之。

《温病条辨·中焦篇》　阳明温病，下利谵语，阳明脉实，或滑疾者，小承气汤主之；脉不实者，牛黄丸主之，紫雪丹亦主之。

《温病条辨·中焦篇》　阳明温病，斑疹，温痘，温疮，温毒，发黄，神昏谵语者，安

宫牛黄丸主之。

《温病条辨·中焦篇》 暑温蔓延三焦，舌滑微黄，邪在气分者，三石汤主之；邪气久留，舌绛苔少，热搏血分者，加味清宫汤主之；神识不清，热闭内窍者，先与紫雪丹，再与清宫汤。

《温病条辨·中焦篇》 吸受秽湿，三焦分布，热蒸头胀，身痛呕逆，小便不通，神识昏迷，舌白，渴不多饮，先宜芳香通神利窍，安宫牛黄丸；继用淡渗分消浊湿，茯苓皮汤。

《温病条辨·下焦篇》 暑邪深入少阴消渴者，连梅汤主之；入厥阴麻痹者，连梅汤主之；心热烦躁神迷甚者，先与紫雪丹，再与连梅汤。

临床辨治

温热病邪，内陷心包，或邪热逆传，气血两燔，或痰热内闭，神窍不通，症见高热烦躁、神昏谵语，甚至惊厥、抽搐、唇焦齿燥，伴身热口渴、尿赤便秘，或痰盛气粗、舌红绛、苔黄燥、脉滑数等。治宜清热开窍，常选用清热解毒药如牛黄、黄连、黄芩、山栀等；芳香开窍药如牛黄、麝香、冰片、安息香等；重镇安神药如朱砂、珍珠、琥珀、玳瑁、金箔、银箔等；清营凉血药如犀角、羚羊角、玄参等；舒畅气机药如郁金、沉香、木香、麝香、安息香等，以上几类药协同配合，达到清热开窍的效果，方如温病“三宝”。温病“三宝”包括安宫牛黄丸、紫雪丹、至宝丹，三者均为清热开窍之剂，但临证应用时应注意鉴别。从药性来看，安宫牛黄丸最寒凉，紫雪丹次之，至宝丹再次之。安宫牛黄丸长于清热解毒，开窍醒神，多用于中风急性期，阳闭，症见高热不止、神志昏迷等；紫雪丹长于清热开窍，息风止痉，多用于高热惊厥、手足抽搐等；至宝丹长于芳香开窍，避秽化浊，多用于痰热内闭心包，症见神志昏迷、痰盛气粗等。本法临床常用于脑血管意外、中毒性肝炎、肝昏迷、流脑、乙脑、中毒性细菌性痢疾、小儿惊厥等属热陷心包、神昏窍闭的治疗。

病案举例

龚其恕医案：张某，女，12岁。1983年3月5日因高热入院。诊断：肺炎，经抗生素治疗乏效，第5日请会诊。观呼吸喘促，喉间痰鸣，鼻如煤烟，神昏躁扰，唇焦齿燥，舌绛无苔，口渴饮冷，小便赤，大便结，脉右寸口浮大，左寸细数，身若燔炭，下肢厥冷。乃肺阴将绝之危候。投紫雪丹，以气营两清，清热解毒，透邪息风，镇静开窍。并配合清燥救肺汤服用（加川贝母）。次日病情缓解。第3日复诊，唯头晕，食少，口干，咳嗽，身微热有汗。此气阴两伤，拟竹叶石膏汤加川贝母、五味子，连服2剂而痊愈出院。

按 患者高热入院，邪热内闭心包，引起神昏躁扰，同时伴唇焦齿燥、舌绛无苔、口渴饮冷、小便赤、大便结、身若燔炭等邪热炽盛，热入心包，损伤营分的表现。治疗以紫雪丹清热开窍、透邪息风，配合清肺润燥之品。待神志恢复，病情缓解后，属于温病后期气阴两伤，投以竹叶石膏汤清热益气养阴、清除余邪。

（七）温通开窍法

经典原文

《太平惠民和剂局方·卷之三·治一切气》 苏合香丸：疗传尸骨蒸，殗殜肺痿，疰忤鬼气，卒心痛，霍乱吐利，时气鬼魅，瘴疟，赤白暴利，瘀血月闭，痃癖丁肿，惊痫，鬼忤中人，小儿吐乳，大人狐狸等病。

临床辨治

温通开窍法适用于寒痰秽浊，闭阻气机，蒙蔽清窍，症见猝然昏仆，不省人事，两手握固，牙关紧闭，面色苍白，四肢厥冷，爪甲青紫，口唇发绀，苔白，脉沉等。治宜芳香化浊，温通开窍，药物常选用苏合香、麝香、龙脑、安息香等芳香避秽、开窍醒神，丁香、沉香、檀香、荜茇等温散行气、疏畅三焦，方如苏合香丸。临床上，脑血管意外、心绞痛、癔病性昏厥，或吐泻交作、腹中绞痛等，属寒痰闭阻蒙窍者均可用之。本法多用于寒闭，若热闭神昏，痰热蒙窍，则不可用之。若兼夹内闭外脱，可用人参汤送服。

病案举例

《苏沈良方》医案：予所亲见，尝有淮南监司官谢执方，因呕血甚久，遂奄奄而绝，羸败已久，手足都冷，鼻息皆绝，计无所出，惟研苏合香丸灌之，凡尽半两，遂苏。又予所乘船，有一船工之子，病伤寒日久而死，但心窝尚暖，不忍不与药，弃已不救，试与苏合香丸，灌之四丸乃醒，遂瘥。

按　苏合香丸为温通开窍之剂，多为救急之用，本案两则皆属痰浊痹阻神窍，故以苏合香丸灌之乃愈。

第三节　治脾（胃）法

一、概　　述

治脾（胃）法是主要针对脾胃的受纳、运化、升降、统摄等功能异常而采取的治法。

《素问·六节藏象论》曰："脾、胃、大肠……仓廪之本，荣之居也，名曰器，能化糟粕转味而入出者也……其味甘，其色黄，此至阴之类也，通于土气。"脾胃系统由脾、胃、大肠、小肠、肌肉、唇口及所属经脉构成。脾胃系统病变以脾胃为中心，主要表现在以下几个方面。

生理上，脾与胃以膜相连，同居中焦，互为表里。①脾胃主受纳运化，化生水谷精微。饮食物入于胃之后，经过胃的腐熟、脾的运化转输，将水谷转化为精微物质，内滋五脏六腑，外养四肢百骸，水精四布，五经并行，以维持正常的生理功能。②脾胃为气血生化之源。脾胃化生的水谷精气是血液生成的基本物质，营气与津液皆由脾胃所化，共同构成血的物质基础，同时脾还具有统摄全身血液的功能。③脾为之使，胃为之市，脾胃为气机升降之枢。脾胃同居中焦，脾主升清，胃主降浊，一升一降，成为一身气机升降之枢。

病理上，《素问·太阴阳明论》曰："阳道实，阴道虚……阳受之则入六腑，阴受之则入五脏。""阳道实，阴道虚"高度概括了脾胃病的病理特性。其中"阳"指阳明胃肠，"阴"指太阴脾脏。脾主运化升清，病则水谷精微不能化生，清阳不升，脾气易虚，脾虚生内湿。同时，湿易伤脾，湿胜则脾阳受伤，故病多寒化、虚化，以虚证、寒证多见。脾为后天之本，如脾病则水谷精微无以化生，机体失于濡养，出现虚劳里急、面色萎黄等症；脾运化水谷功能失常，则容易出现腹满、腹胀等症；脾胃阳虚，寒饮内停，则容易出现腹中疼痛、肠鸣亢进等症；脾胃虚寒，脾不统血则出现吐血、衄血、便血等症。胃主受纳降浊，推送糟粕下行外出，病则腑气不通，浊气不降，糟粕不行；且胃为阳腑，易于化热燥结，故病则多从燥化、热化，以实证、热证多见。如胃失和降，胃气上逆，症见呕吐涎沫、干呕、呃逆等；胃热炽盛，迫血妄行，则表现为呕血、衄血等；实热阻滞，胃气痞塞，表现为心下痞闷不舒；湿热阻滞胃肠，表现为下利臭秽、里急后重，甚至出现便脓血等症。

脾为太阴湿土，喜燥而恶湿，得阳气温煦则运化健旺。胃为阳明燥土，喜润而恶燥，胃不仅需要阳气的蒸化，更需要阴液的濡润。在治疗时往往会根据脾胃的特性和功能拟出相关的“顺其性，养其真”的治法，如建中补虚、健脾利水、甘淡实脾、温中化饮、温中止血、温中散寒、温中止呕、清养胃阴、和胃降逆、理气通腑、理气健脾、泻热消痞、温中涩肠、清肠止痢、清热止泻、调和脾胃、治痿独取阳明等。

二、治法分类及临床辨治

（一）建中补虚法

经典原文

《伤寒论》第100条　伤寒，阳脉涩，阴脉弦，法当腹中急痛，先与小建中汤，不差者，小柴胡汤主之。

《伤寒论》第102条　伤寒二三日，心中悸而烦者，小建中汤主之。

《金匮要略·血痹虚劳病脉证并治第六》　虚劳里急，悸，衄，腹中痛，梦失精，四肢酸疼，手足烦热，咽干口燥，小建中汤主之。

《金匮要略·血痹虚劳病脉证并治第六》　虚劳里急，诸不足，黄芪建中汤主之。

《金匮要略·黄疸病脉证并治第十五》　男子黄，小便自利，当与虚劳小建中汤。

《金匮要略·妇人杂病脉证并治第二十二》　妇人腹中痛，小建中汤主之。

临床辨治

建中补虚法，是指由于虚劳久病，中焦虚损，而致营卫失调，气血虚弱，阴阳不相协调，而采取的平补阴阳，建立中气，建中补虚的一种治法。适用于虚劳者，或阳损及阴，或阴损及阳，以致阴阳两虚，出现脘腹拘急疼痛、形寒肢冷、面色萎黄或悸、衄、四肢酸疼、手足烦热、咽干口燥等症。治宜调补阴阳，建中补虚，代表方为小建中汤、黄芪建中汤。方中重用饴糖甘温入脾，温中补虚；桂枝、生姜辛温，合胶饴辛甘化阳，以温养脾阳；芍药味酸，合诸甘药酸甘化阴，以滋脾阴；又用大枣、炙甘草调和中气。气虚偏重者，兼见心悸气短，自汗盗汗，则加黄芪，其性甘温，健脾益气。胃者卫之源，脾者荣之本，中气建则营卫调，诸药合用则阴阳相生，营卫调和，脾胃得健，虚劳得补，故为建中补虚之法。临床上，消化系统疾病、贫血、慢性肝炎等虚弱性疾病可参本法治之。

病案举例

朱丹溪医案：一人于六月投渊取鱼，至秋深雨凉，半夜小腹痛甚，大汗。脉沉弦细实，重取如循刀责责然，医大下紫黑血二升而愈。后因伤食，于酉时复痛，在断腹间，脉和，朱丹溪与小建中汤，一服治之而愈。

按　本案大下后脾胃虚弱，又伤于食，而出现断腹间疼痛的表现，脉和说明并非寒积腹痛，而是饮食不慎复伤已虚之脾胃，脾胃虚损所致的不荣则痛，所以用小建中汤培补中焦、缓急止痛，一服而解。

（二）健脾利水法

经典原文

《金匮要略·痉湿暍病脉证第二》　风湿，脉浮，身重，汗出，恶风者，防己黄芪汤主之。

《金匮要略·水气病脉证并治第十四》　风水，脉浮身重，汗出恶风者，防己黄芪汤主之。

临床辨治

健脾利水法，是指采用健脾助运、利水渗湿的方药治疗脾虚水泛病证的一种治法。适用于脾气虚弱、水湿不化或表虚水停，症见汗出恶风、身肿、脘腹胀满或肢节疼痛、小便不利等。治疗以防己黄芪汤为主方，方中防己祛风胜湿以止痛，黄芪益气补虚而固表，两药相使为用，祛风除湿而不伤正，益气固表而不恋邪，两药一补一泄，益气利水；白术补气健脾祛湿，既助防己祛湿行水之力，又增黄芪益气固表之功；生姜助防己祛风湿，大枣助黄芪、白术补脾气；甘草益气和中，调和诸药。临床上，各种原因引起的水肿，如肾源性水肿、心源性水肿、营养不良性水肿、妊娠水肿等，属脾虚水停者皆可以本法治之。

病案举例

谭日强医案：王某，女，25岁。素患风湿病已月余，肘膝关节肿痛，西医用青霉素、维生素 B_2、阿司匹林等药。关节肿痛减轻，但汗出不止，身重恶风，舌苔白滑，脉浮缓。

选用《金匮要略》防己黄芪汤：防己12g，黄芪12g，白术10g，甘草3g，生姜3片，大枣1枚，加防风10g，桂枝6g，酒芍10g。

按　此案属风湿表虚，水湿留注关节，治宜健脾固表，祛湿利水。其病虽在表，但湿的本源在于脾病不能运化水湿，故以健脾利水治其本，黄芪为表里同治之药，既能健脾益气，又能益气固表，故治以防己黄芪汤。由于患者有汗出恶风、脉浮等营卫不和之证，故加桂枝、酒芍调和营卫，防风祛风除湿。

（三）甘淡实脾法

经典原文

《素问·示从容论》　四支解堕，此脾精之不行也。

《素问·刺法论》　欲令脾实，气无滞饱，无久坐，食无太酸，无食一切生物，宜甘宜淡。

《灵枢·本神》　是故五脏主藏精者也，不可伤，伤则失守而阴虚，阴虚则无气，无气则死矣。

《太平惠民和剂局方·卷之三》　（参苓白术散）治脾胃虚弱，饮食不进，多困少力，中满痞噎，心忪气喘，呕吐泄泻及伤寒咳噫。此药中和不热，久服养气育神，醒脾悦色，顺正辟邪。

临床辨治

甘淡实脾法，是指采用甘淡濡润之品，滋脾益阴，从而达到健脾助运益脾阴的一种治法。适用于脾阴虚、运化无力之证。脾阴，又称脾精，具有运化水谷，滋养四肢百骸，营养五脏六腑的功能。脾阴不足，影响纳运，临床可见气短乏力、不思饮食、形体消瘦、面色萎黄、胸脘痞闷、饮食不化、大便干结、便溏不爽或先干后溏。治宜甘淡，滋而不腻，补而不燥，恢复脾的运化功能。张仲景十分重视滋养脾阴，如薯蓣丸中重用薯蓣，滋补脾精；大半夏汤中用人参、白蜜，补脾生津润燥等。《太平惠民和剂局方》中参苓白术散亦为甘淡实脾的代表方，方中以四君子汤补气健脾为主，而山药、莲子肉、扁豆、薏苡仁渗湿而健脾阴。临床上，凡各种呕吐、泄泻、小儿厌食、消化不良等属脾阴不足者皆可治之。

病案举例

张灿玾医案：高某，男，婴儿。始患泄泻，治无效，复来济南住某医院，用西法治疗，数日后仍无效，遂求诊。患者系未满周岁之婴儿，尚在哺乳期，大便稀溏，次数较多，稀便中夹杂未消化之食物残渣及乳瓣，体质较弱，精神不振，舌红苔薄白，脉沉细。

选用参苓白术散加鸡内金：党参 10g，白术 10g，茯苓 10g，白扁豆 10g，砂仁 6g，山药 10g，莲子 10g，桔梗 6g，鸡内金 10g，甘草 3g。水煎分多次适量温服。

后不久，电话告知，服上方效甚佳，服初剂泻即减，连服数剂即愈。

按 此当系素体较弱，平日之茹食调节失当而损及脾胃，致胃肠运化功能不足，水食之分化功能失调，引发泄泻。体质较弱，精神不振，舌红苔薄白，脉沉细，为气阴两虚之证，治当甘淡平和之剂，以健脾益气，滋养脾精，佐以消导之药，以化其瘀滞，则不必止泻，泻可止矣。

（四）温中化饮法

经典原文

《金匮要略·痰饮咳嗽病脉证并治第十二》 病痰饮者，当以温药和之。

《金匮要略·痰饮咳嗽病脉证并治第十二》 心下有痰饮，胸胁支满，目眩，苓桂术甘汤主之。

《金匮要略·痰饮咳嗽病脉证并治第十二》 夫短气，有微饮，当从小便去之，苓桂术甘汤主之；肾气丸亦主之。

《伤寒论》第 67 条 伤寒，若吐，若下后，心下逆满，气上冲胸，起则头眩，脉沉紧，发汗则动经，身为振振摇者，茯苓桂枝白术甘草汤主之。

临床辨治

温中化饮法，是指以温振脾胃阳气，消除中焦痰饮为主要作用的一种治疗方法。适用于脾胃阳气不振、水饮停于中焦的病证。临床表现为胸胁支满，目眩，心悸，肠鸣沥沥，或短气而咳，口渴不喜饮，饮后即吐，小便不利，脘腹有寒冷感。治疗上以苓桂术甘汤为主方，方中以茯苓淡渗利水，化饮降浊，为治饮病要药。饮邪属阴，非温不化，正如《金匮要略·痰饮咳嗽病脉证并治第十二》云：“病痰饮者，当以温药和之。”遂以桂枝辛温通阳，振奋阳气以涤饮邪，两药相合，一利一温，温阳化饮降逆；白术甘苦温，健脾燥湿，甘草和中益气，两药相伍，培土制水。诸药合用，温阳蠲饮，健脾利水。本法临床常用于治疗水饮内停引起的诸多证候，如心悸、眩晕、胸闷、咳嗽等。

病案举例

郑启仲医案：患者，女，60 岁。反复咳嗽 50 余年。2009 年 1 月 10 日初诊。患者 8 岁时患“百日咳”后出现咳嗽迁延不愈，经多方治疗不效。诊见咳嗽，呈阵发性干咳，遇冷则重，有时咳吐白色清稀痰，自诉背部有一处如手掌大寒凉，冬季或受凉后明显，经暖水袋暖之不热，纳可，二便可。舌略暗苔腻，脉沉细。西医诊断：老年慢性支气管炎。中医诊断：咳嗽；辨证：寒痰内阻，肺气不宣。治法：温化寒饮，温肺止咳。

方药：茯苓 40g，桂枝 15g，白术 30g，甘草 10g，3 剂，每日 1 剂，水煎分 2 次服。

二诊（1 月 13 日）：服上方后，咳嗽较前明显减轻，背部寒冷也较前好转。治疗有效，守方再进 7 剂。后仿冬病夏治之法，嘱夏季三伏天连用 30 剂。1 年后咳嗽几已消失，背部不复寒凉。

按　本患者幼年罹患百日咳未愈，加之不重调养，遂留咳嗽顽疾，甚则夜不能寐。患者自诉背部有一处如手掌大寒凉，为留饮久积所致。咳嗽，遇冷则重，有时咳吐白色清稀痰，舌略暗苔腻，脉沉细，辨证为寒饮内停。故治疗上遵“病痰饮者，当以温药和之”，以苓桂术甘汤温化寒饮，方证对应，故收效甚宏。

（五）温中止血法（见温法）

（六）温中散寒法（见温法）

（七）温中止呕法（见温法）

（八）清养胃阴法

经典原文

《金匮要略·肺痿肺痈咳嗽上气病脉证并治第七》　大逆上气，咽喉不利，止逆下气者，麦门冬汤主之。

《温病条辨·上焦篇》　燥伤肺胃阴分，或热或咳者，沙参麦冬汤主之。

《温病条辨·中焦篇》　阳明温病，下后汗出，当复其阴，益胃汤主之。

临床辨治

清养胃阴法，是指采用甘寒濡润之品，养阴生津，使胃阴得养、津液得复、虚火自敛的一种治法。适用于胃阴亏虚、胃失和降而出现胃脘疼痛、嘈杂、灼热、口干、干呕呃逆、舌红苔少等症。胃为水谷之海，能够滋养五脏六腑，胃阴与肺阴关系密切，临床上肺阴亏虚，出现咳嗽、干咳、咽喉不利等，亦可通过清养胃阴、培土生金治疗，张仲景麦门冬汤即是代表方。叶天士重视胃阴，治疗上多用甘平或甘凉濡润之品，在张仲景麦门冬汤基础上，创益胃汤、沙参麦冬汤等滋养胃阴，以恢复胃的通降之功。常用生地黄、沙参、麦冬、知母、石斛、玉竹、白扁豆等甘润之品。本法临床多用于治疗胃阴不足或肺胃阴伤引起的咳嗽、胃脘不适、疼痛嘈杂、干呕等。

病案举例

叶天士医案：徐四一，肺痿，频吐涎沫，食物不下，并不渴饮，岂是实火，津液荡尽，二便日少，宗仲景甘药理胃，乃虚则补母，仍佐宣通脘间之扞格。人参，麦冬，熟地黄，半夏，生甘草，白粳米，南枣肉。

按 本案患者以频吐涎沫为主症，故诊为肺痿，以其不渴饮，二便日少，食物不下，而知绝非实火，乃津液枯竭，脾胃气弱之证，虚则补其母，故投麦门冬汤化裁以滋阴降逆，培土生金。

（九）和胃降逆法

经典原文

《伤寒论》第 161 条　伤寒发汗，若吐，若下，解后，心下痞硬，噫气不除者，旋覆代赭汤主之。

《金匮要略·痰饮咳嗽病脉证并治第十二》　呕家本渴，渴者为欲解，今反不渴，心下有支饮故也，小半夏汤主之。

《金匮要略·黄疸病脉证并治第十五》　黄疸病，小便色不变，欲自利，腹满而喘，不可除热，热除必哕。哕者，小半夏汤主之。

《金匮要略·呕吐哕下利病脉证治第十七》　诸呕吐，谷不得下者，小半夏汤主之。

《金匮要略·呕吐哕下利病脉证治第十七》　胃反呕吐者，大半夏汤主之。

《金匮要略·呕吐哕下利病脉证治第十七》　干呕，哕，若手足厥者，橘皮汤主之。

《金匮要略·呕吐哕下利病脉证治第十七》　哕逆者，橘皮竹茹汤主之。

《金匮要略·呕吐哕下利病脉证治第十七》　干呕，吐逆，吐涎沫，半夏干姜散主之。

《金匮要略·呕吐哕下利病脉证治第十七》　病人胸中似喘不喘，似呕不呕，似哕不哕，彻心中愦愦然无奈者，生姜半夏汤主之。

《金匮要略·妇人妊娠病脉证并治第二十》　妊娠，呕吐不止，干姜人参半夏丸主之。

临床辨治

胃主受纳，以通降为顺，外邪犯胃或情志不舒，肝气犯胃或痰饮停胃，均可导致胃失和降，胃气上逆，出现呕吐、干呕、呃逆、嗳气等症，治以降逆和胃，使胃气通降，呕止逆除。和胃降逆法是指应用疏肝和胃、清热和胃、和胃化痰、化饮降逆等方法，使胃气得和，呕逆得止。运用和胃降逆法需审证求因，辨别寒热。若因肝气犯胃，嗳气不除者，予旋覆代赭汤疏肝和胃，降逆化痰；若因寒邪阻滞，伴手足逆冷，予橘皮汤散寒理气，和胃降逆；寒饮停胃，胃气上逆者，则予小半夏汤、生姜半夏汤化饮降逆；若属胃虚而兼夹热邪，予橘皮竹茹汤补胃虚、清胃热、止呕逆。临床上，本法广泛应用于各种原因引起的胃气上逆证，如消化系统疾病见恶心、呕吐、呃逆，慢性肝炎、慢性肾炎导致的呕吐，妊娠呕吐等。

病案举例

王孟英医案：予素患噫气，凡体稍不适，其病即至，既响且多，势不可遏，戊子冬发之最甚，苦不可言。孟英曰，此阳气式微，而浊阴上逆也，先服理中汤一剂，随以旋覆代赭汤投之，遂愈。嗣后每发，如法服之，辄效。后来发亦渐轻，今已不甚发矣。予闻孟英常云，此仲圣妙方，药极平淡，奈世人畏不敢用，殊可陋也。

按 噫气冬发最甚，为阳气不足，浊阴上逆所致，方用理中汤扶胃阳以固其本，旋覆代赭汤疏肝降逆，和胃化痰，寒去胃和则愈。

（十）理气通腑法

经典原文

《金匮要略·腹满寒疝宿食病脉证治第十》 痛而闭者，厚朴三物汤主之。

《金匮要略·痰饮咳嗽病脉证并治第十二》 支饮胸满者，厚朴大黄汤主之。

临床辨治

理气通腑法是指应用行气除满、泻热通腑的药物治疗气滞内结，腑气不通引起的腹部胀满、疼痛，伴大便不通等症的一种治法。气滞不行，实热内结，症见脘腹胀满疼痛，伴大便秘结不通。患者以痞满胀痛为主，腹胀，甚至胸满。胀重于积，治宜行气除满，通便泻热，以厚朴三物汤、厚朴大黄汤为代表方。方中重用厚朴为君，配以枳实，苦辛而温，行气消痞除满；大黄苦寒泻下。临床应用此法须与小承气汤鉴别，两者药物组成相同，但小承气汤积滞与气滞并重；本法以厚朴为君，重在理气消胀。本法临床主要用于治疗以脘腹部痞满胀痛，伴便秘为主症，病属实热内蕴胃肠、气滞重于积滞的疾病，如消化不良、不完全性肠梗阻、十二指肠壅积症等。

病案举例

毛进军医案：吴某，男，56岁，2012年9月18日初诊。主诉：腹痛、腹胀伴大便难3天。病史：3天前，患者突发腹痛腹胀，以“腹痛7小时”收入我院外科住院治疗，经腹部X线片等检查诊断为不完全性肠梗阻。给予禁食水、胃肠减压、静脉滴注抗生素、补液等措施治疗，仍然出现阵发性腹痛，请中医会诊。刻诊：面色晦暗，痛苦面容，脐周持续性疼痛，阵发性加剧。腹胀明显，无恶寒发热，恶心但无呕吐，口不苦，口干，口渴。肛门可排出少量气体，但不排大便，小便黄。舌淡暗，苔黄腻，脉沉弦略数。

处以厚朴三物汤：厚朴60g，生大黄（后下）30g，枳壳40g。2剂，每日1剂，水煎取汁300ml，分3次胃管注入。

第二次注药后不久，患者感到腹内胀痛次数比以前频繁，但没有加剧，接着频繁矢气。再继续注药，排出干稀不等伴黏液样便4次，腹部通畅，疼痛大减。鉴于患者大便已经通畅，嘱第二剂药停服。

按 患者以腹痛腹胀为主症，伴口干渴，小便黄，大便不通，苔黄腻，脉沉弦，辨证为气滞不通，腑实内结。以气滞为主，故治以厚朴三物汤理气通腑，重用厚朴，改枳实为枳壳增加理气之功，由于患者目前禁食水，以胃管直接注入，直达病所。全方药简量大力专，一剂而下，二剂停服，中病即止。

（十一）理气健脾法

经典原文

《伤寒论》第66条　发汗后，腹胀满者，厚朴生姜半夏甘草人参汤主之。

《金匮要略·水气病脉证并治第十四》　心下坚大如盘，边如旋盘，水饮所作，枳术汤主之。

临床辨治

理气健脾法是指采用理气药如厚朴、枳实等，配合健脾药如白术、人参等，治疗脾虚气滞引起的以脘腹部胀满为主症的病证的一种治法。发汗、误下、饮食不节等各种原因造成的脾气虚而不运，多兼运化水湿失职，气滞水湿互结于心下、脘腹，导致腹部胀满，病属虚实夹杂，本虚标实。治宜标本兼顾，理气消胀以治其标，健脾益气以治其本，代表方如厚朴生姜半夏甘草人参汤、枳术汤。选用厚朴、枳实等理气除满，半夏、生姜燥湿降逆，辛开苦降，以复脾胃升降之职；人参、白术、甘草等益气健脾，以复脾胃运化之功，标本兼治。本法临床广泛应用于脾虚气滞所致的疾病，如消化系统功能障碍引起的胃脘胀满等。

病案举例

李琼医案：李某，女，45岁，1995年8月20日初诊。上腹部胀满不适3年余，饥饿、饱餐后均不舒服，每年夏秋季加重，晚上胀满不适更甚，以致晚餐不能食，伴倦怠乏力，胃部隐隐作痛，面色萎黄，舌质淡，苔薄白，脉沉缓。胃镜检查示慢性萎缩性胃炎。B超显示肝胆未见异常。

处以厚朴生姜半夏甘草人参汤化裁：厚朴15g，法半夏12g，党参12g，怀山药15g，炙甘草6g，生姜8g。每日1剂，水煎服。

上方服6剂后，患者腹胀满明显减轻，继服10剂，临床症状全消。嘱再服香砂六君子丸1个月。后胃镜检查显示胃黏膜大部为橘红色，仅胃窦部尚有轻度充血，病获临床治愈。

按　患者以腹部胀满为主症，病程3年余，胀满不减，当辨虚实。结合倦怠乏力，面色萎黄，夏秋及夜间加剧，脉沉缓，辨证为脾胃虚弱，气滞不运。治疗以厚朴生姜半夏甘草人参汤理气消胀，健脾益气，加怀山药补益脾精。16剂后症状完全消失，然病程较长，脾虚深痼，不巩固疗效，恐其复发，故以香砂六君子丸理气健脾善后，终获全功。

（十二）泻热消痞法（见清法）

（十三）温中涩肠法

经典原文

《金匮要略·呕吐哕下利病脉证治第十七》　下利便脓血者，桃花汤主之。

《伤寒论》第306条　少阴病，下利便脓血者，桃花汤主之。

《伤寒论》第307条　少阴病，二三日至四五日，腹痛，小便不利，下利不止，便脓血者，桃花汤主之。

《伤寒论》第159条　伤寒，服汤药，下利不止，心下痞硬，服泻心汤已，复以他药下之，利不止，医以理中与之，利益甚。理中者，理中焦，此利在下焦，赤石脂禹余粮汤主之。复不止者，当利其小便。

临床辨治

温中涩肠法，是指采用温补中阳，涩肠固脱的方法，使中焦阳虚得补，胃肠寒湿得除，同时兼以涩肠，标本兼治，则泻利自止的一种治法。适用于中焦虚寒，久利不愈，或滑脱不禁之证。临床主症为下利不止，或滑脱不禁，便脓血，色暗，腹痛喜温喜按，纳少神疲，舌淡苔白，脉沉迟或微细。治宜温中涩肠，代表方为桃花汤，赤石脂色如桃花，性温，味酸涩，温中涩肠固脱；干姜温中散寒；粳米益气和胃。若泻痢日久，滑脱不禁者，则以赤石脂禹余粮汤主之。本法临床多用于慢性细菌性痢疾、阿米巴痢疾、溃疡性结肠炎等属虚寒泻痢的治疗。

病案举例

叶天士医案：某，脉微细，肢厥，下痢无度。吴茱萸汤但能止痛，仍不进食。此阳败阴浊，腹气欲绝，用桃花汤，赤石脂、干姜、白粳米。

按　病证以下痢无度为主，见有脉微细、肢厥，属阳虚寒凝之证，医以吴茱萸汤治之，温经散寒为主，故服后但能止腹痛，对下痢无益。桃花汤则以赤石脂、干姜为君臣，是以固涩为主，意在固涩滑脱，同时兼以温中散寒，标本兼治。本案下痢无度，非固涩之剂难以取效，故投之立应。

（十四）清肠止痢法（见清法）

（十五）清热止泻法（见清法）

（十六）调和脾胃法（见和法）

（十七）治痿独取阳明法

经典原文

《素问·痿论》　帝曰：如夫子言可矣。论言治痿者，独取阳明何也？岐伯曰：阳明者五脏六腑之海，主润宗筋，宗筋主束骨而利机关也。冲脉者，经脉之海也，主渗灌溪谷，与阳明合于宗筋，阴阳揔宗筋之会，会于气街，而阳明为之长，皆属于带脉，而络于督脉。故阳明虚，则宗筋纵，带脉不引，故足痿不用也。

临床辨治

“痿”是指肢体筋脉弛缓、软弱无力，甚至痿废不用的病证，多见于下肢痿弱不用；多由脾失健运，化源不足，精气津液亏虚，或湿热蕴结，筋脉失养所致。治痿独取阳明，“阳明”强调脾胃在治疗痿证中的作用。脾胃虚弱，气血津精化生不足，肌肉筋脉失养，肢体痿废不用。因此，临床对于痿证，除针灸取阳明经穴外，多以补益脾胃、滋其化源，或清热利湿、养阴生津之法治之，常用方药如补中益气汤、益胃汤等。治痿独取阳明，强调了脾胃在治疗痿证中的重要作用，但绝非固守脾胃，若兼夹肝肾虚损，可适当培补肝肾。本法临床多用于治疗重症肌无力、进行性肌萎缩、脊髓灰质炎等病证。

病案举例

段竹联医案：张某，女，15 岁，学生，1998 年 3 月 6 日于门诊救治。周身乏力 1 年，伴双眼睑下垂。于 1 年前无明显诱因全身乏力，晨轻，下午加重，2 个月后双眼睑下垂，继之咀嚼无力，胸闷气短，吞咽食物正常。于多处医院确诊为“重症肌无力（全身型）”，给予溴吡斯的明 45mg，口服，每日 3 次；泼尼松 5mg，口服，每日 1 次，症状减轻，但药减量症状即加重，既往体健。诊见周身乏力，精神不振，面色不华，唇色淡，双眼睑下垂，咀嚼无力，胸闷气短，舌质淡红，苔白，脉沉迟无力。

处以补中益气汤合金匮肾气丸加减：炙黄芪 20g，西洋参（另炖）4g，白术 6g，升麻 15g，柴胡 10g，山萸肉 10g，牡丹皮 6g，熟附子（久煎）6g，陈皮 6g，杜仲 15g，五味子 10g，穿山甲 3g，生龙牡各 10g，石决明 10g，青葙子 9g，炙甘草 6g，炒六曲 10g，山药 10g，枸杞子 12g，当归 10g，大枣 10 枚。每日 1 剂，水煎早晚分服。配合针灸治疗。

在服中药及针灸治疗的同时，逐渐减少溴吡斯的明及泼尼松后，症状完全消失能正常上学。嘱其注意休息，预防感冒，避免精神紧张。随访一年半，未见复发。

按 重症肌无力属中医“痿证”范畴，治痿独取阳明，痿证与脾胃虚弱密切相关，脾胃为后天之本、气血生化之源，脾虚下陷，中气不足，可见下睑下垂，肌肉痿软无力。肾为先天之本，先后天在生理上相互资生，病理上相互影响。本案患者由脾肾虚损所致，故治疗上以补益脾肾为关键。以补中益气汤健脾益气，升阳举陷；金匮肾气丸温肾化气，滋养先天；同时配合滋养阴血、平肝潜阳、活血通络之品，配合针灸治疗，标本兼治，先后天并补，使筋脉得养，皮毛得滋，机体强壮，诸症消失。

第四节 治 肺 法

一、概 述

治肺法，是主要针对肺主气、司呼吸、宣发、肃降等生理功能失常而采取的一类治法，主要包括宣肺法、泻肺法、清肺法、润肺法、温肺法、敛肺法、止咳法、治喘法等。

肺主气，司呼吸，外合皮毛，开窍于鼻，咽喉为其门户。肺主呼吸之气，维持人体与外界进行正常的气体交换，肺的功能正常，则气道通畅，呼吸调匀。肺主一身之气，参与气的生成与运行。肺的一切生理功能都是通过肺的宣发和肃降来实现的。肺气宣发，能够将津液和卫气布散全身，外达皮毛以发挥充皮肤、肥腠理、司开阖的作用。肺气肃降，能够使津液和精微下布，下达肾和膀胱，发挥通调水道的功能。

肺居高位，有华盖之称。外邪侵袭人体，多从皮毛、口鼻而入，肺合皮毛，司呼吸，故外邪最易侵犯肺卫。肺主治节，治理和调节全身气机的升降出入，以及津液的运行、输布、排泄，在内伤疾病中，脏腑功能失调引起的津液输布障碍或气机升降失常，都会影响到肺功能的正常发挥。

肺的病变以气机宣降和津液输布失常为基本病理，临床表现以咳、喘、痰为主症。治肺法主要根据肺脏功能盛衰及津气运行输布状态而确立相应的治法。如虚证应补肺气或养阴润燥，以补其不足；实证宜宣降肺气，疏通津气，或宣肺，或泻肺；虚实互见，则补泻并行。外邪侵袭，宜宣肺达表；寒饮郁肺，宜温肺散寒；肺气不敛，咳嗽气逆，宜敛肺肃肺等。治肺的同时应注意脏腑之间相互依存，相互影响的关系，如《素问·咳论》所言“五脏六腑皆令人咳，非独肺也”。在津液的运行输布上，肺与脾关系密切；在气机的升降运动上，肺与肝、肾关系密切；在血液的运行上，肺有助于心行血之功能的正常发挥。

二、治法分类及临床辨治

（一）宣肺法

经典原文

《伤寒论》第35条　太阳病，头痛发热，身疼腰痛，骨节疼痛，恶风无汗而喘者，麻黄汤主之。

《伤寒论》第36条　太阳与阳明合病，喘而胸满者，不可下，宜麻黄汤。

《伤寒论》第40条　伤寒表不解，心下有水气，干呕发热而咳，或渴，或利，或噎，或小便不利、少腹满，或喘者，小青龙汤主之。

《伤寒论》第41条　伤寒心下有水气，咳而微喘，发热不渴。服汤已渴者，此寒去欲解也，小青龙汤主之。

《伤寒论》第235条　阳明病，脉浮，无汗而喘者，发汗则愈，宜麻黄汤。

《金匮要略·肺痿肺痈咳嗽上气病脉证并治第七》　咳而上气，喉中水鸡声，射干麻黄汤主之。

《金匮要略·水气病脉证并治第十四》　风水恶风，一身悉肿，脉浮不渴，续自汗出，无大热，越婢汤主之。

临床辨治

肺主宣发，外合皮毛，当风寒等邪气侵袭卫表，肺气通过宣发作用布散卫气、津液于体表，发挥抵御外邪、开阖汗孔、调节体温、润泽肌肤等功能。肺气失宣，卫气津液失布，临床可见恶寒发热、无汗、肢体浮肿、鼻塞、咳喘等症，治宜宣肺发表，以达到疏散表邪、止咳平喘、祛湿消肿等功能。风寒袭表，治以麻黄汤宣肺解表；若风寒兼夹水饮侵袭，则以射干麻黄汤、小青龙汤等宣肺化饮止咳；若风邪外袭，饮郁肌表成为风水，则以越婢汤宣肺行水消肿。宣肺法用药多为发散轻清之品，风寒袭肺，多选用麻黄、桂枝、杏仁、生姜等辛温宣肺，如麻黄汤、小青龙汤等；外感风热，则以金银花、连翘、薄荷等轻清宣达，如银翘散、桑菊饮等。临床上，病位偏于表、偏于上，病机属肺气不宣的疾病，如病毒性感冒、急性支气管炎、支气管哮喘等皆可以本法治之。

病案举例

万勇医案：王某，男，63岁，1997年11月3日初诊。患者1周前因受凉引起咳嗽，咳痰，痰多呈泡沫状，喘息气短。查体：T36.7ºC，咽充血，双肺满布哮鸣音，双肺底可闻及散在细小湿啰音，舌苔白滑，脉弦紧。胸透视：双肺纹理增粗紊乱。血 WBC 7.1×10^9/L，N 0.65，L 0.33。中医辨证属风寒犯肺，闭阻气机。

处以小青龙汤加减：麻黄、五味子、甘草、干姜各 9g，细辛 3g，陈皮、白芍各 12g，半夏、桂枝、葶苈子各 10g。

4 剂后，咳嗽、喘气明显减轻。肺部可闻及少许痰鸣音。上方去葶苈子，服 3 剂后，咳嗽症状与肺部体征均消失。

按 本案乃风寒犯肺、水饮内停之证。风寒侵袭肺卫，肺气失宣，症见咳嗽、咳痰、脉弦紧等。处方以小青龙汤宣肺解表，温化水饮，并加葶苈子泻肺祛痰，陈皮理气化痰。诸药合用，共奏辛温宣肺、解表化饮之功。

（二）泻肺法

经典原文

《金匮要略·肺痿肺痈咳嗽上气病脉证并治第七》 肺痈，喘不得卧，葶苈大枣泻肺汤主之。

《金匮要略·肺痿肺痈咳嗽上气病脉证并治第七》 肺痈胸满胀，一身面目浮肿，鼻塞清涕出，不闻香臭酸辛，咳逆上气，喘鸣迫塞，葶苈大枣泻肺汤主之。

《金匮要略·痰饮咳嗽病脉证并治第十二》 支饮不得息，葶苈大枣泻肺汤主之。

临床辨治

泻肺法是指应用泻肺气、祛水饮等方法治疗实邪壅滞于肺的一种治法。痰浊水饮阻滞于肺，肺气壅滞，可见胸部胀满不能平卧；肺失宣降，可见咳逆上气，喘鸣迫塞；肺气闭郁，鼻窍不通，可见鼻塞清涕出，不闻香臭酸辛；肺失通调，津液输布失常，可见一身面目浮肿。治疗当泻肺气、逐痰水，方用葶苈大枣泻肺汤。葶苈子辛苦、大寒，辛寒下泄，药力峻猛，能够开泻肺气，泻热逐水；大枣安中护胃，缓和药性。钱乙所创治小儿肺盛气急喘嗽的泻白散，亦是泻肺法的代表方，方中主药桑白皮甘寒，药力较为缓和，具有泻肺平喘之功。临床上，支气管炎、肺炎、胸膜炎、胸腔积液等以痰饮邪热迫肺为基本病机者，可按本法治之。

病案举例

何任医案：患者，男，58 岁，1996 年 11 月 20 日初诊。自诉患慢性支气管炎已多年，咳嗽，每年入冬即开始咳嗽喘息，甚则夜间不能平卧，喉间痰鸣，痰如稀涎，胸背作冷，四肢不温，胃纳不展，大便偏溏，苔白清，脉弦滑。证属饮邪阻肺、气机不利，宜温阳祛饮。

处以葶苈大枣泻肺汤与苓桂术甘汤化裁：桂枝 10g，茯苓 30g，白术 20g，炙甘草 10g，葶苈子 15g，大枣 30g，姜半夏 10g，苏子 10g，淡附片 10g，白芥子 6g，炒谷麦芽各 30g，橘络 10g，丝瓜络 10g，5 剂。

复诊：上方服后，气喘渐平，夜能平卧，背寒已减。另加服金匮肾气丸每日 2 次，每次 10g 吞服。7 剂服完，哮喘基本缓解，咳嗽已少。续以金匮肾气丸温补肾阳巩固治疗。

按 哮喘的治疗分发作期与缓解期，发作期急则治其标，以泻肺平喘为主，本案病属痰饮闭肺，阳气被遏，治疗以葶苈大枣泻肺汤与苓桂术甘汤化裁泻肺平喘，温阳祛饮。服后气喘渐平，加服金匮肾气丸益肾平喘以固本。

（三）清肺法

经典原文

《金匮要略·肺痿肺痈咳嗽上气病脉证并治第七》　《千金》苇茎汤：治咳有微热，烦满，胸中甲错，是为肺痈。

《金匮要略·肺痿肺痈咳嗽上气病脉证并治第七》　咳而胸满，振寒脉数，咽干不渴，时出浊唾腥臭，久久吐脓如米粥者，为肺痈，桔梗汤主之。

临床辨治

清肺法是指应用清肺解毒、化痰排脓等方法治疗痰热壅肺，或热盛肉腐酿脓形成肺痈等病证的一种治法。邪热犯肺，炼液成痰，痰热互结，肺失宣降，可见咳嗽、发热、咳吐黄痰、口干喜饮、舌红苔黄或黄腻、脉滑等，治宜清热化痰，方用《千金》苇茎汤、清金化痰汤等。若热盛肉腐酿脓，可见胸痛、咳吐腥臭脓痰，治宜清肺解毒排脓，方如桔梗汤。《千金》苇茎汤临床应用广泛，无论肺痈酿脓或成脓，均可用之，酿脓期热毒炽盛，可酌加黄芩、蒲公英、金银花等清热解毒之品；溃脓期咳吐腥臭脓痰，可酌加桔梗、贝母、鱼腥草等清热排脓之品。临床上，急性支气管炎、肺炎、鼻炎等属痰热壅肺者，均可用之。

病案举例

岳美中医案：张某，男，40 余岁。现病史：吐脓血 3 个月后入某医院，住院 2 个月无效果而出院，请中医治疗。诊其脉，右寸虚数；问其症状，口燥咽干，胸胁隐痛，二便赤涩，咳腥臭脓血痰；验其痰，置水中则沉，以双箸挑之，断为两段。诊为肺痈无疑。古人治肺痈，初起时用桔梗汤，此症历时既久，恐轻剂不能胜任；日久病重，用桔梗白散，又肺脉虚数，恐峻剂伤正。再三考虑，乃取《千金》苇茎汤，因它具有重不伤峻、缓不偏懈的优点。

处方：鲜苇茎（取在土中直上之茎，去软皮及节）30g，瓜瓣（即甜瓜子）15g，桃仁（去皮带尖）9g，薏苡仁 24g。水 5 盅，先煮苇茎，去渣，取 3 盅，再入诸药，煮成 2 盅，分服。先服 10 剂。

二诊：药后口燥咽干减轻，二便稍清畅，吐臭脓血如故。嘱再服原方药 10 剂。三诊：脉数稍减，胸隐痛吐臭痰如故。加强药力，以祛毒、排痰、补肺：川贝母 12g，金银花 9g，桔梗 3g，薏苡仁 15g，白及 3g，陈皮 3g，甘草 3g，甜葶苈 3g，生姜 1 片。嘱服 7 剂，观效果如何。四诊：前方服 5 剂后，患者即来云：药后不仅无效，且证情急剧转重，胸部烦懑，臭痰加多，脉亦增数，是药不对证，故有这种现象，仍改用苇茎汤，服 10 剂。五诊：诸症又随药转轻，吐痰臭味几无。因嘱长期服苇茎汤，若逐步见好，则无须频诊。六诊：月余后，胸部畅适，痰基本无臭味。嘱再服 5～10 剂，以巩固疗效。半年后追访，情况良好。

按　本案患者患肺痈，病属毒热壅滞于肺，热盛肉腐而溃脓，治宜清肺解毒排脓，一诊服苇茎汤 10 剂后见效较慢，医者改变治疗思路，以祛毒排痰补肺为主，药不对证而病情加重，仍予苇茎汤，方才逐渐转轻，嘱长期服用达月余，患者情况良好，足见苇茎汤具有重不伤峻、缓不偏懈的优点。

（四）润肺法

经典原文

《素问·至真要大论》 燥者润之。

《金匮要略·肺痿肺痈咳嗽上气病脉证并治第七》 大逆上气，咽喉不利，止逆下气者，麦门冬汤主之。

《温病条辨·上焦篇》 秋感燥气，右脉数大，伤手太阴气分者，桑杏汤主之。

《温病条辨·上焦篇》 燥伤肺胃阴分，或热或咳者，沙参麦冬汤主之。

《温病条辨·上焦篇》 诸气膹郁，诸痿喘呕之因于燥者，喻氏清燥救肺汤主之。

临床辨治

润肺法是指应用清宣润燥、滋阴润肺等方法治疗肺津不足、肺阴方耗病证的一种治法。清宣润燥法适用于温燥伤肺，症见发热、干咳、无痰，或痰少而黏、口鼻干燥、舌红苔薄、脉细数等，方用桑杏汤；若温燥伤肺程度进一步加剧，出现津气两伤，治宜清宣燥热、益气养阴，方选清燥救肺汤；若燥邪伤及肺胃阴分，燥邪不甚，以津液亏虚为主，则以沙参麦冬汤甘寒养阴生津。滋阴润肺法适用于内伤虚火灼肺，出现咳嗽、气逆、干咳或吐涎沫、咽喉干燥或疼痛，治宜养阴益气、降逆化痰，方用麦门冬汤。治疗上，燥邪引起的津液损伤，治宜清宣润燥；内伤引起的虚火灼肺，治宜滋阴润燥。本法多用于治疗外燥或内伤引起的肺阴亏虚。肺主津液输布，脾胃主津液运化，临床上养肺阴与养胃阴不能截然分开，虚则补其母，滋养脾胃可培补肺津，麦门冬汤、沙参麦冬汤均是肺胃同治之方，可补肺胃之阴伤。

病案举例

李今庸医案：患者，女，19 岁，1991 年 10 月 14 日就诊。月经数月一潮，每潮则经血淋漓不断 10 多天甚至 1 个月始净，今又 3 个月未潮，肌肤常出紫斑而按之无痛感，天稍热则鼻孔出血，面色暗黄，唇口周围色青，肢体乏力，口干，心烦，睡眠多梦，苔薄白，脉细弱。乃气虚肺燥，血不循经；治宜益气滋燥，佐以养血活血。

拟借用《金匮要略》麦门冬汤加味：党参 10g，麦冬 20g，制半夏 10g，生地黄 10g，炒粳米 15g，炙甘草 10g，当归 10g，大枣（擘）4 枚，白芍 10g。上 9 味，以适量水煎药，米熟汤成去渣取汁温服，每日 2 次。

按 患者月经后期，数月一潮，伴皮肤紫癜、鼻衄、口干、心烦、脉细弱等症，李老辨为肺燥脾虚，血不循经所致。治疗上以麦门冬汤为主方，培土生金，润肺益脾，重用麦冬滋阴润燥，配合生地黄凉血滋阴，制半夏行气降逆，党参、大枣、炒粳米、炙甘草健脾益气，滋养脾精，当归、白芍养血活血，帮助血行。诸药合用，肺燥得润，脾虚得补，血复常道。

（五）温肺法（见温法：温肺止咳法）

（六）敛肺法

经典原文

《金匮要略·痰饮咳嗽病脉证并治第十二》 青龙汤下已，多唾，口燥，寸脉沉，尺脉微，手足厥逆，气从小腹上冲胸咽，手足痹，其面翕热如醉状，因复下流阴股，小便难，时复冒者，与茯苓桂枝五味甘草汤，治其气冲。

临床辨治

敛肺，即收敛肺气，适用于发汗太过或久病咳喘，肺气耗散，出现久咳不止，甚至喘咳汗出、神疲乏力、脉弱等症。《金匮要略·痰饮咳嗽病脉证并治第十二》中治疗支饮咳嗽应用小青龙汤后，温散发汗太多，耗伤阳气，导致下焦寒饮向上冲逆而见气从小腹上冲胸咽，肢厥眩冒，治宜敛气平冲，方用桂苓五味甘草汤，桂枝平冲降逆，茯苓利水趋下，合之可引逆气下行，甘草配桂枝辛甘化阳，五味子收敛浮阳归肾，并可助桂枝平冲降逆。临床上，凡肺虚久咳，伴汗出、气短、乏力、脉虚数等，宜收敛肺气，用药多选五味子、白芍、乌梅、五倍子等酸收敛肺之品，如九仙散。临证兼夹气虚，则配合补益肺气之品，兼夹阴虚则配合养阴润燥之品；阳虚欲脱，则配合温阳固脱之品。临床应用本法当首辨虚实，若纯实无虚，或以实为主，则禁用或慎用，以免敛邪。

病案举例

王怡丹医案：患者，男，50岁，1998年10月11日初诊。1个月前感冒，经在外治疗后唯咳嗽反复不愈，服先锋霉素、青霉素V、止咳糖浆等仍不愈。近来咳嗽更为频繁，夜间更著，胸闷痛，痰少不易咳，色黄黏稠，舌质淡红、苔黄，脉弦滑，胸透检查：肺纹理增粗。治宜养阴润肺，化痰止咳。

药用九仙散加味：沙参20g，款冬花12g，桔梗10g，桑白皮15g，阿胶（烊入）20g，五味子6g，川贝母10g，罂粟壳6g，百合15g，麦冬15g，甘草6g，西洋参（另炖兑服）6g。

服药3剂咳嗽顿止，苔薄，脉弦滑，药已中病，前方西洋参改用3g再服3剂，诸症消失。

按　患者因外感之后咳嗽反复不愈，此为风邪中虚，留连不去，久致津伤气弱，痰燥阻肺，肺失濡润，上逆而发咳症，治疗宜养阴润肺、化痰止咳。以九仙散化裁，方中沙参、西洋参、百合、麦冬、阿胶、川贝母养阴润肺，桑白皮、桔梗、款冬花清肺化痰，五味子、罂粟壳敛肺止咳，甘草调和诸药。全方融润、清、敛于一体，敛肺而不敛邪，久咳获愈。

（七）止咳法

经典原文

《金匮要略·肺痿肺痈咳嗽上气病脉证并治第七》　咳而上气，喉中水鸡声，射干麻黄汤主之。

《金匮要略·肺痿肺痈咳嗽上气病脉证并治第七》　咳而脉浮者，厚朴麻黄汤主之。

《金匮要略·肺痿肺痈咳嗽上气病脉证并治第七》　脉沉者，泽漆汤主之。

《金匮要略·肺痿肺痈咳嗽上气病脉证并治第七》　咳逆上气，时时吐唾浊，但坐不得眠，皂荚丸主之。

《金匮要略·痰饮咳嗽病脉证并治第十二》　咳家其脉弦，为有水，十枣汤主之。

《金匮要略·痰饮咳嗽病脉证并治第十二》　夫有支饮家，咳烦，胸中痛者，不卒死，至一百日或一岁，宜十枣汤。

《金匮要略·痰饮咳嗽病脉证并治第十二》　咳逆倚息不得卧，小青龙汤主之。

《金匮要略·痰饮咳嗽病脉证并治第十二》 冲气即低，而反更咳，胸满者，用桂苓五味甘草汤，去桂加干姜、细辛，以治其咳满。

临床辨治

六淫之邪自皮毛或口鼻而入，侵袭肺卫；或饮食失调、情志内伤、劳倦久病等导致脏腑功能失调，内干于肺。无论外感或内伤，均会导致肺气宣降失常，引发咳嗽。因此，咳嗽的治疗应辨其表里、寒热、虚实，审因论治，采用宣肺、降肺、润肺、温肺、敛肺等治法，以达到止咳的目的，即为止咳法。张仲景的止咳法别具特色，内容丰富。寒饮郁肺，咳嗽上气，用射干麻黄汤宣肺散寒，化饮降逆止咳；外寒兼夹水饮内停，咳逆倚息，用小青龙汤解表化饮；寒饮夹热，病位偏上者，予厚朴麻黄汤散饮除热、宣肺止咳；饮结胸胁，病位偏里者，予泽漆汤逐水化饮；寒饮内停，胸阳被遏，予苓甘五味姜辛汤温阳化饮、降逆止咳；饮停胸胁，实邪阻滞，予十枣汤攻下逐饮；痰浊壅肺，时时吐浊，予皂荚丸涤痰开窍。咳嗽的基本病机是肺失宣降、肺气上逆，其病位主要在肺，但要注意“五脏六腑皆令人咳，非独肺也”，如脾虚痰湿、木火刑金等均会致咳，临证时应仔细辨别。

病案举例

毛进军医案：陈某，男，2岁半，2013年7月24日初诊。主诉：咳嗽10余天，加重伴腹泻1周（其母代诉）。病史：患儿10多天以前患感冒，出现咳嗽、打喷嚏、流鼻涕等症状。刻诊：咳嗽阵作，咳时喉中有痰鸣声，打喷嚏，流涕，发热，腹泻，每日3～4次，腹泻前常有一阵哭闹。纳差，无汗，指纹双侧浮露、色红过风关，舌苔薄白水滑。体温37.8℃。

处以小青龙汤加味：生麻黄6g，桂枝6g，干姜6g，半夏6g，炙甘草6g，白芍6g，五味子6g，细辛6g，茯苓6g，生白术10g。3剂，每日1剂。

因小儿服药困难，嘱其母亲给患儿多次少量频服，可每隔2小时服一次，分6～8次服完。上方服完一剂明显起效，热退，咳嗽减轻，夜间安睡，共服3剂而愈。

按 患儿感冒10余天，刻诊以咳嗽为主症，脉症合参，辨证为风寒外束，内有寒饮。寒饮犯肺，肺失宣降，故见咳嗽痰鸣。治疗上以小青龙汤加味，外散风寒，内化水饮。小儿兼见腹泻，故加茯苓、生白术健脾祛湿。因小儿服药困难，在服药方法上不必拘泥按时按量服药，可少量频服，以助药物发挥作用。

（八）治喘法

经典原文

《伤寒论》第63条 发汗后，不可更行桂枝汤，汗出而喘，无大热者，可与麻黄杏仁甘草石膏汤。

《伤寒论》第162条 下后不可更行桂枝汤，若汗出而喘，无大热者，可与麻黄杏仁甘草石膏汤。

《金匮要略·肺痿肺痈咳嗽上气病脉证并治第七》 肺痈，喘不得卧，葶苈大枣泻肺汤主之。

《金匮要略·肺痿肺痈咳嗽上气病脉证并治第七》 咳而上气，此为肺胀，其人喘，目如脱状，脉浮大者，越婢加半夏汤主之。

《金匮要略·肺痿肺痈咳嗽上气病脉证并治第七》 肺胀，咳而上气，烦躁而喘，脉浮者，心下有水，小青龙加石膏汤主之。

《金匮要略·肺痿肺痈咳嗽上气病脉证并治第七》　肺痈胸满胀，一身面目浮肿，鼻塞清涕出，不闻香臭酸辛，咳逆上气，喘鸣迫塞，葶苈大枣泻肺汤主之。

《金匮要略·痰饮咳嗽病脉证并治第十二》　支饮不得息，葶苈大枣泻肺汤主之。

《金匮要略·痰饮咳嗽病脉证并治第十二》　膈间支饮，其人喘满，心下痞坚，面色黧黑，其脉沉紧，得之数十日，医吐下之不愈，木防己汤主之。

临床辨治

喘以呼吸急迫，甚至张口抬肩，不能平卧为特征。喘分虚实，实喘多与风寒、邪热、水饮、痰浊等有关，喘势急迫，气粗声高，脉证俱实，治宜祛邪平喘，方如麻杏石甘汤、越婢汤、小青龙加石膏汤、葶苈大枣泻肺汤等。虚喘多与肺虚不能主气，肾虚不能纳气相关，病势徐缓，呼吸短促难续，动则喘甚，脉证俱虚，治宜补虚摄纳，方如七味都气丸、补肺汤等。张仲景治喘，善用麻黄，麻黄为宣肺平喘之要药；若夹郁热，则配伍石膏，清泻肺热；若风寒较重，则配伍桂枝宣肺散寒。以上治法适用于喘证发作期，若在缓解期，应注意扶正培本以断痰饮之源。

病案举例

宋立群医案：于某，女，42岁，2003年2月22日初诊。患者自2003年1月开始出现胸憋闷，气短，咳嗽，咳痰色白，痰黏稠不易咯出，呃逆，嗳气，动则气急，张口抬肩，伴发热，每因情绪激动或劳累而加重。胸部X线片示双肺中下野不规则的条索状阴影。在某医院诊断为“间质性肺炎”。经1月余的抗生素合并激素治疗，症状缓解甚微。遂求诊于中医，就诊时见面赤喘急，胸闷，张口抬肩，喉中痰鸣，咽红，声音嘶哑，唇色紫暗，舌暗红苔黄，脉弦滑数。证属实喘，痰热壅肺型。治以清热化痰，宣肺理气。

处以麻杏石甘汤合三子养亲汤加减：蜜麻黄、沉香各10g，杏仁、桔梗、苏子、莱菔子、桑白皮、枳实、半夏、郁金、丹参、砂仁、炙甘草各15g，瓜蒌20g，生石膏40g。7剂。

二诊仍焦虑气急，舌暗红苔白，脉滑。上方去郁金、丹参、枳实，加柴胡、黄芩、地龙各15g，7剂。三诊诸症缓解，惟多虑，易怒，舌暗苔白，脉沉缓。上方去桑白皮，加白芍15g，7剂。其后症缓，又继续调理2周而愈。

按　患者以气喘胸闷为主症，伴喉中痰鸣，舌暗红苔黄，脉弦滑数，辨证为痰热壅肺。方选麻杏石甘汤合三子养亲汤加减，由于表证不著，故选蜜麻黄重在宣肺平喘，配伍大剂量生石膏重在清泄里热；因病性属热，故三子养亲汤中去辛温之白芥子以免助热，加桑白皮、瓜蒌、桔梗等清热化痰，郁金、丹参活血行气，沉香纳气平喘。诸药合用，重在清热化痰以平喘。

第五节　治　肾　法

一、概　　述

治肾法是主要针对肾藏精、肾主水功能异常而采取的一类治法，包括温化肾气、温肾壮阳、滋补肾阴、益肾化瘀、温阳利水、温阳化湿等一系列治法。

肾主藏精，为先天之本，肾精是化生肾气的物质基础，其所化之气称为元气，五脏阴精赖此化生，五脏阳气依此化源，肾中元阴元阳是一身阴阳之根本。肾中所藏之精，还具有主生殖，促进生长发育的重要功能。肾藏精功能异常，主要表现在两个方面：一是精关不固，遗精滑泄；二是阴精无以化生阳气，阴阳失去平衡，而呈现肾阳虚、肾阴虚或阴阳两虚等。肾阳虚当补肾阳，阴精亏损当滋补肾阴、益肾填精。

肾主水，是指肾中精气的气化功能对于体内津液的输布和排泄，维持体内津液代谢的平衡起着极为重要的调节作用。《素问·经脉别论》曰："饮入于胃，游溢精气，上输于脾，脾气散精，上归于肺，通调水道，下输膀胱，水精四布，五经并行。"水液的代谢与肺、脾、肾三脏密切相关，肺司通调，脾主运化，肾主气化。水需在肾的作用下才能蒸化为气，才能水精四布，五经并行。所以肾为主水之脏。肾失主水，水液代谢失常，主要表现在两个方面：一是肾虚失固，可表现为遗尿、小便频多；二是气化无权，可表现为小便不利、水肿等。肾失气化，当补肾化气行水以恢复肾之气化功能，肾气虚当温化肾气，肾阳虚当温阳化水。

运用治肾法，临证时需辨精、气、阴、阳之不同，治肾法以补为主，或攻补兼施。若兼夹他脏致病，当脏腑并治，如培补肝肾、交通心肾、温补脾肾等。

二、治法分类及临床辨治

（一）温化肾气法

经典原文

《素问·阴阳应象大论》 壮火之气衰，少火之气壮。壮火食气，气食少火。壮火散气，少火生气。

《金匮要略·中风历节病脉证并治第五》 崔氏八味丸：治脚气上入，少腹不仁。

《金匮要略·血痹虚劳病脉证并治第六》 虚劳腰痛，少腹拘急，小便不利者，八味肾气丸主之。

《金匮要略·消渴小便不利淋病脉证并治第十三》 男子消渴，小便反多，以饮一斗，小便一斗，肾气丸主之。

《金匮要略·痰饮咳嗽病脉证并治第十二》 夫短气，有微饮，当从小便去之，苓桂术甘汤主之；肾气丸亦主之。

《金匮要略·妇人杂病脉证并治第二十二》 问曰：妇人病，饮食如故，烦热不得卧，而反倚息者，何也？师曰：此名转胞，不得溺也。以胞系了戾，故致此病，但利小便则愈，宜肾气丸主之。

临床辨治

温化肾气法是指将小剂量的温肾阳药与大剂量的补肾精药合用，微微生火，将肾精化生为肾气，适用于肾气亏虚引起的诸多病证。如肾虚腰府失养，而见虚劳腰痛；肾虚不能蒸腾津液以上润，不能化气摄水以下固，而见消渴、小便频数量多；肾虚不能化气行水，痰饮内生，而见小便不利有微饮，妇人转胞等。治宜温化肾气，方用肾气丸，方中用大量补阴精药生地黄、山药、山茱萸，配伍少量补阳药附子、桂枝（肉桂），旨在少火生气，使肾阳蒸化肾精化生肾气，从而达到补益肾气的效果。临床上，慢性肾炎、肾病综合征、糖尿病；男子遗精、阳痿；女子带下清稀、月经不调、不孕等属肾气不足者，皆可按本法治之。

病案举例

张世友医案：李某，男，51 岁。患水肿 9 年余，经某院诊为“慢性肾小球肾炎”，长期靠激素维持。1986 年 11 月 7 日经友人介绍，求治于余。刻下：面色灰滞无华，怯寒神疲，全身浮肿，腰以下尤甚，按之凹陷不起，心悸气短，腰腿冷痛酸重，脉沉，舌质淡胖，苔白，大便溏，小便不利。检查：尿蛋白（+++），颗粒管型（+++），小圆上皮细胞（+++），红细胞（+），诊断：水肿（阴水）；辨证：肾阳衰微。治宜温肾化气，利水消肿。

处方：浓缩金匮肾气丸，每日 3 次，每次 10 粒。配以蒲公英 30g，黄芪 30g，淫羊藿 15g，车前子 15g，牛膝 10g。煎汤送服，连服 2 个月。病告痊愈。

按　由于患者久病失治，长期靠激素维持，损伤真阳，刻下诸症以虚、寒、湿为特点，以致肾阳亏虚，水饮内停，发为阴水，用金匮肾气丸加味治疗。肾气丸温化肾气，由于本证阳虚较重，恐金匮肾气丸温阳之力不足，故加淫羊藿温补命门，黄芪益气，牛膝引药下行兼补肝肾，蒲公英解毒利湿，车前子通利小便。诸药合用，使肾阳得复，水饮得化，阴霾自散，阴水自消。

（二）温肾壮阳法

经典原文

《金匮要略·血痹虚劳病脉证并治第六》　天雄散方

天雄三两（炮）　白术八两　桂枝六两　龙骨三两

上四味，杵为散，酒服半钱匕，日三服，不知，稍增之。

临床辨治

温肾壮阳法，是指采用温补肾中元阳以壮命门之火，使阳虚得补，阴寒得除的一种治法，适用于肾阳不足，命门火衰之证。临床表现为面容憔悴，腰膝酸冷，精神疲惫，阳痿，失精，精冷，不孕不育，大便溏泄，舌淡苔润，脉沉细等。治疗上以天雄散为代表方。天雄，禀纯阳之性，补命门之火，温补元阳；白术健脾益气以培精气之源；桂枝辛甘和阳；龙骨收敛浮越之虚阳，固摄阴精。全方共奏温壮肾阳、固精摄精之功。临床上，各种激素依赖性疾病后期，如肾病综合征、再生障碍性贫血、系统性红斑狼疮以及内分泌腺功能低下、男性不育、慢性虚劳等属肾阳亏虚者，可参本法治之。

病案举例

龚子夫医案：李某，男，32 岁，1989 年 12 月 7 日初诊。患者因房劳，反复遗精已 2 年余。近日因出差过劳，病情加重。睡后无梦而遗，每周 3～4 次，严重时临厕努便也会滑出清稀的精液。伴有头昏乏力，腰酸膝软，形寒肢冷，腰及小腹、前阴不温，尿频尿清，舌质淡胖嫩，有齿痕，苔白滑，脉沉细弱，尺脉尤甚。

选用《金匮要略》天雄散加味：附片（先煎）10g，白术15g，肉桂（后下）6g，煅龙骨15g，补骨脂10g，覆盆子10g，淫羊藿10g，芡实20g。每日1剂，水煎服。

24剂后随访未见复发。

按 本案中患者以遗精为主症，兼见腰酸膝软，腰及小腹、前阴不温，知其病位在肾；又见形寒肢冷，尿频尿清，舌质淡胖嫩，有齿痕，苔白滑，脉沉细弱，尺脉尤甚等阳气不足之证，辨为肾阳虚衰，精关不固之证。治宜温肾壮阳，涩精止遗。方用天雄散加味。方中附片、肉桂、淫羊藿温肾壮阳以补命门之火，煅龙骨、补骨脂、覆盆子、芡实补肾固摄以闭精液之关，白术健脾和中以培精气之源，诸药合用，肾阳得补，精关得固，遗精则止。

（三）滋补肾阴法

经典原文

《小儿药证直诀·卷下诸方》 （六味地黄丸）治肾怯失音，囟开不合，神不足，目中白睛多，面色㿠白等。

临床辨治

滋补肾阴法是指采用养阴填精的药物使肾阴得补，肾精得充的一种治法，适用于肾阴不足之证，代表方为六味地黄丸。宋代儿科名家钱乙在张仲景肾气丸的基础上，将干地黄改为熟地黄，去肉桂、附子化裁而成六味地黄丸。钱氏认为小儿为纯阳之体，稚阴未充，临证以肾阴不足多见，故创六味地黄丸用于治疗小儿发育迟缓。除此之外，临床还将本法广泛用于肾阴不足、虚火上炎之证，如腰膝酸软、头晕耳鸣、潮热骨蒸、口渴喜饮、舌红苔少、脉细数等。若阴虚火旺，可加知母、黄柏滋阴降火；目涩眼花者，可加枸杞子、菊花清肝明目；咳嗽喘促者，可加麦冬、五味子滋阴敛肺。

病案举例

邓铁涛医案：20世纪60年代在某医院会诊一男孩，7岁，病哮喘，连续哮喘不停已2天，病孩辛苦甚，医生说是哮喘持续状态，已用尽西医治法未效。诊其面色尚泽，唇红，舌红无苔，脉细数而两尺弱，此肾阴虚甚，肾不纳气所致，乃予六味地黄汤加蛤蚧一只（9g），一剂而哮喘停止。此方以六味地黄汤治其本，蛤蚧补肺益肾、定喘止咳，既能治标又治其本，故其效出乎我的意料。当然蛤蚧治哮喘是有效的，曾见一中医用蛤蚧两对（活蛤蚧去内脏）浸酒服，治疗断根。

按 患者为7岁男童，小儿为纯阳之体，阴气易伤，钱乙化裁肾气丸为六味地黄丸治疗小儿肾阴不足，发育迟缓。本案哮喘，为肾阴不足，肾不纳气所致，故以六味地黄汤为主方滋补肾阴，加蛤蚧纳气定喘，标本同治，疗效卓著。

（四）益肾化瘀法

经典原文

《金匮要略·黄疸病脉证并治第十五》　黄家日晡所发热，而反恶寒，此为女劳得之。膀胱急，少腹满，身尽黄，额上黑，足下热，因作黑疸。其腹胀如水状，大便必黑，时溏，此女劳之病，非水也。腹满者难治。硝石矾石散主之。

临床辨治

益肾化瘀法，是指采用补肾、活血化瘀和清利湿热之品，以使肾虚得补，瘀血得化，湿热得去的方法，适用于肾虚为本，瘀血、湿热为标之证。女劳疸多由房劳伤肾，肾虚夹瘀血、湿热所致，以肾虚为本，瘀血、湿热为标，临床可见手足心热、额上黑等肾虚症状。治疗上以硝石矾石散化瘀利湿，硝石味咸能入血分以消瘀活血，矾石能清热化湿利水，大麦粥汁调服以和胃气。硝石矾石散可消瘀救肾，此先祛瘀血湿热之标，推陈致新，后治本，临床偏于肾阴虚可用六味地黄丸，偏于肾气虚可用肾气丸，偏于肾阳虚可用右归丸等治疗。临床上肾虚血瘀，瘀血不去则正虚难复者多以本法治之，或益肾化瘀同施，或先化瘀后补肾。慢性顽固性肾病后期、肝硬化腹水、子宫腺肌病、子宫肌瘤、闭经等病多见此证。

病案举例

王小龙医案：梅某，男，46 岁，2003 年 12 月 29 日初诊。患者近月因房劳过度而双目眶黑，白睛黄，身黄如烟熏，小便黄而自利；2 周后黄疸日益加深，伴肉眼血尿，无尿频、尿急、尿痛感。B 超示肝脾无异常，膀胱轻度积水。肝功能检查示 ALT、SAT 正常，TBIL22.8μmol/L、DBIL9.2μmol/L、IBIL16.3μmol/L。尿常规示 PRO（+），红细胞满视野。入院时诊为不明原因黄疸伴血尿。经西医抗感染、止血、退黄，以及输液、输血治疗 1 周，黄疸未退、血尿肉眼可见，遂要求中医治疗。症见面色暗而少华，神色呆滞，烦躁不安，精神萎靡，渴欲饮水，但饮不多，入夜则身热，不恶寒，腰膝酸软，小腹微胀，大便溏，日行 2 次，汗不甚出。舌红苔微黄中后部少苔，脉细弦数尺旺。中医诊断：女劳疸；尿血。治以固肾坚阴、消瘀退黄、清热凉血、活血利湿。

方以硝石矾石散加知柏地黄汤加味：知母 10g，黄柏 10g，生地黄 15g，山茱萸 12g，怀山药 12g，牡丹皮 10g，泽泻 10g，茯苓 10g，白茅根 15g，益母草 15g，小蓟 10g，藕节 10g，怀牛膝 10g；并嘱以硝石、矾石各等分，研末、炼蜜为丸，每粒 3g，米汤送服，每日 1 次，夜间服，禁房事。

服药 10 剂，黄疸渐退，血尿渐止，肉眼已不见血尿。上方继服半个月，诸症明显好转，黄疸已退，血尿已止。嘱携药出院，以资巩固。

按　患者因房劳过度出现身黄如烟熏，小便黄，属“女劳疸”范畴。肾虚为本，兼夹湿热。脉症合参，本案证属肾虚血瘀，郁而发黄，兼阴亏火旺，瘀热互结，灼伤血络。治疗上在硝石矾石散加知柏地黄汤的基础上加白茅根、小蓟、藕节凉血止血，怀牛膝、益母草益肾活血利湿。诸药合用，标本兼治，养阴益肾的同时，兼活血利湿，凉血止血，药后黄疸消退，血尿消失。

（五）温阳利水法（见温法）

（六）温阳化湿法（见温法）

第六节　脏腑并治法

一、概　　述

脏腑并治法是指利用脏与脏、脏与腑之间生理功能的相互联系，以及五行生克关系，而采取的一系列治法，扶正祛邪，使脏腑恢复正常的生理功能。

人体是一个以五脏为中心的统一整体，人体生命活动，包括气血精津的运行、输布都需要各脏腑间相互协作，才能发挥正常的生理功能。五脏分属五行，在生理上相互资助，在病理上相互影响。如心与肾在生理上水火既济，心火下降于肾，使肾水不寒，肾水上济于心，使心火不亢，若心肾不交，则会出现心烦、失眠、口干、腰膝酸软等，治宜交通心肾。又如脾与肾，一为后天，一为先天，先后天相互资生，病理上脾阳虚日久及肾，或肾阳虚不能温暖脾土，均会导致脾肾阳虚，临床表现为形寒肢冷、腰膝酸软、纳少便溏甚至五更泄泻等，治宜温补脾肾。

气血精津是构成人体生命活动的最基本物质。如在气的生成方面，以肺脾二脏为主导，肺主一身之气，脾为气血生化之源，肺脾气虚临床常表现为少气懒言、语声低微、食少纳减等，治疗上常采用培土生金以补益脾肺。血的生成与心脾两脏密切相关，脾运化的水谷精微是血液化生的物质基础，水谷之精再化为营气和津液，营气和津液渗入脉中，经心阳作用化为赤色的血液，即奉心化赤。因此心脾两虚常易导致气血不足，临床治疗应补益心脾。津液的运行与输布与肺、脾、肾三脏密切相关，肺主通调水道，脾主运化水液，肾主水液气化，因此水液运行不利导致的水肿、小便不利等症常需肺、脾、肾同治。

运用脏腑并治法，应注意辨别病变偏于何脏，治疗应分主次，有所侧重，如调和肝脾法有疏肝健脾（逍遥散）、养肝补脾（当归芍药散）、疏肝顾脾（四逆散）的区别。

二、治法分类及临床辨治

（一）培土生金法

经典原文

《金匮要略·肺痿肺痈咳嗽上气病脉证并治第七》　大逆上气，咽喉不利，止逆下气者，麦门冬汤主之。

《金匮要略·肺痿肺痈咳嗽上气病脉证并治第七》　肺痿吐涎沫而不咳者，其人不渴，必遗尿，小便数，所以然者，以上虚不能制下故也。此为肺中冷，必眩，多涎唾，甘草干姜汤以温之。若服汤已渴者，属消渴。

临床辨治

培土生金法又称补脾益肺法，是借助五行相生的理论通过补益脾土治疗肺金不足病证的一种治法，适用于肺虚或肺脾两虚证的治疗。肺与脾在生理、病理上的相关性主要表现在两个方面，一是气的生成，肺主气而司呼吸，脾为气之本、气血生化之源。母病及子，脾为肺之母，脾胃虚弱，化源不足，宗气生成不足而引起肺气虚弱，发为肺痿。二是津液的运行输布，水饮入胃后，脾不散精，肺不布津，人体水液代谢失常，均可引起水液内停，上渍于肺，发为咳喘，故有“脾为生痰之源，肺为贮痰之器”之说。

张仲景最早将培土生金理论应用于肺痿的治疗，虚热肺痿用麦门冬汤清养肺胃、止逆下气；虚寒肺痿用甘草干姜汤温中焦以补上焦，温阳摄唾。临证本法除用于治疗肺胃阴虚、肺脾阳虚外，还可用于肺脾气虚的治疗，代表方如六君子汤。本法临床多用于治疗肺系及消化系统疾病属肺虚或肺脾两虚者。

病案举例

王某，男，46 岁。肺结核大咯血后 10 多日，低热不退，面色皖白，形体消瘦，头眩心悸，语言无力，微咳有痰，咽喉不利，动则气喘，饮食极少，口干思饮，大便稀溏，舌光红无苔，脉细数。

方拟麦门冬汤加味以调脾胃、益肺金：麦冬 10g，党参 10g，甘草 5g，粳米（先煎）30g，大枣 5 枚，黄芪 6g，半夏 4g，款冬花 6g。

服药 20 剂，低热消退，饮食增加，面转红润，舌苔渐生，脾胃之气来复，肺气亦平。继从原法迭进 10 剂，诸症消失，身体渐佳，病情趋于稳定。

按　脉症合参，辨证为肺胃阴伤，脾虚失运，土不生金。治疗重在调脾胃、益肺金、培土以生金。以麦门冬汤化裁，在原方基础上加黄芪益气健脾，款冬花止咳化痰。方证相符，效不更方，1 个月后痊愈。

（二）交通心肾法

经典原文

《伤寒论》第 303 条　少阴病，得之二三日以上，心中烦，不得卧，黄连阿胶汤主之。

临床辨治

交通心肾法又称泻南补北法，心属南方，肾属北方，泻心火，补肾水，使水火既济，阴阳协调，适用于心肾不交的治疗。心属火，居于上，肾属水，居于下，生理上，心火宜降，以温煦肾阳，使肾水不寒；肾水宜升，以上济心火，使心火不亢。各种原因导致的心肾不相协调，引起心肾功能失常，出现心烦、不寐、腰膝酸软、遗精尿频等，治宜交通心肾。张仲景虽无心肾不交理论，但其创制的黄连阿胶汤，泻心火滋肾水，开交通心肾之先河，适用于心火偏亢，肾阴亏虚病证的治疗。心肾不交临床最常见的有两种类型：一是心火偏亢，肾阴不足，代表方为黄连阿胶汤；二是肾阳不足，不能蒸腾化水以上济心火，心火偏亢，代表方为交泰丸。交通心肾法适用于心肾功能不相协调导致的以失眠、心悸、遗泄为主症的病证，多见于更年期综合征、老年性失眠，或久病、房劳导致的肾虚精亏，阴阳不相协调者。

病案举例

冯世纶医案：关某，男，45岁。素有神经症，每年都发作一两次，持续时日不等。这次发作已近70天，日甚一日，家人及其本人都很苦恼。诊时症见神清语乱，词不达意，舌质光红，舌面无苔，脉弦细数。问其所苦，不能说明。后由家人代述，方知近日由于家事不顺，患者情绪被扰，痼疾复发。又因治疗不当，患者更加烦躁，所以病情恶化。近几天，饮食减少，睡眠不安，甚至整夜不眠，白天做事则神不守舍，经常不能完成手中的工作。无论在什么地方，都坐不了几分钟。并自觉屋室狭小，欲奔走于外。结合上述症状，先生辨为火邪内扰、心肾不交。

处方予黄连阿胶汤泻火除烦、交通心肾：黄连10g，黄芩15g，白芍20g，阿胶15g，鸡子黄3个。

冯老师根据仲景原书所载，嘱咐患者把阿胶烊化最后兑入，鸡子黄需待药液稍凉后搅匀倒入，目的是不可使其过熟，以确保疗效。

按 患者以心神不安为主，舌脉揭示为阴虚火旺之象，乃肾水不足，不能上济心火，心火独亢，心肾不交，治宜交通心肾，处以黄连阿胶汤，遵仲景服药法。

（三）金水相生法

经典原文

《金匮要略·百合狐蜮阴阳毒病脉证治第三》 百合病不经吐、下、发汗，病形如初者，百合地黄汤主之。

临床辨治

金水相生法是指通过养肺阴、滋肾水等方法治疗肺肾阴虚病证的一种治法。肺、肾可以相互滋养，从五行相生的角度来看，金能生水，肺阴能滋养肾水；同时肾阴为五脏阴气之本，能够充养肺阴。临床上，肺虚不能输布津液以滋肾，或肾阴不足，不能上润于肺，出现咽喉干燥、干咳、口干、潮热、腰膝酸软、男子遗精、女子月经不调等肺肾阴虚证，均可用本法治疗。百合地黄汤是治疗百合病的代表方，不仅可以用于治疗心肺阴虚内热证，还可用于治疗肺肾阴虚证，百合入肺经，可养阴润肺，生地黄入肾经，可滋养肾阴。在百合地黄汤的基础上化裁而成的百合固金汤亦是金水相生的代表方。临床上，肺结核、慢性支气管炎、肺癌、糖尿病等慢性疾病属肺肾阴虚者皆可按本法治之。

病案举例

康某，女，43岁。过去有肺结核病史，7年前曾做过支气管造影术，诊断为支气管扩张，经常反复咳嗽，咯血。来诊诉呛咳不止，每有稠痰咯出，间带血丝，发热已数天，38°C左右，胸膈翳闷，手足倦怠，小便短黄，舌质淡红，苔灰白，脉细数。

处方：熟地黄15g，生地黄12g，浙贝母9g，麦冬6g，玄参6g，百合18g，赤芍9g，侧柏叶9g，参叶9g，飞天蠄蟧30g，石斛9g。

服药2剂，咳嗽减少，痰不带血，但仍有低热，乃于上方去侧柏叶、飞天蠄蟧，加四叶参 18g，沙参 12g，川连 3g。服 2 剂，低热已退，仍有稍微咳嗽，嘱其继续常服百合固金汤加减，作预防性治疗。随访半年，病情稳定，无咯血现象。

按 患者素有肺结核病史，所见各症均是由患病日久，肺阴受损所致，且有虚火上炎征象，不可妄用麻杏石甘汤之类，治宜滋养肺肾二阴，清热止血，用百合固金汤加减。药后肺肾得资，热去血止。百合固金汤标本兼顾，以治本为主，顾护肺肾，作为病后调护，可做预防性治疗。

（四）调和肝脾法（见和法）

（五）调和脾胃法（见和法）

（六）温肝和胃法（见温法）

（七）滋养肝肾法（见补法）

第五章

中医经典之气血津液治法

第一节 理 气 法

一、概 述

气是构成人体及维持人体生命活动的最基本物质。气的运动推动和激发全身各脏腑经络等组织器官的功能活动，维系着人体的生机。气的运动形式主要包括升、降、出、入四种，气机失调，常表现为气滞、气逆、气陷、气脱、气闭五种形式。气滞宜行，气逆宜降，行气、降气属理气法范畴；气陷宜升，气脱宜固，益气升陷，益气固脱属补法范畴；气闭常兼夹痰、瘀、风、火等邪气致病，气机闭塞，清窍闭阻，以开窍醒神为主。因此，理气法主要适用于气滞、气逆的治疗。

理气法是运用疏理气机的方法，治疗气机阻滞或气机逆乱病证的一种治法。气滞主要与肝、脾胃密切相关，以肝气郁滞、脾胃气滞为主，表现为情志不畅、胸闷、胁胀、脘腹胀满等；气逆主要与肺、胃密切相关，以胃气上逆及肺气上逆为主，表现为呕吐、呃逆、咳喘等。

临床上应根据脏腑病变的不同，采取相应的治法，如气滞心胸，宜宽胸理气；脾胃气滞，宜理气消胀；肝气郁结，宜疏肝理气；胃气上逆，宜降逆和胃；肺气上逆，宜降气止咳平喘。

同时，气的运动推动血和津液的运行与输布，故有“气行则血行，气行则津布”之说。反之，瘀血、痰湿等有形产物堆积，亦易引起气机运行受阻，故治疗常常气血兼顾，气津同治，如行气活血法、行气化痰法、行气除湿法等。

二、治法分类及临床辨治

（一）宽胸理气法

经典原文

《金匮要略·胸痹心痛短气病脉证治第九》 胸痹心中痞，留气结在胸，胸满，胁下逆抢心，枳实薤白桂枝汤主之；人参汤亦主之。

《金匮要略·胸痹心痛短气病脉证治第九》　胸痹，胸中气塞，短气，茯苓杏仁甘草汤主之；橘枳姜汤亦主之。

临床辨治

痰浊、水饮等有形实邪，痹阻心胸，痰（饮）阻气滞，出现胸中憋闷、胸满、气逆、短气等症状，治宜行气散结，化痰宣痹，以枳实薤白桂枝汤、橘枳姜汤为代表方。药物选用枳实、厚朴、陈皮等行气散结之品，畅达胸中气机，配合瓜蒌、薤白、桂枝、生姜等化痰通阳宣痹之品，开宣胸中阳气，用于治疗胸痹偏于气滞痰阻者。本法临床广泛应用于胸中气滞不通，表现为胸部满闷、胁肋不适、心悸心烦，甚至胸痛短气等，如乳腺增生、肋间神经痛、冠心病心绞痛、心动过速、慢性肝炎、肺及胸膜病变等疾病。

病案举例

李某，男，44 岁，因心悸气短、胸闷痛 3 个月，曾诊断为“慢性心包炎”。刻诊见心胸痞闷如窒，偶有刺痛，心悸气短，苔白腻，舌胖嫩有瘀斑，脉滑微涩。胸部 X 线片示心影略呈烧瓶形，双肺野清晰。心电图示 T 波低平倒置。辨证为痰浊痹阻兼血瘀，治当通阳散结，化痰下气，活血化瘀。

方以枳实薤白桂枝汤加味：枳实 10g，薤白 10g，桂枝 10g，厚朴 10g，瓜蒌 20g，川芎 10g，五灵脂 10g，延胡索 15g，茯苓 20g。每日 1 剂，水煎 2 次。

服药 7 剂症状明显好转，继予原方调治 2 月余，诸症消失，痊愈。

按　本证为痰浊痹阻，导致胸中气机痞阻，胸阳不振，故予枳实薤白桂枝汤理气宽胸，通阳散结。气为血之帅，气机不畅影响血行，患者兼夹瘀血病机，故加川芎、五灵脂、延胡索等活血化瘀止痛。

（二）行气化痰法

经典原文

《金匮要略·妇人杂病脉证并治第二十二》　妇人咽中如有炙脔，半夏厚朴汤主之。

临床辨治

行气化痰法适用于痰气互结病证。情志不畅，气郁痰阻，痰气互结于咽喉，自觉咽中如有物阻，吐之不出，咽之不下，不影响吞咽功能，常伴胸闷、喜叹息，治疗用半夏厚朴汤行气化痰。《伤寒论条辨》曰：“半夏主咽而开痰结。”半夏燥湿化痰，降逆散结；厚朴条畅气机，行气消痰；生姜合半夏辛开散结；苏叶轻清宣畅，行气和胃；茯苓渗湿健脾，以消生痰之源。诸药合用，使气顺痰消。本法除治疗梅核气外，还可用于因痰气互结引起的慢性咳嗽、胃脘痞胀、精神抑郁等疾病。

病案举例

李克绍医案：宋某，男，41 岁，1980 年 12 月 3 日初诊。现病史：15 年前因受凉而发热恶寒，咽喉肿胀，经治疗好转，但咽喉部有异物感，咳之不出，咽之不下，咽唾受阻。西医检查：喉部慢性充血，咽后壁淋巴滤泡增生。诊为“慢性咽炎”。曾多处求治，疗效不显而转请李老诊治。舌质稍红，苔薄白，脉细数稍弦。

处方：麦冬12g，玄参10g，半夏10g，白薇9g，桂枝3g，苏梗3g，甘草3g。

服上方药5剂后，咽部异物感大减。嘱其原方药继服10剂。后来信告知，病已痊愈。

按 本患者慢性病日久，痰气交阻。治宜理气化痰，以麦冬配半夏，养阴而不滞腻，开结而不伤津，佐以少量苏梗，更能增强散结之功。由于为咽喉慢性充血，故以白薇凉降入血分，配桂枝辛温以畅血行。尤其桂枝一味，有行血通阳之效，凡病久服凉药太多，致局部血行不畅者，此为关键用药。证机相合，15年之沉疴仅治半个月而愈。

（三）理气通腑法［见治脾（胃）法］

（四）和胃降逆法［见治脾（胃）法］

（五）理气健脾法［见治脾（胃）法］

（六）疏肝理气法（见治肝法：疏肝法）

（七）疏通肝络法

经典原文

《金匮要略·五脏风寒积聚病脉证并治第十一》 肝著，其人常欲蹈其胸上，先未苦时，但欲饮热，旋覆花汤主之。

临床辨治

疏通肝络法是指应用下气通肝络，活血通瘀滞的方法治疗肝经气血郁滞病证的一种治法。肝经布胸胁，肝经受邪之后，气血郁滞，着而不行，可见胸胁满闷不舒、胀痛，憋闷，窒塞难解，患者常喜捶打、按揉胸部，使气机舒展。治宜疏通肝络，方用旋覆花汤。《神农本草经》谓："旋复花，味咸温。主结气，胁下满，惊悸，除水，去五脏间寒热，补中下气。"旋覆花主入肝经，善于下胸中结气；葱白辛温发散，善于通阳，解表散邪；新绛活血散瘀，现临床多用茜草替代。诸药合用能行气活血而通肝络。目前多用本法治疗肝胆疾病、肋间神经痛、慢性胃炎等属肝经气血郁滞的疾病。

病案举例

黄文政医案：崔某，男，29岁，2012年1月初诊。主诉及病史：胸闷憋气伴头胀多年，自感重物压胸，气不续接，患者目环黑，时感肩酸背不舒，辗转多方治疗效果不甚理想，遂请黄老会诊。诊查：舌淡红苔薄白，脉弦涩。辨证：络脉瘀阻。治法：辛润通络。

处方：旋覆花10g，茜草10g，桃仁10g，丹参30g，橘叶10g，橘络6g，白蒺藜15g，茺蔚子30g，桑枝30g，生麦芽30g，土鳖虫10g，砂仁10g，甘草6g。水煎煮1小时，取汁300ml，分2次服。

服药7剂后，胸前紧束感明显减轻。唯右侧肩背紧束，黄老以前方加姜黄10g，淮小麦30g，炙甘草10g，继服7剂后前症悉减。

按 患者胸闷憋气伴头胀多年，目环黑，脉弦涩，为气滞血瘀之象，肝经布胸胁，辨证属络脉瘀阻，治疗宜辛润通络。处方以旋覆花汤化裁，以旋覆花疏肝下气，茜草、丹参、桃仁活血化瘀，土鳖虫活血通络，橘叶、橘络理气通络，桑枝通利关节，白蒺藜、茺蔚子解郁平肝、清肝明目，砂仁、生麦芽化湿和胃。全方除旋覆花外，用了大量活血通络药物，使肝络舒展，气血畅行。

第二节　补气法（见补法）

第三节　止　血　法

一、概　述

止血法是用于各种出血病证的治法，适用于吐血、衄血、咳血、尿血、便血、皮肤紫斑等各种出血病证的治疗。

出血的病因不外虚实两端。虚者，多由于心、脾两脏亏虚，心虚不能主血，脾虚不能统血，心脾气血亏虚而见各种出血证候。实者多由火热所致。火热包括实火、虚火，火热炽盛、肝郁化火、湿热内蕴等皆属实火；各种原因导致的阴虚火旺，均属虚火。火热会引起迫血妄行，导致各种出血。此外，出血之后，血不归经，血溢脉外，蓄积成为瘀血，瘀血内阻，新血不生，会影响气血的正常运行，导致出血反复不止。

出血的治疗应根据出血的病因采取相对应的治法，虚者补之，采取补益心脾、温中止血、益气摄血等治法；实者泻之，采取清热止血、凉血止血等治法。对于瘀血内阻导致的反复出血，宜采取化瘀止血法。出血日久，血虚不复，可适当辅用收敛止血法。

二、治法分类及临床辨治

（一）清热止血法（见清法）

（二）温中止血法（见温法）

（三）养血止血法

经典原文

《金匮要略·妇人妊娠病脉证并治第二十》　师曰：妇人有漏下者，有半产后因续下血都不绝者，有妊娠下血者。假令妊娠腹中痛，为胞阻，胶艾汤主之。

《金匮要略·妇人杂病脉证并治第二十二》　妇人陷经，漏下黑不解，胶姜汤主之。

临床辨治

养血止血法是指通过调补冲任，养血止血以治疗冲任脉虚，血虚不固引起的各种出血证的治法。妇人冲任虚损，阴血不能内守，临床可见各种下血证，一为经血淋漓不尽的漏下，二为半产后的下血不止，三为妊娠腹痛伴下血不止，即胞阻。表现为出血量较多或淋漓不尽，时间较长，血色偏淡或暗，伴神疲乏力、头晕心慌、爪甲淡白等失血表现。治宜调补冲任，养血止血，代表方为胶艾汤。胶艾汤为补血之祖方，方中当归、川芎、干地黄、芍药养血和血，补益冲任；阿胶补血止血，艾叶温经止血，甘草调和诸药。本方具有养血止血、固经安胎、调补冲任之功，临床多用于治疗妇科各种出血证，崩漏、月经过多、习惯性流产、先兆流产、产后恶露不绝等属冲任虚损，血虚不固者。

病案举例

熊继柏医案：患者，女，29 岁，2009 年 5 月 18 日初诊。主诉月经漏下 6 个月。患者诉近半年来，月经总是提前 7～8 天，经行后又淋漓不尽，量不多，10 余天方尽，伴疲乏，头晕。舌淡，苔薄黄，脉细。妇科 B 超等检查未发现异常。

方用加参胶艾汤加味：西洋参片 10g，阿胶珠 20g，艾叶炭 15g，当归身 10g，白芍 10g，熟地黄 15g，川芎 15g，侧柏炭 10g，地榆炭 10g，棕榈炭 10g，甘草 6g。

月经前服药，10 天为 1 个疗程，连服 3 个疗程。二诊时患者诉漏下显减，三诊时月经已正常。

按 《诸病源候论》卷三十八云“漏下者，劳伤血气，冲任之脉虚损故也”。故漏下之证与气血劳伤，冲任二脉虚损有关。本案中患者月经先期，经行淋漓不尽，伴疲乏，头晕，舌淡，脉细。辨为冲任虚损，经血不固，治宜调补冲任，养血止血。方用加参胶艾汤加味，在胶艾汤基础上加西洋参补气摄血，同时配合侧柏炭、地榆炭、棕榈炭，利用炭类药收涩，收敛止血，增强止血之功。标本兼治，月经复常。

第四节 活 血 法

一、概 述

活血法是指应用活血化瘀的治法以消除瘀滞、通行血脉、调理气血，适用于各种瘀血阻滞病证。《素问·阴阳应象大论》云：“血实宜决之。”“血实”为血脉壅滞，“决之”有排出阻塞物之意，即通过活血之法消除瘀结，恢复血运，调理脏腑经络功能。

引起瘀血的原因主要包括以下几个方面：一是血溢脉外，血不归经，导致瘀血，常见病因如外伤、各种出血病证，治宜化瘀止血。二是寒凝血瘀，感受寒邪或阳气不足，虚寒内生，凝滞血气，治宜温经活血。三是与气的功能密切相关，气为血之帅，气行则血行，气滞血液运行不畅可引起气滞血瘀，治宜行气活血；气虚血液运行无力可引起气虚血瘀，治宜益气活血。四是与血热有关，热邪煎灼血中津液，津亏血涩，治宜凉血活血等。五是血虚引起脉道不充，血行不畅，形成瘀血，治宜养血活血。

瘀血内阻临床主要表现为疼痛，痛如针刺，部位固定，有肿块、血肿，皮肤起瘀点瘀斑，出血色暗，口唇青紫，舌质紫暗或兼有瘀斑瘀点，舌下络脉迂曲，妇人经水不利，痛经，经行血块多等。活血法在应用时常选用具有活血化瘀作用的药物，如桃仁、红花、川芎、乳香、没药等；若瘀血内结病情较重，可适当配合破血逐瘀药，主要以虫类药为主，如水蛭、虻虫、䗪虫、蛴螬等。除此之外，活血药的选择应根据瘀血阻滞部位，采取相应治法，如活血开窍、活血宣痹、活血通络等；还应根据兼夹症的不同，适当配合理气、温经、养血、清热等治法。

活血法尤其是破血逐瘀法的使用要注意活血而不破血，破血而不伤正，中病即止。若患者体质较弱，瘀血阻滞较重，可适当采取峻药缓投，制成丸药等以缓消瘀血。

二、治法分类及临床辨治

（一）活血止痛法

经典原文

《金匮要略·妇人产后病脉证治第二十一》　产后腹痛，烦满不得卧，枳实芍药散主之。

《金匮要略·妇人产后病脉证治第二十一》　师曰：产妇腹痛，法当以枳实芍药散，假令不愈者，此为腹中有干血着脐下，宜下瘀血汤主之。亦主经水不利。

《金匮要略·妇人杂病脉证并治第二十二》　带下，经水不利，少腹满痛，经一月再见者，土瓜根散主之。

临床辨治

瘀血阻滞，影响气机通畅，不通则痛。活血止痛法是指通过活血化瘀，疏通气血，解除壅滞，以达到通则不痛目的的一种治法，适用于瘀血内阻引起的疼痛诸症。张仲景将本法用于治疗妇人瘀血阻滞引起的腹中疼痛。妇人产后，气血郁滞，可见腹部胀满疼痛，或少腹刺痛拒按，疼痛不移，伴心烦，舌质紫暗或有瘀斑，恶露不净、色暗，若伴经行，可以见经水不利、痛经等症。治宜活血止痛，以枳实芍药散、下瘀血汤等为代表方，前者以枳实破气消积，入血分，气行则血行；芍药能散恶血，两药合用，活血行气，适用于气血郁滞轻证；后者以大黄荡涤瘀血、䗪虫破血逐瘀、桃仁活血化瘀，适用于瘀血内结证。张仲景因产后多虚的体质特点，先行枳实芍药散以试探治疗，若病不愈，乃可行破血逐瘀之法，示后人以规范。本法临床常用于产后腹痛、痛经、盆腔炎、月经不调等疾病的治疗。

病案举例

周某，女，18岁，未婚，2009年8月22日初诊。月经初潮后因在经期做剧烈体育运动引发痛经，行经时小腹剧痛，喜温，喜按，伴冷汗出，恶心呕吐，腰酸，头晕，每次经来当日需服布洛芬缓释胶囊方能缓解，经量少，有血块而色暗，常有乳房胀痛，便秘，舌暗红，苔白，脉细数。西医诊断：原发性痛经。辨证为瘀阻胞中，肝气郁滞。治宜活血化瘀，理气止痛。

处方：酒炒大黄5g，土鳖虫6g，桃仁10g，川芎15g，当归20g，白芍20g，五灵脂15g，荔枝核25g，乌药15g，蒺藜20g，川楝子、郁金各10g，甘草6g。7剂，每日1剂，水煎服。

二诊：经来腹痛明显缓解，已能忍受，不需服止痛药，乳房胀痛已消，上方加川续断20g、菟丝子20g，连服15剂。三诊：经来腹痛止，改服妇科调经片善后，随访未再发。

按 患者以痛经为主诉，追溯病因，乃经期剧烈运动导致气血瘀阻所致。经量少，色暗夹血块，舌暗红均为瘀血内阻的表现。瘀血阻滞，影响气行，导致血瘀气滞，见经行乳房胀痛。辨证为瘀阻气滞，以下瘀血汤为基础方活血化瘀，加行气活血止痛药物，使血瘀得化，气滞得行，痛经自止。

（二）攻下逐瘀法（见下法）

（三）缓攻瘀血法

经典原文

《金匮要略·血痹虚劳病脉证并治第六》 五劳虚极羸瘦，腹满不能饮食，食伤、忧伤、饮伤、房室伤、饥伤、劳伤、经络营卫气伤，内有干血，肌肤甲错，两目黯黑。缓中补虚，大黄䗪虫丸主之。

《伤寒论》第126条 伤寒有热，少腹满，应小便不利，今反利者，为有血也，当下之，不可余药，宜抵当丸。

临床辨治

五劳七伤导致虚劳干血，因虚致瘀，瘀血久积，表现为身体羸瘦、肌肤甲错、两目黯黑。乃瘀血内停，新血不生，失其濡养之职，治宜缓攻瘀血，如大黄䗪虫丸。或瘀热互结，病势较缓，亦当改汤剂为丸剂，峻药缓图，如抵当丸。缓攻瘀血法与峻下逐瘀、破血逐瘀等破瘀峻剂相对而言，适用于正气不足，体质虚弱，因虚致瘀或瘀血内结日久，损伤正气，病势较缓者。此类患者以瘀血内结作为主要矛盾，故治疗上仍以活血散瘀为主，但考虑到机体正气不足，体质虚弱，不耐攻伐，常采用峻剂丸服。丸者性缓，一者可以起到缓攻瘀血的目的，二者考虑到瘀血内结时间较长，难以速散，制成丸剂可长期服用，慢病缓图，有方有守。本法临床多用于慢性病的治疗，如良性肿瘤、慢性肝硬化、冠心病、子宫肌瘤、子宫腺肌病等属瘀血内结、病势较缓疾病的治疗。

病案举例

白炳森医案：王某，男，47岁，1975年7月19日初诊。患肝炎5年余，前年见胁痛、腹水、鼻衄、肌衄，经诊断为“肝硬化腹水、脾功能亢进”，治疗后症状好转。近2个月来又右胁刺痛，腹胀，纳呆，鼻衄，面色晦暗。查两肋拒按，肝肋下二指，剑突下五指，脾肋下五指，血小板 50×10^9/L。舌体胖大色紫暗，有瘀点，苔厚腻，脉沉弦滑细。用大黄䗪虫丸，早晚各1丸，配服三甲散（穿山甲、龟板、鳖甲各等份）。服药后泻下棕褐色黏冻状大便，污气逼人。1个月后诸症悉减，腹胀消退，查肝脾减小二指，血小板 83×10^9/L。连服2个月后改服归脾丸、逍遥丸、三甲丸。半年告愈，随访多次，未见复发，并可参加体力劳动。

按 患者以“肝硬化”来诊，右胁刺痛，鼻衄，舌体紫暗，有瘀点，乃瘀血内结所致；腹胀，纳呆，苔厚腻，脉沉弦滑，乃气滞痰凝所致。辨证为瘀阻气滞痰凝，以瘀血阻滞为主。治疗以大黄䗪虫丸缓攻瘀血、祛瘀生新，配合三甲丸软坚散结。并服归脾丸、逍遥丸健脾益气，行气化痰中成药以巩固疗效。

（四）活血退黄法

经典原文

《金匮要略·黄疸病脉证并治第十五》 黄家日晡所发热，而反恶寒，此为女劳得之。膀胱急，少腹满，身尽黄，额上黑，足下热，因作黑疸。其腹胀如水状，大便必黑，时溏，此女劳之病，非水也。腹满者难治。硝石矾石散主之。

《金匮要略·黄疸病脉证并治第十五》 黄疸腹满，小便不利而赤，自汗出，此为表和里实，当下之，宜大黄硝石汤。

临床辨治

活血退黄法是通过活血化瘀，疏通肝经气血，解除肝胆瘀滞，以达到退黄目的的治法。张仲景在《金匮要略》中指出“脾色必黄，瘀热以行”，是黄疸的发病机理，病位涉及血分。唐宗海《金匮要略浅注补正》释曰：“按‘瘀热以行’。一‘瘀’字，便见黄皆发于血分，凡气分之热，不得称瘀。”肝病专家关幼波直接指出“如果湿热瘀阻于气分，并不一定出现黄疸，只有湿热瘀阻于血分，才能产生黄疸”，同时在治疗时提出“治黄必治血，血行黄易却”的具体治则。张仲景创制的一系列治黄方药都离不开这一原则，如大黄硝石汤、硝石矾石散等。《神农本草经》言大黄“下瘀血，血闭，寒热，破癥瘕积聚，推陈致新”；《药性论》言硝石“破血、破积、散坚结，治腹胀”。由此可见，活血化瘀是治疗黄疸的重要治法。临床上，急性黄疸性肝炎、胆汁淤积性肝炎、慢性肝炎、肝硬化腹水、胆石症等病属湿热夹瘀，瘀热互结等以瘀血为主要矛盾者均可以本法治之。

病案举例

章巨膺医案：黄某，男，57 岁， 1955 年 8 月 15 日来我院黄疸专科门诊治疗。病史：巩膜及皮肤发黄，腹部膨胀不舒，周身浮肿，精神疲乏。胃腹部发胀已有半年，常觉不舒，最近 20 余日面目发黄，腹部臌胀，周身浮肿，胸闷纳少，容易发怒，大便溏，小便色赤，在浦东乡间诊治，医生诊断为臌胀，认为不治，遂扶伴来沪求医。检查：肝肿大，边缘不明显，脾脏因腹水而不易扪及，腹部臌胀，有移动性浊音，两足有凹陷性水肿，舌苔白而腻，脉濡细。诊断：肝硬化腹水。处理：硝石矾石散 2.7g，分 3 次服。服药至 9 月 12 日时，腹水全退，黄疸亦逐渐减退。此后继续服用，胃纳增加，精神振作，每次单独自浦东来沪，与初诊时判若两人，前后共计门诊 20 余次。

按 本案中患者有胃腹部发胀半年病史，症见巩膜及皮肤黄染，腹部膨胀不舒，伴周身浮肿，精神疲乏，胸闷纳少，大便溏，小便色赤，辨证为湿热，诊断为肝硬化腹水，辨病辨证相结合辨为湿热夹瘀滞证，予硝石矾石散清热活血利湿，制成散剂，有利于瘀血消散。坚持服用，瘀血得去，湿热得除，恢复生机。

（五）温经逐瘀法（见温法：温经活血化瘀法）

（六）活血消癥法（见消法：消癥化积法）

（七）凉血散血法（见清法）

第五节　补血法（见补法）

第六节　祛痰（饮）法

一、概　　述

痰饮一证，包括痰和饮，均属水液代谢的病理性产物。在中医理论体系中，痰和饮虽然分别论述其证治，但异名同类，实出一源，故习惯上痰与饮常常并称。在两汉时期，痰与“淡”“澹”相通，《说文解字》曰“澹，水动貌”，说明水饮具有流动的性质。痰饮，形容水饮流动的特性，实则论饮，如张仲景在《金匮要略》中立“痰饮咳嗽病”专篇，且将痰饮分为痰饮、溢饮、悬饮、支饮四大类，此时期的痰饮概念实则为饮。真正将痰饮从概念上区别是从隋唐时期开始的，《诸病源候论》《千金方》《外台秘要》等经典医著，对痰饮病因病理及辨证治疗都有了新的认识，认为稠浊者为痰，清稀者为饮，阳盛阴虚则水液煎熬成痰，阴盛阳衰则水津聚而为饮。

痰饮均与水液代谢失常相关。从形质而言，稠浊者为痰，清稀者为饮。从致病部位而言，痰内储脏腑，外溢于四肢经络，无所不至；饮多停留于胃肠、胸胁、肌肤等脏腑组织间隙及疏松部位。从症状表现而言，痰可分为有形之痰及无形之痰，咳吐之痰液、喉间之痰鸣、体表之痰核等皆属有形之痰；眩晕、梅核气、癫狂等与痰的发病密切相关者属无形之痰。饮则根据停留侵犯的部位不同而有相应的表现，如水饮凌心表现为心悸、饮停胸胁表现为咳唾引痛、饮溢肌肤则表现为水肿等。

由于痰饮异名同类，均与肺、脾、肾三脏功能失调密切相关，因此在治疗上常痰饮同治。祛痰（饮）法是指应用祛痰、化饮等手段，祛除体内的痰饮之邪，适用于痰饮引发的各种病证，如咳嗽、哮喘、心悸、梅核气、眩晕、咽喉不利、呕吐等。祛痰（饮）法要注意与理气、活血、消导、攻下等治法配合使用。

二、治法分类及临床辨治

（一）宣肺祛痰法

经典原文

《金匮要略·肺痿肺痈咳嗽上气病脉证并治第七》　咳而上气，喉中水鸡声，射干麻黄汤主之。

《金匮要略·痰饮咳嗽病脉证并治第十二》　咳逆倚息不得卧，小青龙汤主之。

《金匮要略·肺痿肺痈咳嗽上气病脉证并治第七》　肺胀，咳而上气，烦躁而喘，脉浮者，心下有水，小青龙加石膏汤主之。

《金匮要略·肺痿肺痈咳嗽上气病脉证并治第七》　咳而上气，此为肺胀，其人喘，目如脱状，脉浮大者，越婢加半夏汤主之。

临床辨治

宣肺祛痰法，是通过宣通肺气使津液得以疏布运行，不致痰饮停聚的方法。适用于外邪袭肺，肺气不宣或痰饮宿肺，复感风寒之证。临床主症是喉中痰鸣、咳喘痰多、痰白清稀或泡沫样痰，伴胸满、气喘、不得卧等。若寒饮化热，可伴烦躁、口渴等症。治宜宣肺化痰，代表方为射干麻黄汤、小青龙汤、小青龙加石膏汤、越婢加半夏汤等，多选用麻黄、桂枝等辛温散寒之品，宣肺解表，以复肺气宣肃之职，配合半夏、射干、款冬花、紫菀等化痰止咳，若饮郁化热，则加石膏清泄肺热。临床上，凡急慢性支气管炎、支气管哮喘、肺炎等属痰饮郁肺者，可按本法治之。

病案举例

刘渡舟医案：孙某，女，46 岁。时至炎夏，夜开空调，当风取凉，患咳嗽气喘甚剧，西医用进口抗肺炎之药，不见效果，又延中医治疗，亦不能止。请刘老会诊：患者咳逆倚息，两眉紧锁，显有心烦之象。舌质红绛，苔则水滑，脉浮弦，按之则大。

处方：麻黄 4g，桂枝 6g，干姜 6g，细辛 3g，五味子 6g，白芍 6g，炙甘草 4g，半夏 12g，生石膏 20g，2 剂，水煎服。

方证结合，仅服 2 剂，则喘止人安，能伏枕而眠。

按　本案病发炎夏当风受凉，症见咳逆倚息、苔水滑、脉浮弦而按之则大，辨为寒饮郁肺。舌质红绛，两眉紧锁，显有心烦之象，判断兼夹里热，故予小青龙加石膏汤治疗，全方以生石膏、半夏量大，余药皆轻，重在化饮降逆、清解郁热。可见，经方之药量不可拘泥，贵在根据病情，结合时令而制宜。因其舌质红绛，又正值炎夏，故温燥辛散之麻黄、桂枝、细辛、干姜等皆轻用，以防助热化燥伤阴。

（二）化痰散结法

经典原文

《伤寒论》第 312 条　少阴病，咽中伤，生疮，不能语言，声不出者，苦酒汤主之。

《伤寒论》第 313 条　少阴病，咽中痛，半夏散及汤主之。

临床辨治

化痰散结法是通过涤痰开结、消积软坚的方法使痰消结散的治法，适用于痰浊结块，留滞不消，闭阻于局部，如咽喉、颈项、下颌等部位。结于咽喉临床可见咽部疼痛，局部肿胀，不能言语，兼风寒客咽证则可见咽痛但红肿不甚，恶寒，气逆欲呕，咳嗽痰多等症。结于颈项，可见颈项等处皮下生核，质硬，滑动，推之可移，不红不热不痛等。治疗上以半夏、海藻、昆布为主药，化痰软坚散结。兼风寒客咽证则加桂枝、生姜等通阳散寒。临床上，慢性咽炎、咽喉肿痛、扁桃体肿大、甲状腺肿等疾病属痰浊阻滞者，可按本法治之。

病案举例

于某，女，32岁。素体尚强，惟情志抑郁，忽患失音，不发热，不咳嗽，吞咽无痛阻感，某医予玄参、麦冬、牛蒡子、胖大海、贝母、甘草等养阴清热之品，4剂不应，求治于余。投以苦酒汤，鸡蛋一个，制半夏3g（研粉），醋一汤匙，先将鸡蛋敲破，去蛋黄，加入半夏粉及醋，放火上煮一沸，倾出，合咽之。2服后，音出如常。

按 患者情志抑郁，气郁化火，津伤炼痰，痰结凝滞，咽伤生疮，不能言语，音声不出而失音。故用制半夏辛苦温，辛开苦降以散结祛痰，止咽痛，开发声音；鸡子清甘寒润燥入肺，清热气，通声音；苦酒味酸，助少阳初生之气，且消疮肿散邪毒。三者结合，达到消肿止痛、散结祛痰之目的，痰去、结开则声音自出。

（三）祛痰截疟法

经典原文

《金匮要略·疟病脉证并治第四》 疟多寒者，名曰牝疟，蜀漆散主之。

临床辨治

祛痰截疟法是指通过燥湿化痰，除寒截疟使痰消疟退的治法，适用于疟邪痰阻之牝疟。感受疟邪，痰浊阻滞，阳气被遏，不得外出肌腠，症见寒热往来，寒多热少，发作有时，治疗上以蜀漆散为主方祛痰截疟、助阳散寒。治疗疟疾服药多有讲究，本方方后指明服药时间为“未发前”“临发时”，对临床具有指导意义，一般抗疟药物都在疟疾发作前2小时服用。

病案举例

徐师母，寒多热少，此名牝疟。舌淡白，脉沉迟，痰阻阳位所致，下血亦是阳陷也。秽浊盘踞于中，正气散失于外，变端多矣。其根在寒湿，方拟蜀漆散。炒蜀漆9g，生龙骨9g，淡附子3g，生姜6g，茯苓9g。先生拟方用《金匮要略》蜀漆散去云母，加附子、生姜、茯苓。

按 吴昆《医方考》云“牝，阴也，无阳之名，故多寒为牝疟”。牝疟多寒，乃阳气为痰饮所遏，不能外出肌表所致，所谓“无痰不作疟”也。患者脉沉迟，汗多热少，阳气郁遏较深，加淡附子、生姜温阳利水化痰，痰去阳伸而寒愈。

（四）化痰平喘法

经典原文

《金匮要略·肺痿肺痈咳嗽上气病脉证并治第七》 咳逆上气，时时吐唾浊，但坐不得眠，皂荚丸主之。

临床辨治

痰浊壅滞于肺，肺失清肃，可见咳嗽气喘，伴咳吐痰液，喉中痰鸣；痰浊阻滞气道，导致呼吸困难，甚至端坐呼吸不能平卧。急则治其标，治疗以祛痰为急。化痰平喘法适用于痰浊壅滞于肺的治疗，临床以咳痰气喘为主症，兼有郁热，可见心烦口渴、咳吐黄痰等；兼肺脾肾气虚证则可见纳呆食减、短气、时有恶心、面部浮肿。治疗上以皂荚丸为主方或选用半夏、陈皮、苏子、射干等降逆化痰药，兼肺脾肾气虚证则加党参、麦冬、五味子、茯苓、炮附子等益肺健脾，温补脾肾，兼有郁热可加石膏、黄芩、鱼腥草等清泄肺热。皂荚为涤痰峻药，有小毒，使用时应注意炮制，仲景以酥炙、蜜丸、枣糕和服，旨在调其峻烈之性，保护胃气。

病案举例

张某，男，62岁，1983年2月20日初诊。有咳喘宿疾，西医诊断为喘息性支气管炎、肺气肿。入冬以来，咳嗽加重。现症：胸闷喘息，动则尤甚，咳嗽，吐白色黏痰，纳呆食减，时有恶心，面部浮肿，睡眠尚可，二便正，左脉短数，右脉滑数，舌质红，苔薄黄而腻。证属肺脾肾气虚，肺阴受损，痰阻气逆，升降失常，投以健脾祛痰、降逆平喘之剂，服药半个月，面肿已消，食纳转佳，咳喘较前略有好转。但目前吐痰尚多，其脉滑数，舌根部苔厚，改服皂荚丸，每用9g，大枣10枚（去核）煎汤一次送服。第一日服后4小时，泻下带有白色黏液稀便一次，量颇多，次日黏痰明显减少，如法又进一丸，咳嗽吐痰基本控制，喘息亦减，惟动则气喘明显，继以汤剂培补肺肾，降逆平喘而缓治其本。

按　患者有咳喘宿疾，近日加重，其本为肺脾肾气虚，肺阴受损，其标为痰浊阻滞，痰阻气逆。医者先投以健脾祛痰、降逆平喘之剂，服药之后，脾虚略减，但吐痰尚多，脉滑数。幸及时改变思路，先治其标，后治其本，用皂荚丸涤痰祛浊，降逆平喘。药后吐痰基本控制，后以培补肺肾之剂补其本。皂荚丸为治标之品，且具有很强的泻下作用，故不宜多服久服。服用时用枣汤送服，保护胃气。

（五）行气化痰法（见理气法）

（六）清热化痰法（见清法）

（七）温化水饮法（见温法）

（八）温肺化饮法

经典原文

《金匮要略·痰饮咳嗽病脉证并治第十二》　冲气即低，而反更咳，胸满者，用桂苓五味甘草汤，去桂加干姜、细辛，以治其咳满。

临床辨治

温肺化饮法是指通过温肺散寒使饮化阳复的治法，适用于寒饮郁肺证。寒饮犯肺，肺失宣肃，可表现为咳嗽、胸满、咯清稀或泡沫样白痰、舌苔白滑等。治疗上以苓甘五味姜辛汤温肺化饮。甘草、干姜，辛甘化阳，复肺脾之阳，通调水道，运化水液，使痰饮得化；细辛、五味子，一辛一酸，一散一收，止咳降逆，茯苓淡渗利水除饮。兼寒饮扰胃，呕吐眩冒，加半夏化饮降逆，和胃止呕。兼饮溢肌表，其形如肿，则加杏仁、麻黄等宣降肺气，通调水道，形肿自消。本法临床用于治疗肺寒停饮导致的咳痰气喘，多见于慢性病，如慢性支气管炎、肺气肿等。

病案举例

陈某，女，65 岁，2010 年 11 月 15 日初诊。入冬后常咳嗽，咯痰伴气促，痰多白稀，痰易咯出。胸部 X 线片报告：支气管炎。经静脉滴注青霉素治疗 2 周后咳嗽不止。反复更医，服中、西药物，未见疗效，迁延不愈。刻诊：咳嗽，咯痰伴气促，痰多白稀，痰易咯出，无鼻塞流涕，无恶风寒，无发热，受凉、讲话后明显，饮温水稍缓，纳一般，二便正常，舌质淡红胖嫩、苔白滑，脉沉缓，辨证为寒饮内停证。治宜温肺化饮。

方选苓甘五味姜辛汤加味：茯苓 15g，甘草 6g，五味子 10g，干姜 10g，细辛 3g，杏仁 10g。

服上方 7 剂咳嗽大减，痰少，精神转佳，再予服 10 剂，咳嗽止，精神、食欲好，随访半年未复发。

按 患者咳嗽经年不愈，入冬发作，刻诊见咳嗽，伴咳痰白稀，饮温水稍缓，舌胖嫩，苔白滑，属寒饮内停，肺失宣肃。寒饮久积伤肺，阳气渐衰，津液不布，水道失调，痰多白稀，脉沉缓。治宜温肺化饮，方用苓甘五味姜辛汤，患者有气促，加杏仁以增加宣肺平喘之功。药味虽少，配伍精当，药证相符，共奏捷效。

（九）化饮降逆法

经典原文

《金匮要略·痰饮咳嗽病脉证并治第十二》 卒呕吐，心下痞，膈间有水，眩悸者，小半夏加茯苓汤主之。

《金匮要略·痰饮咳嗽病脉证并治第十二》 先渴后呕，为水停心下，此属饮家，小半夏加茯苓汤主之。

《金匮要略·痰饮咳嗽病脉证并治第十二》 呕家本渴，渴者为欲解。今反不渴，心下有支饮故也，小半夏汤主之。

《金匮要略·痰饮咳嗽病脉证并治第十二》 心下有支饮，其人苦冒眩，泽泻汤主之。

《金匮要略·呕吐哕下利病脉证治第十七》 诸呕吐，谷不得下者，小半夏汤主之。

《金匮要略·呕吐哕下利病脉证治第十七》 胃反呕吐者，大半夏汤主之。

《金匮要略·呕吐哕下利病脉证治第十七》 胃反，吐而渴欲饮水者，茯苓泽泻汤主之。

《金匮要略·呕吐哕下利病脉证治第十七》 干呕，吐逆，吐涎沫，半夏干姜散主之。

《金匮要略·呕吐哕下利病脉证治第十七》 病人胸中似喘不喘，似呕不呕，似哕不哕，彻心中愦愦然无奈者，生姜半夏汤主之。

《金匮要略·妇人妊娠病脉证并治第二十》 妊娠，呕吐不止，干姜人参半夏丸主之。

临床辨治

饮停心下，影响脾胃升降功能，脾不升清，胃不降浊，表现为头眩、呕吐、干呕、心下痞等症状。饮停膈间、胸胁，水饮向上冲逆，凌心射肺，表现为心悸、胸闷、咳嗽等。呕吐、眩冒、心悸、咳嗽等均为水饮向上冲逆的表现，治宜化饮降逆。常选用半夏、生姜等辛温化饮，降逆止呕；茯苓、泽泻等利水除饮，使水饮从小便而去，降其上逆之势；若饮停日久，阳气受损，常配伍干姜温中散寒，以复脾胃之阳，促进水饮运化。代表方如小半夏汤、小半夏加茯苓汤、泽泻汤、茯苓泽泻汤等。本法临床多用于治疗水饮向上冲逆，表现为咳嗽、心悸、呕吐、眩晕等病证。

病案举例

祝谌予医案：刘某，男，46 岁，1991 年 12 月 9 日初诊。发作性眩晕 10 余年，加重 1 年。患者自 1976 年始出现发作性眩晕，数月一发，伴恶心、呕吐、视物旋转，不能站立，每次必持续数日。1978 年某夜突然眩晕剧烈，两眼发黑，周身冷汗，气短不续，经某医院确诊为“梅尼埃病”，服地芬尼多等镇静药治疗，但仍有间断发作。平素体态肥胖，头晕而重，颈部不适。近 1 个月来眩晕发作频繁，每次均呕恶不能进食，并因眩晕倒地两次，服镇静与抗晕动西药不能缓解而来就诊。面白体胖，头昏而重，后颈不适。每发眩晕必恶心呕吐，甚至呕逆，胸膈满闷，耳鸣如潮，口淡不渴，小便清长，舌淡胖，苔白，脉细滑。

方用苓桂术甘汤合泽泻汤加味。茯苓 30g，桂枝 10g，白术 15g，炙甘草 6g，清半夏 10g，泽泻 10g，川芎 10g，菊花 10g。每日 1 剂，水煎服。

服药 14 剂，眩晕未作，仍头重项强，口苦耳鸣，舌淡胖，脉弦滑。守方加葛根 10g，羌活 10g，五味子 10g，再服 14 剂，诸症基本控制。间断用上方加减治疗半年余，眩晕一直未发，自觉头脑清晰，精力充沛，舌淡红，脉弦细。

按 患者以发作性眩晕、呕吐为主症，结合舌脉，辨证为痰饮中阻，上犯清阳。治宜温化水饮，和胃降逆。以苓桂术甘汤合泽泻汤温化水饮、和胃降逆，加清半夏化饮降逆，川芎、菊花疏利头目。

第七节 祛湿（水）法

一、概 述

湿与水，异名同类，湿是水气弥散的状态，水为湿之积，水、湿常合而致病。湿有外湿、内湿之分，外湿多为感受雾露、水湿之邪，常与风、寒等邪气兼夹为病；内湿多为脾失健运，水湿内生所致。水湿均为津液代谢的产物，与肺、脾、肾三脏密切相关。脾喜燥恶湿，脾病则生内湿；肺为水之上源，主通调水道，肾主水，职司水液气化，脾居中焦，主运化水液。故水湿的治疗多从肺、脾、肾三脏论治。痰饮与水湿同出一源，但存在形式与表现不一样。水湿更多停聚在肌肤、肌肉、关节，临床以疼痛、水肿症状多见；而痰饮通常停聚在脏腑组织间隙，影响邻近脏腑组织功能，其临床表现多样，可以概括为“呕、咳、喘、满、痛、肿、悸、眩、小便不利”等。

祛湿（水）法是指通过辛散、芳化、苦燥、淡渗、宣散、分消走泻等治法祛除湿邪，分利水湿的治法，适用于水湿停聚的病证。水湿侵犯的部位不同，应分而治之：在经络者，以除湿通络为主；水湿在表，宜发散，微微发汗宣表以除水湿；水湿在里，宜芳香化之、苦温燥之、温中化之、健脾利之等；水湿在下，宜淡渗利之、攻逐下之、益肾化之等。水湿多与他邪合而为患，夹风者，宜祛风胜湿；夹热者，宜清热利湿；夹寒者，宜温散寒湿；水湿伤及阳气者，宜温阳化湿。水湿为有形之邪，应注意因势利导，给邪以出路，常通过配合汗法、下法、利法等，导水湿之邪外出。脏腑功能失调引起的水湿停聚病证，祛湿（水）法是治标之法，调整脏腑功能才是治本之法，临床应根据具体情况，或以治标为主，或以治本为主，或标本兼顾。临床应用时，亦应避免损伤津液，把握用药法度，中病即止。

二、治法分类及临床辨治

（一）祛风除湿法

经典原文

《金匮要略·痉湿暍病脉证治第二》 风湿相搏，一身尽疼痛，法当汗出而解。值天阴雨不止，医云此可发汗，汗之病不愈者，何也?盖发其汗，汗大出者，但风气去，湿气在，是故不愈也。若治风湿者，发其汗，但微微似欲出汗者，风湿俱去也。

《金匮要略·痉湿暍病脉证治第二》 湿家身烦疼，可与麻黄加术汤发其汗为宜，慎不可以火攻之。

《金匮要略·痉湿暍病脉证治第二》 病者一身尽疼，发热，日晡所剧者，名风湿。此病伤于汗出当风，或久伤取冷所致也，可与麻黄杏仁薏苡甘草汤。

《金匮要略·中风历节病脉证并治第五》 诸肢节疼痛，身体魁羸，脚肿如脱，头眩短气，温温欲吐，桂枝芍药知母汤主之。

《金匮要略·中风历节病脉证并治第五》 病历节不可屈伸，疼痛，乌头汤主之。

临床辨治

湿邪兼夹风、寒等邪气，侵犯肌表，导致风湿、寒湿之邪留滞在肌表、经络、肌肉、筋骨、关节等部位，表现为周身疼痛，肌肉关节酸痛，或关节不利，或头项僵痛，脉浮或缓或濡，伴恶风寒等表证。风湿相合，宜微微发汗而解，避免大汗出而风气去，湿气犹在。治宜祛风除湿，通络止痛。治疗上常选用白术、苍术等苦温燥湿之品，若偏于寒湿者，疼痛较为剧烈，兼见恶寒、无汗，予麻黄、桂枝祛风散寒；寒邪凝滞较甚，予乌头、附子温阳散寒。若偏于风湿者，疼痛游走不定，可见周身疼痛，予防风、桂枝等祛风通络；风湿化热兼见心烦、口渴等，予知母、薏苡仁清热除湿。若兼夹表虚，营卫不和，则以黄芪益气固表，桂枝、芍药调和营卫。本法临床适用于风寒湿杂至导致的痹证、风湿病、感冒、荨麻疹、湿疹等疾病。

病案举例

宋文东医案：刘某，男，41岁，1984年6月20日初诊。患者近2年来两上肢关节酸痛，沉重，疼痛部位不移，而以两手指小关节为甚。经检查：血沉40mm/h，抗“O”833 IU/ml，类风湿因子阳性，曾用吡罗昔康、青霉素等药物疗效不著。近日来因天气潮湿，阴雨绵绵，患者两肩关节酸痛加重，手指关节肿胀，周身困倦，恶风而无汗，纳谷少思，舌苔白腻，质淡红，脉细濡，据此关节痛处不移，沉重酸楚，此乃湿痹为患，然又恶风寒无汗，尚知其邪在表，治宜祛风散寒，健脾祛湿。

处方：麻黄5g，甘草5g，杏仁10g，薏苡仁30g，桂枝10g，半夏10g，防风10g，羌活

15g，苍术 15g，白术 15g。

药进 5 剂，酸痛减轻，微汗出，恶风除，苔腻化，药已中病，守 10 剂，疼痛基本消失，复查血沉、抗“O”已基本正常，再以原方加六君子汤加减月余，随访 3 年未复发。

按　患者上肢关节酸痛、沉重 2 年，近日因阴雨潮湿而加剧，伴纳谷少思，舌苔白腻，脉细濡，辨为湿痹，治疗当以祛风除湿散寒为先，方用麻杏苡甘汤合麻黄加术汤加味。疼痛消失后，以六君子汤健脾化湿，求本论治，守法治疗月余，标本兼顾，疗效肯定。

（二）固表祛湿（水）法（见汗法：益气固表法）

（三）温经除湿法

经典原文

《金匮要略·痉湿暍病脉证治第二》　伤寒八九日，风湿相搏，身体疼烦，不能自转侧，不呕不渴，脉浮虚而涩者，桂枝附子汤主之；若大便坚，小便自利者，去桂加白术汤主之。

《金匮要略·痉湿暍病脉证治第二》　风湿相搏，骨节疼烦，掣痛不得屈伸，近之则痛剧，汗出短气，小便不利，恶风不欲去衣，或身微肿者，甘草附子汤主之。

临床辨治

温经除湿法是指应用具有温经助阳，除湿散寒功效的药物治疗风湿兼夹表阳虚或表里阳虚病证的治法。风寒湿邪侵犯卫表，痹着于经络、筋骨、关节等处，伴表阳不足，或表里阳气不足，可见身体疼痛、骨节疼痛，屈伸不利，恶风寒，脉浮虚或沉迟。风湿兼表阳虚者，治以桂枝附子汤，即在桂枝汤基础上去芍药之酸收，加附子之辛温，以助阳解肌，祛风除湿。服药后若“大便坚，小便自利”，说明湿仍在表，尚未入里，前方去桂枝，加白术以增加除湿之力。风湿兼表里阳虚，见小便不利、身微肿，予甘草附子汤温阳补中，祛风除湿。临床上，风寒湿邪侵袭，经脉痹阻，兼夹阳气不足，致肢体关节疼痛，甚至掣痛不得屈伸，伴恶寒，脉虚或迟，如风湿病、痹证、类风湿关节炎等可按本法治之。

病案举例

何庆勇医案：商某，女，82 岁， 2014 年 6 月 3 日初诊。主诉：反复腰痛 10 余年，加重 2 月余。现病史：患者 10 多年以前受寒后出现腰痛，严重时不能转侧、站立、弯腰等，卧则缓解，就诊于某医院骨科，予膏药外敷，后腰痛仍反复发作，未予重视，近 3 个月来患者腰痛加重，伴胸闷、憋气，遂就诊于我科。刻下症见腰膝酸痛，以肌肉疼痛为主，遇风寒加重，阴雨天加重，不能转侧、站立、行走，卧则缓解，后背发紧，头颈部汗多，白天尤甚，胸闷、憋气，无心慌，乏力，口苦，偶有咳嗽，无痰，食后腹胀，无恶心、呕吐，偶有头晕、耳鸣，偶有双手手指麻木，纳可，寐差，大便日 3～4 次，质稀，小便可，舌淡暗，苔白腻，脉细涩。诊断：痹证（寒湿痹阻，风邪外袭）。治疗：祛风散寒除湿，温通经络。

处以桂枝附子汤：桂枝 20g，肉桂 10g，炮附子（先煎 40 分钟）25g，生姜 25g，大枣（掰）20g，炙甘草 20g。水煎服，每日 1 剂，分 2 次早晚服用。

患者服 1 剂后，腰痛好转约一半，4 剂而腰痛止，随访 1 个月，腰痛未再复发。

按　患者 10 余年前受寒后出现腰痛，反复发作，刻诊见腰膝酸痛，遇风寒、阴雨天加重，后背发紧，头颈部汗多，大便质稀，次数增多，舌淡暗，苔白腻，脉细涩，辨为风寒湿邪痹阻，兼表里阳虚证。以桂枝附子汤治疗，方中重用炮附子温阳散寒，桂枝、肉桂同用，温经散寒，温补元阳，生姜合桂枝祛风散寒，大枣、炙甘草调和营卫，全方以扶阳散寒为主，从本论治，标本兼顾，疗效卓著。

（四）苦温燥湿法

经典原文

《素问·至真要大论》 湿淫于内，治以苦热，佐以酸淡，以苦燥之，以淡泄之。

《太平惠民和剂局方》 （平胃散）治脾胃不和，不思饮食，心腹胁肋胀满刺痛，口苦无味，胸满短气，呕吞酸，面色萎黄，肌体瘦弱，怠惰嗜卧，体重节痛，常多自利，或发霍乱，及气反胃，并宜服之。

《湿热病篇》 湿热证，舌遍体白，口渴，湿滞阳明，宜用辛开，如厚朴、草果、半夏、干菖蒲等味。

《湿热病篇》 湿热证，舌根白，舌尖红，湿渐化热，余湿犹滞，宜辛泄佐清热，如蔻仁、半夏、干菖蒲、大豆黄卷、连翘、绿豆衣、六一散等味。

临床辨治

苦温燥湿法是指应用苦温之品，以苦燥之，以温散之，燥湿运脾的治法，适用于脾胃湿滞，寒湿中阻，或湿温病湿重于热的治疗。临床主要表现为脘腹胀满，不思饮食，呕哕恶心，肢体困重，怠惰嗜卧，大便溏泄，舌淡苔白腻，脉濡或滑。治疗常选用苦温燥湿之品，如苍术、厚朴、半夏、陈皮等，配合辛香醒脾化湿之品，如石菖蒲、蔻仁等，使湿浊得化，脾运得健，代表方如平胃散等。若湿浊内蕴化热，则适当配伍连翘、绿豆衣、六一散等清利湿热。若兼夹脾胃虚弱，可适当配伍党参、白术等益气健脾之品。本法临床广泛应用于胃肠病证，如急慢性胃炎、胃溃疡、消化不良等。

病案举例

刘渡舟医案：陈某，男，38岁。反复口腔溃疡，疮面红而疼痛，西医给予消炎药物和补充维生素B_2治疗多日无效，伴有消化不良，大便稀溏，舌质红而苔白腻，脉濡数。此乃湿热为患，但清热则湿不去，但祛湿则热愈炽，且有苦寒伤脾败胃，湿浊内生之虞。刘老思忖片刻，乃处以平胃散与大黄黄连泻心汤接轨之法，化湿泻热同施，以观其效。

处方：苍术10g，厚朴16g，陈皮10g，炙甘草10g，大黄3g，黄连6g。

服药7剂，口疮痊愈，胃开能食，大便正常。该患者后来又因饮食厚味，多次复发，皆用此方，每服辄愈。

按 本案中患者消化不良，大便稀溏，乃脾胃湿滞，又患反复口腔溃疡，此为湿郁化热，治疗宜苦温燥湿与苦寒泻火同施。平胃散具有燥湿运脾，行气和胃之功效，大黄黄连汤具有清热燥湿泻火的作用，刘老将两方合用，苦温燥湿而不助热，清热泻火而不生湿，不可谓不精巧矣。

（五）淡渗利湿法

经典原文

《伤寒论》第71条 太阳病，发汗后，大汗出，胃中干，烦躁不得眠，欲得饮水者，少少与饮之，令胃气和则愈。若脉浮，小便不利，微热消渴者，五苓散主之。

《伤寒论》第72条 发汗已，脉浮数，烦渴者，五苓散主之。

《伤寒论》第73条 伤寒，汗出而渴者，五苓散主之。不渴者，茯苓甘草汤主之。

《伤寒论》第74条 中风发热，六七日不解而烦，有表里证，渴欲饮水，水入则吐者，名曰水逆，五苓散主之。

《伤寒论》第141条 病在阳，应以汗解之，反以冷水潠之，若灌之，其热被劫不得去，弥更益烦，肉上粟起，意欲饮水，反不渴者，服文蛤散。若不差者，与五苓散。寒实结胸，无热证者，与三物小陷胸汤，白散亦可服。

《伤寒论》第156条 本以下之，故心下痞，与泻心汤。痞不解，其人渴而口燥烦，小便不利者，五苓散主之。

《伤寒论》第244条 太阳病，寸缓关浮尺弱，其人发热汗出，复恶寒，不呕，但心下痞者，此以医下之也。如其不下者，病人不恶寒而渴者，此转属阳明也。小便数者，大便必硬，不更衣十日，无所苦也。渴欲饮水，少少与之，但以法救之。渴者，宜五苓散。

《伤寒论》第386条 霍乱，头痛发热，身疼痛，热多欲饮水者，五苓散主之；寒多不用水者，理中丸主之。

《金匮要略·痰饮咳嗽病脉证并治第十二》 假令瘦人脐下有悸，吐涎沫而癫眩，此水也，五苓散主之。

《金匮要略·消渴小便不利淋病脉证并治第十三》 脉浮，小便不利，微热消渴者，宜利小便发汗，五苓散主之。

《金匮要略·消渴小便不利淋病脉证并治第十三》 渴欲饮水，水入则吐者，名曰水逆，五苓散主之。

《金匮要略·呕吐哕下利病脉证并治第十七》 呕吐而病在膈上，后思水者，解，急与之。思水者，猪苓散主之。

临床辨治

淡渗利湿法是指用甘淡渗湿的药物，以渗利湿邪，使湿邪从小便而出的治法，具有通阳化气，利湿行水的功效，适用于水湿内停所致的水肿、泄泻、呕吐、小便不利、痰饮等。水湿停聚，症状具有多样性，水湿犯胃，可见呕吐涎沫、干呕，甚至表现为水入即吐之水逆证；水湿上蒙，可见头晕、目眩等；水湿上犯心肺，可见心悸、咳嗽、胸闷等；水湿泛溢肌肤，可见浮肿等；水湿停聚，水气不化，表现为口渴饮不多、小便不利等。治湿不利小便，非其治也，临床选用茯苓、猪苓、泽泻、薏苡仁等味淡气平之品，淡渗利湿，利小便以除水湿。代表方如五苓散、猪苓散等。临床常用本法治疗水湿停聚，气不化水的病证。本法用药多为通利之品，易伤津液，使用时应注意适应证，湿热为患者，常配伍清热解毒之品，如茵陈五苓散。

病案举例

患者，男，19岁。患肾病综合征4年，水肿时轻时重，曾用激素及利尿西药，水肿不见好转。刻诊：全身水肿，按之没指，小便短少，身体困重，口干，大便溏不爽，舌淡红体胖苔白腻，脉沉缓。尿蛋白（+++），管型2～3个/HPF。诊为肾病综合征。

处以五苓散加减：桂枝12g，茯苓30g，泽泻15g，生白术15g，猪苓12g，车前子（包煎）30g，生姜皮10g。水煎，每日1剂，分两次服用。

3剂后小便明显增加，水肿好转，以上方加减服用12剂，水肿完全消失。

按 患者患肾病综合征4年，现阶段见全身水肿，小便短少，身体困重，口干，大便溏不爽，苔白腻，脉沉缓，辨为水湿停聚，膀胱气化不利。治宜淡渗利湿，行水消肿。治疗以五苓散化气行水，加车前子利尿通淋，生姜皮宣散水气，使水湿从小便而去。本方贵在用桂枝通阳，盖水为阴邪，必为阳化，阳通则水行，水肿自消。

（六）宣畅三焦法

经典原文

《温病条辨·上焦篇》 头痛恶寒，身重疼痛，舌白不渴，脉弦细而濡，面色淡黄，胸闷不饥，午后身热，状若阴虚，病难速已，名曰湿温。汗之则神昏耳聋，甚则目瞑不欲言，下之则洞泄，润之则病深不解，长夏深秋冬日同法，三仁汤主之。

临床辨治

宣畅三焦法是指应用宣上、畅中、渗下等方法，使湿邪从三焦分消而去的治法，适用于湿热留连三焦，阻滞气机，湿温初起或暑温夹湿等病证。症见身热不扬，头痛恶寒，身重疼痛，面色淡黄，胸闷不饥，午后身热，舌白不渴，脉弦细而濡。治宜宣畅三焦，以三仁汤为代表方。杏仁、竹叶开宣上焦肺气，通调水道，此即宣上；白蔻仁、半夏、厚朴芳香化湿，苦温燥湿，行气宽中，复脾胃运化之功，此即畅中；薏苡仁、滑石、通草利尿渗湿于下，疏导下焦，使湿热从小便而去，此即渗下。临床应用本法，应根据病证上、中、下三焦的病情轻重不同，所采取的宣上、畅中、渗下也应有所侧重。本法临床应用广泛，凡病属湿热互结、阻滞气机者，均可随证治之。

病案举例

刘吉善医案：陈某，女，73岁，2009年8月8日就诊。患者诉口腔发炎1月余，缠绵不愈，口渴，心中烦热，小便黄，大便干结。舌尖红，苔黄腻，脉细弦数。此乃口糜湿热内蕴证，法当清热利湿，宣畅湿浊，方选三仁汤加减。

处方：杏仁10g，白豆蔻10g，薏苡仁30g，竹叶15g，厚朴15g，通草6g，滑石15g，法半夏15g，玄参20g，地骨皮20g，当归15g，甘草10g，罗汉果1枚，鱼腥草30g，焦三仙各10g，水牛角30g。5剂，水煎600ml，分早中晚3次饭后半小时温服，每日1剂。

2009年8月15日二诊：诉口腔发炎明显好转，口腔内白色斑点已逐渐消失，上方加牡丹皮20g，生地黄20g，黄连15g，10剂。2009年8月30日回访，患者诸症已除。

按 患者口腔发炎1月余，缠绵不愈，符合湿性黏腻缠绵之性。外感湿热，蕴结膀胱，或饮食不节，湿热内生，下注膀胱，湿热积聚，循经熏蒸于口而为病。口疮日久不愈，病机属湿热俱盛，波及血分。治宜清热利湿，用三仁汤宣畅三焦，分利水湿。三仁汤适用于湿热互结，湿重于热，而本证热邪较重，故加地骨皮清气分之热；生地黄、牡丹皮、玄参、水牛角清血分之热，罗汉果、鱼腥草、黄连清热解毒，焦三仙健运脾气，当归养血行血，甘草调和诸药。诸药合用，共奏清热利湿，凉血解毒之功。

（七）温阳化湿法（见温法）

（八）温散寒湿法（见温法）

（九）清热化湿法（见清法）

（十）清热利湿退黄法（见清法）

（十一）利湿通淋法（见利法：利尿通淋法）

（十二）利湿止泻法（见清法：清热利湿止泻法）

（十三）利水消肿法（见利法：利尿消肿法）

（十四）宣肺行水法

经典原文

《金匮要略·水气病脉证并治第十四》　风水恶风，一身悉肿，脉浮不渴，续自汗出，无大热，越婢汤主之。

《金匮要略·水气病脉证并治第十四》　里水，越婢加术汤主之；甘草麻黄汤亦主之。

临床辨治

宣肺行水法是指通过开宣肺气，促进水道通调，津液布散复常的一种治法。肺为水之上源，主宣发和布散津液，若外邪袭肺，肺失宣肃，不能通调水道，津液不能布散全身而泛溢肌肤出现水肿，不能下趋膀胱而见小便不利，治宜宣肺行水，代表方为越婢汤、越婢加术汤、甘草麻黄汤等。常选用麻黄、杏仁、桂枝等辛温散邪之品开宣肺气，使水道通调，膀胱通利，同时辛温之品亦能取汗，使水湿之邪从汗而解。水湿在里，可配伍白术、苍术等燥湿之品。本法适用于肺气失宣，不能通调水道而见水肿、小便不利等症。

病案举例

倪佩卿医案：陈某，男，56岁，1985年3月26日初诊。患者于2个月前患外感，经治疗后好转，但半个月后出现腹胀、小便不畅、尿频、尿急，甚则涩痛，经用利水通淋等品治疗月余，效果不显，转余诊治。刻诊：小便涩痛，尿频，尿急，咳嗽无痰，胸闷，有时胸痛，大便干结，舌质淡红，苔黄腻，脉弦细，诊为癃证。采用提壶揭盖法，拟宣肺止咳，利水通淋治之。

处方：麻黄 6g，杏仁 10g，葶苈子 10g，前胡 10g，紫菀 10g，款冬花 10g，麦冬 10g，百合 15g，桔梗 10g，五味子 6g，薏米 30g，泽泻 10g，茯苓 20g，甘草 6g。

服药 3 剂，咳嗽减轻，尿涩痛、尿频消失。上方去款冬花、麦冬、百合、泽泻、五味子，加法半夏 6g、陈皮 6g、佩兰 10g，进 8 剂而愈。

按 肺主气，为水道之上源，外邪侵袭，肺气闭阻，肃降失职，出现胸闷、小便不利、尿频、尿急、尿痛等症，乃肺气郁闭，下焦不通所致。治宜宣肺止咳，利水通淋，称为“提壶揭盖法”。方中以麻黄、杏仁宣肺，前胡、葶苈子降肺，一宣一降，恢复肺气的宣降功能，加薏米、泽泻、茯苓等淡渗利水，紫菀、款冬花、桔梗化痰止咳，百合、麦冬、五味子滋阴润肺。全方宣肺与利水同施，开肺气以通下窍，咳嗽减轻，小便通利。

（十五）前后分消法

经典原文

《金匮要略·痰饮咳嗽病脉证并治第十二》 腹满，口舌干燥，此肠间有水气，己椒苈黄丸主之。

临床辨治

前后分消法，前指前阴，后指后阴，利用导水下行的方法，使水湿痰饮之邪在前随小便而出，在后随大便而下，适用于肠间饮聚成实的病证。水饮之邪停聚肠间，内结成实，腑气不通，可见腹部胀满，胃肠沥沥有声；水饮内聚，津液不化，不能上承，见口舌干燥，不喜多饮；津液不能下趋膀胱，尚可见小便不利等症。治宜前后分消，导水饮外出，代表方为己椒苈黄丸。方中防己渗泄肠间水气，椒目祛除心腹留饮，两药合用导水饮从小便而出。葶苈子开宣肺气，通降肠道；大黄荡涤胃肠，两药合用逐水湿从大便而出。本法临床常用于治疗腹水、心包积液、胸腔积液、哮喘等水饮内聚成实的病证。本法用于实证或以标实为主者，攻逐力量较强，应中病即止，脾虚饮停或体弱者慎用。

病案举例

孙德华医案：薛某，女，41 岁，1975 年 6 月初诊。患者于 1968 年盛夏劳动后，一次吃数支冰棍，随后出现胃脘疼痛，继而腹部胀大，身体消瘦，不能坚持正常工作。先后两次以肠功能紊乱收住院治疗，服疏肝健脾方药数百剂，效果不显。延余诊治，症见腹大如臌，腹胀，口渴而不欲饮，每日进食 200g 左右，食后肠鸣，沥沥有声。大便每日 2～3 次，呈细条状，难以解出。半年经行一次，量少色淡。舌质淡，苔白滑，两脉弦缓。此乃饮邪内结，中阳被遏，饮留肠间，拟己椒苈黄汤用其苦辛宣降，前后分消。

处方：防己、椒目各 10g，葶苈子 9g，大黄 6g。

服 3 剂后，矢气频频，大便通畅而量多，腹胀稍减轻。守原方再进 3 剂，腹胀大减，未闻腹鸣，饮食渐增，口渴欲饮，病有向愈之势。停药注意饮食，调理月余，病渐愈。

按 此例为饮冷过量，寒邪客胃，中阳被遏，水饮停聚胃肠，予己椒苈黄丸前后分消，导水饮外出。本方攻逐力量较强，因此使用时不可尽剂，要随时观察病情，病有向愈之势，中病即止。停药后注意饮食，调护月余，恢复正气。

（十六）活血利水法

经典原文

《金匮要略·水气病脉证并治第十四》　血不利则为水。

《金匮要略·妇人妊娠病脉证并治第二十》　妇人宿有癥病，经断未及三月，而得漏下不止，胎动在脐上者，为癥痼害。妊娠六月动者，前三月经水利时，胎也。下血者，后断三月，衃也。所以血不止者，其癥不去故也，当下其癥，桂枝茯苓丸主之。

《金匮要略·妇人妊娠病脉证并治第二十》　妇人怀娠，腹中㽲痛，当归芍药散主之。

《金匮要略·妇人杂病脉证并治第二十二》　妇人腹中诸疾痛，当归芍药散主之。

《金匮要略·妇人杂病脉证并治第二十二》　妇人少腹满如敦状，小便微难而不渴，生后者，此为水与血并结在血室也，大黄甘遂汤主之。

临床辨治

活血利水法是指通过活血化瘀，利水除湿，促进气血正常运行的治法，适用于水血同病的治疗。脾胃为气血津液生化之源，水血同源而生，均来源于脾胃运化的水谷精微。人体的津液与血液在生理条件下维持动态平衡，两者可相互转化，津液可以通过脉管渗入脉中，与营气结合，变化而赤为血；而血脉中的液体，亦可渗出脉外，成为津液。病理状况下，水血相依为病，水病可罹血，血病可累水，正如《灵枢·百病始生》指出“凝血蕴里而不散，津液涩渗，着而不去，而积皆成矣”，瘀血内阻，津液运行不畅，最终亦可积成水饮、痰湿。水血互结临床常表现为血分、水分同时受累的证候，如少腹满，小便不利，大便溏泄，经行色暗、夹血块，舌质有瘀斑等。治疗上常选用桃仁、当归、赤芍、川芎等活血药，配合茯苓、白术、泽泻等利水药，代表方如桂枝茯苓丸、当归芍药散等。本法临床广泛应用于水血同病的治疗，如月经不调、盆腔炎、肝硬化腹水、慢性肾炎等。

病案举例

刘渡舟医案：患者，男，38 岁。患肾病综合征 10 年。来诊时全身高度水肿，腹水，阴囊肿大，面唇色暗，皮肤粗糙，肢体困重无力，舌质淡胖暗苔白润、舌下静脉粗黑。B 超提示腹水大量。尿常规：蛋白（-），管型（+），白细胞（+）。诊断：肾病综合征，证系瘀水互结。

处以桂枝茯苓丸加减：桂枝 10g，茯苓 10g，牡丹皮 12g，桃仁 10g，芍药 15g，泽泻 5g，生姜皮 10g，水蛭 10g，生益母草 30g，党参 12g。

服药 6 剂，水肿明显消退，继以上方化裁 12 剂，水肿全消，B 超提示腹水消失。

按　患者患肾病综合征 10 年，其本在肾，肾为主水之脏，肾失气化，水液内停，发为水肿，伴面唇色暗，舌下静脉粗黑为瘀水互结之证，以桂枝茯苓丸活血利水，加泽泻泄肾着、除水饮，生姜皮利水消肿，生益母草活血利水，党参益气扶正，诸药合用水血并治，水肿消退。

（十七）滋阴利水法（见利法：利水育阴清热法）

（十八）益肾化水法（见利法）

第八节　补阴法（见补法）

第六章

中医经典之将息法

中医将息法是中医学的重要组成部分，是中医疗效的关键一环。“将”有“养”之意，“息”有“停止”“休息”之意。将息法即调养休息法，其内涵包含现代护理学、养生学、康复学等内容。中医经典尤其是仲景方，十分重视将息法。现以中医经典中的仲景方为例，对中医将息法进行大致阐述。中医将息法可以分为煎煮将息法、服药将息法等内容。

第一节　煎煮将息法

明代医家缪希雍曰：“观夫茶味之美恶，饭味之甘餲，皆系于水火烹饪之得失，即可推矣。”饮茶尚且如此，煎药更不必说。清代徐灵胎在《医学源流论》中载：“煎药之法，最宜深讲，药之效与不效，全在乎此。”经典方的煎煮方法丰富多样，在煎煮时间上，有先煎、后下、米熟汤成等长短不一；在煎煮方法上有去滓再煎、泡服、分煎合和、煎丸煮散、煎汤代水、包煎、烊化等；在煎药溶剂的选择上，巧妙运用各种溶媒的不同属性与特点（如甘澜水、潦水、清浆水、酒、苦酒、蜜、泉水、井花水、东流水、泔水、童便等），以提高临床疗效。中医学结合现代药理研究证明：仲景先师在方药的煎煮方法上见解独到，而且许多方法已得到现代药理学证实。

一、煎 煮 时 间

（一）先煎

1. 去先煎药物猛烈之性或毒性

经典原文

泽漆汤方：半夏半升　紫参五两（一作紫菀）　泽漆三斤（以东流水五斗，煮取一斗五升）　生姜五两　白前五两　甘草　黄芩　人参　桂枝各三两。上九味，㕮咀，内泽漆汁中，煮取五升，温服五合，至夜尽。

乌头汤方：麻黄　芍药　黄芪各三两　甘草三两（炙）　川乌五枚（㕮咀，以蜜二升，煎取一升，即出乌头）。上五味，㕮咀四味，以水三升，煮取一升，去滓，内蜜煎中，更煎之，服七合。不知，尽服之。

乌头桂枝汤方：上一味，以蜜二斤，煎减半，去滓。以桂枝汤五合解之，得一升后，初服二合，不知，即取三合；又不知，复加至五合。其知者，如醉状，得吐者，为中病。

甘遂半夏汤方：甘遂（大者）三枚　半夏十二枚（以水一升，煮取半升，去滓）　芍药五枚　甘草（如指大）一枚（炙）。上四味，以水二升，煮取半升，去滓，以蜜半升，和药汁煎取八合，顿服之。

桂枝去芍药加蜀漆牡蛎龙骨救逆汤方：桂枝三两（去皮）　甘草二两（炙）　生姜三两　牡蛎五两（熬）　龙骨四两　大枣十二枚　蜀漆三两（洗去腥）。上为末，以水一斗二升，先煮蜀漆，减二升，内诸药，煮取三升，去滓，温服一升。

临床辨治

泽漆、乌头、半夏、蜀漆先煎另制，以去毒性。如泽漆汤先煎泽漆；乌头汤、大乌头煎先煎乌头；甘遂半夏汤先煎半夏；桂枝去芍药加蜀漆牡蛎龙骨救逆汤先煎蜀漆等，以减其毒性，缓其峻猛之性。泽漆有毒，利水力峻，为不太常用之破坚利水有毒峻药。《金匮要略》泽漆汤以之作为主药，用量大至三斤。泽漆辛苦微寒，有毒性，故仲景注意其性，先“以东流水五斗，煮取一斗五升”，然后再将他药入泽漆汁中同煮。乌头有剧毒，乌头汤用量大至五枚，仲景使用时先“以蜜二升，煎取一升，即出乌头”，以白蜜先煎乌头，可以减轻乌头的毒性，再合于其他药汁中更煎。半夏有毒，使用前一般要洗去滑黏液以去其毒性，故于半夏后多注明“洗去滑”或“洗尽用”。即使这样半夏仍有一定的毒性，故仲景有时则在煎法上再进一步设法去其毒性，这就是对半夏进行先煎。如甘遂半夏汤，要对半夏先“以水一升，煮取半升，去滓”，再合其他药汁同煎。蜀漆有特殊的腥味并有毒性，仲景用时强调要“洗去腥”，如蜀漆散，为去其腥味及毒性，用时要先煎。再如桂枝救逆汤，则要“先煮蜀漆，减二升，内诸药，煮取三升”。蜀漆为常山之苗，《本经疏证》曰：“凡药非鳞介飞走，未有云气腥者，惟仲景用蜀漆，必注曰洗去腥，则可见其气之恶劣异于他草木矣。”《名医别录》曰：“微温，有毒。”《药性论》曰：“味苦，有小毒。”可见，蜀漆有腥味且有毒，入煎之前宜洗去腥味，同时先煎以减轻其毒性。

2. 取尽其味，增加药物有效成分

经典原文

茯苓桂枝甘草大枣汤方：上四味，以甘澜水一斗，先煮茯苓，减二升，内诸药，煮取三升，去滓，温服一升，日三服。

小陷胸汤方：上三味，以水六升，先煮栝楼，取三升，去滓，内诸药，煮取二升，去滓，分温三服。

酸枣仁汤方：上五味，以水八升，煮酸枣仁，得六升，内诸药，煮取三升，分温三服。

茵陈蒿汤方：上三味，以水一斗，先煮茵陈，减六升，内二味，煮取三升，去滓，分温

三服。小便当利，尿如皂角汁状，色正赤。一宿腹减，黄从小便去也。

临床辨治

茯苓桂枝甘草大枣汤先煎茯苓，小陷胸汤先煎瓜蒌，酸枣仁汤先煎酸枣仁，茵陈蒿汤先煎茵陈。茯苓只在治下焦有寒饮欲作奔豚的茯苓桂枝甘草大枣汤中要求先煮，于方后云："先煮茯苓，减二升，内诸药"，先煎的目的是让茯苓的有效成分充分析出，发挥其利水除饮的功能。小陷胸汤用瓜蒌实大者一枚，用量较大，先煎以更好地发挥疗效。酸枣仁外壳坚硬，可能是要先煎的一个原因。再者，因其为主药，为保证煎出其有效成分，需煎煮的时间长些，以充分发挥药效。茵陈质轻，含有挥发物质，现在认为茵陈不宜先煎久煎。可张仲景在创制的治黄疸主方茵陈蒿汤煮法上却明确指出要"先煮茵陈"。根据南晋生的观点，茵陈蒿汤中茵陈先煎，理由可能有三个方面：一是去其轻扬外散之气，《神农本草经》论述茵陈蒿"主风湿、寒热邪气，热结黄疸"，其祛风湿和解除寒热邪气依赖其轻扬辛散之气，治疗热结黄疸要用其苦寒降利之味，通过先煎，辛散之气先去，不达表而直入里，苦降之性保留，符合其治疗热结黄疸的药性需求；二是久煎去其毒性，茵陈蒿虽无明显毒性，但仍有零星中毒的报道，先煎可去其毒性；三是其药质地轻浮，漂于水面，先煎勤搅，可以使其有效成分尽可能溶出。日本学者研究证明，先煮久煮茵陈，虽耗损了挥发油中的利胆物质，但可更多地使其他利胆物质溶出，有一定的科学道理。

3. 先煎去上沫，以去其不良物质

在《伤寒论》和《金匮要略》中，凡方中有麻黄者，如麻黄汤、厚朴麻黄汤、射干麻黄汤、麻黄杏仁薏苡甘草汤、越婢汤、越婢加半夏汤、越婢加白术汤、大青龙汤、小青龙汤等，于煎药法均先明示"先煮麻黄，去上沫"。陶弘景在《本草经集注》中曰："麻黄用之折除节，节止汗故也。先煮一两沸，去上沫，沫令人烦。"张锡纯《医学衷中参西录》载："古方中用麻黄，皆先将麻黄煮数沸吹去浮沫，然后纳他药，盖以其所浮之沫发性过烈，去之所以使其性归和平也。"张仲景所用麻黄为生麻黄，生麻黄在煎煮过程中产生的泡沫发性过烈，令人心烦、过汗。所以先煎以便去除这些泡沫，目的是减轻其烈性和过汗、令人心烦等毒副作用。现代研究已证实，麻黄含有脂溶性植物蛋白，能引起心烦和呕吐症状，先煮能使蛋白质凝出，呈沫浮于水面，去上沫则可减少其副作用。

对于葛根，若与麻黄同方，也要"先煮麻黄、葛根，去白沫"，这是因为葛根入阳明胃经，其性升散，煮时浮散之气先出，故致上沫，也因此易引动胃气上逆引起恶心，如张元素曰："不可多服，恐损胃气。"而其他方中，如桂枝加葛根汤、葛根芩连汤、葛根加半夏汤等方中虽无麻黄，葛根仍需先煎，因葛根用量较大，质地较重，为块茎入药，先煎久煎能保证其有效成分充分析出。

4. 矿石先煎，利于有效成分析出

介壳类和矿石类药物，如鳖甲、龟甲、磁石、生石膏、龙骨、牡蛎等，因其质地坚硬，应打碎先煎才能充分煎出有效成分，发挥其功效；坚硬的矿物类中药应先打碎先煮再与其他药料共同煎煮，如旋覆代赭汤中的代赭石打碎先煎，重镇降逆以合君药旋覆花降逆之功。

5. 先煎取汤，顾护胃气

经典原文

厚朴麻黄汤方：上九味，以水一斗二升，先煮小麦熟，去滓，内诸药，煮取三升，温服一升，日三服。

葶苈大枣泻肺汤方：上先以水三升，煮枣取二升，去枣，内葶苈，煮取一升，顿服。

十枣汤方：上三味，捣筛，以水一升五合，先煮肥大枣十枚，取八合，去滓，纳药末。强人服一钱匕，羸人服半钱匕，平旦温服之。不下者，明日更加半钱，得快利后，糜粥自养。

临床辨治

厚朴麻黄汤中先煎小麦取汤，再煎诸药，其目的是以小麦汤护胃安心。葶苈大枣泻肺汤先煎大枣，再以枣汤煎取葶苈子，为防葶苈子泻肺攻邪力峻，以顾护正气。这与十枣汤先煮肥大枣十枚取汤，再以枣汤送服大戟、甘遂、芫花末，以护正气之理是一致的。

（二）后下

1. 气味轻薄，不耐煎煮，宜后下

经典原文

栀子豉汤方：上二味，以水四升，先煮栀子，得二升半，内豉，煮取一升半，去滓，分二服，温进一服，得吐者，止后服。

栀子甘草豉汤方：于栀子豉汤方内，加入甘草二两，余依前法。得吐，止后服。

栀子生姜豉汤方：于栀子豉汤方内，加生姜五两，余依前法。得吐，止后服。

枳实栀子豉汤方：上三味，以清浆水七升，空煮取四升，内枳实、栀子，煮取二升，下豉，更煮五六沸，去滓，温分再服，复令微似汗。

瓜蒂散方：上二味，各别捣筛，为散已，合治之，取一钱匕，以香豉一合，用热汤七合，煮作稀糜，去滓，取汁和散，温顿服之。

枳实薤白桂枝汤：枳实四枚　厚朴四两　薤白半斤　桂枝一两　栝楼实一枚（捣）。上五味，以水五升，先煮枳实、厚朴，取二升，去滓，内诸药，煮数沸，分温三服。

临床辨治

药物煎煮“先”“后”是相对而言的，当看目的如何。《伤寒论》中5首含豆豉的方剂均后下豆豉，如栀子豉汤，方后煮法：“先煮栀子，得二升半，内豉，煮取一升半，去滓。”这里栀子虽言“先煮”，但因其他药物为一般煮法，只是因豆豉不耐煮，为保持豆豉的轻宣之性，使在方中宣散郁热，故言豆豉后下。在治胸痹的枳实薤白桂枝汤中，强调先煮枳实、厚朴，实则余药后下，尤其是薤白与桂枝，用其辛散，以宣通胸痹，温通心阳，但两者易于挥发，若与方中枳实、厚朴同煮，则必失去辛散之力，故云：“以水五升，先煮枳实、厚朴，取二升，去滓，内诸药，煮数沸，分温三服。”明确强调仅“煮数沸”即可。今人用薤白、桂枝往往忽视这一点。在张仲景思想的影响下，后世将含挥发性成分的药物及花叶类药物后下轻煎，如钩藤、薄荷、辛夷等。

2. 大黄取其气锐，峻猛攻下，宜后下

经典原文

大承气汤方：上四味，以水一斗，先煮二物，取五升，去滓，内大黄，煮取二升，内芒硝，更上火微一二沸，分温再服，得下，余勿服。

厚朴三物汤方：上三味，以水一斗二升，先煮二味，取五升，内大黄，煮取三升，温服一升，以利为度。

柴胡加龙骨牡蛎汤方：上十二味，以水八升，煮取四升，内大黄，切如棋子，更煮一二沸，去滓，温服一升。

临床辨治

大黄后下稍煮则攻下力峻，同煮久煮则力缓，所以仲景在用大黄时，凡需用其峻攻，皆注明后下，如大承气汤、厚朴三物汤、柴胡加龙骨牡蛎汤等。小承气汤方中的大黄无须后下，与厚朴、枳实同煎，其攻下力较缓。故从某种方义上说，大承气汤、小承气汤之分，也与大黄的同煮、后下有关。如柯琴云："……且煎法更有妙火。大承气汤加水一斗煮枳朴，取五升……何哉？盖生者气锐而先行，熟者气纯而和缓……若小承气汤，以三味同煮，不分次第，同一大黄而煎法不同，此可见仲景微和之义。"即指出了大黄后下，取其气锐先行，与同煮法不同的意义。

3. 芒硝取其味厚，易溶于水，宜后下

经典原文

调胃承气汤方：上三味㕮咀，以水三升，煮取一升，去滓，内芒硝更上火微煮，令沸，少少温服。

大承气汤方：上四味，以水一斗，先煮二物，取五升；去滓，内大黄，煮取二升；去滓，内芒硝，更上火微一二沸，分温再服，得下止服。

木防己去石膏加茯苓芒硝汤方：上五味，以水六升，煮取二升，去滓，内芒硝，再微煎，分温再服，微利则愈。

大黄牡丹汤方：上五味，以水六升，煮取一升，去滓，内芒硝，再煎沸，顿服之，有脓当下；如无脓，当下血。

临床辨治

张仲景凡用芒硝，皆为后下，方法：待其他药煮成去滓后，内芒硝于药汁中，更煮一二沸或再微煎或再煎沸。芒硝咸寒，味厚泻下，易溶于水，可攻坚散结，若久煮盐必析出，而不能尽其所用，故要后下微沸。

4. 药物原汁用药，宜后下

经典原文

百合地黄汤方：百合七枚（擘）　生地黄汁一升。上以水洗百合，渍一宿，当白沫出，去其水，更以泉水二升，煎取一升，去滓，内地黄汁，煎取一升五合，分温再服。中病，勿

更服。大便当如漆。

生姜半夏汤方：半夏半斤，生姜汁一升。上二味，以水三升，煮半夏取二升，内生姜汁，煮取一升半，小冷，分四服，日三夜一服。止，停后服。

排脓散方：枳实十六枚　芍药六分　桔梗二分。上三味，杵为散，取鸡子黄一枚，以药散与鸡黄相等，揉和令相得，饮和服之，日一服。

百合鸡子汤方：百合七枚（擘）　鸡子黄一枚。上先以水洗百合，渍一宿，当白沫出，去其水，更以泉水二升，煎取一升，去滓，内鸡子黄，搅匀，煎五分，温服。

黄连阿胶汤方：黄连四两　黄芩一两　芍药二两　鸡子黄二枚　阿胶三两。上五味，以水五升，先煮三物，取二升，去滓，内胶烊尽，小冷，内鸡子黄，搅令相得，温服七合，日三服。

白通加猪胆汁汤方：葱白四茎　干姜一两　附子一枚（生，去皮，破八片）　人尿五合　猪胆汁一合。以上三味，以水三升，煮取一升，去滓，内胆汁、人尿，和令相得，分温再服。若无胆，亦可用。

临床辨治

药物原汁不需久煎，譬如生姜汁、生地黄汁、胆汁、人尿、鸡子黄等。凡用植物根茎轧汁，必后入，因过煮则不能保持原药汁之气味，也易使其有效成分破坏或散发，如百合地黄汤之用生地黄汁、防己地黄汤之用生地黄汁、生姜半夏汤之用生姜汁等。属动物类药的原汁也必须后下，如猪胆汁、人尿，在白通加猪胆汁汤中皆后下，为方中热药作寒佐，若久煎则失其意，成分也被破坏。其他如鸡子黄在黄连阿胶鸡子黄汤、百合鸡子黄汤中皆后下，以取其清凉之性，清心除烦或养胃和阴，若久煮则失其药用之意。

5. 胶饴类质黏，宜后下

经典原文

小建中汤方：上六味，以水七升，煮取三升，去滓，内胶饴，更上微火消解，温服一升，日三服。呕家不可用建中汤，以甜故也。

黄芪建中汤方：于小建中汤内，加黄芪一两半，余依上法。

大建中汤方：上三味，以水四升，煮取二升，去滓，内胶饴一升，微火煎取一升半，分温再服，如一炊顷，可饮粥二升，后更服，当一日食糜，温覆之。

猪苓汤方：上五味，以水四升，先煮四味，取二升，去滓，内胶烊消，温服七合，日三服。

胶艾汤方：上七味，以水五升，清酒三升，合煮，取三升，去滓，内胶，令消尽，温服一升，日三服。不差，更作。

白头翁加甘草阿胶汤方：上六味，以水七升，煮取二升半，内胶，令消尽，分温三服。

炙甘草汤方：上九味，以清酒七升，水八升，先煮八味，取三升，去滓，内胶烊消尽，温服一升，日三服，一名复脉汤。

黄连阿胶汤方：黄连四两　黄芩一两　芍药二两　鸡子黄二枚　阿胶三两。上五味，以水五升，先煮三物，取二升，去滓，内胶烊尽，小冷，内鸡子黄，搅令相得，温服七合，日三服。

临床辨治

胶、饴类药物入煎剂，若与其他药物同煎，则易粘锅引起焦糊，且不易滤药，同时不利于其他药物有效成分溶出，故需后下、烊化。张仲景凡用胶饴，皆在药煎成去滓后，才将其纳入烊尽，如小建中汤、大建中汤、当归建中汤之用饴糖，云："去滓，内胶饴，更上微火消解。"芎归胶艾汤中之用阿胶，云："去滓，内胶，令消尽。"

6. 不溶或极难溶于水，只宜为散和服

某些不溶或难溶于水的药物，一般制成散剂，直接吞服。如甘遂，仲景的大陷胸汤煮法要求药液煎成后加入甘遂末和服，这是甘遂的药物成分极难溶于水之故。桃花汤中的赤石脂，一半入煎剂，一半为末冲服，乃取其药末留滞，以达到固涩肠胃的作用。后世常将不易溶于水的或用量小而贵重的或有毒的药物为散冲服，如朱砂、三七粉、西洋参粉、甘遂等。

（三）米熟汤成

经典原文

白虎汤方：上四味，以水一斗，煮米熟汤成，去滓，温服一升，日三服。

白虎加人参汤方：于白虎汤方内，加人参三两，余依白虎汤法。

竹叶石膏汤方：上七味，以水一斗，煮取六升，去滓，内粳米，煮米熟，汤成去米，温服一升，日三服。

桃花汤方：上三味，以水七升，煮米令熟，去滓，温服七合，内赤石脂末方寸匕，日三服。若一服愈，余勿服。

附子粳米汤方：上三味，以水七升，煮米令熟，去滓，温服七合，内赤石脂末，方寸匕，日三服。若一服愈，余勿服。

临床辨治

有些食材（如粳米）作为药物，和其他药物共同煎煮达到一定时间，米熟汤成，可通过观察米熟与否来判断药液是否煎成，正如仲景所言"煮米熟汤成，去滓，温服"。白虎汤、白虎加人参汤、桃花汤、竹叶石膏汤、附子粳米汤等方中均有粳米，借助粳米甘平之性，生津养胃，补土健脾，以固后天之本。米熟汤成之后，粳米的甘平之性，和胃生津，能够更好地起到调和胃气的作用。

（四）不同方剂的煎煮时间长短不同

张仲景方煎煮多用微火，在桂枝汤中第 12 条方后规定以微火，这也是其他诸方的煎煮要求。后世医家孙思邈在《备急千金要方》中也提到："凡煮汤，用微火，令小沸。"根据吴承洛《中国度量衡史》，汉代的 1 升折合今天大约 198 毫升。董艳等实验发现 1 升水的平均蒸发时间约 5 分钟，因此，根据汤剂用水量的不同，煎煮的时间应该有所变化，如麻黄升麻汤用水 1 斗，煮取 3 升，用时 105 分钟；当归四逆加吴茱萸生姜汤用水 12 升，煮取 5 升，用时也是 105 分钟。桂枝新加汤用时需 135 分钟，炙甘草汤用时需 18 分钟。

二、煎煮方法

（一）去滓再煎法

经典原文

小柴胡汤方：上七味，以水一斗二升，煮取六升，去滓，再煎取三升，温服一升，日三服。

柴胡加芒硝汤方：于小柴胡汤方内，加芒硝六两，余依前法。服不解，更服。

大柴胡汤方：上八味，以水一斗二升，煮取六升，去滓，再煎，温服一升，日三服。一方加大黄二两。若不加大黄，恐不为大柴胡汤也。

柴胡桂枝干姜汤方：上七味，以水一斗二升，煮取六升，去滓，再煎，取三升，温服一升，日三服。初服微烦，复服汗出，便愈。

半夏泻心汤方：上七味，以水一斗，煮取六升，去滓，再煎，取三升，温服一升，日三服。

生姜泻心汤方：上八味，以水一斗，煮取六升，去滓，再煎，取三升，温服一升，日三服。

甘草泻心汤方：上六味，以水一斗，煮取六升，去滓，再煎，取三升，温服一升，日三服。

旋覆代赭汤方：上七味，以水一斗，煮取六升，去滓，再煎，取三升，温服一升，日三服。

临床辨治

去滓再煎是张仲景对某些方药的特殊煎煮方法，将药物加水煎煮到一定程度后，除去药渣，滤出药液，再加热煎煮浓缩。去滓再煎，再次浓缩可使诸药性味匀和，作用协调，寒热并行，攻补同施，更好地取得调和的作用。《伤寒论》《金匮要略》中的小柴胡汤、大柴胡汤、柴胡桂枝干姜汤、柴胡加芒硝汤、半夏泻心汤、生姜泻心汤、甘草泻心汤、旋覆代赭汤均使用去滓再煎法。

小柴胡汤、大柴胡汤、柴胡桂枝干姜汤、柴胡加芒硝汤均为柴胡类方。小柴胡汤用去滓再煎之法，乃因方中药性有寒温之差，味有苦、辛、甘之异，功用又有祛邪扶正之别，去滓再煎可使诸药气味醇和，有利于透邪外达，而无敛邪之弊；再煎则药性和合，适用于半表半里、寒热错杂、虚实相兼之证。大柴胡汤为少阳郁热兼有阳明里实之证，以小柴胡汤与小承气汤合方加减而成；柴胡桂枝干姜汤则治以少阳枢机不利兼水饮内结，以小柴胡汤为基本方加减而成，两方乃以去滓再煎取其和解药性之义，与小柴胡汤无二致。

半夏泻心汤“上七味，以水一斗，煮取六升，去滓，再煎，取三升，温服一升，日三服”。该方去滓再煎主要是浓缩药汁以调和胃气，使药力和缓而持久，该方取去渣再煎之法，意在使药性和合，作用协调，并行不悖，而利于和解。生姜泻心汤、甘草泻心汤、旋覆代赭汤，取去渣再煎之法，与半夏泻心汤同意，使药性和合，不偏不烈，更适合于升降失司、寒热错杂之证。

此外，上述方证所主之症状大多有呕逆，去滓再煎可以浓缩药液，减少药量，减轻药液对胃的刺激，尤为适宜呕吐的患者。

（二）泡服法

经典原文

大黄黄连泻心汤方：大黄二两，黄连一两。上二味，以麻沸汤二升，渍之须臾，绞去滓，分温再服。

附子泻心汤方：大黄二两　黄连　黄芩各一两　附子一枚（炮，去皮，破，别煮取汁）。上四味，切三味，以麻沸汤二升渍之，须臾，绞去滓，内附子汁，分温再服。

临床辨治

麻沸汤，即将开而未开，水面沸腾如麻点时之水，其性质甘平，无毒。麻沸汤渍之即所谓的开水泡服法。泡服法与煎煮法同样有加热、溶解的过程，但有程度的差异，泡服法加热仅用沸水浸泡而不需煎煮，这种程度上的区别决定了它的特有作用，其目的是取两药苦寒之气以清中焦无形之邪热，薄其苦泄之味而防止其直下肠胃。大黄黄连泻心汤和附子泻心汤中的大黄、黄芩、黄连用麻沸汤渍，因大黄、黄连、黄芩性味苦寒而重浊，此法取轻清之气而避重浊之味以治心下热痞之证。因热痞仅热无实，此乃取其寒性清无形之热，取其苦味泄有形之邪。此法对后世取性去味、去性存用等配伍、炮制有深远影响。因苦寒之药，气厚味重，若用煎煮法，必走胃肠而发挥泻下作用，作用部位偏下。

（三）分煎合和

经典原文

百合知母汤方：百合七枚（擘）　知母三两（切）。上先以水洗百合，渍一宿，当白沫出，去其水，更以泉水二升，煎取一升，去滓；别以泉水二升煎知母，取一升，去滓；后合和煎，取一升五合，分温再服。

滑石代赭汤方：百合七枚（擘）　滑石三两（碎，绵裹）　代赭石如弹丸大一枚（碎，绵裹）。上先以水洗百合，渍一宿，当白沫出，去其水，更以泉水二升，煎取一升，去滓；别以泉水二升煎滑石、代赭，取一升，去滓；后合和重煎，取一升五合，分温服。

甘遂半夏汤方：甘遂（大者）三枚　半夏十二枚（以水一升，煮取半升，去滓）　芍药五枚　甘草（如指大）一枚（炙）。上四味，以水二升，煮取半升，去滓，以蜜半升，和药汁煎取八合，顿服之。

临床辨治

对于某些汤药，为避免方中药物同煎降低疗效或减少同煮引起的副作用，而采用了分别煎煮再合和服用或分煎合和再煎的方法；亦有些因患者病情需要，需一方产生两种功能且互不影响，也采用了此种煎法。如百合知母汤和滑石代赭汤中，百合与其他药物分而煎之再合煎，分煎能够让药物更好地发挥其性，尤其是发挥百合清心润肺安神的作用，若两者同煎，则会降低方剂疗效。再如治留饮之甘遂半夏汤，张仲景原方中半夏另煎，再与其他药物合煎。陆渊雷根据《千金方》记载“盖甘遂、半夏同煮，芍药、甘草同煮，复以蜜和二药汁再煮也。本草谓甘遂反甘草，此法似有深意，当遵用之”，将甘遂与半夏、芍药与甘草，各加水一升分煎，再各取药汁半升与蜜半升合和同煎取八合，因甘遂反甘草，分煎合煮后，抑缓药毒，取其相反相成，并激发留饮尽去，颇具深意，可以参考。

（四）煎丸煮散

经典原文

下瘀血汤方：上三味，末之，炼蜜和为四丸，以酒一升，煎一丸，取八合，顿服之，新血下如豚肝。

大陷胸丸方：上四味，捣筛二味，内杏仁、芒硝，合研如脂，和散，取如弹丸一枚，别捣甘遂末一钱匕，白蜜二合，水二升，煮取一升，温顿服之，一宿乃下，如不下，更服，取下为效、禁如药法。

抵当丸方：上四味，杵分为四丸，以水一升，煮一丸，取七合服之，日卒时，当下血；若不下者，更服。

麻黄杏仁薏苡甘草汤方：上锉麻豆大，每服四钱匕，水盏半，煮八分，去滓，温服，有微汗，避风。

防己黄芪汤方：上锉麻豆大，每抄五钱匕，生姜四片，大枣一枚，水盏半，煎八分，去滓温服，良久再服。

半夏散及汤方：以上三味，各别捣筛已，合治之，白饮和，服方寸匕，日三服。若不能散服者，以水一升，煎七沸，内散两方寸匕，更煎三沸，下火令小冷，少少咽之。

半夏干姜散方：上二味，杵为散，取方寸匕，浆水一升半，煎取七合，顿服之。

薏苡附子败酱散方：上三味，杵末，取方寸匕，以水二升，煎减半，顿服。

瓜蒂散方：上二味，各别捣筛，为散已，合治之，取一钱匕，以香豉一合，用热汤七合，煮作稀糜，去滓，取汁和散，温顿服之。

临床辨治

煎丸，指的是丸药作汤，丸药一般服药方法是直接汤水送服，制成丸药之后再煎汤，其目的是取丸药的缓和之性，同时又增加其荡邪的力量。如《金匮要略》下瘀血汤，虽以汤剂命名，实则制成丸药，再以酒煎丸药。张仲景之所以不厌其烦强调其特殊的煎煮方法，是因为患者处于产后的特殊时期，产后血虚，但患者又有瘀血内结病机，丸药煎汤，其攻瘀力量介于汤丸之间。仲景慎之又慎，是临床辨治时不忘于产后，也不拘泥于产后的辩证法思想的体现。而抵当丸、大陷胸丸，煎丸作汤，其攻邪力量小于相应的抵当汤和大陷胸汤，这种方法既可使药物缓缓发挥作用，又不致因药性过猛过急伤正。

煮散，指的是散剂作汤，与散剂直接送服相比，散剂煎煮，可充分发挥药效，减少用药量，节约药材，降低用药成本。张仲景方中，以麻杏苡甘汤、防己黄芪汤、半夏散及汤等为代表方，虽以汤命名，实则捣筛或锉麻豆大，制成散剂再煎汤，如治疗风湿表虚的防己黄芪汤，风湿在表，本应解表。但患者已出现表虚自汗的表现，应慎用汗法，张仲景云："若治风湿者，发其汗，但微微欲似汗出者，风湿俱去也。"故分次小量煎服，本方无麻黄、桂枝等辛温发表药物，以黄芪配合大枣、甘草、生姜等，辛甘化阳，益气固表以祛湿。半夏干姜散、薏苡附子败酱散、瓜蒂散，直接以散命名，煎汤服之，散者散，汤者荡也，结合两者的力量，以更好地发挥其散水饮、祛痰涎、排脓毒的作用。

（五）煎汤代水

经典原文

厚朴麻黄汤方：上九味，以水一斗二升，先煮小麦熟，去滓，内诸药，煮取三升，温服一升，日三服。

葶苈大枣泻肺汤方：右先以水三升，煮枣取二升，去枣，内葶苈，煮取一升，顿服。

十枣汤方：上三味，捣筛，以水一升五合，先煮肥大枣十枚，取八合，去滓，纳药末。强人服一钱匕，羸人服半钱匕，平旦温服之。不下者，明日更加半钱，得快利后，糜粥自养。

《千金》苇茎汤方：上四味，以水一斗，先煮苇茎得五升，去滓，内诸药，煮取二升，服一升，再服，当吐如脓。

临床辨治

张仲景常将某些药物或辅料先煎去渣，再以此汤液代水煎煮或送服其他药物，目的是使先煮汤液更好地融入其他药物之中。如《金匮要略》厚朴麻黄汤主治邪盛于上而近于表之咳喘，以方测证属寒饮夹热，上迫于肺。该方以水一斗二升，先煮小麦熟，去滓，以小麦水再煎诸药。小麦甘、凉，入心、脾、肾经，既可养心护胃安中，又可缓解麻黄、厚朴燥烈之性，体现了张仲景顾护脾胃的良苦用心。葶苈大枣泻肺汤和十枣汤，皆用大枣煎汤，取其甘温安中顾护脾胃，并能缓和其他药物的峻猛之性或毒性，使泻肺而不伤正，峻下逐水而能顾护脾胃。其他质轻量大的植物药如苇茎、夏枯草等，宜先煎取汁澄清，然后以其药汁代水煎其余药物，如《千金》苇茎汤先煎苇茎去滓，再以苇茎之汤水，煎取他药，使苇茎能够更好地发挥清热排脓的功效。

（六）包煎

对于矿物药打碎后，煎煮易致汤液浑浊，或是容易粘锅底的药物应采用包煎的方法煎煮，即用纱布、滤纸先行包好后再同其他药料共同煎煮。如豆豉，为豆类植物大豆的成熟种子的发酵加工品，性黏腻，易粘锅，故凡所用到的方剂中均需包煎并后下。仲景之用石膏“碎，绵裹”，其为硫酸盐类矿物，需打碎煎用，因煎煮后能致汤液浑浊，不利于服用，故仲景用之均用绵裹再煎。

（七）烊化

烊化，即加热使之溶化，以达到使药物充分溶化而发挥效用的目的。仲景凡用胶饴，皆在药煎成去滓后，才将其纳入烊尽。如小建中汤、大建中汤、当归建中汤之用胶饴，云：“去滓，内胶饴，更上微火消解。”芎归胶艾汤中之用阿胶，云：“去滓，内胶，令消尽。”因这些药物质黏，若与其他药同煮，易使其他药物被黏着而不易使有效成分溶出，同时也易使药物糊锅，进而降低药效甚至产生弊端，故要后下。至今，此法仍在使用，如阿胶、龟板胶、鹿角胶等的使用方法均烊化纳入。

三、特殊溶剂的选择

《伤寒杂病论》煎药溶剂的选择，是与疾病的病机密切相关的，张仲景巧妙运用各种溶媒的不同属性，与方药结合使用，临床效果显著。水具有良好的溶解性，无论在古代还是现代，都是煎煮中药汤剂最主要的溶剂。李时珍在《本草纲目》中立“水”为百药之首，对各种水进行分门别类且提出“水疗”的概念。陈嘉谟也曾言：“药之治病也，贵择水而煎汤液，若非合其水性，则药制虽妙，亦难收愈病之全功。”可见，水不仅仅是溶解药物成分的重要媒介，亦为药。张仲景除了运用普通的水，还选用甘澜水、泉水、雨水、浆水等特殊的水溶剂，还擅长使用酒、醋、蜜等溶剂。而随着社会的发展，传统煎药模式逐渐被淘汰，尤其是煎药溶媒也变为单一的自来水，这往往也是影响药效发挥的一个重要原因。因此，在继承传统方剂的同时，传承传统煎药方法也应引起重视。研究如何对各种煎药溶媒辨证地加以利用，对于充分发挥药效，提高临床疗效，有着非常重要的现实意义。

（一）甘澜水

经典原文

茯苓桂枝甘草大枣汤方：上四味，以甘澜水一斗，先煮茯苓，减二升，内诸药，煮取三升，去滓，温服一升，日三服。作甘澜水法：取水二斗，置大盆内，以杓扬之，水上有珠子五六千颗相逐，取用之。

临床辨治

甘澜水又称劳水，即普通水以木勺反复扬之，使其产生气泡，以改变水中的含气量。甘澜水，即反复上扬至千遍，成粒粒滚珠状之水，其气味甘平，无毒。水质本重，反复上扬，则甘而轻，用之，可防肾寒之气上逆，且有补益脾胃之功，可治“肾虚脾弱”“阳胜阴虚”之证。《本草纲目》记载：“甘澜水即流水，甘、平、无毒。其外动而性静，其质柔而气刚，与湖泽坡塘之止水不同，主治病后虚弱，扬之万遍，煮药最验。”李时珍认为：“盖水性本咸而体重，劳之则甘而轻，取其不助肾气而益脾胃也。”柯琴认为：“澜水状似奔豚，而性则柔弱，故又名劳水，用以先煮茯苓，水郁着之之法。”

用甘澜，取性柔缓不助水邪。张仲景在心阳虚欲作奔豚证中，投茯苓桂枝甘草大枣汤，“以甘澜水一斗”煎煮。该证系由发汗后，损伤心阳，心火不能下蛰于肾，肾水无以蒸化，水停下焦，肾水复有上逆上冲之势，欲作奔豚。以茯苓、桂枝、甘草、大枣温而化之，更用甘澜水，性柔缓以缓其水气上凌之势，温而化之，使心阳复，水饮化之于无形。现代有学者认为甘澜水的制作过程就是水的复氧过程，即以物理方法使水中的溶解氧含量达到饱和状态，有利于中药在煎煮过程中有效成分的析出。张仲景治疗胃反之大半夏汤，其煎煮方法“以水一斗二升，和蜜扬之二百四十遍，煮取二升半”，亦是仿甘澜水之法，《古方选注》曰：“主之以半夏辛温利窍除寒，人参扶胃正气，佐以白蜜扬之二百四十遍，升之缓之，俾半夏、人参之性下行不速，自可斡旋胃气。”大半夏汤重用白蜜，白蜜有黏腻之性，以水扬之，不仅可以让白蜜充分溶解，还可去其寒而用其润，以和胃降逆，补虚润燥。

（二）潦水（雨水）

经典原文

麻黄连轺赤小豆汤方：以上八味，以潦水一斗，先煮麻黄再沸，去上沫，内诸药，煮取三升，分温三服，半日服尽。

临床辨治

何谓潦水？潦水即天上降下的雨水。《本草纲目》释为“降注雨水谓之潦，又淫雨为潦”，其味甘，性平，无毒，为调脾胃，祛湿热之药。张仲景治疗湿热发黄兼有表实证，此证决非单纯解表或清利之所宜，故予解表散邪、清利湿热之麻黄连轺赤小豆汤。方中麻黄、杏仁、生姜辛散表邪，宣发郁热；连翘、生梓白皮、赤小豆清泄湿热；甘草、大枣调和脾胃；更取潦水之味甘性平，调脾胃以祛湿热。诸药相伍，使表里宣通，表解里和，湿祛热清，其邪何存，其病安在。成无己曰：“仲景治伤寒瘀热在里，身发黄，麻黄连轺赤小豆汤，煎用潦水者，取其味薄则不助湿气。”潦水的应用重在调脾胃以祛湿热。

（三）清浆水

经典原文

枳实栀子豉汤方：上三味，以清浆水七升，空煮取四升，内枳实、栀子，煮取二升，下豉，更煮五六沸，去滓，温分再服，复令微似汗。

赤小豆当归散方：上二味，杵为散，浆水服方寸匕，日三服。

半夏干姜散方：上二味，杵为散，取方寸匕，浆水一升半，煎取七合，顿服之。

蜀漆散方：上三味，杵为散，未发前，以浆水服半钱。温疟加蜀漆半分，临发时，服一钱匕。

矾石汤方：上一味，以浆水一斗五升，煎三五沸，浸脚良。

白术散方：上四味，杵为散，酒服一钱匕，日三服，夜一服。但苦痛，加芍药；心下毒痛，倍加芎䓖；心烦吐痛，不能食饮，加细辛一两、半夏大者二十枚。服之后，更以醋浆水服之。若呕，以醋浆水服之；复不解者，小麦汁服之；已后渴者，大麦粥服之。病虽愈，服之勿置。

临床辨治

清浆水，又名酸浆、浆水，是发酵味酸的淘米泔水，其性寒凉，具有调中开胃功效。《本草纲目》记载：“又名酸浆。粟米煮熟后，放在冷水里，浸五、六天，味变酸，面上生白花，取水作药用。”《证类本草》载其“味甘、酸，微温，无毒，主调中，引气宣和，强力通关，开胃止渴，霍乱泄痢，消宿食”。

用清浆，调中气以开胃关。张仲景在阳明病热扰胸膈兼心下痞证中，投以清热除烦、行气消痞之枳实栀子豉汤。该证系有大病瘥后，体质虚弱，气血未复，余邪未尽，复又因劳作过早，或调护不当，致使旧疾复作。故方以枳实下气消痞，栀子、豆豉清热除烦。更用清浆水煮煎，取其酸苦走泄之性，以清热除烦，调中和胃而消结滞。朱丹溪云：“浆水性凉善走，故解烦渴而化滞物。”清浆水与诸药相伍，共奏清热除烦、行气消痞之效。

张仲景灵活利用浆水之善行、调中宣气、化滞物的特点来治疗不同的证候。如《金匮要略》中治疗狐蜮酿脓和大便下血的赤小豆当归散，其基本病机为湿热蕴结血分，以赤小豆清热渗湿解毒、当归活血祛瘀，以浆水送服，清凉解毒，调和胃气。半夏干姜散治疗寒饮内停导致的呕吐，用浆水煮服，取其甘酸能调中止呕之用。此外还有治牡疟的蜀漆散、治妇人脾虚寒湿胎动不安的白术散、治脚气冲心的矾石汤中均提到用浆水或煎药，或送服药物，或煎取药液浸脚。张仲景充分利用浆水善行的特点，助宣通，化滞物，清浆水与诸药相伍，共奏清热除烦、行气消痞、祛邪安正之效。

（四）酒

经典原文

栝楼薤白白酒汤方：栝楼实一枚（捣） 薤白半斤 白酒七升。上三味，同煮，取二升，分温再服。

栝楼薤白半夏汤方：栝楼实一枚（捣） 薤白三两 半夏半斤 白酒一斗。上四味，同煮，取四升，温服一升，日三服。

炙甘草汤方：上九味，以清酒七升，水八升，先煮八味，取三升，去滓，内胶烊消尽，温服一升，日三服，一名复脉汤。

当归四逆加吴茱萸生姜汤方：上九味，以水六升，清酒六升，和煮取五升，去滓，温分五服。一方水酒各四升。

下瘀血汤方：上三味，末之，炼蜜和为四丸，以酒一升，煎一丸，取八合，顿服之，新血下如豚肝。

胶艾汤方：上七味，以水五升，清酒三升，合煮，取三升，去滓，内胶，令消尽，温服一升，日三服。不差，更作。

临床辨治

《汉书·食货志》载：“酒，百药之长。”《素问·汤液醪醴论》云：“自古圣人之做汤液醪醴者，以为备尔……邪气时至，服之万全。”名医华佗的麻沸散亦是用酒服下。李时珍《本草纲目》中言其“苦、甘、辛、大热、有毒”，能“行药势，通血脉，润皮肤，散湿气，除风下气”，可以说酒是中医最早应用的药物之一。

张仲景用酒有清酒、白酒之别。《金匮要略语译》谓：“米酒初熟的为白酒。”其味甘色白，酒度较低，煎煮无妨，其性辛温轻扬，有宣通气机、散寒除湿之效，但临床运用可不拘泥于米酒，亦可用高粱酒、绍兴酒，皆有温通阳气的功效。为取白酒之通阳宣痹、轻扬善行、可助药势之性，栝楼薤白白酒汤、栝楼薤白半夏汤均用白酒煎煮而成，也就是以纯酒煎药。现代学者余秋平等在临床使用经方研究中发现，采用栝楼薤白系列汤剂治疗胸痹闷痛彻背或伴短气、喘息、咳喘者，用纯白酒煎则药效最速，酒水共煎也有良效，但是水煎效果差。说明酒可以增强药物中有效成分的煎出量，最大限度地保证疗效发挥。

清酒为古代酒中清醇而味浓之酒。酒性温，味甘辛苦，有通血脉，御寒气，醒脾温中，行药势的作用。在炙甘草汤中，酒既能助药物通阳复脉，也可以防止生地黄、阿胶、麦冬、麻仁滋腻伤胃助湿。张锡纯云："酒性原热，而又复久煮，欲变生地黄之凉性为温性。"在当归四逆加吴茱萸生姜汤方中，清酒能助药物活血而散久寒。炙甘草汤、当归四逆加吴茱萸生姜汤加清酒煎煮，用酒取其温通血脉之意，炙甘草汤用酒，还可以缓解地黄等药性滋腻而行药势。芎归胶艾汤加清酒煎煮是借清酒温通之力以助行药力；下瘀血汤用酒煎煮，是借酒引药入血，助行药势。

（五）苦酒（醋）

经典原文

苦酒汤方：半夏（洗，破，如枣核大）十四枚　鸡子一枚（去黄，内上苦酒着鸡子壳中）

上二味，内半夏，着苦酒中，以鸡子壳，置刀环中，安火上，令三沸，去滓，少少含咽之，不差，更作三剂。

黄芪芍药桂枝苦酒汤方：上三味，以苦酒一升，水七升，相和，煮取三升，温服一升，当心烦，服至六七日乃解。若心烦不止者，以苦酒阻故也。

临床辨治

苦酒名为酒而非酒，实则为醋。李时珍《本草纲目·谷四·醋》载"醋酒为用，无所不入，愈久愈良，亦谓之醯。以有苦味，俗呼苦酒"；《长沙药解》云其"苦酒酸苦收涩，善泻乙木而敛风燥，破瘀结而消肿痛。其诸主治，破瘀血，化癥瘕，除痰涎，消痈肿，止心痛，平口疮，敷舌肿，涂鼻衄"。其味酸、甘，性温，可引药直达足厥阴肝经、足阳明胃经，有祛瘀消积、消痈止痛之功。醋是良好的有机溶剂，能使药物中所含的生物碱等成分发生变化，增强药物溶解度，进而提高药物的治疗效果。张仲景用苦酒汤治疗咽中疼痛，不能言语，本方以苦酒煮半夏，以半夏涤痰散结，鸡蛋清甘寒润燥止痛，苦酒消肿敛疮。张仲景用芪芍桂酒汤治疗黄汗之病，其病机为表卫不固，营卫郁滞，湿热交蒸。用黄芪、桂枝、芍药益气固表，调和营卫；利用苦酒的酸苦涌泄之性，泄营中郁热，散水，针对湿热的病机。现代研究表明醋中的无机盐、维生素十分丰富，对人体内环境酸碱平衡起着极为重要的作用。此外，醋中含丰富的糖类物质和氨基酸等，还具有消除疲劳、促进血液循环等功效，药用价值十分广泛。

（六）蜜

蜜，即蜂蜜，张仲景称之为白蜜。味甘、性平，归脾、胃、肺、大肠经；有健脾益胃、通便润肠、补虚润燥、解毒止痛之效。《神农本草经》载："蜂蜜味甘、平、无毒，主心腹邪气，诸惊，安五脏诸不足，益气补中，止痛解毒，除百病，和百药，久服强志轻身，不饥不老，延年。"

《伤寒杂病论》中乌头汤、大乌头煎、乌头桂枝汤、甘遂半夏汤、大半夏汤、甘遂半夏汤、大陷胸丸等方中皆提到加蜜煎煮。乌头汤、大乌头煎、乌头桂枝汤中，与蜜同煎，一方面可缓急止痛，延长药效，另一方面可制约乌头之毒性。甘遂半夏汤中，白蜜甘缓安中，缓和药性并减甘遂毒性，使甘遂、甘草同方运用，相反相成。在大半夏汤中加蜂蜜可安中润燥、养血补虚。猪肤汤水煎猪肤，加蜜和米粉，其中蜜的作用是甘寒而滋阴润燥。大陷胸丸加蜜同煎，取白蜜甘缓之性，使该方攻逐之力缓缓而行，既祛邪又不伤正，变峻药为缓用。

（七）泉水

经典原文

百合地黄汤方：上以水洗百合，渍一宿，当白沫出，去其水，更以泉水二升，煎取一升，去滓，内地黄汁，煎取一升五合，分温再服。中病，勿更服。大便当如漆。

百合鸡子汤方：上先以水洗百合，渍一宿，当白沫出，去其水，更以泉水二升，煎取一升，去滓，内鸡子黄，搅匀，煎五分，温服。

百合知母汤方：上先以水洗百合，渍一宿，当白沫出，去其水，更以泉水二升，煎取一升，去滓；别以泉水二升煎知母，取一升，去滓；后会和，煎取一升五合，分温再服。

滑石代赭汤方：上先以水洗百合，渍一宿，当白沫出，去其水，更以泉水二升，煎取一升，去滓；别以泉水二升煎滑石、代赭，取一升，去滓；后合和重煎，取一升五合，分温服。

临床辨治

泉水，即从地底流出之水，清爽甘甜、水质澄澈，可滋阴清热、通利小便、导热下行。《本草纲目》载：“出岩泉水，此山岩土石间所出泉，流为溪涧者也……其泉源远清冷，或山有玉石美草木者为良；其山有黑土毒石恶草者不可用。”《品汇精要》谓：“穴沙石面出者，谓之泉水……凿地取水曰井。夫井亦泉耳。用新汲者。”《金匮要略》百合病的治疗中，百合地黄汤、百合知母汤、滑石代赭汤、百合鸡子汤四方均选用泉水煎药。百合病多发于热病之后，阴液被热邪耗损，病机属心肺阴虚内热，症见口苦、小便赤、脉微数。《金匮要略编注》载：“加之泉水以泻阴火，而阴气自调也。”泉水甘凉润下，能下热气，利小便，方中诸药加入泉水，可滋养心肺、清热凉血，使阴复热退，调和百脉，则病可自愈。

（八）井花水

经典原文

《金匮要略·中风历节病脉证并治第五》 风引汤：除热瘫痫。

风引汤方：大黄　干姜　龙骨各四两　桂枝三两　甘草　牡蛎各二两　寒水石　滑石　赤石脂　白石脂　紫石英　石膏各六两

上十二味，杵，粗筛，以韦囊盛之，取三指撮，井花水三升，煮三沸，温服一升。治大人风引，小儿惊痫瘛疭，日数十发，医所不疗，除热方。

临床辨治

井花水，乃井泉水于平旦之初汲者，性质甘寒，无毒，可镇心安神、育阴清热，并可除烦解热。李时珍《本草纲目》载：“井花水其甘，平，无毒，宜煎补阴之药。”《食宪鸿秘》中云：“凡井水澄蓄一夜，精华上升，故第一汲为最妙。”《西方子明堂灸经》百会穴下有刺百会出血后，淋以井花水，使气宣通的记载。《金匮要略》中除热瘫痫之风引汤便用井花水煎煮。风引汤主治阳热内盛，风邪内动引起的中风偏瘫、癫痫、小儿惊风等病。井花水性味甘凉，乃清晨最先汲取之井水，清冽异常且水质极佳，用其煎煮，取其性凉清热降火，味甘滋养筋脉之意，配以方中之大黄、桂枝、龙骨、寒水石等药可达解热、镇惊、止痫的目的。

现代研究表明，井花水能改善局部血液循环，调节末梢神经，有消肿止痛的作用。

（九）东流水

经典原文

泽漆汤方：半夏半升　紫参　生姜　白前各五两　甘草　黄芩　人参　桂枝各三两　泽漆三斤（以东流水五斗，煮取一斗五升）

上九味，㕮咀，内泽漆汁中，煮取五升，温服五合，至夜尽。

临床辨治

东流水，即小溪山涧向东而流之水，其水源远流长，昼夜不息，其性通达。《医学正传》云："顺流水，其性顺而下流，故治下焦腰膝之证，及通利大小二便之药用之。"《本草衍义》载其"性顺疾速，通膈下关"。《金匮要略》中泽漆汤主治胸中水气上迫于肺而致咳喘、浮肿、小便不利等症，用东流水五斗煎煮，即取其顺流之性，达到逐水消饮、降逆平喘、通利小便的目的。

（十）泔水

经典原文

《金匮要略·禽兽鱼虫禁忌并治第二十四》　治噉蛇牛肉食之欲死方：以泔洗头，饮一升，愈。

临床辨治

泔水，即淘米水，色浊而白；味甘、淡，性凉；具有凉血、解毒、清热、和中健脾之功效。《本草纲目》记载："淅二泔，也称为米渖，即淘粳米汁，第二次可用，故名为淅二泔，善解热毒，兼能助胃。"《金匮要略》治噉蛇牛肉食之欲死方后注"以泔洗头，饮一升，愈"，即取其清解食物中毒之作用。

（十一）童便

经典原文

《金匮要略·杂疗方第二十三》　治马坠及一切筋骨损方：见《肘后方》。

大黄一两，切，浸，汤成下　绯帛如手大，烧灰　乱发如鸡子大，烧灰用　久用炊单布一尺，烧灰　败蒲一握，三寸　桃仁四十九个，去皮尖，熬　甘草如中指节，炙，剉。

上七味，以童子小便量多少煎汤成，内酒一大盏，次下大黄，去滓，分温三服，先剉败蒲席半领，煎汤浴，衣被盖覆，斯须通利数行，痛楚立差，利及浴水赤，勿怪，即瘀血也。

临床辨治

童便，指 10 岁以下健康男童之小便，味咸，性寒，无毒，有滋阴降火、止血消瘀之功效，且易被人体吸收，直接被人体所用。《金匮要略·杂疗方第二十三》中治疗马坠及筋骨损伤，"以童子小便量多少煎成汤，内酒一大盏，次下大黄，去滓，分温三服"，此即取童便与酒合煎而成，具有活血消瘀的作用。

第二节　服药将息法

经方的服法，十分讲究，不同病情，不同药物，服法绝不可千篇一律。徐灵胎《医学源流论·服药法论》云："病之愈不愈，不但方必中病，方虽中病而服之不得其法，则非特无功，反而有害。"充分说明了服药方法与临床疗效之间有着密不可分的直接联系。经典方中的服药法灵活多变，其内容丰富多彩。

一、服药时间

（一）平旦服

经典原文

十枣汤方：芫花（熬）　甘遂　大戟（各等分）

上三味，捣筛，以水一升五合，先煮肥大枣十枚，取八合，去滓，纳药末。强人服一钱匕，羸人服半钱匕，平旦温服之。不下者，明日更加半钱，得快下后，糜粥自养。

临床辨治

十枣汤证的病机为饮停胸胁，肝肺气机不利。"平旦人气生，日中而阳气隆"，平旦阳气升发，人之阳气渐盛，而饮为阴邪，易伤阳气。平旦之时服药既助十枣汤攻逐水饮之阴邪，又防芫花、甘遂、大戟之辈峻烈之性，正和天人相应之意。

（二）先食服（空腹服）

经典原文

桃核承气汤方：桃仁五十个（去皮尖）　桂枝二两（去皮）　大黄四两　芒硝二两　甘草二两（炙）

上五味，以水七升，煮取二升半，去滓，内芒硝，更上火，微沸下火。先食温服五合，日三服，当微利。

乌梅丸方：乌梅三百枚　细辛六两　干姜十两　黄连十六两　当归四两　附子六两（炮，去皮）蜀椒四两（出汗）　桂枝六两（去皮）　人参六两　黄檗六两

上十味，异捣筛，合治之，以苦酒渍乌梅一宿，去核，蒸之五升米下，饭熟捣成泥，和药令相得，内臼中，与蜜，杵二千下，丸如梧桐子大，先食饮，服十丸，日三服，稍加至二十丸。禁生冷、滑物、臭食等。

薯蓣丸方：薯蓣（三十分）　人参（七分）　白术（六分）　茯苓（五分）　甘草（二十分）　当归（十分）　芍药（六分）　白蔹（二分）　芎（六分）　麦冬（六分）　阿胶（七分）　干姜（三分）　大枣（百枚为膏）　桔梗（五分）　杏仁（六分）　桂枝（十分）

防风（六分）　神曲（十分）　柴胡（五分）　豆黄卷（十分）　干地黄（十分）

上二十一味，末之，炼蜜为丸，如弹子大，空腹酒服一丸，一百丸为剂。

桂枝茯苓丸方：桂枝　茯苓　牡丹（去心）　桃仁（去皮尖，熬）　芍药（各等分）

上五味，末之，炼蜜和丸，如兔屎大，每日食前服一丸。不知，加至三丸。

鳖甲煎丸方：鳖甲十二分（炙）　乌扇三分（烧）　黄芩三分　柴胡六分　鼠妇三分（熬）　干姜三分　大黄三分　芍药五分　桂枝三分　葶苈一分（熬）　石韦三分（去毛）　厚朴三分　牡丹五分（去心）　瞿麦二分　紫葳三分　半夏一分　人参一分　䗪虫五分（熬）　阿胶三分（炙）　蜂巢四分（炙）　赤硝十二分　蜣螂六分（熬）　桃仁二分

上二十三味，为末，取锻灶下灰一斗，清酒一斛五斗，浸灰，候酒尽一半，着鳖甲于中，煮令泛烂如胶漆，绞取汁，内诸药，煎为丸，如梧子大，空心服七丸，日三服。

己椒苈黄丸方：防已　椒目　葶苈（熬）　大黄各一两

上四味，末之，蜜丸如梧子大，先食饮服一丸，日三服，稍增，口中有津液。渴者加芒硝半两。

临床辨治

先食服、食前服、空心服即饭前空腹服药，其代表方剂为桃核承气汤、乌梅丸、薯蓣丸、桂枝茯苓丸、鳖甲煎丸、己椒苈黄丸等。空腹服药常包括以下几种情况：①病在下焦，空腹服药有利于药性下沉，直达病所，如治疗下焦蓄血证的桃核承气汤、治疗瘀阻胞宫证的桂枝茯苓丸皆属此列。②驱虫药，如治疗蛔厥的乌梅丸，空腹未进食之前，蛔虫相对比较安静，此时服用乌梅丸有助于发挥温脏安蛔的作用。③病在胃肠，空腹服药有利于胃肠对药物的吸收，如治疗水饮结聚肠间的己椒苈黄丸。④补益药多在饭前服用，有利于胃肠对药物的吸收，如治疗虚劳诸不足的薯蓣丸。⑤软坚消癥药宜空腹服，病入血分，痰瘀互结，需软坚消癥，空腹服有利于药物直达病所，直入血分，如治疗疟母的鳖甲煎丸、治疗癥积的桂枝茯苓丸等。

（三）病发前服药

经典原文

《伤寒论》第54条　病人脏无他病，时发热自汗出而不愈者，此卫气不和也，先其时发汗则愈，宜桂枝汤。

《金匮要略·奔豚气病脉证治第八》　发汗后，脐下悸者，欲作奔豚，茯苓桂枝甘草大枣汤主之。

《金匮要略·疟病脉证并治第四》　疟多寒者，名曰牡疟，蜀漆散主之。

蜀漆散方：蜀漆（烧去腥）　云母（烧二日夜）　龙骨（等分）

上三味，杵为散，未发前，以浆水服半钱。

临床辨治

对于疟疾、奔豚气等一类发生、发展具有规律性的疾病，常根据其发病规律，采用提前服药的方法，这对预防控制疾病有重要意义。对于营卫不和导致的规律性发热、自汗出，张仲景提出“先其时发汗则愈”，尤在泾对此的阐释：“先其时发汗则愈者，于不热无汗之时，而先用药取汗，则邪去卫和而愈。不然汗液方泄而复发之，宁无如水淋漓之患耶！”在尚未发热、自汗之时，提前服用桂枝汤，此时营卫较为平稳，易于调节，颇有治在先机之意。

服用茯苓桂枝甘草大枣汤的时间在“欲作奔豚”之前，即当患者刚刚感觉到脐下部位有微微跳动，可能引发奔豚病的先兆时则马上服用本方，即能起到通阳利水，防止冲逆，有效地遏制气逆上冲咽喉、发作欲死的类奔豚病状发生，从而减轻了患者的痛苦，也大大地提高了临床治疗效果。

治疗牝疟的蜀漆散要在“未发前，以浆水服”。《素问·刺疟》指出“凡治疟，先发如食顷，乃可以治，过之则失时也”。王冰注曰：“先其发时，真邪异居，波陇不起，故可治；过时到真邪相合，攻之则反伤真气，故曰失时。”根据临床报道及实践证明，凡服用常山、蜀漆一类方药，必须在疟疾发作前 1～2 小时服药，过早过迟均会影响截疟效果。因此仲景在方后注“未发前”服是很有实用价值和指导意义的。

二、服药次数

（一）一日一次

经典原文

十枣汤方：上三味，捣筛，以水一升五合，先煮肥大枣十枚，取八合，去滓，纳药末。强人服一钱匕，羸人服半钱匕，平旦温服之。不下者，明日更加半钱，得快下后，糜粥自养。

薯蓣丸方：上二十一味，末之，炼蜜和丸，如弹子大，空腹酒服一丸，一百丸为剂。

大乌头煎：上以水三升，煮取一升，去滓，内蜜二升，煎令水气尽，取二升，强人服七合，弱人服五合。不瘥，明日更服，不可一日更服。

侯氏黑散方：上十四味，杵为散，酒服方寸匕，日一服，初服二十日，温酒调服，禁一切鱼肉大蒜，常宜冷食，六十日止，即药积在腹中不下也。热食即下矣，冷食自能助药力。

排脓散方：上三味，杵为散，取鸡子黄一枚，以药散与鸡黄相等，揉和令相得，饮和服之，日一服。

临床辨治

一日服药一次与顿服不同，顿服多系一剂药量一次服完，而一日一次则为一剂的药量分多次服药，但一日只服药一次。一日一次的服药法，多适用于以下两种情况，一是药性峻猛或具有毒性，不可过量服用，只能一日一次，如逐水峻剂十枣汤、峻逐阴寒的大乌头煎、重用枳实以活血行气排脓的排脓散。二是慢病需久服的药物，一日一次，缓缓为功，如治疗虚劳气血不足的薯蓣丸、治疗中风的侯氏黑散。

（二）一日两次

《伤寒论》有 30 首方、《金匮要略》有 24 首方用此服法。根据服药时限、服用量的不同，可区分为三种用法。

1. 分两次服，无固定时限

《伤寒论》和《金匮要略》计有36首方用此服法。如桂枝二越婢一汤、麻杏石甘汤、栀子柏皮汤、柴胡加芒硝汤、四逆汤、芍药甘草汤、百合知母汤、厚朴大黄汤、栝楼薤白白酒汤、小半夏汤类等，或“煮取二升、温服一升”或“分温再服”。防己黄芪汤则“温服，良久再服”亦属此类。用服药两次之方，涉及发汗、清热、清利湿热、和解少阳兼泻热祛实、荡涤腑实、回阳救逆、温中祛寒、健脾利水、和胃止呕、宣痹通阳、养阴清热、益阴缓急诸法之剂，似无特殊选择，反映了汉代一般服药之法。

2. 一日服两次，先服三分之一煎液

茯苓四逆汤（上五味，以水五升，煮取三升，去滓，温服七合，日二服）用此服法。该方属回阳重剂，其服法反而先饮少量，提示抢救危重病证，重剂慎服，相反相成，急用当稳，以免铸成大错。

3. 先服二分之一煎液，需要时再服

《伤寒论》和《金匮要略》共有11首方用此服法。如大陷胸汤、大承气汤、小承气汤、白头翁汤、栀子豉汤类、文蛤汤、甘草粉蜜汤等均用“温服一升，不愈，更服一升”。提示服用祛邪之剂，必须根据病情需要稳步进取，中病即止，以防祛邪伤正。

（三）一日三次

《伤寒论》有34首方、《金匮要略》有37首方用此服法。如桂枝加大黄汤、大柴胡汤、小柴胡汤、四逆散、泻心汤类方（半夏泻心汤、甘草泻心汤、生姜泻心汤等）、白虎汤、小建中汤、理中丸、附子汤、真武汤、桃花汤、黄连阿胶汤、当归四逆汤、麻子仁丸、乌梅丸、旋覆代赭汤、五苓散、麻黄附子细辛汤、大黄䗪虫丸、乌头赤石脂丸、蒲灰散、鳖甲煎丸、当归芍药散、桂枝芍药知母汤、茵陈五苓散、栝楼薤白半夏汤、枳实薤白桂枝汤等均用“日三服”。用此服法的方剂不仅数量多，涉及的治法种类丰富，汗、下、和、温、清、补、利、理气、收涩、软坚、镇潜诸方皆可用之，而且丸、散、汤剂兼备。提示了凡无特殊要求均可使用的常规服药方法。

1. 一日服三次，先服少量

如桃核承气汤的“煮取二升半，先食温服五合，日三服”，提示先少量用药（先服1/5的药量），后逐渐加量，亦为谨慎攻下之法。

2. 分三次服，无固定时限

《伤寒论》有27首方、《金匮要略》有30首方用此服法。如桂枝汤类、麻黄汤类、柴胡桂枝汤、抵当汤、小陷胸汤、苓桂术甘汤、赤石脂禹余粮汤、小半夏汤、枳术汤、甘麦大枣汤、温经汤、风引汤、大黄附子汤、酸枣仁汤、射干麻黄汤、越婢加半夏汤等，或用“煮取三升，温服一升，日三服”，或用“分温三服”。提示分三次服药，用量均等。常规服药法中，亦可顺应治疗需要变通，不必苛求服药时限。

3. 分三次服药，限时服完

服桂枝汤不出汗时“半日许，令三服尽”；麻黄连轺赤小豆汤“分温三服，半日服尽”；麻黄升麻汤“分温三服。相去如炊三斗米顷，令尽”（即不足半日服完）；大黄附子汤“分温三服，服后如人行四、五里，进一服”等。均为在一定时间内给药三次，提示单次服药量不宜过大，但又要求药力集中的权衡之法。

（四）多次频服（三次以上）

经典原文

（1）服药四次

麦门冬汤方：上六味，以水一斗二升，煮取六升，温服一升，日三夜一服。

皂荚丸方：上一味，末之，蜜丸梧子大，以枣膏和汤取三丸，日三夜一服。

奔豚汤方：上九味，以水二斗，煮取五升，温服一升，日三夜一服。

生姜半夏汤方：上二味，以水三升，煮半夏，取二升，内生姜汁，煮取一升半，小冷，分四服，日三夜一服。止，停后服。

半夏厚朴汤方：上五味，以水七升，煮取四升，分温四服，日三夜一服。

竹皮大丸方：上五味，末之，枣肉和丸弹子大，以饮服一丸，日三夜一服。有热者，倍白薇；烦喘者，加柏实一分。

白术散方：上四味，杵为散，酒服一钱匕，日三服，夜一服。

（2）服药五次

黄连汤方：上七味，以水一斗，煮取六升，去滓，温服，昼三夜二。

当归四逆加吴茱萸生姜汤方：上九味，以水六升，清酒六升和，煮取五升，去滓，温分五服（一方，水、酒各四升）。

理中丸方：上四味，捣筛，蜜和为丸，如鸡子黄许大。以沸汤数合，和一丸，研碎，温服之，日三四，夜二服。腹中未热，益至三四丸，然不及汤。

临床辨治

《金匮要略》中有 7 首方需服药四次，采取日三夜一服，即麦门冬汤、奔豚汤、半夏厚朴汤、生姜半夏汤、皂荚丸、竹皮大丸、白术散。在服药量上，麦门冬汤、奔豚汤都是少量频服，未将一剂药量全部服完；而生姜半夏汤、半夏厚朴汤则是将煎取的一剂药量等量分为四次，一日内服完。《伤寒论》中需要一日服药五次的一共有 2 首方，包括黄连汤、当归四逆加吴茱萸生姜汤。理中丸需一日服药五六次。需要昼夜连服，服药四次以上的服药法主要目的是让药力持续，如麦门冬汤滋阴降逆，缓补气阴；生姜半夏汤，温散饮结，以宣通气机；当归四逆汤治疗血虚寒凝，其人内有久寒。服药次数增多，不仅能够保证药力持久，而且能提高体内的药物总量。

此外，多次频服中还包含了少量频服法，是多次服用，但每次小量给药的方法。李东垣谓：“凡药在上者，不厌频而少，……少服则滋荣于上，多服则峻补于下。”《伤寒论》治少阴咽痛的苦酒汤、半夏散及汤，所使用的“少少含咽之”即是此类。而太阳误汗阴伤里实则使用调胃承气汤“少少温服之”以微和胃气。可见仲师之用频服法主要有两种情况，一为病在上使药物直达病所以提高疗效；二为正虚邪实不宜峻攻者取其量少力缓。

（五）连续服药法

经典原文

桂枝汤方：以水七升，微火煮取三升，去滓，适寒温，服一升。服已须臾，啜热稀粥一升余，以助药力，温覆令一时许，遍身漐漐微似有汗者益佳，不可令如水流漓，病必不除。若一服汗出病差，停后服，不必尽剂；若不汗，更服，依前法；又不汗，后服小促其间，半日许，令三服尽；若病重者，一日一夜服，周时观之。服一剂尽，病证犹在者，更作服；若汗不出，乃服至二三剂。禁生冷、粘滑、肉面、五辛、酒酪、臭恶等物。

临床辨治

连续服药法是在 24 小时内，不分昼夜，连续服药的方法。主要适用于疾病处于发展阶段的急、重证候，连续服药以控制病情，防止传变。桂枝汤原为太阳中风主方。太阳为三阳之表，六经之首，太阳病虽多轻浅，但其病多骤，根据“其在皮者，汗而发之”（《素问·阴阳应象大论》）的原则，当速速汗解。不尔，贻误病情，传变之虑日增，一旦传经，变端甚多。太阳中风虽太阳病之轻者，然中风之中又有轻重之异，轻重之间，虽治法方药相同，而服法剂量则当有别。病轻者，常法常量已足胜任，故日一剂，作三服。“若一服汗出病差，停后服，不必尽剂”，对于轻证而言，服药一次后汗出则病解，不必尽剂。若药后无汗，唯恐病重药轻，继续服药，故“后服小促其间”，而且半日之内，就可以把三次的药量全部喝完，缩短给药时间。如果病情较重，则“一日一夜服，周时观之”，昼夜持续给药，并且还要时时观察患者的药后反应。如果一剂药量服完，病证犹在者，可以再次服药，甚或一日夜用二三剂。这样的连续服药法，其目的是药后取汗，邪随汗解，达到营卫调和，则疾病不会进一步传变。仲景不厌其烦，一一赘述，其目的就在于强调不同的服药方法对疾病治疗发挥的关键作用。

三、服　药　量

（一）服药剂量个体化

经典原文

十枣汤方：上三味，捣筛，以水一升五合，先煮肥大枣十枚，取八合，去滓，纳药末。强人服一钱匕，羸人服半钱匕，平旦温服之。不下者，明日更加半钱，得快下后，糜粥自养。

大乌头煎方：上以水三升，煮取一升，去滓，内蜜二升，煎令水气尽，取二升，强人服七合，弱人服五合。不差，明日更服，不可一日再服。

桔梗白散方：上三味，为散，强人饮服半钱匕，羸者减之。病在膈上者吐脓血；膈下者泻出；若下多不止，饮冷水一杯则定。

小青龙加石膏汤方：上九味，以水一斗，先煮麻黄，去上沫，内诸药，煮取三升。强人服一升，羸者减之，日三服，小儿服四合。

九痛丸方：上六味，末之，炼蜜丸如梧子大，酒下。强人初服三丸，日三服；弱者二丸。

四逆汤方：附子一枚（生用）　干姜一两半　甘草二两（炙）。上三味，以水三升，煮取一升二合，去滓，分温再服。强人可大附子一枚，干姜三两。

通脉四逆汤：附子大者一枚（生用）　干姜三两（强人可四两）　甘草二两（炙）。上三味，以水三升，煮取一升二合，去滓，分温再服。

大黄附子汤：上三味，以水五升，煮取二升，分温三服，若强人煮取二升半，分温三服，服后如人行四五里，进一服。

临床辨治

因个体差异、体质强弱、病情轻重等因素不同，服药的剂量理应有所不同。十枣汤、大乌头煎、四逆汤、通脉四逆汤等经典方中记载了因体质强弱不同，服药剂量的差异。这些方的共性特征是药物作用峻猛，以攻邪为主，因此要谨慎使用，不可过量，以免损伤正气。对于体质强盛的患者，服药剂量可以按照常规量，而对于体质偏弱的人群，包括老人、小儿等特殊人群，其服药量应相应减轻，这也符合用药剂量的一般规律。

（二）中病即止，不必尽剂

经典原文

大承气汤方：上四味，以水一斗，先煮二物，取五升，去滓，内大黄，更煮取二升，去滓内芒硝，更上火微一两沸，分温再服，得下余勿服。

小承气汤方：以上三味，以水四升，煮取一升二合，去滓，分温二服。初服汤当更衣，不尔者尽饮之，若更衣者，勿服之。

厚朴三物汤方：上三味，以水一斗二升，先煮二味，取五升，内大黄，煮取三升，温服一升，以利为度。

麻子仁丸方：上六味，末之，炼蜜和丸如梧桐子大，饮服十丸，日三服，渐加，以知为度。

大陷胸汤方：上三味，以水六升，先煮大黄，取二升，去滓，内芒硝，煮一两沸，内甘遂末，温服一升，得快利，止后服。

大陷胸丸方：上四味，捣筛二味，内杏仁、芒硝，合研如脂，和散，取如弹丸一枚；别捣甘遂末一钱匕，白蜜二合，水二升，煮取一升，温顿服之，一宿乃下，如不下更服，取下为效。禁如药法。

十枣汤方：上三味，捣筛，以水一升五合，先煮肥大枣十枚，取八合，去滓，纳药末。强人服一钱匕，羸人服半钱匕，平旦温服之。不下者，明日更加半钱，得快下后，糜粥自养。

赤丸方：上四味，末之，内真朱为色，炼蜜丸如麻子大，先食酒饮下三丸，日再夜一服，不知，稍增之，以知为度。

瓜蒂散方：上二味，杵为散，以香豉七合煮取汁，和散一钱匕，温服之。不吐者，少加之，以快吐为度而止。

大青龙汤方：上七味，以水九升，先煮麻黄，减二升，去上沫，内诸药，煮取三升，去滓，温服一升，取微似汗，汗出多者，温粉扑之。一服汗者，停后服。

百合地黄汤方：上以水洗百合，渍一宿，当白沫出，去其水，更以泉水二升，煎取一升，去滓，内地黄汁，煎取一升五合，分温再服。中病，勿更取。大便当如漆。

牡蛎泽泻散方：上七味，异捣下筛为散，更于臼中治之。白饮和服方寸匕，日三服。小便利，止后服。

临床辨治

中病即止，不必尽剂，临床多用于两种情况：①峻猛攻邪，中病即止。峻猛之剂，攻邪迅速，然易损伤正气，只有以知为度，中病即止，就能使峻药发挥治病攻邪之用而防止耗气伤正之弊，以达到祛邪不伤正，有利于机体迅速康复之目的。如承气类方中的大承气汤、小承气汤、厚朴三物汤，药后观察大便，以利为度。又如大青龙汤为麻黄汤之变方，且倍用麻黄，其发汗之力较麻黄汤更为猛烈。此类方剂倘用之不当，最易造成不良后果。汗出过多，不仅伤津液，还可能造成阳脱，发生变证、坏证。因此仲景特别交代“一服汗出，停后服”。②把握病机，得效止服。得效止服是服药后收到了预期的效果，病邪得到了控制，接下来依靠机体自身机能逐渐恢复，继续用药则有进一步因药致病的弊端。如百合地黄汤治疗心肺阴虚内热所致的百合病，重用生地黄汁，服药之后大便当如漆，中病，勿更取。如果继续服药，可能会因为过用生地黄汁，而导致阳气受损，出现阴损及阳的情况。牡蛎泽泻散属于利水消肿之剂，中病之后，小便利则止，以免过用，损伤津液。此类还适用于试探性疗法等，根据药后反应，准确把握病机，及时调整治疗方案。

（三）递增服药法

经典原文

十枣汤方：上三味，捣筛，以水一升五合，先煮肥大枣十枚，取八合，去滓，纳药末。强人服一钱匕，羸人服半钱匕，平旦温服之。不下者，明日更加半钱，得快下后，糜粥自养。

乌头桂枝汤方：上一味，以蜜二斤，煎减半，去滓，以桂枝汤五合解之，得一升后，初服二合；不知，即服三合，又不知，复加至五合。其知者，如醉状，得吐者，为中病。

乌头汤方：上五味，㕮咀四味，以水三升，煮取一升，去滓，内蜜煎中，更煎之，服七合。不知，尽服之。

赤丸方：上四味，末之，内真朱为色，炼蜜丸如麻子大，先食酒饮下三丸，日再，夜一服，不知，稍增之，以知为度。

瓜蒂散方：上二味，杵为散，以香豉七合煮取汁，和散一钱匕，温服之。不吐者，少加之，以快吐为度而止。

麻子仁丸方：上六味，末之，炼蜜和丸如梧桐子大，饮服十丸，日三服，渐加，以知为度。

乌头赤石脂丸方：上五味，末之，蜜丸如梧子大，先食服一丸，日三服，不知，稍加服。

天雄散方：上四味，杵为散，酒服半钱匕，日三服，不知，稍增之。

乌梅丸方：上十味，异捣筛，合治之，以苦酒渍乌梅一宿，去核，蒸之五升米下，饭熟，捣成泥，和药令相得，内臼中，与蜜杵二千下，丸如梧桐子大，先食饮服十丸。日三服，稍加至二十丸。禁生冷滑臭等食。

栝楼瞿麦丸方：上五味，末之，炼蜜丸梧子大，饮服三丸，日三服，不知，增至七八丸，以小便利，腹中温为知。

桂枝茯苓丸方：上五味，末之，炼蜜和丸，如兔屎大，每日食前服一丸。不知，加至三丸。

当归贝母苦参丸方：上三味，末之，炼蜜丸如小豆大，饮服三丸，加至十丸。

肾气丸方：上八味，末之，炼蜜和丸梧子大，酒下十五丸，加至二十五丸，日再服。

临床辨治

由小到大，逐渐增加一方在治疗过程中的剂量，这是仲景用得较多的。按其递增的方式不同，可分为小量递加法、连续递加法、成倍递加法、缩短给药时间加量法和毒剂微量渐加法五种。

（1）小量递加法

此法《伤寒论》有 3 首方，《金匮要略》有 8 首方。其所增加的剂量小于原服用量，故属小量递加法。如瓜蒂散“少加之”；赤丸、天雄散、乌头赤石脂丸、己椒苈黄丸“稍增之”或“稍加服”；麻子仁丸“渐加，以知为度”；治疗妇人转胞的肾气丸“酒下十五丸，加至二十五丸”；十枣汤“强人服一钱匕，羸人服半钱匕，平旦温服之。不下者，明日更加半钱”。这种小量递加药物剂量的方法，张仲景每用于慢性虚证用药轻缓或是使用药性峻猛的药物时采用，以图缓效，足见仲景用药之慎重稳妥。

（2）连续递加法

《金匮要略》乌头桂枝汤一则，清楚地体现了仲景的这一用药法则，“初服二合，不知，即服三合；又不知，复加至五合。其知者，如醉状，得吐者，为中病”。本方乌头有毒，初服量甚小，不知稍加，又不知再加大剂量，直到有效为止。如此刻刻观察，步步调整药物剂量，是张仲景临证用药的又一特点。

（3）成倍递加法

此法《伤寒论》有 2 首方，《金匮要略》有 6 首方。其所增加的剂量倍于原服用量。如乌梅丸“先食饮，服十丸，日三服，稍加至二十丸”，所增剂量为原来的一倍。《金匮要略》用乌头汤治历节病，煮药汁二升，服七合后，观其“不知”则“尽服之”。本方以蜜二升煎川乌取一升，在实际操作中能否做到很成问题。本文仅就药量比较而言，所煎成之二升药汁，先服七合，如“不知”则余药“尽服之”，药为先服量之一倍。而栝楼瞿麦丸、桂枝茯苓丸、当归贝母苦参丸等，则是在原服量未获疗效的情况下，加服二至四倍量，此不再一一列举。以上所举方剂除乌头汤外，均系丸剂，药力缓和，且原服剂量较小，不倍加之不足以获效。乌头汤用蜜煎以缓川乌之剧，所加服之量近于一倍，比小量递加略大，可见仲景用药之精练。

（4）缩短给药时间加量法

《伤寒论》中桂枝汤、麻黄连轺赤小豆汤、麻黄升麻汤三方，单服剂量并不增加，而是通过缩短给药间隔时间，以增加实际服用量。以桂枝汤为例，仲景云：“若不汗，更服、依前法；又不汗，后服小促其间，半日许，令三服尽。”桂枝汤一服、再服仍未见汗出而解，即需“小促其间”，在半日内令三服尽，以期汗出而效。

（5）毒剂微量渐加法

毒剂是指方中配伍有毒药物的一类方剂，对于方中配伍有毒药物的一类方剂，其有效剂量与中毒剂量相近，量少则达不到疗效，量大则可能中毒，且患者个体差异较大，因此仲景采用了“微量渐加，以知为度”的服法。如大乌头煎、乌头桂枝汤、赤丸等方均以乌头为主药。乌头系大辛大热，峻猛有毒之品，临床上乌头往往炮制用，且煎煮时间宜长，或与蜂蜜、甘草等药同煎，可减轻其毒副作用。但乌头的有效剂量与中毒剂量相近，量少则达不到应有的疗效，量大则可能造成中毒，如何使药效达到最佳的“瞑眩反应”又不造成中毒，仲景采用了“微量渐加，以知为度”的服药方法。如大乌头煎方后注有“强人服七合，羸人服五合，不差，明日更服，不可一日再服”；乌头桂枝汤方后注有“初服二合，不知，即服三合；又不知，复加五合，其知者，如醉状，得吐者，为中病”；赤丸方后注有“酒饮下三丸，日再夜一服；不知，稍增之，以知为度”等。这些服药方法，既解决了根据患者个体差异对用药剂量的承受能力来调节用药剂量，又可使用量达到充分发挥疗效的有效剂量，从而达到最佳“瞑眩反应”而不致发生中毒现象。但乌头毕竟系大毒之品，服药后一旦出现呼吸急促、心跳加快、脉搏有间歇，甚至剧烈吐泻、神志昏迷等症状时为中毒现象，应立即采取措施，积极抢救。蜂蜜、牛乳、绿豆、黑豆、甘草等有解乌头毒性之功效，临床上可酌情选择配伍运用。

（四）大剂顿服

大剂顿服即将所有药液一次服完。顿服之法，药力集中、效速，有转危为安之力，适用于病情严重，病势危急之症。

《伤寒论》有 8 首方、《金匮要略》有 18 首方采用顿服。其服药时间和服用量不尽相同，如泻心汤、旋覆花汤、升麻鳖甲汤和升麻鳖甲去雄黄蜀椒汤、诃黎勒散、下瘀血汤、大黄甘遂汤、甘遂半夏汤、瓜蒂散、三物小白散、抵当丸、桂枝甘草汤、调胃承气汤、干姜附子汤、薏苡附子败酱散、鸡屎白散、葶苈大枣泻肺汤、大黄牡丹汤、大黄硝石汤、半夏干姜汤、白虎加桂枝汤、百合鸡子黄汤、下瘀血汤、一物瓜蒂汤等。

如主治太阳病下后复汗致阳虚阴盛，阳气暴虚的干姜附子汤则是典型例子。因阳气大虚，证情突变，白昼出现烦躁不宁，夜晚则精神萎靡不振，病情危重，故采用“顿服”之法，集中药力，急救回阳，以拯阳气虚竭之危厄。吕搽村指出：“此法不用甘草，较四逆汤尤峻，取其直破阴霾，复还阳气也。”桂枝甘草汤治疗发汗过多心阳虚证，以水三升，煮取一升，去滓，顿服。药味单捷而又一次顿服，疗效增加。又如由大黄、黄连、黄芩组成的泻心汤，能主治心火亢盛，热毒充斥表里上下而致吐血、衄血之急重证。三黄均系苦寒之品，“煮取一升，顿服之”，可直折其热，速降其火，急止其血，从而可有效地遏制病情的蔓延与发展。因此陈修园赞誉本方为治疗火热迫血妄行之“吐衄之神方也”。

（五）小剂缓投

经典原文

薯蓣丸方：上二十一味，末之，炼蜜和丸，如弹子大，空腹酒服一丸，一百丸为剂。

桂枝茯苓丸方：上五味，末之，炼蜜和丸，如兔屎大，每日食前服一丸。不知，加至三丸。

临床辨治

对于一些病程较长，身体羸弱之人，常以丸药缓而图之。此法适用于虚羸之体，病程较长，病势变化较缓慢的虚实夹杂证。代表方有薯蓣丸和桂枝茯苓丸等。薯蓣丸因以薯蓣专理脾胃为君而得名，方中寓有“八珍”成分益气养血为臣，佐以桂枝、柴胡、防风等疏风祛邪。本方具有补而不滞、润而不腻、燥而不枯、升而不亢、降而不沉、发而不散之特点。因此，能阴阳并调，气血双补，从多层面多途径进行整体调治以改善病变的各个环节。所以本方能主治“虚劳诸不足，风气百疾”等诸多病证，特别是脾胃虚损偏盛者尤为适宜。方中之药均为平和之品，仲景为何采用每次仅服“弹子大一丸”之法。表面看来，这似乎病重药轻，无济于事，其实这正符合脾胃虚弱程度较重的实际情况。因为脾胃虚弱之人难以承受大剂药量，唯有小剂缓投，“百丸为剂”，从缓图治，守方持久，方能使脾胃功能逐步恢复，虚弱状态逐步改善，正气逐步充实，病邪自无藏身之地而达邪去正复，恢复阴阳平衡之目的。后世医家赞誉此法为“王道”，其中深刻含义不言而喻。

桂枝茯苓丸主治素有癥病，瘀血内阻，血不归经而致漏下不止之证。癥病的形成是一个漫长的病理过程，一旦瘀积成癥，则病根十分顽固，非旦夕可拔。且素有癥病又有漏下不止者，必属正虚不胜峻攻之体。因此，用药剂量不宜过大过猛。考虑到桂枝茯苓丸活血消癥之力较峻，故“炼蜜为丸，如兔屎大，每日食前服一丸”，小剂缓投，长期服用，既能缓消其癥，又不损伤正气。考虑临床上可能出现胎癥互见的情况，先从小剂量开始服用，既不损伤气血，又能缓消癥块。根据服药后临床表现，及时调整用药剂量，原文提示“不知，加至三丸”。如果服药后出血没有停止，可以考虑加大剂量服用。这种小剂缓投、逐渐加量的服药方法，也是张仲景有故无殒辨治思想的体现。

（六）递减服药法

经典原文

甘草附子汤方：上四味，以水六升，煮取三升，去滓，温服一升，日三服。初服得微汗则解，能食，汗出复烦者，服五合。恐一升多者，取六七合为妙。

大半夏汤方：上三味，以水一斗二升，和蜜扬之二百四十遍，煮取二升半，温服一升，余分再服。

临床辨治

张仲景在甘草附子汤证后附曰：“温服一升……初服得微汗则解，能食，汗出复烦者，服五合。恐一升多者，服六七合为妙。”汗出复烦，其病已衰其大半，在表之风湿解而在里之湿着未去，仍宜内外分解。此时再服原剂量，又恐过剂，故仲景减其原方服药量，以图缓行而获效。又如大半夏汤，重用降逆化饮的半夏作主药，先多服以专其降逆之力，后分服、少服以续其缓取之功。

四、服药佐料

（一）白饮服

所谓“白饮”是指将大米加水煎煮，待米熟，取上清汤是也。其具有补中益气、健脾和胃、除烦渴等作用。《伤寒论》中张仲景使用白饮服用药物仅有 7 首方，即五苓散、麻子仁丸、半夏散、四逆散、乌梅丸、牡蛎泽泻散和三物小白散。如五苓散方后载：“上五味为末，以白饮和，服方寸匕，日三服，多饮暖水，汗出愈。”在具体使用时，丸剂多用白饮送服，散剂多用白饮调和后服用。另外，在大米（粳米）的使用上除煎煮后用米汤服药外，亦有直接将粳米放入药物共同煎煮的，如白虎汤、竹叶石膏汤和桃花汤。无论如何使用，均取米汤之补中益气、健脾和胃的作用，以减轻药物对脾胃的损害。

（二）粥饮服药法

《金匮要略》中栝楼牡蛎散、栝楼瞿麦丸、半夏麻黄丸、滑石白鱼散、猪苓散、蜘蛛散、五苓散等约 20 首方使用粥饮服。如下利病篇中，用“粥饮和服”诃黎勒散治虚寒性肠滑气利证，症见下利泄泻、滑脱不禁、大便随气而出，病由中气下陷，气虚不固所致。用“粥饮和服”，取米粥性温和、益肠胃而健中气，与诃黎勒同用，可补虚敛肺涩肠、止利固脱。

痉病中的柔痉证，服用栝楼桂枝汤之后汗不出者，啜热粥，助药力以发汗。腹满寒疝病中，治脾胃虚寒的腹满痛证时，服大建中汤后，“如一炊顷，可饮粥二升”，补脾胃，安中焦，助药力。《金匮要略》中张仲景除使用白米汤服用药物外，还选用大麦汁或粥服药，见于硝石矾石散、白术散和枳实芍药散。如妇人产后病中，用麦粥和服枳实芍药散治产后气血郁滞所致的腹痛。其特点为腹痛而烦满不得卧，为产后气郁血滞、气机痹阻不通所致。用枳实芍药散破气散结、和血止痛，用大麦粥目的在于和胃安中。

可见，服热粥有行助药力、顾护脾胃、安中补虚及助阳发汗的作用。故可用于中焦脾胃虚寒证，助解表剂以发汗，服金石类药物时防止伤胃等。

（三）酒服

酒剂作为溶媒，除了溶媒本身的介质用途之外，更重要的是可以发挥其治疗作用，张仲景善用酒剂，《金匮要略》中有赤丸、肾气丸、天雄散、薯蓣丸、大黄䗪虫丸、当归散、白术散、坬根散、侯氏黑散等 15 首散剂和丸剂用酒服。用酒送服，引药直达病所，如薯蓣丸“空腹酒服一丸”可增强祛风补虚之效；天雄散“酒服半钱匕”及肾气丸“酒下十五丸”可助肾阳得温，促其散寒升阳之效；赤丸“食酒饮下三丸”可增强其化饮止痛之效。酒可以温通血脉，用酒送服，可以直入血分，如大黄䗪虫丸“酒饮服五丸”可增强止痛、活血、行滞、化瘀之力；当归散“酒饮服方寸匕”助活血止痛之力；白术散“酒服一钱匕”助活血安胎之力；土瓜根散“酒服方寸匕”可助活血调经止痛之力；侯氏黑散“酒服方寸匕，日一服，初服二十日，温酒调服”，酒服以助药力，更好地达到祛风清热平肝的作用。

（四）蜜服

蜂蜜虽有白蜜和黄蜜之分，但以水果之花蜜，香甜洁净为佳，甘平，入肺、脾、大肠经，具有补中润燥、缓急解毒、通便等作用。现代科学研究证明，蜂蜜中富含葡萄糖、果糖混合物，利于吸收，具有增强人体抵抗力、保持精力充沛及调整脾胃的功效。张仲景在猪肤汤和大陷胸丸中使用白蜜，主要是利用白蜜甘缓的作用，使药物作用温和，药效时间延长。在大半夏汤中重用白蜜一升，以达和胃润燥之功。

（五）浆水服

徐灵胎认为，米泔水（淘洗粟米或稻米的洗米水）放酸即为清浆水。其性凉善走，能调中宣气，通关开胃，解烦渴，化滞物。《金匮要略》中张仲景有三首方用浆水服用，即白术散、赤小豆当归散和蜀漆散。如赤小豆当归散方后载："上二味，杵为散，浆水服方寸匕，日三服。"此取浆水调中开胃、清热生津的作用。

（六）其他溶液

除以上溶液外，张仲景还使用其他溶液，如文蛤散，"以沸汤和一方寸匕服，汤用五合"；皂荚丸，"以枣膏和汤取三丸，日三夜一服"；瓜蒂散方，"以香豉七合煮取汁，和散一钱匕，温服之"。由于临床患者病情复杂，加之中药剂型多样，故在服用时还应根据患者的具体情况及药物的剂型采取不同的服用方法。一般丸剂、片剂、滴丸等用温开水送服即可；但治疗脾胃虚弱证的药物，最好选用米汤送服；祛除风寒的药物可选用姜汤服用；祛风除湿、活血化瘀的药物应选用黄酒或米酒送服，以助药力，增加药物疗效。

五、服药温度

（一）温服

《伤寒杂病论》中汤剂除桂枝甘草汤、干姜附子汤、栀子柏皮汤、茵陈蒿汤、猪肤汤、苦酒汤、半夏汤方后没有明确要求外，其他诸方均要求温服。张仲景要求表散外邪的方药要温服，如麻黄汤"上四味，以水九升，先煮麻黄，减二升，去上沫，内诸药，煮取二升半，去滓，温服八合，覆取微似汗，不须啜粥，余如桂枝法将息"。所以，根据药物的特性和疾病的性质，选择中药汤液的适宜服用温度，与疾病的治疗及药效的发挥有直接的关系。一般汤剂均宜将煎得药液放温后服用，即温服。对于发汗解表剂，温服可以助药力开腠理祛邪外出，温补剂温服可以助其温通血脉之功，攻下剂温服能够助药力以推荡实邪外出。

（二）小冷服药法

经典原文

生姜半夏汤方：半夏（半升）　生姜（汁一升）

上二味，以水三升，煮半夏取二升，内生姜汁，煮取一升半，小冷，分四服，日三夜一服，止，停后服。

治疗寒证用热药，有的要冷服，采取反佐服药法，使药物能进入体内而不产生格拒现象。如生姜半夏汤取冷服的方法是基于该病机的寒饮结胸，阻碍气机，恐寒饮格拒药物不纳反吐现象，故采取小冷服药法。

六、同方不同服药法

（一）同一类疾病，因轻重不同而服法不同

如调胃承气汤，太阳变证过服温剂复阳，而致胃气不和谵语之证，因胃肠中结实不甚，故又须调和胃气，即可解除不适。方后“少少温服之”，分次少量服用，故使力缓，不致峻泻。

反之如太阳病误治后，损耗津液，表证罢而转入阳明，化燥成实，或阳明病未经吐下而心烦，兼有恶热，腹满便秘者，病势较急，欲泻热和胃气，通便软坚则以本汤“温顿服之”。使药力较前猛峻，以迅速解除痛苦。

（二）异病同方，煎服法不一

如大黄黄连泻心汤，《伤寒论》以之治“心下痞，按之濡，其脉关上浮者”。其热虽盛，但未与有形之物相结，故仅见心下痞塞不通，按之柔软不痛。因而强调用麻沸汤二升泡药片刻，取汁分温再服。其意义在于其气之轻扬，舍其味之重浊，以清利上部无形邪热。

而《金匮要略·惊悸吐衄下血胸满瘀血病脉证治第十六》则以泻心汤治“心气不足，吐血，衄血”。因心火亢盛，迫血妄行，血从上溢，所以方后“以水三升，煮取一升，顿服之”。用水煎服，借其苦寒降泄之功，直折其热，且采取顿服集中药力，吐血、衄血便可自止。

（三）同病同方、制剂不一，服用法不一

《伤寒论》第 386 条霍乱吐利，头痛、身痛，虚寒较甚，不欲饮水者，则用温中散寒、健脾补中的理中丸。一般来说，丸剂服用方便，可采取频频给药的方法，但终因“丸者缓也”。若寒邪较甚，服后腹中未热，益至三四丸，丸剂不能求速效，故言“然不及汤。汤法，以四物依两数切，用水八升，煮取三升，去滓，温服一升，日三服”。汤者荡也，作用较速，加之服药后啜热稀粥，又强调“勿发揭衣被”，均是加强温中散寒之力，保暖以求速愈的措施。

第七章

中医经典之其他治法

第一节 试 探 法

一、概　　述

试探法是在某些病证原因一时不明，证情复杂难以判断的情况下使用的一种诊断性治疗方法，类似于西医试验性治疗方法。临床上某些病因不明，症状表现多样，病因病机复杂的疾病，一时难以施治，可适当给予试探法，根据试探后的反应来判断疾病的病因、病性、病位、病势等，以准确施治，提高临床疗效。此外，临床不少隐匿性疾病或疑难病，在疾病发生的早期症状不明，但确实存在某些生理指标的异常，需要采取治疗措施，临床可根据中医理论，全面观察，精心设计，加以试探，反复探索，以期找出规律，及早进行治疗及干预。试探法是建立在科学严谨的医学作风之上，绝不是随意胡乱套用，更不是拿患者当实验品，而是为了在错综复杂的病证面前求得正确诊断的一种有效做法。

二、治法分类及临床辨治

（一）病因试探

经典原文

《伤寒论》第 156 条　本以下之，故心下痞，与泻心汤。痞不解，其人渴而口燥烦，小便不利者，五苓散主之。

临床辨治

病因试探是指通过试探法，以明确疾病的病因，从而审因论治，提高临床疗效，适用于病因不明之疾病。如伤寒误下而致心下痞，先予泻心汤，治疗后无效，盖因泻心汤针对邪热壅滞导致之痞证，而此处痞证伴口渴心烦、小便不利，当审证求因，可知此病由水蓄下焦，气化不利，气机闭塞所致，故治疗当予五苓散化气行水。

（二）病位试探

经典原文

《伤寒论》第 159 条　伤寒，服汤药，下利不止，心下痞硬。服泻心汤已，复以他药下之，利不止，医以理中与之，利益甚。理中者，理中焦，此利在下焦，赤石脂禹余粮汤主之。复不止者，当利其小便。

临床辨治

病位试探是指通过试探法，以明确疾病之病位，从而采取相应治疗方法，提高临床疗效的治法，适用于病位不明之疾病。如太阳病误下之后，出现下利不止、心下痞硬，乃寒热错杂，虚实夹杂之痞证，予甘草泻心汤治疗后痞仍不解，又以他药下之，导致下利不止。仲景考虑下后损伤中焦阳气，再试投以理中汤温中健脾，然药后下利益甚，当此之时，由此考虑病属下焦，由于下焦滑脱不禁所致，故改投赤石脂禹余粮汤收涩止利，以止其下利。若仍下利不止，则属水渗大肠，当利小便以实大便。临床上虚证下利主要与中下二焦相关，若属中焦虚寒，则以理中汤温中健脾止利；若属下元不固，则以赤石脂禹余粮汤固脱止利。若下焦气化失职，清浊不分，则利小便以实大便，五苓散类方皆可用之。

（三）病性试探

经典原文

《伤寒论》第 243 条　食谷欲呕，属阳明也，吴茱萸汤主之。得汤反剧者，属上焦也。

《伤寒论》第 214 条　阳明病，谵语发潮热，脉滑而疾者，小承气汤主之。因与承气汤一升，腹中转气者，更服一升；若不转气者，勿更与之。明日又不大便，脉反微涩者，里虚也，为难治，不可更与承气汤也。

临床辨治

病性试探是指通过试探法，以明确疾病的寒热虚实等病性，从而采取相应治疗方法，提高临床疗效的治法，适用于病性不明之疾病。

寒热病性：食谷欲呕之病位有在中焦、上焦之分，病性有寒、热之别，临床表现类似，但性质却完全不同。若中焦虚寒，寒饮上逆，投以吴茱萸汤温中和胃、降逆止呕，呕逆应止。若服吴茱萸汤反加剧，说明以热助热，病性属热，乃上焦有热，胃气上逆所致。寒者热之，热者寒之，寒热之间不可误用。

虚实病性：阳明病，潮热，大便干结，病属阳明腑实，予小承气汤试探治疗：若腹中转气，则说明燥屎得药力推动而浊气下趋，可续服以增强药力，泻下热实；若药后不转气，并非燥屎内结，第二天仍不大便，脉反微涩，多属里虚，虚实夹杂，治疗颇为棘手，故曰“难治”。实者泻之，虚者补之，腑实宜攻，里虚宜补，虚实之间不可错乱。

（四）病势试探

经典原文

《伤寒论》第209条　阳明病，潮热，大便微硬者，可与大承气汤，不硬者不可与之。若不大便六七日，恐有燥屎，欲知之法，少与小承气汤，汤入腹中，转矢气者，此有燥屎也，乃可攻之。若不转矢气者，此但初头硬，后必溏，不可攻之，攻之必胀满不能食也。欲饮水者，与水则哕。其后发热者，必大便复硬而少也，以小承气汤和之。不转矢气者，慎不可攻也。

《伤寒论》第103条　太阳病，过经十余日，反二三下之，后四五日，柴胡证仍在者，先与小柴胡。呕不止，心下急，郁郁微烦者，为未解也，与大柴胡汤，下之则愈。

《伤寒论》第311条　少阴病，二三日，咽痛者，可与甘草汤，不差，与桔梗汤。

《金匮要略·妇人产后病脉证治第二十一》　师曰：产妇腹痛，法当以枳实芍药散，假令不愈者，此为腹中有干血着脐下，宜下瘀血汤主之。亦主经水不利。

临床辨治

病势试探是指通过试探法，以明确疾病病势轻重，从而轻则轻治、重则重治，提高临床疗效的治法。如大承气汤、小承气汤的基本病机都属于腑实内结，大承气汤攻下力量较强，因此临床应用大承气汤需有一定指征。当患者病势不明时，可先予小承气汤试探燥屎内结之程度，从而决定是否使用大承气汤。再如判断少阳是否内并阳明，先予小柴胡汤试探，若服药后不解，而反加重，乃邪热内并阳明所致，予大柴胡汤和解攻下，并解少阳、阳明之邪。又如少阴病咽中疼痛，先予甘草汤清热解毒利咽，药后咽痛仍在，说明病重药轻，加桔梗散结利咽。由此可见，在杂病的治疗中，仲景擅长应用试探法以判断病情轻重，如妇人产后腹痛，判断为气滞血瘀，先予枳实芍药散，活血行气，药后不愈者，说明瘀结较重，再予下瘀血汤攻瘀破结。

三、试探法使用注意事项

试探法的临床使用主要起到鉴别诊断，判断病因、病位、病性、病势等以指导临床治疗的作用。首先，试探法的使用必须要有严格的指征及适应证，不能随意试探、盲目乱用。其次，试探法的使用应严格把握法度，如仲景应用此法时皆是从药力较轻、剂量较小、作用较弱的方剂开始，若病重药轻，则会加大药力，审慎为之，有时甚至不用药物，直接用言语、食物、针灸等试探。最后，试探法的使用尤其要注意试探后观察。通过观察试探后的反应以确定下一步的治疗措施，因此临床应用试探法不可长期使用，应短暂性地试探以观察患者反应，全面细致，不可忽略细枝末节。

第二节　外　治　法

一、概　　述

外治法是将药物直接作用于患处，通过扑于体表，或熏洗患处，或摩于患部，或纳入阴中，或浸入泡洗等方式进行治疗的一种治法。中医外治法传承千载，历久弥新，在中医古籍文献中记载有大量外治学术理论和临床实践经验，蕴藏着许多最早且先进的外科技术。如早在战国时期《山海经》中便记载佩戴草药之法，其曰“……薰草，佩之可已疠”；《素问·至真要大论》中亦有“摩之浴之，薄之劫之，开之发之，适事为故”“内者内治，外者外治”之表述。东汉张仲景所著《伤寒论》《金匮要略》系治疗外感、内伤杂病的临床专书，亦继承《黄帝内经》综合治疗思想，于内治同时又多用外治法配合运用，并进一步使外治法具体化，其应用范围从外科扩大到妇科，从而开创妇人病外治法之先河，为后世妇人病外治法的传承与发展奠定了基础。

二、治法分类及临床辨治

（一）洗法

经典原文

《金匮要略·中风历节病脉证并治第五》　矾石汤：治脚气冲心。

《金匮要略·百合狐蜮阴阳毒病脉证治第三》　百合病一月不解，变成渴者，百合洗方主之。

《金匮要略·百合狐蜮阴阳毒病脉证治第三》　蚀于下部则咽干，苦参汤洗之。

《金匮要略·妇人杂病脉证并治第二十二》　少阴脉滑而数者，阴中即生疮，阴中蚀疮烂者，狼牙汤洗之。

（二）熏法

经典原文

《金匮要略·百合狐蜮阴阳毒病脉证治第三》　蚀于肛者，雄黄熏之。

（三）阴道纳药法

经典原文

《金匮要略·妇人杂病脉证并治第二十二》　妇人经水闭不利，脏坚癖不止，中有干血，下白物，矾石丸主之。矾石丸方：矾石三分（烧），杏仁一分。上二味，末之，炼蜜和丸，枣核大，内脏中，剧者再内之。

《金匮要略·妇人杂病脉证并治第二十二》　蛇床子散方，温阴中坐药。蛇床子仁，上一味，末之，以白粉少许，和令相得，如枣大，绵裹内之，自然温。

（四）纳鼻法

经典原文

《金匮要略·痉湿暍病脉证第二》　湿家病身疼发热，面黄而喘，头痛鼻塞而烦，其脉大，自能饮食，腹中和无病，病在头中寒湿，故鼻塞，内药鼻中则愈。

（五）外敷法

经典原文

《金匮要略·疮痈肠痈浸淫病脉证并治第十八》 病金疮，王不留行散主之。

《金匮要略·疮痈肠痈浸淫病脉证并治第十八》 浸淫疮，黄连粉主之。

（六）头摩法

经典原文

《金匮要略·中风历节病脉证并治第五》 头风摩散方。

（七）含咽法

经典原文

《伤寒论》第312条 少阴病，咽中伤，生疮，不能语言，声不出者，苦酒汤主之。

第三节 针 刺 法

一、概 述

针刺法是以中医理论为指导，运用针刺防治疾病的一种方法。《伤寒杂病论》中的针法，涉及治则、预防、取穴方法、治疗、禁忌等诸多方面，近20条原文，对针灸学科的发展做出了重要贡献。

二、治法分类及临床辨治

（一）祛邪达表

经典原文

《伤寒论》第24条 太阳病，初服桂枝汤，反烦不解者，先刺风池、风府，却与桂枝汤则愈。

《金匮要略·血痹虚劳病脉证并治第六》 问曰：血痹病从何得之？师曰：夫尊荣人，骨弱肌肤盛，重因疲劳汗出，卧不时动摇，加被微风，遂得之。但以脉自微涩，在寸口、关上小紧，宜针引阳气，令脉和紧去则愈。

（二）预防传变

经典原文

《伤寒论》第8条 太阳病，头痛至七日以上自愈者，以行其经尽故也。若欲作再经者，针足阳明，使经不传则愈。

（三）调和脏腑

经典原文

《伤寒论》第 108 条　伤寒，腹满谵语，寸口脉浮而紧，此肝乘脾也，名曰纵，刺期门。

《伤寒论》第 109 条　伤寒发热，啬啬恶寒，大渴欲饮水，其腹必满，自汗出，小便利，其病欲解，此肝乘肺也，名曰横，刺期门。

（四）清泄热邪

经典原文

《伤寒论》第 216 条　阳明病，下血谵语者，此为热入血室，但头汗出者，刺期门，随其实而泻之，濈然汗出则愈。

《伤寒论》第 143 条　妇人中风，发热恶寒，经水适来，得之七八日，热除而脉迟身凉，胸胁下满，如结胸状，谵语者。此为热入血室也。当刺期门，随其实而取之。

《金匮要略·妇人杂病脉证并治第二十二》　妇人中风，发热恶寒，经水适来，得七八日，热除脉迟，身凉和，胸胁满，如结胸状，谵语者，此为热入血室也，当刺期门，随其实而取之。

《金匮要略·妇人杂病脉证并治第二十二》　阳明病，下血谵语者，此为热入血室，但头汗出，当刺期门，随其实而泻之，濈然汗出者愈。

（五）疏通经络

经典原文

《金匮要略·趺蹶手指臂肿转筋阴狐疝蛔虫病脉证治第十九》　师曰：病趺蹶，其人但能前，不能却，刺腨入二寸，此太阳经伤也。

（六）行血散邪

经典原文

《伤寒论》第 308 条　少阴病，下利便脓血者，可刺。

（七）通畅经气，疏泄条达

经典原文

《伤寒论》第 142 条　太阳与少阳并病，头项强痛，或眩冒，时如结胸，心下痞硬者，当刺大椎第一间、肺俞、肝俞，慎不可发汗。发汗则谵语、脉弦。五日谵语不止，当刺期门。

《伤寒论》第 171 条　太阳少阳并病，心下硬，颈项强而眩者，当刺大椎、肺俞、肝俞，慎勿下之。

第四节 灸 法

一、概 述

灸法，又称艾灸，指以艾绒为主要材料，点燃后直接或间接熏灼体表穴位的一种治疗方法。也可在艾绒中掺入少量辛温香燥的药末，以加强治疗作用。本法有温经通络、升阳举陷、行气活血、祛寒逐湿、消肿散结、回阳救逆等作用，并可用于保健。张仲景是一位善于药物、针灸并用的大师，除了依证立法、依法立方、依方立药和依法行针之外，还依证立法、依法施灸，既疗常疾，又治危候，或逆者正治，寒则热之；或从者反治，以热治热；既权衡揆度，治病求本，亦明辨寒热，慎防变证，挽狂澜于既倒，扑火势于燎原。这对当今重药物而轻针灸，重针刺而轻艾灸的偏向具有积极意义。

二、治法分类及临床辨治

（一）回阳救逆

经典原文

《伤寒论》第 292 条 少阴病，吐利，手足不逆冷，反发热者，不死。脉不至者，灸少阴七壮。

《伤寒论》第 343 条 伤寒六七日，脉微，手足厥冷，烦躁，灸厥阴，厥不还者，死。

《伤寒论》第 362 条 下利，手足厥冷，无脉者，灸之不温，若脉不还，反微喘者，死。少阴负趺阳者，为顺也。

《金匮要略·杂疗方第二十三》 救卒死而四肢不收失便者方……灸心下一寸，脐上三寸、脐下四寸，各一百壮，差。

（二）温阳举陷

经典原文

《伤寒论》第 325 条 少阴病，下利，脉微涩，呕而汗出，必数更衣，反少者，当温其上，灸之。

（三）温阳散寒

经典原文

《伤寒论》第 117 条 烧针令其汗，针处被寒，核起而赤者，必发奔豚。气从少腹上冲心者，灸其核上各一壮，与桂枝加桂汤更加桂二两也。

（四）温经散寒

经典原文

《伤寒论》第 304 条 少阴病，得之一二日，口中和，其背恶寒者，当灸之，附子汤主之。

（五）温阳散寒通脉

经典原文

《伤寒论》第 349 条 伤寒脉促，手足厥逆，可灸之。

第五节 急 救 法

一、概 述

《金匮要略》急救方面包括口含、灌鼻、管吹入鼻中、管吹两耳、涂面、外熨脐部、浸足等不同方法，这些方法对急危重症具有显著疗效，其特点是给药途径各有不同，其目的是根据急危重症复杂的发病机制，而捷取疗效，转危为安。特别是外熨脐部、浸足之法对后世脐疗、足疗学的发展产生深远的影响。

二、治法分类及临床辨治

（一）鼻疗法

经典原文

《金匮要略·杂疗方第二十三》 救卒死方：薤捣汁，灌鼻中。又方：雄鸡冠割取血，管吹内鼻中。救卒死而目闭者方：骑牛临面，捣薤汁灌耳中，吹皂荚末鼻中，立效。

（二）舌下含服法

经典原文

《金匮要略·杂疗方第二十三》 治尸蹶方：尸蹶脉动而无气，气闭不通，故静而死也。治方：脉证见上卷。菖蒲屑，内鼻两孔中吹之。令人以桂屑着舌下。

（三）胸外按压法

经典原文

《金匮要略·杂疗方第二十三》 救自缢死方：救自缢死，旦至暮，虽已冷，必可治；暮至旦，小难也。恐此当言阴气盛故也。然夏时夜短于昼，又热，犹应可治。又云：心下若微温者，一日以上，犹可治之。

徐徐抱解，不得截绳，上下安被卧之。一人以脚踏其两肩，手少挽其发，常弦弦勿纵之。一人以手按据胸上，数动之。一人摩捋臂胫，屈伸之。若已僵，但渐渐强屈之，并按其腹。如此一炊顷，气从口出，呼吸眼开而犹引按莫置，亦勿苦劳之。须臾，可少与桂枝汤及粥清含与之，令濡喉，渐渐能咽，及稍止。若向令两人以管吹其两耳，罙好。此法最善，无不活者。

（四）药浴法

经典原文

《金匮要略·杂疗方第二十三》　救卒死而壮热者方：矾石半斤，以水一斗半，煮消，以渍脚，令没踝。

（五）灰埋法

经典原文

《金匮要略·杂疗方第二十三》　救溺死方：取灶中灰两石余以埋人，从头至足。水出七孔，即活。

（六）外熨脐部

经典原文

《金匮要略·杂疗方第二十三》　疗中暍方：凡中暍死，不可使得冷，得冷便死，疗之方：屈草带，绕暍人脐，使三两人溺其中，令温。亦可用热泥和屈草，亦可扣瓦椀底按及车缸以着暍人，取令溺，须得流去。此谓道路穷卒无汤，当令溺其中，欲使多人溺，取令温。若有汤便可与之，不可泥及车缸，恐此物冷。暍既在夏月，得热泥土、暖车缸，亦可用也。

第八章

中医经典治则治法体系探讨

第一节　治则治法体系的广度与深度探讨

中医经典的治则治法体系上承《黄帝内经》《难经》之旨，下启后世医学之思，旁参诸家之理法，以经典指导临床，具有沟通理论与临床，指导临床制方用药的重大意义，更能以不变应万变，圆机活法，以治则治法理论为依据，指导临床复杂多变的疾病治疗。

一、研 究 广 度

中医经典治则治法的研究广度主要体现在涵盖了多种治法体系。中医经典的代表作《伤寒论》、《金匮要略》及温病学经典著作以六经辨证、脏腑经络辨证、卫气营血辨证、三焦辨证等为辨证体系，由此衍生出不同的治法体系，如六经治法体系、脏腑治法体系、卫气营血治法体系、三焦治法体系等，除此之外还包含了八纲治法体系、气血津液治法体系等。现以六经治法体系、卫气营血治法体系、三焦治法体系为例说明经典治法研究的广度。

（一）六经治法体系

太阳病治法：太阳病经证，以汗法为主。伤寒表实证用发汗解表法，中风表虚证用解肌祛风法，表郁轻证用小汗法。太阳腑证，蓄水证用通阳化气利水法；蓄血证用破血逐瘀法。各种太阳病“变证”的治疗，应按“观其脉证，知犯何逆，随证治之”的原则进行处理。

阳明病治法：阳明病治则以祛邪为要，以清、下二法为主要治法。阳明热证治用清法，有辛寒清热法、清宣郁热法、利水育阴清热法等。阳明实证，宜用下法，以通腑泻热、攻下实邪法为主要治法，也有通便润下法，以及针对阳明病变证的清利湿热退黄法和逐瘀泻热法。阳明病的治法以“保胃气，存津液”为基本原则。

少阳病治法：以和解少阳、调和枢机法为主。由于少阳病，邪在半表半里，故汗之不可，吐之不可，下之亦不可。因汗、吐、下之法既不能治少阳半表半里之邪，又不能疏利少阳经腑之气，反徒伤正气而易生变证，故少阳病乃有汗、吐、下“三禁”之说，治宜和解少阳、调和枢机，也可以灵活变化有和而兼汗、和而兼下、和而兼温、调和安神等法。

太阴病治法：太阴病本证治以温中散寒法为主，用“四逆辈”，可用理中汤、四逆汤等，也可以灵活兼用温中止呕法、温化水饮法等治法。太阴病兼经表证则以脉浮、四肢烦疼等症为主，治以桂枝汤解太阴经表之邪。

少阴病治法：少阴病治法，若属阳虚阴盛的寒化证，则应回阳救逆、破阴回阳法；若属阴虚阳亢的热化证，则治以育阴为主，有泻南补北、交通心肾法，也有育阴利水清热法。

厥阴病治法：由于厥阴病证候常常阴中有阳、寒热错杂，所以厥阴病常常寒者用温法，热者用清法，而寒热错杂者，则当寒温并用兼而治之。

（二）卫气营血治法体系

卫气营血治法体系基于叶天士《温热论》所载“在卫汗之可也；到气才可清气；入营犹可透热转气……入血就恐耗血动血，直须凉血散血”，即卫气营血治则所建立，临证时还须根据证候病机及不同兼夹证，辨证施治。

1. 卫分证治法

辛凉轻解卫分表邪，得汗而愈。温病的卫分证是以肺系为病变中心的温热表证，病机是卫气失调、肺卫郁热，发热与恶寒并见、口微渴为卫分证的辨证要点。叶天士提出其治疗大法是“汗之可也”，即泄卫透表法，热清卫疏，三焦通畅，营卫调和，津液得布，自然微微汗出而愈。

由于引起温病卫表证的病邪性质有风热、暑湿兼表寒、湿热、燥热等不同，表证的性质各有不同，所以泄卫透表又可分为如下几种：疏风泄热法、解表清暑化湿法、宣表化湿法、疏表润燥法。

因温病初起在表的病邪性质各有不同，所以解表方法各异：对风热、燥热之邪在表者，主以辛凉解表；而湿邪在表者，主以芳香化湿；暑湿在里而又感受寒邪在表者，实际上属表里同病之证，所以解表寒与祛暑湿并施。

运用泄卫透表法时，应注意以下几点：①治疗温病表证，应根据在表病邪性质的不同而分别采用不同的治法。②对温病表证的治疗应注意患者的体质和病邪兼夹。如素体阴虚而感受外邪所致的卫表证，可予滋阴解表法；平素气虚而外感温邪所致的卫表证，可予益气解表法。如属新感引动伏邪的温病，在出现表证的同时，还有明显的里热见证，此时就不能单纯投用解表之剂，而应把泄卫透表与清泄里热结合起来。③治疗温病邪在卫表者，一般忌用辛温发汗法，而重在疏解透表。本法属汗法范畴，但并非都要以发汗为目的，更不能用治疗伤寒寒邪在表的辛温发汗法来治疗温病。对多种温病，吴鞠通强调：“温病忌汗，汗之不惟不解，反生他患。”这是因为辛温之品易助热化火、耗伤阴津，从而导致斑、衄、谵妄等变证的发生。但若属腠理表气郁闭较甚而无汗，或卫表有寒、湿之邪者，亦非绝对不可用辛温之品。④温病初起属里热外发而无表证者，不可用本法，叶天士所说的“温邪忌散”即是指此而言。⑤对温病表证的治疗，虽主以辛凉，但也应注重疏散，用药不可过于寒凉，以防凉遏不解。⑥使用本法应中病即止，表证解除后即停用，同时也不可发散过度，特别要注意避免过汗伤津。

2. 气分证治法

气分证是指病邪由表入里而未入营动血的一切病证，皆属气分范围。由于病变的所在部位有在胃、脾、肠、胆、胸膈等不同，深入气分的病邪也有温热、湿热的区分，所以气分有较多证候类型，对应的治法也较多，可包括清法的轻清宣气法、辛寒清气法、清热泻火法、清泄少阳法、分消走泄法、开达膜原法、宣气化湿法、清热利湿法等，下法的通腑泄热法、增液润肠法等。

运用清解气热法时，应注意以下几点：①清气法所治之邪热属气分无形邪热，如邪热已与有形实邪，如腑实、食滞、痰湿、瘀血等相结，单用本法往往只能“扬汤止沸”，必须去其所依附的有形实邪才能解除邪热。②如病邪在表而未入气分，不宜盲目早用清气法，用之不当反能凉遏邪气，不利于病邪的透解，所以叶天士强调“到气才可清气”。③对湿热性温病湿中蕴热而流连气分者，不可一味滥用寒凉，当重视祛除湿邪。④素体阳虚者在使用清气法时，切勿过剂，应中病即止，以防寒凉过度而戕伤阳气。⑤清气法在具体运用时还应灵活化裁或配合他法。如邪初入气分，表邪尚未尽解，须加入透表之品于轻清之剂中，称为轻清透表；如气分邪热亢盛而阴液大伤，则须与生津养液之品相伍，称为清热养阴；如邪热壅肺而肺气郁闭者，须在清泄气热之中配合宣畅肺气之品，称为清热宣肺；如邪热壅结而化火成毒，除发热口渴外，还见有某局部红肿热痛者，则在清热泻火中伍以解毒散结之品，称为清热解毒；如兼有肠腑结热而成里实证者，应配合攻下，称为清热攻下等。

3. 营分证治法

营分证是指热邪深入，劫灼营阴，扰乱心神而产生的一个证候类型。其病机是营热阴伤、扰神窜络，以身热夜甚、心烦谵语、舌质红绛为邪入营分的辨证要点。叶天士提出“入营犹可透热转气”的治疗原则，具体治法是清营泄热，属于八法中“清法”的范围，即在清解营分邪热剂中伍以轻清透泄之品，使营分邪热可以外透气分而解的治法，又称为透热转气法，即体现出“清”“养”“透”三个方面，“清”是清解营分之热毒，“养”是滋养营分之阴液，“透”是透解营分之邪，主治邪热入营分而未有明显动血者。症见身热夜甚，口干而不甚渴饮，心烦不寐，时有谵语，或斑疹隐隐，舌质红绛等。代表方剂如清营汤。

运用清营泄热法时，应注意以下几点：①热在气分而未入营分者，一般不要早用本法。②营分病变兼夹有湿邪者，应慎用本法，因本法所用方药有凉遏滋腻之弊，必要时应酌情配伍祛湿之品。③热入营分，而气分邪热仍盛者，必须兼清气分之热，即用气营两清之法，不可单治一边。④温病发展到营分阶段，病势已较危重，病情亦多复杂，所以清营泄热法在运用时每要与其他治法相配合。除了上述的与清气法合用外，如出现神昏、痉厥，或阴伤较重者，还应注意分别配合开窍、息风、养阴之品。

4. 血分证治法

血分证是指热邪深入，引起耗血动血之变而产生的一种证候类型。热毒深入血分，血热炽盛是温病血分阶段最基本的病理变化，也是导致血分其他病变的原始动因。热毒过盛，加重对血络的损伤而迫血妄行，溢于脉外；热毒极易消烁营血，耗损津液，如叶天士云“营分受热，则血液受劫”，热毒耗血，血热相搏，形成脉络内广泛瘀结。以舌质深绛、斑疹及出血见症为血分证的辨证要点。血热是血分证的关键病机，也是动血、伤阴、瘀血的原始动因，因此，叶天士提出“直须凉血散血”治则，具体治法是凉血散血法，属于八法中“清法”的范围，用凉解血分邪热、活血散血之剂以清散血分瘀热的治法，即“清”“养”“散”。“清”是清热凉血，“养”是滋养血液中阴液，“散”是活血化瘀，确切说是养阴散血，主治邪热深入血分而血热炽盛、热瘀交结、迫血妄行者，症见身灼热，躁扰不安，甚或狂乱谵妄，斑疹密布，尿血、便血或吐血、衄血，舌质深绛或紫绛等。代表方剂如犀角地黄汤。

运用凉血散血法时，应注意以下几点：①血分证的治疗不仅要立足于清热凉血，还须配合化瘀、养阴法综合治疗，方能取得满意疗效；一般而言，邪入血分初期，着重以凉血化瘀为主，典型期则以凉血化瘀养阴为主，而后期则须配合益气固脱之法。②未入血分者，一般不要早用本法。③血分病变兼夹有湿邪者，应慎用本法，因本法所用方药有凉遏滋腻之弊，必要时应酌情配伍祛湿之品。④热入血分，而气分邪热仍盛者，必须兼清气分之热，即用气血两清之法，不可单治一边。⑤温病发展到血分阶段，病势已较危重，病情亦多复杂，所以清营凉血法在运用时每要与其他治法相配合。除了上述的与清气法合用外，如出现神昏、痉厥，或阴伤较重者，还应注意分别配合开窍、息风、养阴之品。

清营泄热法与凉血散血法虽有类似之处，但前者主在透邪外达，所以在清营的同时要配合轻清透泄之品，使营分的邪热能透出气分而解。而后者主在凉散，所以要配合活血散血之品。对营血分证的治疗，由于营阴和阴血都已耗损，所以每配合滋养津液之品。

（三）三焦治法体系

三焦治法，是指吴鞠通倡导的根据温邪在上、中、下三焦不同脏腑部位的证候特点而分别选用或轻、或平、或重不同治疗原则的方法。温病三焦辨证论治体系，是以三焦为纲，病名为目，按温热、湿热分类，辨病与辨证相结合，理法方药俱全的温病证治体系。三焦为纲，即以上、中、下三焦概括脏腑作为辨治总纲来认识温病的病机，归类其病位、病性和病势，谓“温病由口鼻而入，鼻气通于肺，口气通于胃，肺病逆传，则为心包。上焦病不治，则传中焦，胃与脾也。中焦病不治，即传下焦，肝与肾也。始上焦，终下焦”，并据此提出“治上焦如羽（非轻不举）”“治中焦如衡（非平不安）”“治下焦如权（非重不沉）”的三焦治则。

1. 上焦证治法：“治上焦如羽（非轻不举）”

上焦温病的病位在肺，“凡病温者，始于上焦，在手太阴”，其病性为表热证；夹湿者，属表湿热证。其病势传变有三：一是不传而愈，二是重者可传入中焦气分；三是逆传入心包，出现神志改变。由于上焦温病多属疾病初期，邪袭肺卫，病势轻浅，正气不衰，故应以祛除肺卫表邪为法，治以辛凉解表，用方如桑菊饮、银翘散。尤以银翘散在药物、剂型、用量、煎煮方法、服药方法等方面均体现了“轻”的原则。

1）用药质地轻清、剂型轻、用量轻。银翘散中多选用质轻、味薄，具有辛凉宣散功效的花叶类药物，如金银花、薄荷、竹叶、荆芥穗之属，以宣散肌表的风热；若夹湿的表湿热证则用易扁豆为鲜扁豆花的新加香薷饮，也体现了“非轻不举”的原则。在剂型和用量上，银翘散用散剂，即粗末，用量少，有效成分易于析出。

2）煎煮法轻：用鲜苇根汤煎煮，苇根甘寒质轻，具有清热、宣透、生津功效，鲜者多汁，长于生津，故五汁饮亦用之。煎煮时间短，“香气大出即取服，勿过煎”。煎煮时间以“香气大出”为度，辛凉宣散的药物有效成分已经煎出，若过煎则其有效成分很快即挥发殆尽而无效。现代临床应用银翘散多选用饮片煎剂，因此须增加浸泡时间，多以浸泡半小时为宜。煎煮时间一定遵《温病条辨》所嘱，“香气大出即取服”，一般沸后改小火 10 分钟即可。一剂药只煎煮一次，若翻渣再煮，完全违背了其宜轻煎，不宜过煮的原则。

3）服药方法轻：“病重者，约二时一服，日三服，夜一服；轻者三时一服，日二服，夜一服；病不解者，作再服”。吴鞠通认为肺位最高，药过重则过病所，少用又有病重药轻之患，故服法上应“从普济消毒饮时时清扬法”，少量频服，使药力既能达上焦，又能使药力持续。

病在上焦并非皆以轻透为治疗大法。肺卫之邪不解，其传变有逆传心包和顺传胃肠之不同。逆传心包，病位虽在上焦，但属温病传变过程中最险重的证型之一，其见症为身热灼手，神昏谵语或昏愦不语，舌謇肢厥，舌质红绛等，急需清心开窍，如清宫汤送服安宫牛黄丸或紫雪丹、至宝丹之类，则不属于“治上焦如羽（非轻不举）”的范畴。

2. 中焦证治法：“治中焦如衡（非平不安）”

温病进入中焦，其病位在胃与脾，其病性属温热者，多在胃，属里实热证；夹湿者，则为里湿热证。中焦证多属疾病的极期，正邪交争激烈，邪气盛实，正气有所损伤。热盛者，多伤胃阴；湿盛者，多伤脾气，亦损胃阴。中焦胃主降，脾主升，一升一降，平衡协调，共同完成饮食的受纳、消化。温邪深入中焦后，破坏了脾升胃降的“衡”态，邪不去，则正不复。因此，治疗中焦温病当以祛除邪气为主，遵《黄帝内经》“其次平之，盛者夺之”的祛邪原则，平定邪气，甚至“夺邪”，使邪气迅速排出体外，以恢复脾升胃降的“衡”态。

祛邪的具体治疗，温热类温病多用清下二法；湿热类温病则用清化湿热法。当邪热弥漫全身，见大热、大渴、大汗、脉洪大、舌黄等里热证时，宜用清法，代表方为白虎汤，清热生津，止渴除烦；或如减味竹叶石膏汤，清里热而兼顾护心、胃、肺阴。白虎汤中生石膏用量在《温病条辨》中列为一两，但在《吴鞠通医案》中远超此量，尤其传染病流行期以辛温发汗误治的患者，重用生石膏达八两之多，并加用西洋参。但案中多嘱“热退止石膏”。如里热炽盛逼迫津液蒸腾，使津液大量外泄，伤及胃肠津液，造成热结胃腑，肠道不通，则需用下法通下腑实，以救津液，所谓“盛者夺之”，用承气辈。吴鞠通在《伤寒论》三承气汤基础上制成宣白承气汤、导赤承气汤、牛黄承气汤、增液承气汤、新加黄龙汤、护胃承气汤、承气合陷胸汤系列方，适用于腑实合并肺经痰热蕴肺、小便赤痛、神昏谵语、邪闭心包、下后复聚、气虚、阴虚等，从而大大丰富了通下法的运用，扩大了适应证，在临床中非常实用。应对一些肺部感染、发热、便结、咳嗽、痰黄者，可用宣白承气汤、承气合陷胸汤；对小便赤涩热痛属泌尿道感染合并便结者，可选用导赤承气汤；对习惯性便秘属阴虚者，可选用增液承气汤；对老年气虚、传导无力便难者，可选用新加黄龙汤等，均收良效。

湿热类温病，由于湿热内蕴，气化不行而出现脾胃升降失常乃至全身气化不行者，则以升降中焦为定法。常用辛开苦降以化解湿热，常用的代表方剂如杏仁滑石汤、黄芩滑石汤、加减正气散、加减泻心汤等。方中常以苦寒药加苦辛温药同用，如黄连与半夏、黄连与干姜、黄连与厚朴等，开降脾胃之湿热，再配合芳香宣化、淡渗利湿、分消上下，以恢复脾胃升降气机的“衡”态。

3. 下焦证治法："治下焦如权（非重不沉）"

下焦温病，多见肝和肾的病变，属温病的后期。热邪深入下焦，阴液受损，由伤及上中焦的肺胃津液深入伤及肝肾阴液，可出现壮火复炽，热深厥深，动风动血，阴虚阴竭的危重证候，治以清余热、补阴精为大法。用药多选用味厚质重之品以育阴潜阳息风，或血肉有情之品以育阴填精生血。常用药物有地黄、白芍、阿胶、龙骨、牡蛎、鳖甲、龟板、淡菜、鸡子黄等，所用药物之"重"，可使药物深入下焦肝与肾。对邪热尚盛而阴虚者，可选黄连阿胶汤、青蒿鳖甲汤清热护阴；对阴虚风动者，宜复脉系列方，这些方剂对传染病或感染性疾病后期均有良效。

对下焦温病，吴鞠通提出了下焦三禁："壮火尚盛者，不得用定风、复脉，邪少虚多者，不得用黄连阿胶汤。阴虚欲痉者，不得用青蒿鳖甲汤。"意在辨析正邪的多寡、进展，或以清热为主，或以育阴为主。至于下焦温病之夹湿者则有所不同。湿热类温病后期，全身气机受损，不但湿凝气阻，而且会伤及阳气，或阴阳两伤，其用药原则"下焦如权，非重不沉"，也是适用的，多选用质重味厚甚至温燥之品，为"湿凝气阻，三焦俱闭，二便不通"者，治以半硫丸之用硫黄，鳖甲煎丸之用鳖甲、阿胶等。对气虚伤阳者，人参、鹿茸、肉桂、附子也为常用之品。下焦湿温的病机十分复杂，寒、热、湿、瘀、结、阴阳两伤、虚实夹杂，需详加辨析，入微入细，适当处理。

二、研究深度

中医经典治则治法的研究深度主要体现在治则治法多层次研究的特点。

（一）治则研究

第一个层次为治则研究，本次研究共梳理了治则21种：第一，包含疾病治疗的总原则，如"治病求本""调和阴阳"等治则；第二，包含治疗总则指导下的具体治则，如"扶正祛邪""表里治则""标本治则""因势利导""随其所得而攻之""随证治之"等具体治则。第三，包含疾病辨证治疗的原则，如"同病异治""异病同治""轻病轻治，重病重治""上病下取，下病上取"等治则。第四，包含适用于某类疾病的治则，如"卫气营血治则""三焦治则""但见一证便是"等治则；第五，包含疾病预防与康复的治则，如"治未病""近其所喜，远其所恶"治则等。

（二）治法研究

治法研究本身包含了三个层次（第一个层次为治则），即第二个层次到第四个层次。第二个层次是治疗大法，除了中医九法外，还包含五脏治法、气血津液治法等，第三个层次是具体治法，第四个层次是一方体现一法。

以下法为例，下法是第二个层次的治疗大法。下法是指通过运用泻下、通便、攻逐、荡涤等方法，应用具有攻下作用的药物，将体内的宿食、燥屎、积滞、痰饮、瘀血、冷积等有形实邪排出体外的一种治疗方法。下法的治疗大法包含寒下法、温下法、润下法、导下法、攻下逐水法、攻下逐瘀法、攻瘀排脓法、攻下退黄法、通腑化痰法、和解攻下法、补虚攻下法、宣肺通腑法、二肠同治法、开窍通腑法、泻下止呕法 15 种第三个层次的具体治法。具体治法是针对具体证候所确立的治法，如寒下法主要适用于实热内结的病证。应用寒下法一般以痞、满、燥、实证为依据。痞，指胃脘痞闷；满，指脘腹胀满，心烦等；燥，主要指大便干结难解，口舌干燥；实，多以实证为主，表现为疼痛拒按等。大承气汤四证俱全，小承气汤四证俱全而病轻，调胃承气汤则以燥实热为主。由于三者共同病机是实热内结，因此共同的治法是寒下法。然三个方剂本身所对应的具体治法又有所侧重，根据寒下法所确立的直接指导方剂的治法，属于治法的第四个层次，大承气汤为攻下热实法，小承气汤为泻下导滞法，调胃承气汤为泻下和胃法。

由此可见，从治则到治法，从第一个层次到第四个层次，体现了中医临床思维从大到小，从整体到局部，从抽象到具体的全过程。

第二节　伤寒治法与温病治法探讨

中医学发展历史上，因长期将温病隶属于广义伤寒的范畴，故产生了伤寒与温病治法之争，由来已久，回顾中医的发展历史，主要分为三个阶段。

一是寒温统一，统于伤寒阶段。本阶段指先秦至两汉时期，以《黄帝内经》《难经》《伤寒杂病论》等经典医著之论为代表。如《素问・热论》指出“今夫热病者，皆伤寒之类也”“人之伤于寒也，则为病热”；《难经・五十八难》指出“伤寒有五：有中风，有伤寒，有湿温，有热病，有温病”。《素问・热论》与《难经・五十八难》中将所有外感病证都纳入广义伤寒的范畴。《伤寒杂病论》中将伤寒、中风、温病等都归入广义伤寒的范畴，并创立六经辨治体系，为论治外感病证的圭臬。

二是寒温分论，时有交叉阶段。本阶段主要是隋唐时期。随着医学的发展，医家逐渐意识到伤寒、温病虽同属外感病，但两者之间存在明显差异，常分而论之。本时期的代表医著《千金方》《外台秘要》《诸病源候论》都将“伤寒”“温病”“时行病”的内容分卷传载和论述，但界线不甚明晰，治法时有交叉。晋代葛洪著《肘后备急方》，书中记载了许多急性传染病引起的急性热证，大量收载了民间清法方剂，该书被称为“一部急症手册”，所载方剂也是治疗急性热证的有效方剂。

三是伤寒温病，寒温分道阶段。本阶段主要是宋元至明清时期。金元医家刘完素提出“六气皆从火化”，倡导“火热论”，对火热的致病病机进行深入分析，自成“寒能胜热”等一套完整的清法理论体系，用寒凉药物治疗热病，为清法应用于温热病的治疗开辟了道路，是寒温分道的肇端。元代王道安亦强调“温病不得混称伤寒”。至明清时期，温病创始人吴有性著《温疫论》，总结出瘟疫的病因病机及传变规律，提出伤寒和时疫有天壤之别，治法也与伤寒大异，为温病知识体系的分立奠定了基础。再经叶天士、吴鞠通等温病学家的发展，卫气营血及三焦辨证的确立，使温病理论自成体系，彻底从伤寒中脱离出来。

伤寒与温病之间有着千丝万缕的联系，温病是在伤寒基础上发展而来，是对伤寒治法的补充与完善，两者在治法上不能截然分立。现以汗法、下法、清法、滋阴法为例，从伤寒到温病的治法演变，探析中医的立法思维。

一、伤寒与温病汗法异同

伤寒以感受风寒之邪为主，基本病机为风寒侵袭卫表，以恶寒、发热、身痛、无汗而喘、脉浮等为主要表现，以辛温发汗为代表治法；选用麻黄、桂枝、生姜等辛温发散的药物，辛温发表，开泄腠理，使风寒之邪随汗而解，以麻黄汤、葛根汤等辛温之剂为代表方。《伤寒论》全书中涉及汗法的条文几乎接近半数，不仅将辛温发汗法用于太阳表证，还根据伤寒不同发展时期出现的各种合病、并病，演化出不同的发汗方法，如辛寒宣透法、和解发汗法、助阳发汗等，但总体以辛温发汗为代表。经方问世之后，汉代以降，伤寒学派人才辈出，经过唐、宋、金、元时期伤寒学派医家的不懈努力，通过对方、证、法的深入研究和阐发，使辛温发汗法的理论更加完善和完备，以至于在很长一段时间里，辛温发汗法在治疗外感病中都处于统治地位。

直至明清时期，温病学派的问世，辛凉解表法得以补充、发挥和完备，让汗法逐渐成熟，趋于完善。伤寒用汗法，是通过发汗以解除风寒之外侵，是治疗的手段；温病之汗法，是热解阴复，周身潮润，是邪气祛除的标志。温病初起，温热之邪从口鼻而入，侵袭肺卫，出现一系列肺卫失和的表现，发热、微恶风寒，或但热不恶寒、咳嗽、口渴等。治宜辛凉清解，清宣肺热，宣通卫气，疏理气机，使温热之邪外解，全身微微汗出，营卫畅达。温热之邪，其性属温，易伤津化燥，故治疗不宜辛温，宜用辛凉，代表方为桑菊饮、银翘散等。此外，温热学派治温病初起，根据病邪性质和体质差异，尚有疏卫清暑、芳香化湿、清肺润燥、滋阴解表等法，这些都是《伤寒论》治法中所欠缺的。

二、伤寒与温病下法异同

《伤寒杂病论》在继承《黄帝内经》下法理论的基础上，进行积极实践，根据疾病的不同病机采取不同下法，如阳明腑实用攻下热实的三承气汤（大承气汤、小承气汤、调胃承气汤），寒实积滞用温阳导滞的大黄附子汤，水饮内停用攻下逐水的十枣汤、大陷胸汤等，瘀热互结用攻下逐瘀的桃核承气汤、抵当汤、抵当丸等，脾约津伤用润肠通便的麻子仁丸等。并根据疾病性质及病情轻重的不同，分为寒下、温下、润下、峻下、缓下、外导等不同治法。其下法理论丰富而完备，理法方药一线贯通，下法使用原则及具体方剂成为后世辨治的典范。其中尤以苦寒攻下与攻下逐瘀法在温热病的治疗中广泛应用。苦寒攻下法为阳明腑实而设，用有法度，用于表证已解，邪热入里，腑实已成，燥屎内聚，乃可下之，故有“伤寒下不厌迟”之说。

温病学家发展了伤寒下法的使用时机和应用范围，扩展了下法在外感热病中的应用，并提出下法是祛邪的主要手段之一。如吴又可在《温疫论》中明确指出“承气本为逐邪而设，非专为结粪而设”，对攻下法的使用提出“勿拘下不厌迟”“邪未尽可频下”等理论。吴鞠通在承气汤基础上灵活化裁，变化出一系列符合温病扶正祛邪、护固津液原则的承气汤新方，如气血虚弱伴阳明里实，正虚不能运药，正气既虚，邪气复实，制新加黄龙汤补虚攻下，邪正合治；肺气郁闭，阳明里实，制宣白承气汤开肺气之闭，通腑实之滞，脏腑合治；小肠热盛，下注膀胱，大肠实热，腑气不通，制导赤承气汤二肠合治；痰热蒙闭心包，兼肠腑热结，制牛黄承气汤开窍通腑，上下同治；热结津亏，肠燥腑实，制增液承气汤增水行舟，润下通便，气血合治。对于湿热积滞阻于肠道，《温热论》中提出轻法频下法，临床用枳实导滞汤。这些皆是温病对伤寒下法的发展与完善，补伤寒下法之未备。

三、伤寒与温病清法异同

清法是应用寒凉性质药物治疗火热病证的一种方法。关于火热病证的治则，《黄帝内经》提出“热者寒之”“温者清之”，《神农本草经》对热证的治疗提出“疗热以寒药”。《伤寒论》在《黄帝内经》《神农本草经》等经典理论的指导下，将清法理论应用于临床实践，开清法治疗里热证之先河，创制了诸多清法方剂。《伤寒论》中的清法包括清宣郁热法、辛寒清气法、苦寒泄热法、清热养阴利水法、清热止利法、凉肝止利法、清热利湿法、清热养阴法等，代表方有栀子豉汤、白虎汤、大黄黄连泻心汤、猪苓汤、葛根黄芩黄连汤、白头翁汤、茵陈蒿汤、竹叶石膏汤、黄连阿胶汤等，广泛用于伤寒六经热证。如辛寒清气法用于治疗阳明气分热盛，无形邪热熏蒸，症见发热、口渴、汗出、面赤、脉洪大有力，方用白虎汤。吴鞠通称白虎汤为“辛凉重剂”，用于温病邪入气分，里热炽盛。吴氏认为“辛凉平剂，焉能胜任？非虎啸风生，金飙退热，而又能保津液不可”，故非用白虎汤不可。阳明气分热盛或温病邪入气分，里热炽盛，气津两伤，则用白虎加人参汤清热益气生津。除此之外，《伤寒论》中清宣郁热法、泻热消痞法、清热利湿退黄法等均在温病中广泛应用。

在温病气分证的证治方面，温病学家继承了《伤寒论》的理论，守其法，变其方，并多有发挥和完善。在营血分证的治疗方面，《伤寒论》创立的攻下逐瘀法、清热止血法对温病营血分证治法奠定了基础。温病学较系统地完善了营血分证的治法，如营分证治宜清营解毒，透热转气，以清营汤、清宫汤为代表方；血分证治宜凉血解毒、活血散瘀，以犀角地黄汤为代表方；温病气血两燔，或火热化毒，充斥内外，治以气血两清法，方如加减玉女煎、清瘟败毒饮等；邪热久羁阴分，夜热早凉，则以青蒿鳖甲汤清热除蒸；邪热犯及营血，常伴见伤阴耗液、热扰心神和热极生风等，清营凉血法又常与养阴、开窍、息风等法配合应用。

清法是温病的基本治疗大法，温病学说的形成，标志着清法理论的完善，温病的清法涵盖了热病不同阶段及不同病位的治疗。叶天士根据温病卫气营血的传变规律，提出温病不同阶段应采取不同的清法，“在卫汗之可也；到气才可清气；入营犹可透热转气……入血就恐耗血动血，直须凉血散血”，吴鞠通则根据三焦所属部位，将温热病的辨证分为上、中、下三焦证候，以三焦为纲，具体病证为目，以三焦统脏腑作为证治体系和主线来确立温病的治法与方药。

四、伤寒与温病滋阴法异同

狭义伤寒，多以风寒为致病邪气，寒为阴邪，易伤阳气，因此伤寒治疗中十分重视顾护阳气，但在扶阳的同时，亦重视滋阴。除芍药甘草汤酸甘化阴、猪肤汤等滋阴润燥方剂外，在杂病的治疗中亦善于应用滋阴法，如养阴清热法治疗百合病心肺阴虚内热；滋阴降逆法治疗虚热肺痿咳逆上气；养阴安神法治疗虚烦不得眠及妇人脏躁。在伤寒阳明气分热证、伤寒后期的治疗中，亦非常重视保护津液，如辛寒清气生津法治疗阳明气分热盛、津气两伤；清热养阴利水法治疗阳明津伤、水气内停；益气养阴清热法治疗伤寒后期余热未尽、津气两伤，如阳明气分热盛、耗伤气津或伤寒后期，邪气留恋、津气耗伤，治以白虎加人参汤、竹叶石膏汤清热养阴生津。除此之外，更立足于祛邪以存津液，如少阴热化证，津亏枯竭，用承气汤急下存阴。另外，对汗、吐、下、温等容易耗伤津液的治法，强调中病即止。对已亡失的津液，则审因论治，如辛温汗法有"咽喉干燥者，不可发汗"；下法有"津液内竭，虽硬不可攻之"，津液损伤当慎用或禁用汗、下之法。

温病以伤阴为特点，以叶天士、吴鞠通为代表的温病医家在治疗疾病时注重时时顾护阴津，认为"留得一分津液，便有一分生机"。叶天士提出胃阴大虚、胃气不降的病机，在麦门冬汤证治基础上，易人参为沙参，并去辛温苦燥之半夏，加入扁豆、玉竹、天花粉等甘寒或甘平之品，制沙参麦冬汤、益胃汤等养阴生津方剂，突出温病治法中以"养胃阴"为要的学术观点。吴鞠通除了对《伤寒论》滋阴法的继承，在《医医病书》中提出滋养三焦阴津的原则，"补上焦如鉴之空；补中焦如衡之平；补下焦如水之注"，具体治法如辛凉解表剂中的芦根甘寒生津以护阴；辛寒清气法泄热以保阴，清热解毒法用苦寒以坚阴；邪热在肠腑，泻下以存阴；营分证，清营透邪以益阴；血分证，凉血散血以充阴；下焦阴亏，复脉以填阴。吴鞠通还创制了一系列甘寒养阴、咸寒增液、滋阴息风的代表方，如增液汤甘寒养阴生津，治疗阴液不足、肠道失润、无水舟停所导致的便秘；化裁炙甘草汤成加减复脉汤用于温病邪热深入下焦、肝肾阴亏的治疗；在草木类滋阴药基础上，加入牡蛎、龟板、鳖甲等介壳类药物，咸寒增液、重镇沉降、滋阴潜阳，用于阴虚风动的治疗，如三甲复脉汤、大定风珠等，从而使滋阴类治法方剂臻于完善。

第三节　外感病与内伤病治法探讨

外感，即"感于外"，是指从外感受六淫、疫气而发病，如狭义伤寒、温病、瘟疫等疾病；内伤，即"伤于内"，是指由于七情过极、劳逸过度、饮食失调等致病因素导致气机紊乱、脏腑受损而发病，即仲景所言"内伤杂病"。

一般而言，外感病发病较急，变化较为迅速，病程较短，病性多实；内伤病发病较缓，变化较为缓慢，病程较长，病性多虚或虚实错杂。治病当明外感、内伤，吴鞠通在《温病条辨》治病法论中提出"治外感如将，治内伤如相"的治疗原则，治外感如将，除恶务尽，兵贵神速；治内伤如相，安内为先，法宜圆通。治外感重在祛邪，着眼于快速祛邪外出，使邪去而病安；治内伤重在扶正，制订整体的治疗计划，着眼于恢复脏腑功能，使正复而病愈。

一、治外感如将

外感病的发病具有以下三个特点：①发病急，病势猛；②变化迅速；③邪气盛实，正气未虚。因此在治疗上兵贵神速，以求迅速祛邪外出，此时正气尚足，能耐攻伐，治疗上以祛邪为要。

张仲景治疗疾病擅长祛邪外出，如风寒侵袭卫表的风寒表实证，应用麻黄、桂枝的配伍，辛温发表，使在表之邪随汗而解，起到发汗解表、宣肺平喘等作用，代表方如麻黄汤、大青龙汤等。又如寒邪直中于里，真阳欲脱，四肢厥逆，急温之，宜服四逆辈，用四逆汤、通脉四逆汤等，利用附子、干姜等大辛大热之品，回阳散寒为主，而大补的人参则不用。外感温热病的治疗则重视疾病的传变，卫分未了，气分又至，或逆传心包，治疗宜当机立断，阻止疾病传变。如温病热入营分，出现热甚神昏，治宜清营解毒、透热转气，选用犀角、羚羊角、生地黄、玄参等清热凉营之品，配合连翘、金银花等宣透疏导，清气分之热，促进营分的热邪透出气分而解。温邪入侵，热邪炽盛，常致邪气闭郁不得外泄，透邪法是使温热之邪由深层转出浅层的一种治法。如邪郁肺卫，治宜宣透达表，如银翘散中加入荆芥穗、薄荷透邪出表；邪在气分，治当清气泄热，达热出表，故《温病条辨》指出"白虎本为达热出表"，即白虎汤有使热邪外达之功，勿使病邪深入营血。因此外感病的治疗始终落在给邪以出路上。

二、治内伤如相

内伤病的发病多具有以下三个特点：①发病慢，病势缓；②病程较长；③正虚为主，或虚实夹杂。内伤病的治疗始终着眼于扶助正气，重在调理脏腑气血阴阳之盛衰。《黄帝内经》认为"正气存内，邪不可干"；仲景亦贯穿了这种思想，指出"若五脏元真通畅，人即安和"。因此正气在人体发病中占据主导作用，是疾病发生的主要原因。治内伤如相，坐镇从容，神机默运，重在谋略，具备统筹全局的思想，从整体、宏观水平把握疾病发生、发展、传变、预后的全过程及变化规律，制订完整的治法策略。

张仲景治疗虚劳病的治法策略，体现了内伤病治疗的思路。仲景关于虚劳病的论治以脾肾为重心，重视补益脾肾二脏；并重点论述阴阳两虚的治疗，阴阳两虚重在补脾胃、建中气，调和阴阳平衡。治则上采取扶正祛邪，调和阴阳，治法上注重气血双补、阴阳并补。如薯蓣丸治疗虚劳风气百疾，在大剂量补益脾胃的基础上，加桂枝、防风、柴胡疏风散邪，扶正兼以祛邪；重用薯蓣，专理脾胃上下虚损，滋气血之化源，人参、白术、茯苓、甘草、大枣等益气健脾，地黄、川芎、当归、白芍、阿胶、麦冬滋阴养血，为扶正祛邪、气血双补之剂。小建中汤治疗阴阳两虚，重用饴糖甘温入脾，温中补虚，大枣、炙甘草调和中气；桂枝、生姜辛温，合甘药辛甘化阳，以温养脾阳；芍药味酸，合甘药酸甘化阴，以滋脾阴，为调和阴阳，阴阳并补之剂。

三、将相同治，有勇有谋

内伤与外感，补与泻，虚与实，都是相对而言的。有外感中见内伤者，有内伤中夹外感者；有外感病以虚证为主者，有内伤病以实证为急者；有以泻为补、邪去正自复者，有以补为泻、正复邪自去者。此皆需临证者圆机活法，知常达变。

外感与内伤，祛邪与扶正，邪实与正虚，都是相对而言的。外感久治不愈，亦可夹杂内伤，内伤久病，腠理不固，兼夹外感，均可导致外感与内伤兼夹为患，治疗当明辨标本缓急、表里先后。表里同病，一般情况，当先解表，然后治里，如太阳蓄血轻证，太阳表邪不解，深入血分，瘀热互结，由于蓄血较轻，里证不急，治疗应遵循先表后里的原则，先解表，后攻里，待外证解除后，再予治里。若里病为急，则先治里，其后解表；如下利不止的患者，即使兼夹表证，张仲景以急当救里为原则，温阳止利之后再进行解表治疗，温里用四逆汤，救表用桂枝汤；若表里俱盛，则表里同治，如内外寒邪交织引起的寒疝腹中疼痛，需采取表里双解的方法，以乌头温散内里之沉寒，桂枝汤解肌和其外，表里兼顾，标本同治。

参考文献

白锋，1988. 温病学方论与临床［M］. 上海：上海中医学院出版社.

曹颖甫著，2008. 经方实验录：曹颖甫先生医案［M］. 姜佐景编按，鲍艳举点校. 北京：学苑出版社.

陈潮祖，2009. 中医治法与方剂［M］. 5 版. 北京：人民卫生出版社.

陈家英，1997. 古今中医治法精要［M］. 上海：上海中医药大学出版社.

陈明，2000. 金匮名医验案精选［M］. 北京：学苑出版社.

董建华，1990. 中国现代名中医医案精华［M］. 北京：北京出版社.

杜雨茂，2004. 伤寒论释疑与经方实验［M］. 北京：中医古籍出版社.

范天田，王建芳，蔺福辉，等，2023. “中医经典”概念、源流及分类研究［J］. 中医杂志，64（16）：1621-1626.

冯德华，杜惠芳，宋孝瑜，等，2013. 国医大师徐景藩经验良方赏析［M］. 北京：人民军医出版社.

葛洪，梅全喜，吴新明，等，2015. 肘后备急方校注［M］. 北京：中医古籍出版社.

侯树平，2015. 中医治法学［M］. 北京：中国中医药出版社.

雷丰撰，2007. 时病论［M］.方力行整理. 北京：人民卫生出版社.

李今庸，2010. 跟名师学临床系列丛书-李今庸［M］. 2 版. 北京：中国医药科技出版社.

李今庸撰著，2002. 中国百年百名中医临床家丛书-李今庸［M］. 李琳整理. 北京：中国中医药出版社.

李克绍，2012. 医案讲习录［M］. 修订版. 北京：中国医药科技出版社.

李顺民，2014. 李顺民中医心录［M］. 深圳：海天出版社.

刘朝圣，何清湖，周利峰，等，2017. 谭日强 周汉清医案精华［M］. 北京：人民卫生出版社.

刘渡舟，2013. 经方临证指南［M］. 北京：人民卫生出版社.

刘渡舟主编，姜元安协编，1993. 经方临证指南［M］. 天津：天津科学技术出版社.

刘永辉，周鸿飞点校，2017. 古今医案按［M］. 郑州：河南科学技术出版社.

卢祥之，2012. 国医大师邓铁涛经验良方赏析［M］. 北京：人民军医出版社.

卢祥之，2012. 国医大师张灿玾经验良方赏析［M］. 北京：人民军医出版社.

毛进军，2014. 思考经方：《伤寒论》六经方证病机辨治心悟［M］. 北京：中国中医药出版社.

潘金波，2011. 《伤寒杂病论》汤剂煎服法探究［J］. 中医杂志，52（12）：1013-1015，1022.

蒲辅周著，1972. 蒲辅周医案［M］.高辉远等整理，中医研究院主编. 北京：人民卫生出版社.

盛红，张宏，郝玛丽，2009. 中医治法辑要［M］. 北京：人民军医出版社.

苏轼，沈括著，2012. 中国非物质文化遗产临床经典读本·苏沈良方［M］. 成莉校注. 北京：中国医药科技出版社.
田丙坤，王建勋，2013. 中医治法 20 讲［M］. 2 版. 西安：西安交通大学出版社.
王发渭，于有山，薛长连，2007. 高辉远验案精选［M］. 2 版. 北京：学苑出版社.
王庆国，闫军堂，2022. 刘渡舟医论医话 100 则［M］. 2 版. 北京：人民卫生出版社.
王士雄撰，1989. 王孟英医案［M］. 陆芷青，刘时觉校点. 上海：上海科学技术出版社.
王印螺，王乐鹏，2020. 浅论中医经典及其特征［J］. 吉林中医药，40（12）：1577-1579.
王竹兰，肖相如，2010. 《伤寒论》汤剂服法内容探讨［J］. 中医杂志，51（5）：471-472.
温成平，2007. 现代疑难病经方验案评析［M］. 北京：人民军医出版社.
吴佩衡著，吴生元，吴元坤整理，1979. 吴佩衡医案［M］. 昆明：云南人民出版社.
邢锡波，邢汝雯，2012. 邢锡波医案集［M］. 北京：中国中医药出版社.
徐成贺，2007. 关于张仲景药物煮服法的研究［J］. 国医论坛，22（1）：1-4.
徐江雁，许振国，2006. 张子和医学全书［M］. 北京：中国中医药出版社.
薛己著，2012. 内科摘要［M］. 申玮红校注. 北京：中国医药科技出版社.
闫云科著，闫峻整理，2005. 临证实验录［M］. 北京：中国中医药出版社.
杨进，2001. 中国百年百名中医临床家丛书–孟澍江［M］. 北京：中国中医药出版社.
叶天士，2006. 临证指南医案［M］. 孙玉信，赵国强校注. 上海：第二军医大学出版社.
叶天士著，华岫云编订，1995. 临证指南医案［M］. 北京：华夏出版社.
尤怡著，2009. 金匮要略心典［M］. 2 版. 李占永，岳雪莲点校. 北京：中国中医药出版社.
岳美中著，岳沛芬编，2012. 岳美中经方研究文集［M］. 北京：中国中医药出版社.
张国骏，2004. 成无己医学全书［M］. 北京：中国中医药出版社.
张锡纯，2009. 医学衷中参西录［M］. 太原：山西科学技术出版社.
张振，2019. 彩色图解《温病条辨》［M］. 广州：广东科技出版社.
赵绍琴著，2001. 赵绍琴临床经验辑要［M］. 杨连柱，彭建中整理. 北京：中国医药科技出版社.
赵绍琴著，2010. 跟名师学临床系列丛书–赵绍琴［M］. 2 版. 杨连柱，彭建中整理. 北京：中国医药科技出版社.
赵守真，1962. 治验回忆录［M］. 北京：人民卫生出版社.
中国中医研究院，2005. 蒲辅周医疗经验［M］. 北京：人民卫生出版社.
中国中医研究院，2005. 岳美中医案集［M］. 北京：人民卫生出版社.
中医研究院，1976. 蒲辅周医疗经验［M］. 北京：人民卫生出版社.
朱良春执笔，门人集体整理，1980. 章次公医案［M］. 南京：江苏科学技术出版社.